U0276887

中央高水平医院临床科研业务费（2022-PUMCH-B-010）

协和肾上腺外科学

PUMCH ADRENAL SURGERY

主审　李汉忠　纪志刚

主编　张玉石

中国协和医科大学出版社
北　京

图书在版编目（CIP）数据

协和肾上腺外科学 / 张玉石主编. —北京: 中国协和医科大学出版社, 2023.11
ISBN 978－7－5679－2316－4

Ⅰ.①协… Ⅱ.①张… Ⅲ.①肾上腺疾病－外科学 Ⅳ.①R659

中国版本图书馆CIP数据核字（2023）第218587号

协和肾上腺外科学

主　　编：张玉石
责任编辑：李元君
封面设计：邱晓俐
责任校对：张　麓
责任印制：张　岱

出版发行：**中国协和医科大学出版社**
　　　　　（北京市东城区东单三条9号　邮编100730　电话010-65260431）
网　　址：www.pumcp.com
经　　销：新华书店总店北京发行所
印　　刷：北京联兴盛业印刷股份有限公司

开　　本：889mm×1194mm　　1/16
印　　张：21.5
字　　数：430千字
版　　次：2023年11月第1版
印　　次：2023年11月第1次印刷
定　　价：258.00元

ISBN 978－7－5679－2316－4

编者名单

主　审　李汉忠　纪志刚

主　编　张玉石

副主编　（按姓氏笔画排序）

文　进　闫　莉　孙　昊　肖　雨　邱　玲

张　波　易　杰　隆　云　童安莉　霍　力

编　者　（按姓氏笔画排序）

丁　洁　　北京协和医院核医学科

王　旭　　北京协和医院泌尿外科

王　栋　　北京协和医院泌尿外科

毛歆歆　　北京协和医院病理科

文　进　　北京协和医院泌尿外科

尹逸丛　　北京协和医院检验科

邓建华　　北京协和医院泌尿外科

卢　琳　　北京协和医院内分泌科

田　欣　　北京协和医院药剂科

任新瑜　　北京协和医院病理科

刘　鑫　　北京协和医院药剂科

闫　莉　　北京协和医学院基础学院

安鹏姣　　北京协和医院药剂科

许梨梨　　北京协和医院放射科

孙　昊　　北京协和医院放射科

杜　微　　北京协和医院重症医学科

连鹏鹄　　北京协和医院泌尿外科

肖　雨　　北京协和医院病理科

邱　玲	北京协和医院检验科
张　波	北京协和医院药剂科
张玉石	北京协和医院泌尿外科
张古沐阳	北京协和医院放射科
张良燕	北京协和医院麻醉科
张学斌	北京协和医院泌尿外科
陆海松	北京协和医院麻醉科
陈　适	北京协和医院内分泌科
陈　博	北京协和医院病理科
邵玉军	北京核工业医院核素诊疗中心
尚俊美	北京协和医院药剂科
易　杰	北京协和医院麻醉科
罗　薇	北京协和医院检验科
赵　扬	北京协和医院泌尿外科
赵　欣	北京协和医院泌尿外科
赵　奕	北京协和医院泌尿外科
赵大春	北京协和医院病理科
禹松林	北京协和医院检验科
袁　青	北京协和医院麻醉科
袁堂谧	北京协和医院麻醉科
崔云英	北京协和医院内分泌科
隆　云	北京协和医院重症医学科
景红丽	北京协和医院核医学科
童安莉	北京协和医院内分泌科
樊　华	北京协和医院泌尿外科
霍　力	北京协和医院核医学科

序 一

　　肾上腺疾病的多学科治疗是协和疑难病诊疗研究领域的一颗明珠。协和泌尿外科有着悠久的历史传统，坚持以患者为中心，秉承"三基三严"的科学精神和历久弥坚的创新精神，积极整合多学科资源、开展多科协作诊疗，持续向疑难危重症及罕见病诊治"珠峰"发起挑战，努力为患者提供优质的诊疗技术和服务。

　　肾上腺外科疾病诊疗研究涉及诸多专业及科室，包括泌尿外科、内分泌科、麻醉科、重症医学科、核医学科、放射科、检验科、病理科、药剂科等，需要多领域协同、跨学科合作。《协和肾上腺外科学》是一部兼具系统性、可读性、理论性、实用性的医学专著，从生理学、病理学基础知识出发，结合检验检查、手术麻醉、用药管理、常见疾病等方面，全面阐述相关学科知识体系，凝结临床诊治的宝贵经验与做法、诊疗进展，旨在为临床工作提供全方位的学术支持和学习交流的平台。

　　希望泌尿外科始终坚持以"看难病"为目标，不断提高临床诊疗水平与质量内涵，持续加强科研创新与成果转化，不仅做临床创新的先锋，更要担负起医学发展和社会进步重任，大力推进医院高质量发展。

　　借此机会，向参与本书编写的各位专家、学者给予的倾力支持表示衷心感谢。希望本书能够成为大家临床工作中的得力助手。让我们一起努力为增进人民健康作出新贡献，为推进健康中国建设谱写新篇章。

中国医学科学院北京协和医院院长

张抒扬

序　二

　　肾上腺作为人体内分泌系统的重要组成部分，对机体的生理功能和代谢调节起着非常关键的作用。近年来，肾上腺相关疾病的发生率呈现出显著增长的趋势。这些疾病不仅包括肾上腺肿瘤，还涉及其他一些肾上腺皮质、髓质相关的疾病。由于其激素分泌异常并表现出相应的病理、生理特点，临床表现错综复杂。在术前诊断、治疗及术后处理上具有一定的特殊性，诊疗难度大、专业性强。

　　肾上腺外科学是一门涉及外科学、麻醉学、内分泌学、病理生理学、药理学和放射学等多个领域的综合性学科。在过去的几十年中，肾上腺外科学发生了巨大的变化，尤其是近年来，随着科技水平和医疗技术的不断提高，肾上腺外科学领域的研究和治疗手段也得到了极大的进步。本书力图全面介绍肾上腺外科学的相关知识，从解剖学、生理学和病理学基础开始，深入探讨肾上腺疾病的分类、诊断和治疗方法，并结合临床案例和最新研究成果，为读者提供最新、最全面的学术资讯。这本专著的出版，对于推动肾上腺外科学的发展和促进学科交流具有十分重要的意义。

　　这本书的编写得益于一支由北京协和医院肾上腺外科领域的权威专家组成的团队。他们在临床实践和学术研究中积累了丰富的经验和知识，他们的专业见解将为读者提供宝贵的指导和启发。无论是医学专业人士，还是对肾上腺外科学感兴趣的医学生，本书都将成为他们不可或缺的参考资料。

　　愿本书能够成为肾上腺外科学领域的权威之作，为读者提供准确、全面的知识，并推动肾上腺外科学的进一步发展和创新。

解放军总医院泌尿外科医学部主任

中华医学会泌尿外科学分会候任主任委员

中国科学院院士

前　言

　　《协和肾上腺外科学》一书经过中国医学科学院北京协和医院9个科室、40余位医生近两年的努力终于面世了。非常高兴地将这本书推荐给热心于肾上腺外科疾病的专业人士。这是一本介绍关于肾上腺外科疾病基础与临床知识的综合性专著，旨在为相关专业人士提供全面、深入的知识体系，以助力他们在临床诊疗、教学及研究等领域取得更好的成果。本书涵盖了肾上腺外科疾病的基础理论、诊断技术、治疗方法及相关药物等方面的内容，展示了多学科诊疗的重要性，对临床工作具有重要的指导意义。

　　本书的写作出发点是基于对肾上腺外科疾病诊治的深刻理解，以及对多学科协作发挥优势的认识。我们深知，肾上腺外科疾病的诊治涉及泌尿外科学、内分泌学、麻醉学、重症医学、核医学、放射学、病理学、药理学、检验学等多个学科，各个学科之间相互依赖、相互补充，为患者提供最佳的治疗方案。因此，我们会集了各学科的专家和临床经验丰富的医生，充分发挥他们在临床实践中的智慧，共同为这本书的编写贡献他们的力量。本书旨在为读者提供一个系统、全面的知识体系和实践经验，引导医生在临床工作中充分发挥各个学科的优势。

　　本书共分为10个章节，第一章对肾上腺外科疾病进行基本介绍，概括其分类、流行病学及病因等方面的内容。第二章介绍肾上腺的结构、功能及其在人体内的重要作用，为读者建立肾上腺疾病诊治的基础理论知识构架。第三章详细阐述肾上腺外科疾病的病理特征，帮助读者掌握肾上腺外科疾病的病理诊断及鉴别诊断技能。第四章介绍肾上腺外科疾病的实验室检查方法和功能试验，为临床诊断提供关键依据。第五章详细介绍影像学检查在肾上腺外科疾病诊断中的应用，为临床医生提供有力的辅助诊断工具。第六章阐述肾上腺外科疾病在核医学领域的应用，包括检查技术及治疗方法。第七章探讨药理学在肾上腺外科疾病治疗中的应用，为患者提供合理的药物治疗方案。第八章着重讨论肾上腺外科疾病手术的麻醉技术和管理，为手术治疗提供安全保障。第九章对肾上腺外科疾病危重症患者的救治方法进行深入探讨，提高医生应对危重症的能力。第十章对常见的肾上腺外科疾病进行详细分析，包括病因、诊断、治疗及预后等方面的内容。

　　本书的专业性和全面综合性是它的最大特点，旨在为广大临床医生提供关于肾上腺外科疾病的深入、系统的知识体系。我们相信，通过阅读本书，读者能更好地全面理解和掌握肾上腺外科疾病的诊治过程，提高临床诊疗水平。这本书不仅有利于提高医生的专业技能，还有助于推动多学科协同合作的发展，为患者提供更优质、更全面的医疗服务。

我们深感编撰本书的责任重大，因此在写作过程中，努力确保内容的权威性、科学性和实用性，力求为读者提供最前沿、最实用的知识和技能。我们邀请了各学科的专家和临床经验丰富的医生参与编写，充分发挥他们的专业优势，为读者提供权威的指导。在此，我们感谢所有参与本书的编者，他们为这本书的成稿付出了辛勤的努力和宝贵的智慧。同时，我们也期待广大读者在阅读本书的过程中，不断提升自己的专业素养，丰富肾上腺外科疾病相关知识。

《协和肾上腺外科学》是一本充满挑战与机遇的专著，我们希望它能成为广大医生和专业人士的得力助手，助力他们在肾上腺外科疾病诊治领域取得更高的成就。让我们携手共进，为肾上腺外科疾病患者提供更好的医疗服务，为人类健康事业作出更大的贡献。

衷心祝愿广大读者在阅读本书的过程中，不断提高自己的专业技能，为肾上腺外科疾病诊治事业作出更大的贡献。也同时希望读者给我们提出宝贵的意见，以便我们再版时改进。

2023 年 10 月

目　录

第一章

肾上腺外科疾病概述

肾上腺是人体内十分重要的内分泌器官，对于人体正常生理功能的维持必不可少。肾上腺外科疾病指需要外科处理的肾上腺疾病，涉及范畴广泛，主要包括肾上腺肿瘤及一些非肿瘤性疾病（如增生、出血、囊肿、结核等）。按照有无内分泌功能可划分为功能性疾病及非功能性疾病；按照肿瘤的良恶性分类，则分为良性和恶性疾病。功能性及良恶性的区分使得肾上腺外科疾病在临床表现、诊断及治疗上具有复杂性及特殊性。本章主要对肾上腺解剖、常见外科疾病表现、诊断及治疗方法等方面进行概述。

一、肾上腺疾病的认知历史

1563年，Eustachius首次将肾上腺命名为"glandulae renibus incumbentes"，意为邻近肾的腺体。1836年，Nagel提出肾上腺皮质和髓质的概念。1857年，Werner首次尝试用铬盐对肾上腺染色，发现肾上腺髓质的嗜铬颜色反应。德国病理学家Max Schottelius描述了嗜铬细胞瘤的临床特征：发作性的心悸、心动过速和出汗。Manasse在1893年明确报道了肾上腺髓质的肿瘤和增生性改变。随后，Kohn使用铬染色方法系统地描述了嗜铬组织，他发现肾上腺髓质和交感神经关系密切。1932年，美国医生Harvey Cushing报道了12例具有临床特征的病例：患者面部脂肪堆积，脸圆似满月，这类疾病后被称为库欣综合征（Cushing syndrome）。1955年，Conn发现一例女性患者，她有长期肌肉痉挛、周期性瘫痪、手足抽搐及高血压的病史，并伴有严重的低钾血症，这类疾病被称为康恩综合征（Conn syndrome），即原发性醛固酮增多症（primary aldosteronism）。直到目前，人们发现的肾上腺外科疾病具体分类达到百余种，但主要还是以儿茶酚胺增多症、皮质醇增多症和醛固酮增多症为主。

二、肾上腺疾病多样的临床表现

组织学特点决定了肾上腺疾病多样的临床表现。正常肾上腺在组织学上分为皮质和髓质。肾上腺皮质分为3个生理功能区：球状带分泌盐皮质激素（醛固酮），参与调控钠、钾平衡。束状带分泌糖皮质激素，最重要的是皮质醇。网状带分泌性类固醇激素，主要是雄激素。肾上腺髓质参与合成和分泌儿茶酚胺，可以调节机体对应激的交感反应。正是由于肾上腺能够分泌多种类型激素、调控不同生理过程，不同组织来源的肾上腺疾病临床表现各异。在临床中单侧肾上腺肿瘤较为常见，可分为功能性或无功能性，以及良性或恶性。最常见的类型为肾上腺偶发瘤。根据定义，该肿瘤多在腹部影像学检查中或诊疗其他疾病时偶然发现，肿瘤直径一般大于1cm，且与提示肾上腺疾病的临床表现（如向心性肥胖、顽固性高血压、低钾血症等）无关。75%的肾上腺偶发瘤是无功能的良性腺瘤。尽管在大多数情况下这些无功能肾上腺皮质腺瘤无需进一步治疗，但由于有恶变或激素功能亢进的风险，如何妥善处理仍然是一个重要的临床问题。

功能性肿瘤因其组织来源不同、分泌的激素种类不同，临床表现往往具有多样性与特异性。例如，自主分泌醛固酮的原发性醛固酮增多症可表现出典型的高醛固酮、高血压、低肾素活性、低血钾的"两高两低"特点。患者常因顽固性高血压、四肢无力或低钾血症而查找病因就诊。而高皮质醇水平则会引起Cushing综合征。在高皮质醇血症的影响下，患者糖、脂肪和蛋白质及电解质等代谢紊乱，可出现一系列特征性的临床表现，如满月脸、水牛背、向心性肥胖、皮肤紫纹、高血压、骨质疏松等。嗜铬细胞瘤/副神经节瘤（pheochromocytoma and paraganglioma, PPGL）分泌过量的儿茶酚胺（肾上腺素、去甲肾上腺素或多巴胺），常引起发作性头痛、心悸、大汗、高血压等症状；另外，由于交感神经的作用，PPGL 也可引起消化系统、神经系统、内分泌代谢等症状。由此可见，不同来源的肾上腺疾病有其特征性的临床表现。

功能性病变如果不及时处理，除了引起上述多种症状外，还可引起其他器官系统的伴随症状。例如：研究表明，原发性醛固酮增多症患者与一般高血压人群相比，发生心脑血管事件和靶器官损伤（如心脏和肾）的风险明显增加，并且罹患代谢综合征和糖尿病、骨质疏松性骨折的可能增加。在库欣综合征患者中，由于糖皮质激素调节代谢的作用，慢性高糖皮质激素血症可导致代谢综合征，如糖尿病、骨质疏松、动脉粥样硬化等；心血管病理损伤是导致患者死亡的重要原因。代谢异常及心血管事件在 PPGL 中同样较为常见。急性释放去甲肾上腺素和肾上腺素能够快速增加心率、全身血管阻力、心肌收缩力，并降低静脉顺应性。儿茶酚胺的过度刺激导致严重的血管收缩和冠状动脉血管痉挛、心肌缺血、继发损伤和坏死。儿茶酚胺水平长期升高能够引起心肌肥厚，并且高儿茶酚胺血症本身能够引起心肌细胞变性或坏死，最终导致儿茶酚胺性心肌病。

综上所述，肾上腺外科疾病的临床特点有其特殊性，同样也具有复杂性。临床医师只有充分了解不同的临床表现，才能更好地认识肾上腺疾病，完成规范的诊疗工作，最终使患者获益。

三、肾上腺疾病外科手术治疗史

（一）国际上的手术发展

19 世纪末 20 世纪初就有切除肾上腺嗜铬细胞瘤和肾上腺外副神经节瘤的尝试。国际上关于嗜铬细胞瘤的最早记录是 1886 年。1903 年，首次报道了腹部副神经节瘤的手术，患者是一名 32 岁的农场工作人员，奥地利的 Anton Freiherr von Eiselsberg 教授成功切除了位于主动脉分叉处的副神经节瘤。1914 年 Holmes 及 Surgent 已在临床上试用肾上腺切除术治疗高血压，但效果不慎满意。第一例肾上腺嗜铬细胞瘤手术在瑞士洛桑进行，1920 年法国的 Roux 和美国的 Charles Mayo 合作，成功完成一例肾上腺肿瘤的外科切除，术后证明为嗜铬细胞瘤。1929 年 Pincoffs 和 Shipley 术前即完成了对嗜铬细胞瘤的诊断并成功切除，也奠定了嗜铬细胞瘤诊断和手术治疗的基础。国际上第一例原发性醛固酮增多症在 1955 年由 Conn 诊断，检查发现具有严重低钾血症。Conn 手术探查后发现肾上腺腺瘤，切除后症状得以缓解。因此，原发性醛固酮增多症又被称为 Conn 综合征。

由于早期对肾上腺外科手术的认识尚不完善，积累的经验较少，因此手术死亡率较高。1943 年 Thompson 等记录的 18 例手术患者全部死亡。之后由于血管活性药物的应用及注重激素补充后，手术死亡率得以下降。截至 1954 年，Kvale 和 Priestley 报告了 23 例嗜铬细胞瘤病例，全部病例术后均无死亡。该时期肾上腺外科也得到了蓬勃发展，出现了如双侧背部肋下切口、经腹腔和经胸腔等多种手术入路。此外，肾上腺全切除、肾上腺根治性次全切除术、肾上腺神经剥离术等术式也得以发展。为了解决肾上腺外科术后皮质功能不足的问题，肾上腺移植技术应运出现。1959年Frankson以肾上腺自体移植术成功治疗了一例库欣病患者。至20世纪80年代，显微外科的发展与应用为吻合血管的肾上腺移植打下了基础。1992年Gagner等报道了经腹途径腹腔镜肾上腺切除术，开辟了微创治疗肾上腺疾病的先河。

（二）国内的手术发展

中国医学科学院北京协和医院于1939年诊断了国内第一例嗜铬细胞瘤，患者是一名13岁的男孩，因头痛、头晕、间歇性抽搐就诊。在缺少有效实验室检查、辅助检查手段的条件下，Snapper教授和刘士豪教授通过临床症状、体征及查阅历史文献，做出了正确的诊断。1955年，中国医学科学院北京协和医院泌尿外科在虞颂庭、吴阶平、刘国振等教授的带领下，率先开展嗜铬细胞瘤手术，然而患者术中血压骤升，只得中止手术。这次失败的经历也为后续的手术治疗提供了宝贵的经验。1957年上海瑞金医院程一雄报道第一例经手术证实的原发性醛固酮增多症。1962年，中国医学科学院北京协和医院完成了第一例肾上腺原发性醛固酮增多症的手术治疗，1965年完成第二例肾上腺皮质腺瘤的手术。1966年天津医学院附属第一医院提出肾上腺动脉造影的诊断方法，提高了对肾上腺疾病的认识。1968年，中国医学科学院北京协和医院泌尿外科再次尝试对嗜铬细胞瘤患者手术，患者在度过了术中血压波动及术后低血压阶段后，最终顺利出院。1973年，中国医学科学院北京协和医院开始采用酚苄明进行嗜铬细胞瘤的术前准备，手术安全性大幅提高。1977年吴阶平报道了具有典型嗜铬细胞瘤

临床症状但在手术探查中仅发现双侧肾上腺增大却无明确肿瘤的病例。术后病理切片证实为肾上腺髓质增生。吴阶平首先提出"肾上腺髓质增生"这一概念并逐渐得到承认。20世纪70年代以后随着术前检查、定位定性诊断、药物准备、麻醉及手术方式的发展，至80年代我国治疗肾上腺嗜铬细胞瘤的手术死亡率已由50—60年代的10%下降到4%以下，肾上腺外科取得了长足的进步。在Gagner对腹腔镜肾上腺切除术报道后的第二年，1993年中国医学科学院北京协和医院开展腹腔镜肾上腺肿瘤切除，并于次年在《中华外科杂志》发表论文《腹腔镜肾上腺肿瘤切除》，分享了相关经验。目前在肾上腺疾病的外科治疗中，多学科诊疗已经发展成为重要的治疗模式。以中国医学科学院北京协和医院为例，该院已经形成了一个以泌尿外科和内分泌科为主，麻醉科、ICU、放射科、核医学科、病理科、检验科和药剂科等多学科在内的协同诊疗模式，这套完整的肾上腺外科治疗体系，大大提高了诊疗效率和治疗效果。截至目前，中国医学科学院北京协和医院累计完成近4000例原发性醛固酮增多症、近1000例高皮质醇血症及2000余例嗜铬细胞瘤/副神经节瘤患者的外科诊治。除此之外，对新的诊断方法及危重疑难病例的手术探索也在如火如荼地开展。中国医学科学院北京协和医院牵头并主持制定了肾上腺皮质癌和嗜铬细胞瘤等多项专家共识与指南，在肾上腺疾病的外科治疗上处于领先地位。

（三）手术治疗

对于肾上腺疾病的外科治疗，首先需要判断肿瘤的良恶性。最常用的方法是通过肿瘤大小和

影像学特征进行评估。根据指南，绝大多数直径＜4cm的肾上腺肿瘤为良性病变，直径＞6cm的肿瘤恶性可能性更大。在CT影像中，CT值≤10Hu可基本除外恶性，CT值＞20Hu的恶性可能性大，且增强CT对于恶性肿瘤的判断具有更高的灵敏度和特异度。目前共识认为，大多数肾上腺肿瘤为良性且无明确内分泌功能，临床上主要以随访为主。若结节直径＞3cm，可考虑手术。对于那些影像学有恶性征象的病变，应积极手术治疗。对于单侧恶性病变、直径不超过6cm且无局部侵犯证据的情况，一般推荐腹腔镜或机器人辅助下肾上腺切除术；除此之外建议行开放性肾上腺切除术。对于引起激素分泌功能异常的肿瘤，尤其是单侧病变，无论结节大小均推荐以手术治疗为主，但最终的治疗方式需要结合医师经验、技术水平、硬件设施及患者自身情况进行个体化选择。

在术式选择方面，肾上腺外科手术可采用开放或微创（腹腔镜或机器人辅助）等方式。现如今，腹腔镜肾上腺切除术已成为大多数肾上腺肿瘤的标准术式。常见的内镜入路为经腹或经后腹腔进行，相较于开放入路，微创手术在缩短住院时间、减少术中出血量、减轻术后疼痛和降低术后并发症发生率及死亡率方面有显著优势。经腹入路下，术者更熟悉解剖视角，视野更广，且有更大的空间处理较大的肿瘤。与经腹入路相比，后腹腔入路也有其独特的优点，包括减少腹腔脏器损伤，路径更短、更直接等。这两种微创方法都可以在机器人辅助下完成。尽管目前在肾上腺外科中开放手术占比不高，但在处理大体积或怀疑为恶性的肿瘤时，开放术式在完整切除瘤体、处理周围血供及减少操作时肿瘤破裂风险等方面仍有优势。

对于解剖结构复杂的肾上腺外科疾病，手术的成功离不开其他外科科室的合作。例如，血管外科在游离、离断供应血管、缝合破损血管和处理血栓/癌栓等方面提供了有力支持；肝脏外科在处理邻近肝面的肿瘤及翻肝充分暴露视野等方面提供了保障；基本外科则在处理特殊位置肿瘤、大瘤体肿瘤和切除可疑受累腹腔脏器等方面给予了重要帮助。正是由于各外科科室间的密切协作，才使得一些复杂肾上腺疾病的手术治疗得以顺利进行。

四、肾上腺外科疾病的多学科诊疗模式

肾上腺肿瘤属于内分泌相关肿瘤，由于肿瘤能够分泌激素并表现出现相应的病理生理特点，临床表现往往错综复杂。在术前诊断、治疗及术后处理上具有一定的特殊性，诊断治疗难度大且专业性强，因此，多学科诊疗（multidisciplinary treatment，MDT）逐渐被临床医师所接受并广泛应用于日常医疗工作。MDT模式，即由多学科专家针对某一种或某一系统疾病的病例进行讨论，是在综合各学科意见的基础上为患者制定出最佳的治疗方案的模式。MDT成为干预肾上腺外科疾病的重要模式，显著提高了医疗效率和医疗质量。

（一）多学科诊断

为了明确肿瘤的定性、定位诊断，规范的筛检方法必不可少。内分泌科、检验科、放射科、

核医学科及病理科的通力合作，为准确评估肿瘤性质及诊断提供了有力保障。

作为一种内分泌相关肿瘤，肾上腺肿瘤是否具有内分泌功能是临床医师关注的重点。准确的激素水平测定是评估肾上腺疾病的重要基础，实验室检查在这一方面起到了不可替代的作用。相关激素筛查项目包括糖皮质激素、盐皮质激素、类固醇激素、儿茶酚胺及其代谢产物等。免疫法是定量检测的传统方法。然而，由于存在交叉反应导致灵敏度不足等问题，免疫法已无法满足临床工作的需要。随着检验技术的发展，多种新的检验方法逐渐崭露头角。以液相色谱-串联质谱（liquid chromatography-tandem mass spectrometry，LC-MS/MS）为例，该技术通过结合色谱的高分离能力和质谱法对物质的靶向定量能力，在小分子激素检测方面明显优于免疫法，有效提高了灵敏度和特异度。LC-MS/MS法对醛固酮及肾素活性水平测定、类固醇前体激素、儿茶酚胺代谢产物——甲氧基肾上腺素（metanephrine，MN）和去甲氧基肾上腺素（normetanephrine，NMN）等指标的临床应用效果也得到了多项临床指南的认可。

以检验科的激素检测为基础，内分泌科形成了完整的筛查、确诊方法。对醛固酮、肾素、血/尿皮质醇、促肾上腺皮质激素（adrenocortico-tropic hormone，ACTH）及尿儿茶酚胺等激素水平的检测能够为医师提供直观的肿瘤内分泌功能。除了对激素直接测定外，随着对疾病认知的加深，多种间接指标如血浆醛固酮/肾素浓度比值（aldosterone to renin ratio，ARR）、MN、NMN

等成为目前可靠的筛查方法。卡托普利抑制试验、地塞米松抑制试验、双侧肾上腺静脉采血（adrenal venous sampling，AVS）等多种功能试验为确诊病情及辨别优势侧别等方面提供了强有力的医学证据。

除了内分泌功能检查外，肾上腺肿瘤本身大小、位置及数量等同样需要重视。目前，超声、计算机断层扫描（computed tomography，CT）、磁共振成像（magnetic resonance imaging，MRI）及核素显像等检查手段均发挥了重要的作用。因超声检查廉价且安全无辐射损害等特点，普通超声常作为肾上腺疾病的筛检手段。然而，因其空间分辨率偏低，易受操作者经验技术影响及肾上腺本身解剖位置所限，其应用程度远不及CT。CT、MRI等影像学检查是肾上腺外科重要的检查手段。由于低成本和高准确性的特点，CT常作为首选的影像学检查方法。因为大多数肾上腺腺瘤富含丰富的脂质，平扫CT往往容易识别。平扫CT鉴别富脂腺瘤的灵敏度为40%～70%，特异度为98%～100%。而增强CT在判别肿瘤良恶性、肿瘤边界对周围器官浸润程度、瘤内出血坏死情况及显示肾上腺周围血供等方面具有重要意义。

然而CT对于微腺瘤（直径＜10mm）的检测缺乏灵敏度，对非功能性肾上腺偶发瘤缺乏特异度。当CT或MRI不能对肾上腺病变进行有效诊断时，功能核医学科检查为临床医师提供了重要参考。功能成像基于肾上腺病变的病理生理，如激素的合成、摄取及代谢等过程，有利于发现肿瘤、功能测定及可疑病变的定性。例如，在原发性醛固酮增多症中，当单侧醛固酮腺瘤与双侧特发性肾上腺增生/非功能性肾上腺腺瘤的鉴别存在困难时，利用 ^{68}Ga-pentixafor PET/CT 对 CXC 趋化因子受体 4（CXC chemokine receptor type 4, CXCR4）成像能够有效检测醛固酮腺瘤的功能及分泌优势侧别，其灵敏度为 88.0%，特异度为 100%，准确度为 92.3%。在嗜铬细胞瘤/副神经节瘤中，间碘苄胍（metaiodobenzylguanidine, MIBG）显像、生长抑素受体（somatostatin receptor）显像在肿瘤定位和功能鉴别上具有重要意义。MIBG 显像的灵敏度和特异度分别为 83%～100% 和 95%～100%。生长抑素受体显像灵敏度虽然不及 MIBG 显像，但对于发现恶性/转移灶具有更高的灵敏度。

病理医师在决定最终诊断上发挥关键作用。对于肾上腺疾病的诊断，不仅需要对组织学的认识，随着对疾病的逐渐了解，分子生物学的发展还将形态学与基因紧密联系在一起。免疫组织化学的应用为肾上腺分子病理提供了重要的分子标志物。生物标志物与肿瘤组织详细形态学的有机结合有效提高了病理诊断的准确性。

（二）多学科围手术期处理

肾上腺疾病可根据是否存在激素缺乏或者过多分泌进行分类。引起肾上腺激素缺乏的疾病常不采用手术治疗，外源性激素补充往往可以得到较为理想的治疗效果。相比之下，许多导致肾上腺激素分泌过多的疾病最终则需要外科手术治疗。由于肾上腺疾病临床表现复杂，因此，内分泌科、麻醉科及重症医学科等多学科的围手术期有效处理为后续手术处理打下了坚实的基础。

内分泌科在治疗肾上腺疾病中扮演着重要角色。例如，在原发性醛固酮增多症患者中，通过螺内酯和/或其他类型降压药物，能够有效治疗顽固性高血压及低钾血症。在嗜铬细胞瘤/副神经节瘤中，儿茶酚胺的大量释放，有可能引起高血压危象、心律失常、心肌缺血、肺水肿和脑卒中。在 20 世纪 50 年代，即术前药物准备普及之前，成人围手术期死亡风险接近 45%。通过术前系统的医疗管理、药物准备，如 α 受体阻滞剂（如酚苄明）、钙通道阻滞剂（如硝苯地平）和 β 受体阻滞剂（如美托洛尔）等，可使死亡风险降至 2% 以下。这不仅极大改善了患者的生活质量，同时也为手术创造了良好的条件。

麻醉科则是外科治疗中的重要参与学科。完整麻醉前评估十分重要。肾上腺疾病常伴有继发性高血压，因此，术前麻醉访视需要重点关注患者血压变化情况及心脑等重要靶器官风险事件等，同时要对目前服用的药物可能存在的麻醉影响做到清晰的认知。此外，在麻醉风险高发时段，如气管插管、肿瘤操作和结扎重要血管时，麻醉医师不仅要关注基本的监测指标（如有/无创血压、脉搏、血氧、心电图和二氧化碳图等），还要关注血流动力学的变化。因此，富有经验的麻醉科团队所提供的平稳、良好的麻醉过程为外科手术打下了坚实的基础。

重症医学科则为肾上腺疾病的围手术期治疗提供了重要保障。高血压危象、恶性心律失常、低血压、肾上腺功能减低等是肾上腺外科围手术期的常见并发症，严重者可能会危及生命。尽管有研究表明，在术中患者血流动力学平稳的条件下，无需ICU监护治疗，但指南提出在术后最初的48小时内，对于具有潜在血流动力学不稳定风险的患者，仍需要在ICU病房进行密切监测。

总之，虽然肾上腺体积不大，但因其具有特定组织学特点，使得肾上腺外科疾病的类型和临床表现具有多样性和复杂性，也使其诊断和治疗过程变得相对烦琐。多学科合作诊疗已逐渐成为临床工作中的重要模式，为肾上腺外科疾病的规范治疗提供了重要保障。

（张玉石）

参考文献

[1] 邓建华，张学斌，张玉石，等. 从PUMCH模式的探索与创新看肾上腺肿瘤的百年诊治历史与发展 [J]. 中国科学（生命科学），2021，51（8）：988-996.

[2] FOWLER A M, BURDA J F, KIM S K. Adrenal artery embolization: anatomy, indications, and technical considerations [J]. AJR, 2013, 201（1）: 190-201.

[3] CESMEBASI A, DU PLESSIS M, IANNATUONO M, et al. A review of the anatomy and clinical significance of adrenal veins [J]. Clinical Anatomy（New York, N. Y.），2014, 27（8）: 1253-1263.

[4] SCHOLTEN A, CISCO R M, VRIENS M R, et al. Variant adrenal venous anatomy in 546 laparoscopic adrenalectomies [J]. JAMA surgery, 2013, 148（4）: 378-383.

[5] 中国医师协会泌尿外科分会肾上腺源性高血压外科协作组. 原发性醛固酮增多症的功能分型诊断：肾上腺静脉采血专家共识 [J]. 现代泌尿外科杂志，2020，25（3）：205-208.

[6] 肾上腺意外瘤多学科管理专家组. 肾上腺意外瘤多学科管理专家共识 [J]. 中华内分泌外科杂志，2021，15（4）：325-336.

[7] 王旭，赵扬，王站，等. 原发性醛固酮增多症的临床特点及外科处理策略 [J]. 中华内分泌外科杂志，2021，15（6）：564-567.

[8] BARBOT M, ZILIO M, SCARONI C. Cushing's syndrome: Overview of clinical presentation, diagnostic tools and complications [J]. Best Practice & Research. Clinical Endocrinology & Metabolism, 2020, 34（2）: 101380.

[9] 中华医学会内分泌学分会. 嗜铬细胞瘤和副神经节瘤诊断治疗专家共识（2020版）[J]. 中华内分泌代谢杂志，2020，36（9）：737-750.

[10] 程子韵，郭玮. 液相色谱-串联质谱在肾上腺偶发瘤临床诊疗中的应用 [J]. 中华检验医学杂志，2021，44（8）：669-673.

[11] DING J, ZHANG Y, WEN J, et al. Imaging CXCR4 expression in patients with suspected primary hyperaldosteronism [J]. European Journal of Nuclear Medicine and Molecular Imaging, 2020, 47（11）: 2656-2665.

[12] ASA S L, METE O. Endocrine pathology: past, present and future [J]. Pathology, 2018, 50（1）: 111-118.

[13] ARAUJO-CASTRO M, PASCUAL-CORRALES

E，NATTERO CHAVEZ L，et al. Protocol for presurgical and anesthetic management of pheochromocytomas and sympathetic paragangliomas：a multidisciplinary approach [J]. Journal of Endocrinological Investigation，2021，44（12）：2545-2555.

[14] MADANI A，LEE J A. Surgical Approaches to the Adrenal Gland [J]. The Surgical Clinics of North America，2019，99（4）：773-791.

第二章
肾上腺生理学

　　人体双侧肾上腺仅有8～10g，但其通过合成和释放多种激素参与体内一系列重要生理功能的维持与调节。从形态学上，肾上腺包括外部的皮质和内部的髓质，二者在胚胎起源、结构特点和功能也不尽相同。肾上腺皮质从外至内分别合成盐皮质激素、糖皮质激素和性激素，参与机体水盐和物质代谢、生殖功能，其中以糖皮质激素为主参与的应激反应可增加对伤害性刺激的耐受力和抵抗力；肾上腺髓质被认为是副神经节，通过合成和释放肾上腺素和去甲肾上腺素广泛调节重要器官的活动，参与应急反应以增加机体的警觉性和应变能力。肾上腺的生理学功能是认识和理解肾上腺疾病的重要基础。本章主要对肾上腺的结构、胚胎发育、激素的生理功能及调节等方面进行概述，并从生理学角度简要分析常见的肾上腺疾病的发病机制。

第一节 概 述

人体的一对肾上腺（supradrenal gland）分别位于两侧肾的上极，被肾周筋膜包被，并嵌入肾周脂肪囊中。左侧肾上腺较大，近似半月形；右侧肾上腺稍小，呈锥形。成年人的双侧肾上腺重8～10g。两侧肾上腺实际上是两个完全独立的腺体。

一、肾上腺的解剖

左侧肾上腺前面与胃后壁相邻，下方与胰腺尾部和脾血管相邻，内侧与腹主动脉相邻。右侧肾上腺前面是肝，内侧紧邻下腔静脉。两侧肾上腺后面均为膈肌。所以肾上腺位置非常深，而且毗邻很多大血管和重要的腹腔脏器。

在结构上，每个肾上腺分为外部的肾上腺皮质（adrenal cortex）和内部的肾上腺髓质（adrenal medulla）。其中，皮质约占整个腺体的四分之三，髓质约占四分之一，腺细胞间有丰富的窦状毛细血管网。肾上腺皮质和髓质在结构、功能和来源上完全不同（图2-1）。

1. 肾上腺的血液供应 肾上腺的血液供应非常丰富，几乎每个细胞都与血管直接接触。肾上腺接受来自肾上腺动脉的血液，而肾上腺动脉直接来自腹主动脉（图2-2）。肾上腺动脉进入被膜后，形成与髓质血窦相连续的窦状毛细血管网。少数小动脉分支直接穿过皮质进入髓质，分支形成血窦。髓质的血窦合并最终汇合成一条中央静脉，经肾上腺静脉离开肾上腺。

肾上腺的动脉有肾上腺上、中、下动脉，肾上腺中动脉为腹主动脉的成对脏支之一；上动脉发自膈下动脉；下动脉起自肾动脉。它们分别从肾上腺的内侧缘、上缘和下缘进入腺体。肾上腺静脉左右侧各一条，左侧肾上腺静脉注入肾静脉，右侧则直接回流入下腔静脉。

肾上腺对机体正常功能的重要性体现在：①在循环衰竭状态下，机体会优先保障重要脏器如大脑和心脏的血液，同时也会保留对肾上腺的血液供应。②肾上腺髓质的大部分血液供应来源

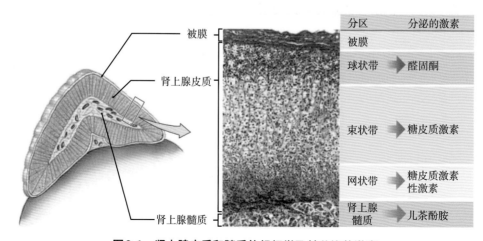

图2-1 肾上腺皮质和髓质的组织学及其分泌的激素

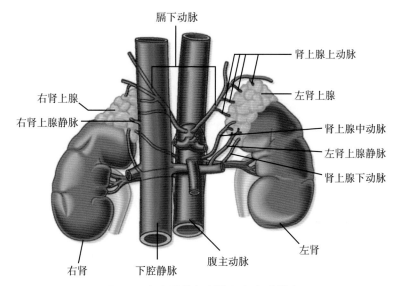

图 2-2　肾上腺的解剖位置和血液供应

于经过皮质的血液，只有极少部分通过髓质动脉。肾上腺皮质的细胞排列在窦状毛细血管网周围，并分泌类固醇激素，所以流经肾上腺髓质细胞处的血液富含皮质激素，这为糖皮质激素发挥对儿茶酚胺的生理作用提供了结构基础。

2. 肾上腺的神经支配　肾上腺髓质是交感神经系统的改良神经节。在肾上腺，去甲肾上腺素不是作为神经递质释放到突触间隙中，而是作为激素释放到循环中。

肾上腺接受来自 T10 ～ L1 脊髓水平内脏神经的支配。传统观念认为，内脏神经直接穿过皮质支配肾上腺髓质，但实际上皮质也有重要的神经支配。

二、肾上腺的组织学

1. 肾上腺皮质的组织学　根据细胞的形态结构和排列等特征，肾上腺皮质由外向内分为球状带、束状带和网状带。

（1）球状带（zona glomerulosa）：较薄，位于被膜的下方，占皮质总体积的15%。其细胞排列成球团状，细胞较小，呈矮柱状或锥形，核小染色深，胞质较少，嗜酸性，含少量脂滴。球状带细胞分泌盐皮质激素，代表激素是醛固酮，主要功能是维持血容量的稳定。

（2）束状带（zona fasciculata）：是皮质中最厚的部分，约占皮质体积的78%，其细胞体积较大，呈多边形，排列成单行或双行细胞索。细胞核圆、较大、着色浅，胞质内含有大量的脂滴，在苏木精-伊红（hematoxylin and eosin，HE）染色标本中，脂滴被溶解，故胞质染色浅，而呈泡沫状或空泡状。束状带细胞分泌糖皮质激素，主要为皮质醇和皮质酮，在维持血糖、血压及增强机体对应激反应方面发挥重要作用。

（3）网状带（zona reticularis）：位于皮质的最内层，紧靠髓质，约占皮质体积的7%。网状带细胞排列成索，相互吻合成网。网状带细胞较束状带细胞小，细胞核较小，着色较深。胞质嗜酸性，内含较多脂褐素和少量脂滴。网状带细胞主要分泌雄激素，也分泌少量雌激素和糖皮质激素。

肾上腺皮质结构中三个带的腺细胞合成和分泌的激素都是类固醇激素，因此这些细胞都具有分泌类固醇激素细胞的超微结构特点，尤其以束状带细胞最为典型，即胞质中含有大量的光面内质网、管状嵴线粒体和脂滴，无分泌颗粒。

2. 肾上腺髓质的组织学　肾上腺髓质位于肾上腺内部，主要由排列成索或团的嗜铬细胞（chromaffin cell）组成，其间为丰富的窦状毛细血管和少量结缔组织，髓质中央有中央动脉。在结构上，肾上腺髓质细胞很容易与皮质细胞区分：它们没有脂滴，而是含有大量的分泌颗粒。因此，肾上腺髓质的总体外观比周围的肾上腺皮质外观要暗得多。

嗜铬细胞这一名词最早是生物学家Alfred Kohn在1886年提出的，由于这类细胞对铬化合物具有亲和力。使用含有铬盐的固定液固定标本，胞质内可见含黄褐色的嗜铬颗粒。此外，髓质内还有少量散在的交感神经节细胞。

肾上腺髓质从组织发育学上可看作是节后神经元特化为内分泌细胞（嗜铬细胞）的交感神经节，不同的嗜铬细胞可分别合成释放肾上腺素（epinephrine，E）、去甲肾上腺素（norepinephrine，NE）和多巴胺（dopamine，DA），三者在化学结构上均为儿茶酚胺类，后两者亦为神经递质，但作为递质释放的NE和DA绝大部分又重新被神经末梢及其中的囊泡主动摄取、贮存。

在电子显微镜下，根据分泌颗粒的特点，嗜铬细胞分为数量较多的肾上腺素细胞和数量较少的去甲肾上腺素细胞，分别分泌E和NE。肾上腺素细胞内的分泌颗粒核芯电子密度较低，而去甲肾上腺素细胞内的分泌颗粒核芯电子密度较高，并呈偏心位。

肾上腺髓质释放的E约为NE的4倍，仅分泌微量DA，因此血液及尿液中的E几乎全部来自肾上腺髓质，NE及DA则还可来自其他组织中的嗜铬细胞及未被摄取的神经递质。

有趣的事实

肾上腺髓质细胞在死亡后会迅速降解，并在肾上腺形成深色液体中心。正因为如此，1611年丹麦解剖学家Bairtholinus自信地将肾上腺的功能描述为产生黑胆汁。直到19世纪，法国科学家Georges Cuvier才"发现"肾上腺髓质细胞。

三、肾上腺的生理功能

肾上腺皮质的内分泌细胞属于类固醇激素分泌细胞，来源于中胚层的体腔上皮，所分泌的类固醇激素（以皮质醇、醛固酮和雄激素为代表）参与调节机体的蛋白质代谢、糖代谢和水盐平衡，以及应激状态的反应，使身体能够应对各种内、外源的压力。

肾上腺髓质的内分泌细胞属于含氮激素分泌细胞，来源于神经外皮层的神经嵴，其分泌的儿茶酚胺（主要是肾上腺素）调节心率、心肌和血管平滑肌的收缩等，参与机体非常短期的"战斗或逃跑"反应（应激反应）。

人体内有两个肾上腺，如果其中一个受损或被切除，另一个肾上腺会迅速增大并代偿受损腺体的功能。因此，失去一侧肾上腺对人体而言并没有显著的不良影响，但如果同时失去两侧肾上腺，对人体则是致命的，需要定期补充皮质醇。

四、肾上腺的胚胎发育

肾上腺皮质和髓质的胚胎发育来源不同。肾上腺皮质来源于中胚层的体腔上皮，髓质来源于神经外胚层的神经嵴，并在胎儿发育过程中迁移到皮质组织中。

肾上腺原基位于中肾和生殖腺原基附近。胚胎第4周，肠系膜根部和生殖腺嵴之间的体腔上皮向间充质内增生，并与体腔上皮脱离形成细胞索，细胞索之间的间充质分化成窦状毛细血管，形成肾上腺皮质的原发皮质（胎儿带）。第7周时，胎儿带表面的体腔上皮再次增生，产生体积较小的嗜碱性细胞，并沿着胎儿带增生扩展，形成继发皮质（永久带）。胎儿带与永久带之间有一较薄的区域，称为过渡带。

胎儿肾上腺皮质细胞不断增殖、分化，逐渐呈现出类固醇激素分泌细胞的特征。在胚胎16～20周时，胎儿带细胞核大而清楚，胞质内光面内质网发达，线粒体多，有核糖体。永久带细胞光面内质网发达，有许多游离核糖体及少量线粒体，脂滴逐渐增加。胚胎第30周，永久带具备成年肾上腺皮质球状带的特征，过渡带细胞具有成年束状带的特征。

胎儿的肾上腺较大，出生时就达到成人的大小。出生3个月后，胎儿带细胞开始凋亡，1岁时

几乎全部消失，肾上腺体积减小；而永久带和过渡带不断增生和增厚。网状带在出生后出现，3岁后逐渐明显（图2-3）。10～20岁时，肾上腺皮质的球状带、束状带和网状带逐渐发育成熟，具备成年肾上腺皮质的细胞特征。

胎儿带仅存在于胚胎期，并且特别发达，可能是由于胚胎垂体所分泌的促肾上腺皮质激素（adrenocorticotropic hormone，ACTH）所致。胎儿带分泌的激素可促使肺泡表面活性物质的形成，促进肝及心肌储存糖原，并抑制胸腺的发育。胎儿带在胎盘所含酶的作用下，产生雄激素和雌激素（主要为雌三醇），由母体从尿中排出。胚胎第10周，过渡带细胞可利用孕酮合成少量糖皮质激素。到胚胎第28周以后，胎儿肾上腺的永久带和过渡带可以利用胆固醇合成糖皮质激素和盐皮质激素，并随着妊娠进程其合成激素的能力逐渐增强。

肾上腺髓质的发生较皮质稍晚。胚胎第6周，由腹腔神经丛迁移出来的神经嵴细胞逐渐转移到皮质内侧，与肾上腺皮质接触的细胞分化为髓质细胞，其余少量细胞分化为交感神经节细胞。最初髓质细胞混杂在皮质细胞之间，胚胎第12周，髓质细胞5～8个聚集成团，呈岛状夹杂在胎儿带细胞之间，随后逐渐向中心迁移集中，至18～22周，多数髓质细胞迁移至肾上腺中轴。出生后12～18个月，髓质具备成年形态。

胚胎期，肾上腺髓质仅分泌去甲肾上腺素；妊娠末期，去甲肾上腺素甲基化而成为肾上腺素。此时的髓质与成人相同，分泌去甲肾上腺素和肾上腺素。

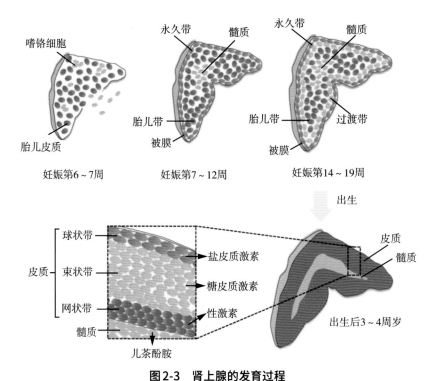

图2-3 肾上腺的发育过程

第二节 肾上腺皮质生理学

一、肾上腺皮质激素的合成和代谢

肾上腺皮质激素为类固醇激素，均含有环戊烷多氢菲的结构。胆固醇是所有肾上腺皮质激素的共同前体，主要来源于血液中低密度脂蛋白（low density lipoprotein，LDL），少数由乙酸合成。胆固醇与肾上腺皮质细胞膜上的LDL受体结合后进入细胞，在胆固醇侧链裂解酶（cholesterol side-chain cleavage enzyme，SCC-CYP11A1）的作用下转变为各种类固醇激素的中间产物——孕烯醇酮，随后分别在脱氢酶、羟化酶和醛固酮合成酶等作用下转变为各种肾上腺皮质激素。肾上腺皮质激素生物合成途径如图2-4所示。

催化类固醇羟基化的酶都是由CYP家族基因编码的细胞色素P450酶家族的成员，但是这些酶并非定位于细胞质内，而是位于线粒体和内质网中。皮质醇生物合成的第一个反应发生在线粒体中，但随后的反应直到11-脱氧皮质醇的形成均发生在光面内质网中。最后一个反应——11-脱氧皮质醇转化为皮质醇，再次发生在线粒体中。尽管这些中间产物具有亲脂性，但是它们不会简单地从细胞中泄漏出来，合成过程中产生的中间产物通常不会大量分泌进入血液。因此，当这些中间类固醇能够在血液中检测到，提示可能存在肾上腺疾病。

同样值得注意的是，类固醇生成过程发生得如此之快：通常在暴露于ACTH后2分钟内可以检测到肾上腺分泌的类固醇浓度增加。类固醇生

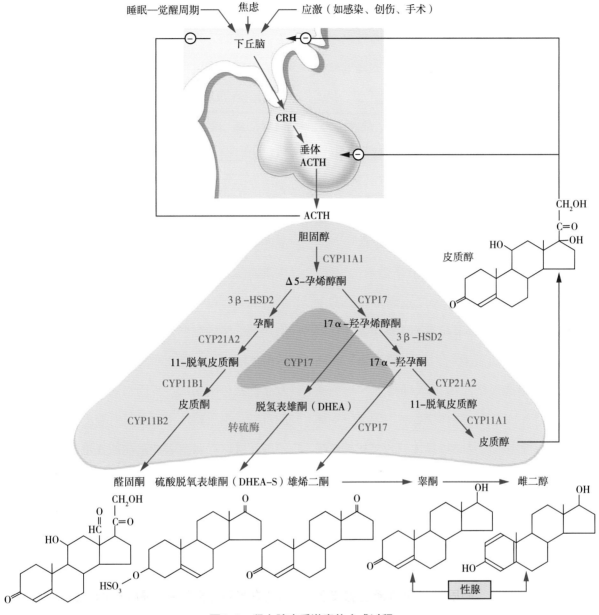

图2-4　肾上腺皮质激素的合成过程

物合成的限速步骤是将胆固醇转化为孕烯醇酮，这是由CYP 11A1编码的细胞色素P450侧链裂解酶催化的反应。这种酶位于肾上腺细胞的线粒体内膜上，它限制了胆固醇从线粒体外膜转运到线粒体内膜的速度，从而限制了类固醇激素的生物合成速度。

　　应激状态下，机体皮质醇日分泌量可超过100mg。肾上腺细胞合成的皮质醇和雄激素分泌入血后，多数与血浆清蛋白结合进行运输，其中75%～80%皮质醇与皮质类固醇结合球蛋白（corticosteroid-binding globulin，CBG）结合，15%与清蛋白结合，仅5%～10%呈游离状态。结合态和游离态之间可以相互转化，保持动态平衡。只有游离态的皮质醇才能进入靶细胞发挥作用。醛固酮分泌量极低，在严重缺钠时可增加 4～5 倍。醛固酮与 CBG 的结合能力较弱，主要与血浆清蛋白结合。血液中结合态的醛固酮约占 60%，其余以游离态存在。

皮质醇半衰期为 60～90 分钟，醛固酮为 15～20 分钟。皮质醇大部分在肝内降解，其降解产物中约 70% 为 17- 羟类固醇。

二、糖皮质激素的生理作用及调节

体内大多数组织均表达糖皮质激素的受体，因此糖皮质激素的作用非常广泛而复杂。肾上腺皮质激素主要通过调节靶基因的转录发挥生物效应。肾上腺皮质激素均为类固醇激素，具有脂溶性，极易通过细胞膜进入细胞内，与胞质受体结合，形成激素 - 受体复合物。激素 - 受体复合物进入细胞核内并与特异性的脱氧核糖核酸（deoxyribonucleic acid，DNA）位点结合，从而调节靶基因的转录和翻译，产生相应的生物效应。

（一）糖皮质激素的生理作用

糖皮质激素也可以与细胞膜上相应受体结合，通过第二信使产生快速的生物效应，在几分钟甚至几秒钟内就会出现。这种调节效应与基因转录无关，因此被称为糖皮质激素的非基因组效应（non-genomic effect）。糖皮质激素可通过基因组效应和非基因组效应发挥作用。

1. 调节物质代谢　糖皮质激素对糖、脂肪和蛋白质代谢均有显著影响。

（1）对糖代谢的调节：糖皮质激素因能显著升高血糖而得名。糖皮质激素可增强肝糖异生和糖原合成过程中所需要的酶的活性，促进糖异生

和糖原合成；利用肌肉等外周组织蛋白质分解产生的氨基酸，为糖异生提供底物；具有对抗胰岛素的作用，通过抑制葡萄糖转运蛋白 4（glucose transporter 4，GLUT-4）而减少外周组织摄取葡萄糖，减少细胞对葡萄糖的摄取和利用。因此，当糖皮质激素水平过高时，血糖水平升高，甚至会出现糖尿，称为类固醇性糖尿病。

（2）对脂肪代谢的调节：糖皮质激素可以提高四肢的脂肪酶活性，促进脂肪分解，使得血浆中脂肪酸浓度增加，并向肝转移，增强脂肪酸在肝内氧化，以利于肝糖原异生。糖皮质激素也能够加强细胞内脂肪酸氧化供能，特别是在饥饿和应激的情况下，糖皮质激素引起的高血糖可以激发胰岛素分泌增加，反而加强脂肪合成，增加脂肪沉积。由于机体不同部位对糖皮质激素敏感性不同，所以在肾上腺皮质功能亢进或大剂量应用糖皮质激素类药物时，机体内脂肪重新分布，主要集中于头面、颈和躯干，四肢分布减少，形成满月脸、水牛背的体征，同时体重增加，表现为向心性肥胖。

（3）对蛋白质代谢的调节：糖皮质激素对肝内和肝外组织的蛋白质代谢影响不同。糖皮质激素能够抑制肝外组织细胞内蛋白质合成，加速分解，减少氨基酸转运入肌肉等肝外组织，为肝糖异生提供原料；相反，却能促进肝外组织产生的氨基酸转运入肝，促进肝细胞内蛋白质合成。因此，糖皮质激素分泌过多时，会出现肌肉消瘦、骨质疏松、皮肤明显变薄等体征。

（4）对水盐代谢的调节：鉴于糖皮质激素也能与醛固酮受体交叉结合，因此糖皮质激素也能

调节水盐代谢，具有较弱的保钠排钾作用，即对肾远曲小管及集合管重吸收和排钾有轻微的促进作用。此外，皮质醇还可以降低肾小球入球血管阻力，增加肾小球血浆流量而使肾小球滤过率增加，有利于水的排出。糖皮质激素也可抑制血管升压素（antidiuretic hormone，ADH）的释放，从而促进水的排泄。肾上腺皮质功能亢进或者大剂量服用糖皮质激素，患者会出现血容量增加、血压升高。而肾上腺皮质功能不足的患者，排水能力明显降低，严重时可出现水中毒。

2．对器官系统的作用　糖皮质激素对全身组织器官的影响广泛且复杂。

（1）对血细胞的影响：糖皮质激素可使血液中红细胞、血小板和中性粒细胞的数量增加，而使淋巴细胞和嗜酸性粒细胞减少，其机制各有不同。糖皮质激素可增强骨髓造血功能，从而增加红细胞和血小板数量；使附着在小血管壁边缘的中性粒细胞进入血液循环增多，增加血液中性粒细胞水平；糖皮质激素抑制淋巴细胞的有丝分裂、促进淋巴细胞凋亡，并增加淋巴细胞和嗜酸性粒细胞在肺和脾的破坏，从而减少血液中淋巴细胞与嗜酸性粒细胞的数量。因此，长期使用糖皮质激素会导致机体免疫功能低下，患者容易发生感染。

（2）对循环系统的影响：糖皮质激素对维持正常血压是必需的，这是由于：①糖皮质激素能增强血管平滑肌对儿茶酚胺的敏感性（允许作用），这可能是由于糖皮质激素能够上调血管平滑肌细胞膜上的儿茶酚胺受体数量及受体介导的细胞内的信息传递过程。②糖皮质激素能抑制具有

血管舒张作用的前列腺素的合成，降低毛细血管的通透性，有利于维持血容量。因此，肾上腺皮质功能减退时，血管平滑肌对儿茶酚胺的反应性降低，毛细血管扩张，通透性增加，血压下降。

（3）对消化系统的影响：糖皮质激素可以促进胃腺分泌胃酸和胃蛋白酶，抑制胃黏液的分泌，因此可以促进胃黏膜屏障。长期应用糖皮质激素会诱发或加剧消化性溃疡。

（4）对神经系统的作用：糖皮质激素可以提高中枢神经系统的兴奋性。小剂量的糖皮质激素能引起欣快感，大剂量的糖皮质激素则使人思维无法集中，容易烦躁和失眠。

3．参与应激反应　当机体遭受到一定程度的内、外环境和社会、心理等伤害性刺激时（如创伤、手术、感染、中毒、疼痛、缺氧、寒冷、强烈精神刺激、精神紧张等），除了发生与刺激直接相关的特异性变化外，还产生一系列与刺激性质无关的非特异性适应反应，称为应激（stress）或应激反应（stress response）。引起应激反应的刺激因子称为应激源（stressor）。

应激反应发生时，垂体－肾上腺皮质轴被激活，ACTH和糖皮质激素分泌增加。机体分泌的糖皮质激素增加机体的适应力和抵抗力的可能机制如下：①使能量代谢以糖代谢为中心，促进脂肪和蛋白质的分解，促进糖异生，降低外周组织对葡萄糖的利用，维持血糖水平，以保证脑、心脏等重要器官对葡萄糖的需求。②通过儿茶酚胺的允许作用使心肌收缩力增强，血压升高。③稳定细胞膜和溶酶体膜，减少缓激肽、蛋白水解酶、前列腺素等有害介质的产生。除ACTH和糖皮质

激素分泌增加以外，应激发生时血液中的儿茶酚胺、血管升压素、生长激素、催乳素、β-内啡肽、胰高血糖素和醛固酮的水平也会升高。

机体遭遇紧急情况时，交感－肾上腺髓质系统活动也增强，称为"应急反应"（emergency reaction or fight-flight reaction）。引起应急反应的各种刺激往往也能引起应激反应，两种反应同时发生。应急反应可以提高机体的"警觉性"和"应变力"，应急反应增强机体对伤害性刺激的"耐受力"和"抵抗力"，两者共同提高机体对剧烈变化环境的适应能力。

一定程度的应激反应有利于机体对抗应激源，在整体功能全面动员的基础上，提高机体对有害刺激的耐受能力，减轻各种不良反应，而强烈或持久的应激刺激将引起机体过强的应激反应，可对机体造成伤害，甚至导致应激性疾病，如严重创伤、大面积烧伤、大手术等可引起应激性溃疡。

4. 抗炎反应和抗过敏反应　糖皮质激素具有快速、强大且非特异性的抗炎作用，主要表现在：①炎症早期，抑制炎症的水肿、渗出、炎症细胞浸润等反应。②炎症中期，促进已形成的炎症反应消退。③炎症晚期，抑制结缔组织成纤维细胞的增殖，延缓肉芽组织的生成，减轻瘢痕和粘连等炎症后遗症。糖皮质激素可以抑制T淋巴细胞的分化，减少细胞因子的产生；抑制浆细胞抗体生成和组胺的生成，因此具有抑制免疫反应和抗过敏作用。

（二）糖皮质激素分泌的调节

糖皮质激素的分泌具有基础分泌和应激分泌两种。基础分泌是在生理状态下的分泌，具有昼夜节律，一般在黎明觉醒前后达到高峰，随后逐渐减低，午夜时达到低谷，随后又逐渐升高（图2-5）。这是由于收到下丘脑视交叉上核生物钟的影响，下丘脑促肾上腺皮质激素释放激素（corticotropin releasing hormone，CRH）的分泌具有昼夜节律，因此ACTH和糖皮质激素的分泌也有昼夜节律。应激分泌是指机体发生应激反应时的分泌。

糖皮质激素的分泌受到下丘脑－垂体－肾上腺（hypothalamic-pituitary-adrenal axis，HPA）轴的调节，而糖皮质激素对下丘脑CRH和腺垂体ACTH的分泌也发挥抑制作用（图2-6）。

1. 下丘脑－垂体－肾上腺轴的调节　当血液中糖皮质激素水平下降或者机体受到各种应激性刺激时，下丘脑CRH和腺垂体ACTH分泌增加，促使糖皮质激素分泌增加。下丘脑室旁核分泌CRH，经过垂体门脉系统到达腺垂体，与腺垂体ACTH细胞上的CRH受体-1结合，促进ACTH分泌，后者通过作用于肾上腺皮质细胞ACTH受体，引起糖皮质激素的分泌增加。

2. 糖皮质激素的反馈调节　血浆中糖皮质

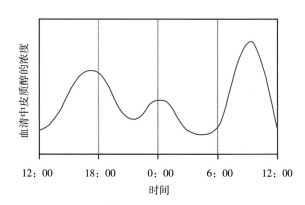

图2-5　糖皮质激素分泌的昼夜节律

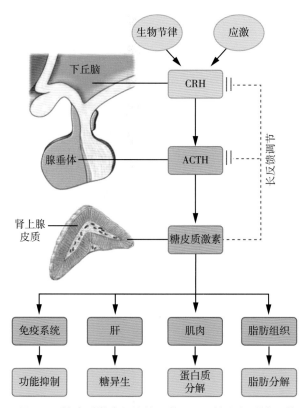

图2-6 糖皮质激素分泌的调节：HPA轴和负反馈调节

激素水平升高时，可反馈抑制下丘脑CRH及腺垂体ACTH的合成和释放，且ACTH分泌细胞对CRH的敏感性下降，最终使血液中糖皮质激素水平降低。这种长反馈调节有利于维持糖皮质激素水平的相对稳定。此外，ACTH分泌过多也可以通过短反馈抑制下丘脑CRH的合成和释放，下丘脑CRH神经元还可以通过分泌CRH反馈抑制自身的分泌活动。

临床上，长时间大剂量应用糖皮质激素，可通过长反馈抑制CRH和ACTH的合成和分泌，以及因ACTH分泌不足导致肾上腺皮质束状带和网状带萎缩，分泌功能减退或停止，失去对刺激的反应性。如果突然停药，会引起体内糖皮质激素骤然减少，出现急性肾上腺皮质功能不全的表现。因此，正确的减药方式是逐渐减量停药，以利于

肾上腺皮质功能逐渐恢复。可在用药期间间断补充ACTH，防止肾上腺皮质萎缩。

3. 应激反应性调节　机体受到应激源刺激时，下丘脑CRH分泌增多，刺激腺垂体ACTH的分泌，最后引起肾上腺皮质激素大量分泌，以提高机体对伤害性刺激的耐受力。此时，通过中枢神经系统增强下丘脑-垂体-肾上腺轴的活动，可使ACTH和糖皮质激素分泌量明显增多，并且不受长反馈和短反馈调节的影响。

4. ACTH的调节作用　ACTH是一种含有39个氨基酸残基的多肽，分子量为4.5kD，日分泌量为5～25μg，血中半衰期为10～25分钟，主要通过氧化或酶解失活。ACTH与肾上腺皮质细胞膜上的相应受体结合后，主要促进肾上腺皮质细胞内核酸和蛋白质的合成，刺激肾上腺皮质细胞的分裂和增殖，可引起肾上腺皮质增生、肥大；激活细胞内的磷酸蛋白激酶及一系列相关酶系活性，促进胆固醇转化为孕烯醇酮，并进一步合成皮质醇。ACTH作用于肾上腺皮质1～2分钟便可刺激皮质醇的合成，加快分泌速率。ACTH突然增加，15分钟内可使皮质醇达到分泌高峰。

临床拓展
糖皮质激素分泌过多——库欣综合征

库欣综合征（Cushing sydrome）为各种原因造成肾上腺分泌过多糖皮质激素（主要为皮质醇）所导致的病症的总称。过量的ACTH是库欣综合征的最常见原因，其特点是促肾上腺皮质激素和皮质醇的血浆水平高。

肾上腺皮质功能减退——Addison病

原发性慢性肾上腺皮质功能减退症（chronic primary adrenal insufficiency），是由伦敦盖伊医院的Thomas Addison医生（1793—1860）最早发现出现于双侧肾上腺损害后，便以他的名字命名为艾迪生（Addison）病。通常表现为缓慢发病，肾上腺组织逐渐破坏，最具特征的临床表现为全身皮肤色素加深，暴露处、摩擦处、乳晕、瘢痕处尤为明显，黏膜色素沉着于牙龈、舌、颊黏膜等处，由垂体分泌的ACTH、黑素细胞刺激因子分泌增多所致。

三、盐皮质激素的生理功能与分泌的调节

盐皮质激素是由肾上腺球状带分泌的，包括醛固酮、11-去氧皮质酮和11-去氧皮质醇，其中生物活性最高的是醛固酮。

（一）盐皮质激素的作用

醛固酮的主要作用是促进远曲小管和集合管上皮细胞重吸收Na^+和水，排泄K^+，从而维持机体的水、电解质平衡。此外，醛固酮也可以调节消化系统中唾液腺、汗腺、胃腺及结肠等对Na^+的重吸收和K^+的排出。

醛固酮与靶细胞内的盐皮质激素受体（mineralocorticoid receptor，MR）结合，促进靶细胞合成醛固酮诱导蛋白（aldosterone-induced protein，AIP）。AIP可促进Na^+-K^+酶的活性，提高肾小管上皮细胞膜对Na^+的通透性，导致Na^+的重吸收增加（图2-7）。

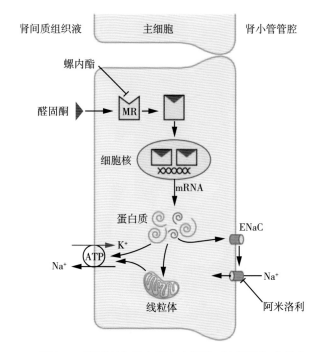

图2-7　醛固酮在肾小管上皮细胞（主细胞）中的作用机制

（二）盐皮质激素分泌的调节

醛固酮的分泌主要受到肾素-血管紧张素系统（renin-angiotensin system，RAS）和血钾水平的调节（图2-8）。正常情况下，ACTH对醛固酮的分泌无明显的调节作用，只有在应激刺激时才会对醛固酮的分泌有一定的调节和促进作用。

1. 肾素-血管紧张素系统的调节　当循环血量减少或者动脉血压降低时，会刺激肾球旁细胞分泌肾素增多，从而使血管紧张素Ⅱ分泌增加，后者通过G蛋白偶联受体通路促进球状带细胞生长并提高胆固醇侧链裂解酶（Side-chain cleavage enzyme，SCC）的活性，从而促进醛固酮的合成和分泌。

2. 血钾和血钠的调节　血钾升高和血钠降低都可刺激球状带细胞分泌醛固酮，通过保钠排钾作用调节血浆及细胞外液中Na^+和K^+的稳

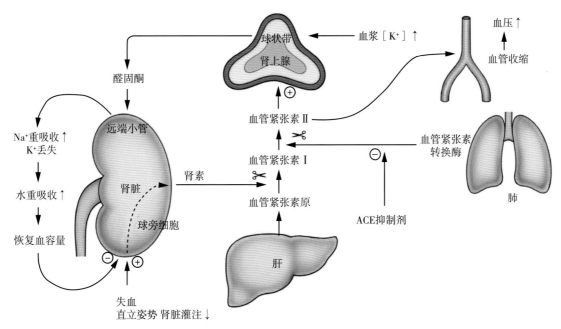

图 2-8　醛固酮分泌的调节

态。球状带细胞对血钾变化更为敏感，血钾水平升高 0.1mol/L 就可直接刺激醛固酮的分泌。而血钠水平需要降低 10% 以上才会有效刺激醛固酮的分泌。

临床拓展

原发性醛固酮增多症

原发性醛固酮增多症（primary aldosteronism，PA）简称"原醛症"，是由肾上腺皮质病变引起醛固酮分泌过量，导致机体潴钠排钾、体液容量扩增、肾素-血管紧张素系统受到抑制，表现为高血压和低钾血症的临床综合征。

四、肾上腺雄激素的生理功能和分泌的调节

肾上腺皮质可终身合成雄激素，分泌的雄激素主要包括脱氢表雄酮、雄烯二酮和硫酸脱氢表雄酮等。肾上腺分泌的雄激素生物活性很弱，在外周组织可转化为睾酮和二氢睾酮的前体发挥作用。性激素主要由性腺分泌，肾上腺皮质分泌的雄激素和雌激素量很小，不受性别影响，但这微量的激素对青春期的发动有重要意义。

肾上腺雄激素对男性和女性的作用不同。对成年男性作用甚微，即使分泌过量也不会表现出临床体征，但对男童生殖器官的发育和第二性征出现有一定的作用。对于女性，肾上腺分泌的雄激素是体内雄激素的唯一来源，在女性的一生中都发挥作用。其中 40% ～ 65% 在外周组织进一步活化，可促进女性腋毛和阴毛的生长，维持性欲和性行为。肾上腺皮质雄激素分泌过多，可导致女性男性化，如痤疮、多毛、出现喉结，以及男童性早熟。

成人肾上腺性激素的分泌主要受腺垂体释放

的ACTH的调节。

第三节　肾上腺髓质生理学

肾上腺髓质本质上是特化的交感神经节，接受交感神经节前纤维的支配。髓质分泌的激素是儿茶酚胺，后者也是自主神经系统中经典的神经递质。肾上腺髓质分泌的儿茶酚胺释放到血液中，而非突触间隙，并通过激活远距的特异性受体调节机体的生理活动。由此可见，肾上腺髓质兼有神经系统和内分泌腺的特征。

一、肾上腺髓质激素的合成与代谢

肾上腺髓质的嗜铬细胞分泌肾上腺素、去甲肾上腺素和多巴胺，分子结构中都有一个儿茶酚基，均由酪氨酸合成，经多巴、多巴胺转化而来（图2-9）。

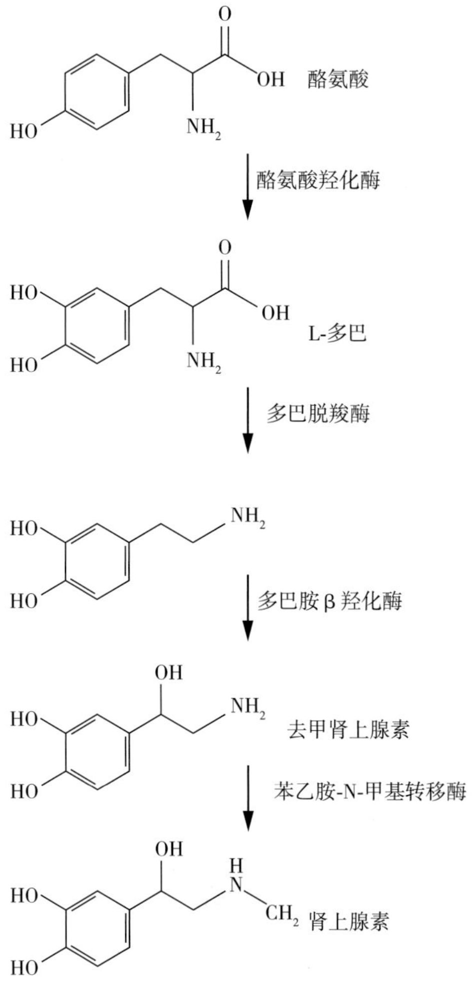

人肾上腺髓质的主要产物是肾上腺素，而在中枢和交感神经系统中去甲肾上腺素的数量更为丰富。肾上腺髓质中儿茶酚胺的合成和释放过程与其他神经系统相同。儿茶酚胺合成的限速步骤是酪氨酸羟化酶催化酪氨酸转化为L-多巴。髓质毛细血管中含有大量的肾上腺皮质激素，其中糖皮质激素可以增强苯乙胺-N-甲基转移酶（phenylethanolamine-N-methyl transferase，PNMT）的活性，使去甲肾上腺素甲基化形成肾上腺素。髓质中肾上腺素与去甲肾上腺素的比例大约为4:1。血液中的肾上腺素主要来源于肾上腺髓质，去甲肾上腺素主要来源于肾上腺素能神经纤维和肾上腺髓质。

图2-9　肾上腺髓质激素的合成

此外，肾上腺髓质还分泌肾上腺髓质素、精氨酸升压素和血管活性肠肽。已有研究证实，其中一些肽类对儿茶酚胺的分泌具有刺激作用。然而，它们在肾上腺髓质中的生理功能仍不清楚。

二、肾上腺髓质激素的运输和代谢

与绝大多数激素相比，儿茶酚胺的作用非常迅速且短暂，在血浆中的半衰期仅为几秒。它们在血液中并没有特定的血浆结合蛋白协助运输，而是与血浆清蛋白结合。

循环血液中的儿茶酚胺能够被羧甲基转移酶（carboxy-omethyl transferase，COMT）快速代谢和灭活。它将肾上腺素转化为甲氧基肾上腺素，将去甲肾上腺素转化为甲氧基去甲肾上腺素。这些中间产物可以在单胺氧化酶的作用下转化为香草扁桃酸（vanillylmandelic acid，VMA），从尿液中排出。儿茶酚胺也可以在肝中发生结合反应。大约50%的儿茶酚胺以甲氧基的形式排出，其中35%转化为VMA，其余15%的大部分则以结合物的形式排出。

三、肾上腺髓质激素的生理功能和机制

健康人休息时肾上腺素的基础水平为0.1～0.5nmol/L，去甲肾上腺素为1.0～2.5nmol/L，在运动后可增加10倍。肾上腺髓质的主要分泌产物是肾上腺素。循环血液中去甲肾上腺素水平比肾上腺素高得多的原因是血液中的大部分去甲肾上腺素来自其他节后神经末梢的释放。

肾上腺髓质激素是经典的"战斗或逃跑"神经-内分泌反应的一部分。儿茶酚胺能够激活靶细胞上的α和β肾上腺素受体（简称"α受体"和"β受体"），在多种不同的细胞和组织类型中具有广泛的生理作用，尤其以心血管效应最为显著。一般来说，肾上腺素对β受体比去甲肾上腺素更有效，而去甲肾上腺素在α受体上则更有效。不同受体的激活会可能产生相反的效果，如β_2受体的激活会刺激胰岛素分泌，而α_2受体的激活会抑制胰岛素的释放。

1. 调节心血管系统的活动　E和NE对不同的肾上腺素受体亲和力不同，因而对心血管系统的调节作用也不同。

E对α和β受体都有较强的亲和力。E通过激动β_1受体使心肌收缩力增强、心率加快，通过激动β_2受体使骨骼肌和肝的血管舒张。由于这种血管舒张作用超过激动α受体引起的其他部位的缩血管作用，总的外周阻力下降。

NE对α受体的亲和力更强，对β_1受体的亲和力比较弱。因此NE通过激动α受体使血管收缩，表现为血压升高。与E一样，NE激动β_1受体使心肌收缩力增加、心率加快。在试验动物中注射NE，首先观察到血压升高，由于血压升高引起压力感受性反射，最终导致血压下降。

2. 参与应急反应　肾上腺髓质的内分泌活动与交感神经系统关系密切，共同构成了交感-肾上腺髓质系统。生理状态下，血液中儿茶酚胺的浓度较低，几乎不参与机体的代谢调节。但是当机体遇到紧急情况时，如剧烈运动、失血、缺氧、剧痛、焦虑、骤冷、高热等，交感-肾上腺髓质系统即可被调动，儿茶酚胺类物质大量分泌（可达基础水平的1000倍），引起中枢神经系统兴奋性增加，使机体处于反应灵敏、高度警觉的状态：心搏加速，心排出量增加，血压升高，全身血液重新分布，以确保脑和心脏等重要脏器的血流量；呼吸加深，瞳孔和支气管扩张，皮肤出汗变白，竖毛肌收缩；肠道和膀胱的括约肌收缩和肌肉松弛；血糖升高，葡萄糖和脂肪氧化增强，以满足机体在紧急情况下激增的能量需求。机体各器官系统的功能活动和代谢也随之发生明显的变化。

E和NE的作用机制：β受体激活通过上调环

磷酸腺苷（cyclic adenosine monophosphate，cAMP）而发挥作用，而α受体通过增加磷脂酶C活性（α_1受体）或降低cAMP（α_2受体）发挥作用。

虽然肾上腺髓质分泌少量多巴胺，但其作用尚未完全清楚。已知体内多巴胺的主要功能是作为中枢神经系统中的神经递质和调节催乳素分泌。

四、儿茶酚胺分泌的调节

1. 交感神经兴奋，节前神经末梢释放乙酰胆碱，作用于肾上腺髓质嗜铬细胞膜上的N型胆碱能受体，从而激活合成酶系，促进儿茶酚胺激素的合成。

2. 糖皮质激素可以提高髓质细胞内多巴胺羟化酶和PNMT等酶的活性，促进儿茶酚胺的合成。ACTH可以间接通过促进糖皮质激素的释放，进而促进儿茶酚胺的合成。

3. 自身反馈调节　去甲肾上腺素或多巴胺在髓质细胞内的量增加到一定数量时，可抑制酪氨酸羟化酶的活性；当肾上腺素合成增多时，也能抑制PNMT的活性。当肾上腺素与去甲肾上腺素从细胞内释放到血液中，胞质内含量减少，解除了上述的负反馈抑制，儿茶酚胺的合成随之增加。

儿茶酚胺分泌水平过高时，可反馈抑制自身的合成和分泌。

临床拓展

肾上腺髓质分泌异常——嗜铬细胞瘤

嗜铬细胞瘤为起源于肾上腺髓质、交感神经节或其他部位的嗜铬组织，这种肿瘤持续或间断分泌大量儿茶酚胺，引起患者持续性或阵发性高血压和多器官功能及代谢紊乱。患者可因长期高血压致严重的心、脑或肾损害，或因突发严重高血压而导致高血压危象，危及生命；如能及时、早期获得诊断和治疗，是一种可治愈的继发性高血压病。

参考文献

[1] HALL JE, HALL ME. Textbook of Medical Physiology [M]. 14th ed. Philadelphia: Saunders, 2021.

[2] DEE SILVERTHORN. Human Physiology: An Integrated Approach [M]. 8th ed. Texa: Pearson, 2004.

[3] HINSON J, RAVEN P, CHEW S. The Endocrine System [M]. 3th ed. New York: Elsevier, 2022.

[4] 王庭槐. 生理学 [M]. 3版. 北京: 高等教育出版社, 2015.

第三章

肾上腺病理学

肾上腺疾病的病理诊断比较复杂，仅依靠活检或切除标本的大体及显微镜下形态学检查无法得到正确的病理诊断，必须了解其病理生理机制并熟悉每个病例的临床表现及实验室检查结果，才能给出较为明确的病理诊断。近年来肾上腺皮质疾病的分类发生了很大变化，对原发性醛固酮增多症的认识也有了很多进展，肾上腺皮质肿瘤良恶性的鉴别诊断也有一些新的观点。本章节主要将对肾上腺皮、髓质疾病的病理诊断做详细介绍。

第一节　肾上腺皮质疾病病理学

一、肾上腺异位和副肾上腺

（一）临床病理特征

肾上腺异位（ectopic suprarenal gland）是指在正常部位以外的地方发现肾上腺组织，最常见的部位是接近肾上腺的腹膜后间隙，其他已知部位有腹腔神经丛、肾上极被膜下、沿精索和卵巢静脉走行、卵巢门及睾丸、附睾尾附近、卵巢附近的阔韧带、积液的鞘膜、肠系膜、胰腺、肝和脾（图3-1）。发生在远隔部位的肾上腺异位罕见，如肺、颅腔硬膜内间隙和脑实质。因先天性发育畸形使肾上腺与肾或肝在同一包膜内，则不能称之为异位，而是包膜融合；真正异位的肾上腺也可以与肝或肾发生融合，被同一个纤维结缔组织包膜包绕。更为精准的描述应该是副肾上腺（accessory suprarenal gland），因为大多数病例也存在正常的肾上腺。大多数副肾上腺完全是由皮质构成，但在少数病例中，尤其是在腹腔神经节部位的副肾上腺也可以含有髓质。副肾上腺可因促肾上腺皮质激素（ACTH）水平升高而发生反应性增生，而且也可发生肾上腺皮质肿瘤。

副肾上腺发生的原因是胚胎发育过程中的肾上腺组织在迁移路径中发生断裂而残留在途中，亦被称为肾上腺残留（adrenal rests）。据报道，50%的新生儿有副肾上腺组织，大部分副肾上腺组织会发生萎缩。成人的副肾上腺发生率为1%。胎儿肾上腺皮质形成于胚胎发育的第5周，此时来自后腹壁的间皮细胞形成泌尿生殖嵴，并在第8周与其余间皮细胞分离。在胚胎发生早期，肾上腺皮质从泌尿生殖嵴上升，性腺也是如此。在随性腺下行的迁移路径中发现肾上腺残留，包括肾区、肝包膜、胆囊壁、脾、腹膜后、睾丸、阔韧带、肾、卵巢和腹股沟区域。

（二）诊断与鉴别诊断

肾上腺异位和副肾上腺很少导致泌尿外科手术，多数情况都是在行其他原因的手术时偶然发现。临床上既要从影像学上证实其位置不在正常的肾上腺区域，又要诊断副肾上腺时必须同时存在正常部位的肾上腺。在组织病理学上肾上腺异位和副肾上腺与正常肾上腺皮质的组织学形态无异，往往缺乏肾上腺髓质，但少数可同时含有皮质和髓质。在肾上腺异位或副肾上腺的基础上发

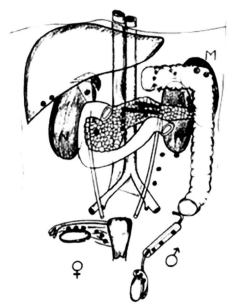

图3-1　肾上腺异位的好发部位

注：♀为女性；♂为男性。

生的异位肾上腺皮质增生或肿瘤的病理学诊断标准与发生于正常部位者相同。需要注意的是，有些异位的肾上腺皮质肿瘤与其他大的脏器，如肝、肾或脾在同一包膜内，其良恶性诊断不因累及附近同一脏器而发生改变。

二、炎症、出血、变性和萎缩

常见的炎症有结核、真菌感染（组织胞浆菌、念珠菌、球孢子菌、隐球菌和芽生菌等）和病毒感染（如巨细胞病毒），一般均为全身感染的一部分。肾上腺结核和组织胞浆菌病常以大量坏死为特点，细胞反应较少。

双侧肾上腺广泛出血可见于严重外伤、感染，如脑膜炎双球菌引起的暴发性脑膜炎、恶性高血压、妊娠期高血压疾病和恶性肿瘤。

严重烧伤、创伤和全身感染的情况下，肾上腺皮质束状带细胞除脂质消失外还可出现灶性变性和坏死。全身性淀粉样变性和血色素沉着症时亦可累及肾上腺。淀粉样变性时淀粉样物质主要沉积于束状带和网状带，而血色素沉着病时血色素主要沉积于球状带。

垂体功能减退或长期应用皮质类固醇治疗可导致肾上腺皮质萎缩。一侧肾上腺皮质发生功能性肿瘤时，对侧肾上腺萎缩。有些萎缩的病例原因不明，即所谓的特发性肾上腺萎缩。

三、肾上腺囊肿

（一）临床病理特征

肾上腺囊肿（adrenal cysts）是良性的、局限性的、含液体的瘤样病变。根据病因，肾上腺囊肿可以是发育性的、感染性的、出血后或创伤性的，常位于肾上腺内，并可以向腹膜后扩张。临床上，多为偶发肿物，但也可能表现为肿物相关的非特异性症状（如腹痛、腔静脉压迫）。通过超声、CT和MRI检查有助于发现囊性病变，但通常不足以进行分型。较大的囊肿和假性囊肿可能在影像学上与恶性肿瘤相似。

在组织病理学上，肾上腺囊肿通常分成内皮（血管）囊肿、上皮（间皮）囊肿、寄生虫囊肿及假性囊肿。囊肿往往有薄壁。内皮囊肿更常见于淋巴内皮，可能显示为乳头状突起突入腔内。上皮囊肿被覆间皮细胞。寄生（包虫）囊肿是单囊或多囊的，具有纤维性囊壁，伴囊壁钙化，含清亮液体。假性囊肿通常由致密的纤维组织构成，缺乏细胞被覆，并伴出血及纤维化，有胆固醇裂隙和吞噬含铁血黄素的巨噬细胞。

（二）诊断与鉴别诊断

上皮和内皮标志物的免疫组织化学（比如AE1/AE3、EMA等上皮标志物和CD31、CD34、D2-40等内皮标志物）有助于区分内皮细胞和上皮细胞。寄生虫囊肿（包虫病）往往有寄生虫感染病史，有时候可以看到内囊（包虫的本体）。

鉴别诊断包括肾上腺皮质肿瘤的囊性变性、囊性嗜铬细胞瘤、血管肿瘤或畸形、囊性肾细胞癌和异位甲状腺等，因此充分取材对正确诊断很重要。

四、肾上腺髓脂肪瘤

（一）临床病理特征

肾上腺髓脂肪瘤（adrenal myelolipoma）

是由成熟脂肪组织和造血细胞组成的良性肿瘤，多数单侧发生，双侧约占5%，罕见病例发生在肾上腺异位中。肾上腺髓脂肪瘤通常表现为无症状的偶然发现的肾上腺病变，这些病变可能由于非特异性腹部不适或疼痛而被发现。较大的肿瘤，特别是巨型瘤（直径＞100mm）可引起压迫、破裂或出血。除非与有功能的肾上腺皮质肿瘤合并或在先天性肾上腺皮质增生症（congenital adrenal hyperplasia，CAH）的情况下合并发生，否则该肿瘤没有激素活性。在CAH中，髓脂肪瘤更常见于双侧。超声检查大多数为低回声，CT表现为界限清楚的异质性病变。

大体上，髓脂肪瘤为一个界限清楚的黄色或红色结节（图3-2），平均直径为100mm（范围5～430mm），中位直径为23mm。巨型髓脂肪瘤的重量可以超过11kg。病理组织学上，髓脂肪瘤由成熟的脂肪细胞和所有造血细胞谱系组成。可发生钙化和骨化生。髓脂肪瘤可在以下的肿瘤/病变的基础上发生：肾上腺皮质肿瘤、节细胞神经瘤、双侧大结节性肾上腺皮质疾病和CAH相关的致密细胞肾上腺皮质增生等。

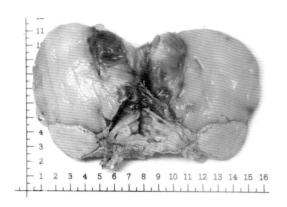

图3-2 肾上腺髓脂肪瘤大体观

注：表现为直径8cm的黄色结节，结节界限清楚，质地柔软。

（二）诊断与鉴别诊断

肾上腺髓脂肪瘤的病理诊断要点是由成熟脂肪细胞和造血细胞组成的局限性肿瘤。伴有广泛出血的髓脂肪瘤可被误认为是肾上腺血肿或恶性肿瘤。其鉴别诊断包括肾上腺脂肪瘤、血管平滑肌脂肪瘤及脂肪肉瘤等。

五、先天性肾上腺皮质增生症

（一）临床病理特征

先天性肾上腺皮质增生症（congenital adrenal hyperplasia，CAH）是由参与肾上腺皮质类固醇产生的酶促步骤的基因突变引起的肾上腺皮质细胞的增殖。按照不同的突变基因，CAH可以分为21-羟化酶缺乏症（经典型和非经典型）、11β-羟化酶缺乏症、17α-羟化酶缺乏症、3β-羟类固醇脱氢酶缺乏症、P450氧化还原酶缺乏症、先天性类脂性肾上腺皮质增生症及P450胆固醇侧链裂解酶缺乏症等（表3-1）。95%～99%的CAH是由于编码21-羟化酶的CYP21A2发生突变，导致皮质醇减少，其中75%的病例伴有醛固酮减少症，可能导致低血压、休克甚至由于肾上腺危象而死亡。所有患者均存在不同程度的高雄激素血症，可导致女性外生殖器不清晰，男性生殖器正常或肿大。

CAH中肾上腺皮质肿瘤和髓脂肪瘤的发病率约为30%。在肾上腺肿瘤中，25%为髓脂肪瘤，其中超过90%的病例是漏诊或诊治不佳的CAH。非经典型CAH比经典型盐耗性CAH或经典型单纯男性化CAH更加常见、温和。经典型CAH在婴儿时期确诊，而非经典型CAH患者可能直到儿童期

表3-1 先天性肾上腺皮质增生症的类型

受影响的酶/疾病名称	基因	临床特点
21-羟化酶缺乏症	CYP21A2	经典型：发生率1：（14 000～18 000），盐丢失，46,XX的生殖器两性型；男性化 非经典型：发生率1：200，高血压，男性化
11β-羟化酶缺乏症	CYP11B1	经典型：发生率1：100 000，高血压，男性化，性发育障碍46,XX 非经典型：罕见，可能的高血压，男性化
17α-羟化酶/17，20-裂合酶缺乏症	CYP17A1	发生率1：50 000，高血压，46,XX和46,XY女性外生殖器性幼稚和青春期发育失败
3β-羟类固醇脱氢酶缺乏症	HSD3B2	罕见，盐丢失，男性生殖器两性型，在46,XX很少男性化
P450氧化还原酶缺乏症	POR	罕见，高血压，女性和男性的非典型生殖器，性激素缺乏症，类似于Antley-Bixler综合征的骨骼异常
先天性类脂性肾上腺皮质增生	StAR	罕见，最严重的CAH类型，所有类固醇激素缺乏，经典型盐丢失，46,XX和46,XY婴儿的女性外生殖器；性激素缺乏症，脂滴可能在组织中积聚
P450胆固醇侧链裂解酶缺乏症	CYP11A1	罕见，经典型盐丢失，46,XX和46,XY婴儿的女性外生殖器；性激素缺乏

或成年期才出现症状（如果有的话）。儿童期就诊者可能有性早熟和生长速度加快的症状，而那些较晚就诊的患者可能有闭经或月经稀少、多毛症或生育能力下降的症状。男性乳房发育症可能是男性非经典型CAH的首发表现。

肾上腺（和副肾上腺皮质组织）可能显示不同的组织学特征，具体取决于患者是否接受过外源性皮质类固醇治疗。如果不治疗，肾上腺表现出明显的双侧皮质致密细胞增生，其特征为肾上腺皮质扩张，由于网状带以致密细胞为主，使肾上腺呈深色。不完全的类固醇替代治疗可能导致束状带富含脂质细胞与脂质消耗的"致密"细胞腺体混合出现。

（二）诊断与鉴别诊断

可以确诊CAH的体格检查和实验室检查包括与皮质醇减少和醛固酮减少相关的经典21-羟化酶缺乏和17α-羟孕酮升高，以及在非经典型或较轻症亚型进行ACTH刺激试验。病理表现：肾上腺增大伴不同程度的致密细胞增生。基因检测是本病的"金标准"，应对疑似病例及其家属进行基因检测。

六、肾上腺皮质结节性疾病

肾上腺皮质结节性疾病的分类见图3-3。

（一）散发性结节性肾上腺皮质疾病

散发性结节性肾上腺皮质疾病可能不产生激素，可累及单侧或双侧肾上腺，表现为双侧微小或大结节的形态，通常会导致皮质醇增多症并累及两个肾上腺，并通常与特定易感基因中种系变异相关。由于需要对相应的患者随访和进一步的遗传咨询，对这几种疾病进行鉴别诊断很重要。

散发性结节性肾上腺皮质疾病可能在所有年龄组患者中通过影像学检查偶然发现，由直径小于1cm的无功能性肾上腺皮质结节组成。多数病因未知，可能是无功能的肾上腺皮质微腺瘤。散

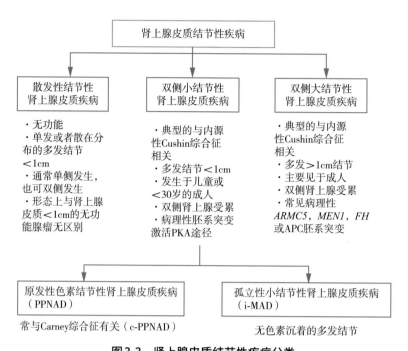

图3-3　肾上腺皮质结节性疾病分类

注：引自2022年版《WHO神经内分泌系统肿瘤分类》。

发性结节性肾上腺皮质疾病可为单发性或多灶性，分布稀疏，组织学通常类似于无功能性肾上腺皮质腺瘤。如果在功能性腺瘤患者中发现多个结节，则区分功能性肾上腺皮质腺瘤（无论其大小）与散发性结节性肾上腺皮质疾病需要进行类固醇生成酶免疫组织化学检查，如*CYP11B1*、*CYP11B2*和*CYP17*。

（二）双侧小结节性肾上腺皮质疾病

双侧小结节性或大结节性肾上腺皮质疾病比散发性结节性肾上腺皮质疾病更罕见，据估计，前两种疾病约占所有内源性皮质醇增多症患者的2%。双侧小结节性肾上腺皮质疾病主要发生在儿童和青壮年，以女性居多。影像学检查可能低估了这些患者双侧肾上腺受累的存在，这可能是离散的结节状结构（直径＜1cm）所造成。在这方面，基于胆固醇显像的功能成像技术可能是有临床诊断价值的。

2022年版《WHO神经内分泌系统肿瘤分类》描述了两种类型的双侧小结节性肾上腺皮质疾病：原发性色素结节性肾上腺皮质病（primary pigmented nodular adrenocortical disease，PPNAD）和孤立性小结节性肾上腺皮质疾病（isolated-micronodular adrenal cortical disease，i-MAD）（图3-4）。患有这两种疾病的患者在组织学上有多个肾上腺皮质小结节，每个

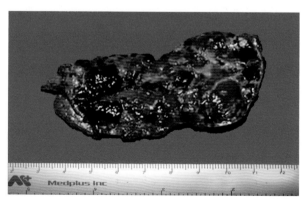

图3-4　原发性色素结节性肾上腺皮质病结节大体观（PPNAD）

注：表现为肾上腺皮质小结节，每个结节都＜1cm。

结节直径都＜1cm。这些小结节通常都产生皮质醇，由位于束状带或束状带－网状带交界处的致密（低脂）皮质细胞构成。原发性色素结节性肾上腺皮质病（PPNAD）患者经常也是Carney综合征的患者，所以遇到PPNAD患者应首先除外该综合征。除了Carney综合征相关的PPNAD（命名为"c-PPNAD"）外，PPNAD也可以发生在没有该综合征的患者身上，命名为"孤立的PPNAD（i-PPNAD）"。i-MAD病例在临床实践中很少遇到，i-MAD和PPNAD之间的区别在于组织学，后者显示多个肾上腺皮质结节，伴有细胞质色素沉着和结节间皮质萎缩；而i-MAD通常不存在色素沉着和结节间肾上腺皮质萎缩。大多双侧小结节性肾上腺皮质疾病患者携带的致病性种系变异的基因通常与蛋白激酶A（protein kinase A，PKA）通路的调节相关，而蛋白激酶A（PKA）通路涉及对ACTH刺激的生理反应。c-PPNAD和i-PPNAD最常见的突变基因是PRKAR1A。此外，患有i-MAD的患者可能会存在PDE8B和PDE11A的变异，从而导致PKA信号的增加。

（三）双侧大结节性肾上腺皮质疾病

双侧大结节性肾上腺皮质疾病（曾称"原发性双侧大结节性肾上腺皮质增生"）多在成人中诊断，尽管也有罕见的儿科病例报道。超过90%的双侧大结节性肾上腺皮质疾病患者有不同程度的内源性皮质醇增多症，但少数病例不产生皮质醇。肾上腺成像通常检测到双侧肾上腺增大。组织学上，双侧大结节性肾上腺皮质增生由许多直径＞1cm的结节组成（图3-5）。结节由富含脂质（透明）细胞组成，偶有嗜酸性细胞。通过下一代

测序研究，我们现在知道该疾病是由几个易感基因中的一个发生种系变异引起的，通常在反式等位基因上具有体细胞类型的"第二次打击"，因此强烈提示本病属于肿瘤而非一种"增生性"疾病。值得注意的是，25%～55%的病例具有ARMC5基因变异，是最常见的基因变异。此外，MEN1（导致多发性内分泌肿瘤1型）、FH（导致遗传性平滑肌瘤病和肾细胞癌综合征）和APC（导致家族性腺瘤性息肉病）的胚系突变在患有双侧大结节性肾上腺皮质疾病的个体中也有报道。此外，在患有这种疾病的部分个体中也发现了额外的体细胞和/或胚系基因变异。复杂的分子机制，如异常的G蛋白偶联受体表达或ACTH受体的失调可以解释病例的不同基因改变类型。

对于患有内源性皮质醇增多症的个体，2022年版《WHO神经内分泌系统肿瘤分类》将肾上腺皮质增生的术语限定为ACTH依赖性弥漫性肾上

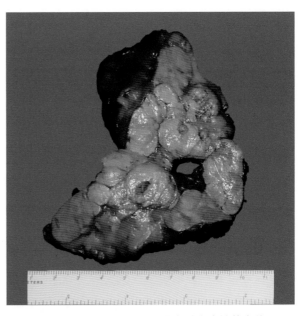

图3-5　双侧大结节性肾上腺皮质疾病结节大体观
注：表现为由许多直径＞1cm的金黄色结节组成。

腺皮质增生，其中皮质分区完整，但通常显示网状带扩张。由于双侧小结节性或大结节性肾上腺皮质疾病是描述几种肾上腺皮质病变发展的统称，这些病变通常由与蛋白激酶A途径相关的种系变异驱动。因此"增生"一词应用于ACTH增加的生理反应水平而不是用于由克隆扩张驱动的多灶性结节。

七、肾上腺皮质腺瘤

（一）临床病理特征

肾上腺皮质腺瘤是肾上腺皮质细胞发生的肿瘤，缺乏恶性肿瘤的形态学特征。肾上腺皮质腺瘤的特点是病理和临床表现的异质性，它们的特征受到不同的发病和功能情况及组织病理学变异的影响。肾上腺皮质腺瘤可能无激素活性或合成/分泌具有亚临床或明显临床表现的类固醇激素。在功能性皮质腺病中，皮质醇和醛固酮分泌最为常见，尽管一些患者可能同时患有原发性醛固酮增多症和库欣综合征。

大体上，大多数肾上腺皮质腺瘤是均质且轮廓清晰的肿瘤，由于其富含脂质丰富的肾上腺皮质细胞，故呈黄色（图3-6）；嗜酸细胞肾上腺皮质腺瘤具有特征性的樱桃木样棕色切面，而"黑色腺瘤"由具有脂褐质色素沉积的肿瘤细胞组成。产生醛固酮的肾上腺皮质腺瘤（尤其是那些携带KCNJ5突变者）通常具有金丝雀（金色）黄色外观。大多数无功能性肾上腺皮质腺瘤没有明显的外观。非肿瘤性皮质萎缩是分泌皮质醇的肾上腺皮质腺瘤的特征性大体和微观特征。肾上腺皮质腺瘤通常是孤立的结节；然而，可能会出现多灶

性和/或双侧表现。散发性结节性肾上腺皮质疾病与直径小于1.0cm的功能性肾上腺皮质腺瘤无法区分。大肿瘤（大小＞5cm和重量＞100g）及不规则的边界和不均匀的切面（如坏死、出血、纤维化或凝胶状外观）应提醒病理科医师注意肿瘤为恶性的可能性；因此，建议广泛取材或肿瘤全部取材。

组织学上，肾上腺皮质腺瘤由富含脂质的透明细胞与多少不等的嗜酸性/致密细胞混合组成。没有明确的恶性肿瘤相关特征，如血管侵犯、局部侵犯邻近结构、与手术操作无关的肿瘤性坏死、不典型的核分裂象（即使单个）、有丝分裂活动增加（＞5个核分裂象/$10mm^2$），无明显的网状结构丧失（与潜在的变性或出血无关）。可以存在多参数诊断评分方案中的一些其他特征，如偶见核异型性（对应于肾细胞癌Fuhrman/ISUP 3级或4级）。然而，内分泌组织的不典型性不应被误认为核异型性。梗塞性坏死可能是退变的结果，不应提示恶性。如果仔细检查，在肾上腺皮质腺瘤中通常会发现髓脂肪瘤区域。术语嗜酸细胞瘤不再是嗜酸细胞肾上腺皮质肿瘤的推荐术语。无论其

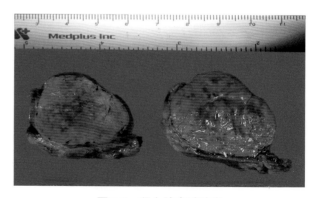

图3-6　肾上腺皮质腺瘤

注：表现为单发最大径4cm的金黄色结节，未见出血、坏死，中央区有少量退变。

生物学行为如何，嗜酸细胞肾上腺皮质肿瘤通常与弥漫性生长模式和出现大的核仁相关。由于这些特征不能提示嗜酸细胞肾上腺皮质肿瘤就是恶性的，不能根据包含这些参数的Weiss评分系统进行恶性肿瘤的诊断，嗜酸细胞肾上腺皮质肿瘤应使用其他诊断标准进行评估。

在所有具有明显嗜铬细胞特征（即使形态学呈良性的病变中）的无功能性肾上腺病变和肾上腺肿瘤应首先确认是否为肾上腺皮质起源，以防在临床工作中落入诊断陷阱，最常见的误诊就是嗜铬细胞瘤。

当肾上腺皮质肿瘤表现出主要的黏液样变时，往往会低估肿瘤的恶性风险。然而，黏液样变并不代表恶性，但标准Weiss评分系统无法预测黏液样肾上腺皮质肿瘤的行为，因为Weiss评分为1的黏液样肾上腺皮质肿瘤也有死亡的报道。

无功能性肾上腺皮质腺瘤与功能性肾上腺皮质腺瘤相比，除了其相对较大外，无特征性组织学表现。分泌皮质醇的肾上腺皮质腺瘤是非ACTH依赖性库欣综合征的最常见原因。皮质醇过多的临床特征变化多样，包括向心性肥胖、满月脸、多毛、伤口愈合不良、皮肤条纹、体重增加、近端肌肉无力、高血压、高血糖、骨质疏松和易感染等。然而，临床特征不典型和术前的动态内分泌检查结果可能不确定，甚至没有阳性发现。因此，具有轻度自主性皮质醇分泌的肾上腺皮质腺瘤（也称为"亚临床库欣综合征"）可能与无功能性肾上腺皮质腺瘤临床病理特征相似。色素性"黑色"肾上腺皮质腺瘤可以表现出轻度的自主皮质醇分泌。在没有外源性皮质醇摄入的情

况下，非肿瘤性肾上腺皮质中出现肾上腺皮质萎缩是肾上腺库欣综合征的标志，这是自主分泌皮质醇的肾上腺皮质肿瘤抑制了ACTH的分泌导致。肾上腺皮质厚度减少与网状带层显著减少或缺失是肾上腺皮质萎缩的诊断特征。在具有轻度自主皮质醇分泌的患者中，间歇性网状带缺失可能是皮质萎缩的首要征象。因此，病理科医师应仔细评估非肿瘤性肾上腺皮质。

产生醛固酮的皮质病变可以是单灶性或多灶性的，也可能是双侧的。更重要的是，并非所有通过肉眼或放射学检查发现的肾上腺皮质病变都是醛固酮过量的来源。在影像学研究中无法识别的显微镜下克隆性结节增生也很常见。鉴于这个原因，2022年版《WHO神经内分泌系统肿瘤分类》支持在所有原发性醛固酮增多症患者的肾上腺标本检查中使用CYP11B2免疫组织化学，以确定醛固酮分泌的功能部位，以便适当区分双侧和单侧醛固酮分泌病变并预测可能的生化复发。同样重要的是，要认识到产生醛固酮的肾上腺皮质腺瘤（aldosterone-producing adenoma，APA）和产生醛固酮的结节（aldosterone-producing nodule，APN）具有不同的细胞形态学特征，这些特征反映在它们的基因型–表型相关性中。例如，*KCNJ5*突变型APA和APN富含束状带透明细胞，而*KCNJ5*野生型肿瘤则富含类似于网状带的乏脂细胞。在与使用螺内酯治疗的原发性醛固酮增多症相关的病例中，该药物可能会形成肿瘤及其邻近的肾上腺皮质（尤其是肾小球带）细胞质内嗜酸性同心叠层电子致密包涵体，即所谓的螺内酯小体。螺内酯小体可以用Luxol-Fast blue组

织化学染色突出显示出来。在使用其他醛固酮拮抗剂（如依普利酮）治疗的患者中未检测到类似的内含物。产生性激素的肾上腺皮质腺瘤是例外的，特别是在成年人群中，男性化或女性化特征的存在增加肿瘤的恶性概率。

HISTALDO分类方案（图3-7）：产生醛固酮的肾上腺皮质癌（aldosterone producing adrenalcortical carcinoma，APACC）和腺瘤（APA）是孤立的病变，通过常规苏木精-伊红（hematoxylin and eosin，HE）染色和CYP11B2（醛固酮合酶）的免疫组织化学（immunohistochemistry，IHC）染色清晰可见。HE和IHC可见的较小的孤立性病变（亚厘米）称为产生醛固酮的结节（APN），而使用HE可能难以区分但在IHC上可见者称为产生醛固酮的微结节（APM）（曾称"醛固酮产生细胞团"）。当多灶时，这些实体分别被称为"多APN"（MAPN）和"多APM"（MAPM）——对应于旧术语"小结节增生"。最后，醛固酮产生弥漫性增生的特点是沿球状带连续CYP11B2染色。

（二）诊断与鉴别诊断

肾上腺皮质腺瘤的主要鉴别诊断是肾上腺皮质癌和嗜铬细胞瘤。在存在主要的致密细胞或癌细胞的情况下，鉴别诊断还包括PEComa（血管平滑肌脂肪瘤）。区分肾上腺皮质腺瘤和癌的标准诊断分类是Weiss标准，使用Lin-Weiss-Bisceglia系统用于具有＞90%嗜酸细胞的肿瘤，并将AFIP系统单独用于儿科肾上腺皮质肿瘤。其他分类系统包括网状算法和赫尔辛基评分，如后文肾上腺皮质癌所述。黏液样肾上腺皮质肿瘤可能很难用标准的Weiss系统进行分类，因此在这些肿瘤中很难排除恶性的可能性。

类固醇生成因子-1（steroidogenic factor 1，SF1）是确认肾上腺肿瘤皮质起源的最可靠的生物标志物。几种特异性较低的生物标志物（如

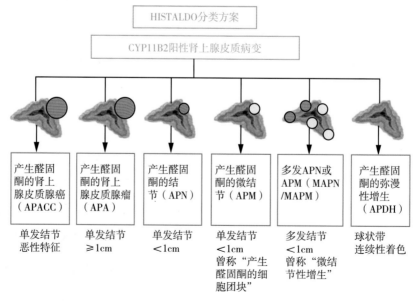

图3-7 产生醛固酮的皮质病变的HISTALDO分类方案

注：●HE染色与IHC可见≥1cm；●HE染色与IHC可见＜1cm；○HE染色与IHC有时可见＜1cm。

Melan-A、突触磷脂素、α-抑制素等）可用于组合方法，但这些标志物的染色结果也是可变的。突触素和α-抑制素可以在嗜铬细胞瘤中表达。与皮质肿瘤不同，嗜铬细胞瘤的INSM1和/或嗜铬粒蛋白-A呈阳性。

在与PEComas/血管平滑肌脂肪瘤进行鉴别时，Melan-A阳性通常具有误导性，应与其他PEComa特异性标志物（如HMB45和平滑肌肌动蛋白）联合使用。透明细胞肿瘤，尤其是肾细胞癌，可能转移至肾上腺，并与肾上腺皮质腺瘤的细胞学和结构特征类似。对于免疫组化的结果应谨慎解释，因为非特异性肾细胞癌标志物CD10可能在肾上腺皮质腺瘤中呈阳性，而Xp11易位肾细胞癌也可以表达Melan-A。

在评估肾上腺皮质肿瘤时，可以检测功能性类固醇酶的免疫组化，其中，CYP11B2免疫染色在识别原发性醛固酮增多症的功能位点方面显示出特别的价值。

八、肾上腺皮质功能亢进

肾上腺皮质分泌三大类激素，每类激素分泌过多可导致相应的临床综合征，因此肾上腺皮质功能亢进引起的综合征分为：①皮质醇增多症，由皮质醇分泌过多引起。②原发性醛固酮增多症，由醛固酮分泌过多引起。③性激素增多症，由性激素分泌过多引起。

（一）Cushing综合征

可发生在任何年龄，但以中年女性多见。男女比例为1:3。临床特点为长期过多的皮质醇作用的结果。患者呈向心性或躯干性肥胖、满月脸、水牛背、高血压、肌肉无力、皮肤薄易擦伤、皮肤色素增多、腹壁紫纹、闭经、多毛、痤疮、葡萄糖耐量不正常、骨质疏松、心血管病、对感染抵抗力降低和心理性不正常等。

1932年，Harvey Cushing报道此综合征时认为病因是垂体嗜碱性细胞腺瘤。以后发现至少有4种情况能引起皮质醇增多症：①医源性，长期应用糖皮质激素的结果。②垂体性，垂体分泌过多的ACTH，可由腺垂体功能性神经内分泌肿瘤、多发微小神经内分泌肿瘤、垂体促肾上腺皮质细胞增生、下丘脑-垂体功能失常引起。垂体性Cushing综合征患者血内ACTH高，地塞米松抑制试验阳性。③肾上腺性，由于肾上腺功能性肿瘤或增生，分泌大量皮质醇的结果，患者血内ACTH低，地塞米松抑制试验阴性。④异位性，垂体以外的产生促肾上腺皮质激素或CRH的神经内分泌肿瘤、副神经节瘤。最常见的有胸腺和肺的类癌、肺小细胞癌，其他有恶性的胸腺瘤和胰岛细胞瘤等。异位性Cushing综合征患者血内ACTH高，地塞米松抑制试验阴性。

1. 垂体性　近年来，由于手术技术的改进，发现越来越多的垂体微小神经内分泌肿瘤。Cushing综合征的病因复杂，其诊断因需要进行多项复杂的实验室检查，因而非常具有挑战性。垂体促肾上腺皮质激素肿瘤根据其分泌颗粒的范围和分布，以及其细胞质角蛋白丝的分布分为三个亚型：致密颗粒促肾上腺皮质激素肿瘤、稀疏颗粒促肾上腺皮质激素肿瘤和克鲁克（Crooke）细胞瘤。

（1）致密颗粒促肾上腺皮质激素肿瘤：往往

非常小，并且与皮质醇过量的临床表现有关。这些是典型的嗜碱性和过碘酸希夫染色（periodic acid-Schiff staining，PAS）强阳性肿瘤，具有细胞核的垂体特异性转录因子1（pituitary-specific transcription factor，PIT1）、细胞质的ACTH及非常强烈的角蛋白反应性。这些肿瘤的最大挑战在于它们的体积小，甚至在MRI上也看不到，因此需要进行岩下静脉取样来定位；并可能由于更大的"诱饵"病变而被遗漏。

通常外科医师会尝试通过在原位切除腺体来识别，然而它们可能会由于吸引操作而丢失；因此，建议吸引器装置安装组织捕获器。这既可以诊断皮质醇过多，排除假库欣病的鉴别诊断，也可以预测更好的结果。

（2）稀疏颗粒促肾上腺皮质激素肿瘤：这些不寻常的肿瘤由具有核多形性的梭形细胞、上皮样细胞和称为球状体的显著核包涵体组成。唯一特异的免疫组织化学表现是弥漫性核PIT1阳性。

（3）克鲁克细胞瘤：是一种罕见的促肾上腺皮质激素肿瘤亚型。它由具有克鲁克透明变化的肿瘤细胞组成，提供了激素反馈抑制的证据。矛盾的是，这些肿瘤是最具增殖性和侵袭性、复发性和转移性的垂体内分泌肿瘤之一。它们由具有嗜碱性、PAS和ACTH阳性颗粒的大细胞组成，这些颗粒被隔离在细胞周围或紧邻细胞核，而细胞质中充满了一圈淡色透明物质，这些物质对CAM5.2、AE1/AE3和CK18角蛋白具有强烈的反应性。

不管是大体积神经内分泌瘤还是微小神经内分泌瘤，免疫组化和电镜改变均以促肾上腺皮质细胞构成为主。偶尔亦有促肾上腺皮质细胞多结节性增生的报道。垂体内非肿瘤性促肾上腺皮质细胞由于过量皮质醇的反馈作用而发生克鲁克透明变性。偶尔瘤细胞亦可发生这种变性。克鲁克透明变性在光镜下为核周胞质内玻璃样物沉着，电镜下为成团微丝束。双侧肾上腺切除后由于皮质醇的反馈抑制作用消失，垂体内可发生神经内分泌瘤（亦可能是原来的微小神经内分泌瘤逐渐长大）。这类患者常有广泛的黏膜和皮肤黑色素沉着，称为Nelson综合征。

2．肾上腺性 Cushing综合征75%～85%为双侧肾上腺增生症，15%～25%为肾上腺皮质腺瘤或癌。双侧肾上腺增生症中约70%为双侧肾上腺皮质弥漫性增生性疾病，30%为皮质结节状（腺瘤样）增生。手术切除的增生肾上腺每侧多数重量＜8g，但尸检肾上腺每侧可＞10g。双侧重量基本相等。

（1）肾上腺皮质增生症：在2022年版《WHO神经内分泌系统肿瘤分类》中，除了在先天性肾上腺皮质增生患者的肾上腺残留和肾上腺皮质中发现弥漫性致密细胞肾上腺皮质增生症外，肾上腺皮质增生症的诊断现在仅限于双侧弥漫性肾上腺皮质增生症。垂体促肾上腺皮质激素依赖型弥漫性肾上腺皮质增生导致两个肾上腺的皮质弥漫性扩张，肾上腺皮质分区保持不变。而异位ACTH驱动的肾上腺皮质增生由于弥漫性致密细胞增生而缺乏明显的肾上腺皮质分区，由于脂质耗尽导致肾上腺皮质呈粉红色外观。

大体肾上腺边缘钝圆，黄色，切面皮质明

显增宽，有一条宽而不规则的棕色内带和一边界清楚的黄色脂质帽。光镜下网状带显著增宽，占皮质的内1/2或更多（相当于肉眼所见的棕色内带），外层为稍增宽的束状带（相当于肉眼所见的黄色脂质帽）。束状带中的透明细胞常较正常大，富含脂质。Cushing综合征的肾上腺皮质改变与ACTH作用的时间和量有关。在过多的ACTH作用下，与网状带交界处的束状带细胞脂质消失，变成网状带的致密细胞。在长期大量ACTH作用下，整个皮质除灶性分布的正常球状带外全部为一致的致密细胞。Cushing综合征进行尸检的肾上腺常呈这种改变。

由垂体外的肿瘤分泌ACTH而引起Cushing综合征的肾上腺增生要比上述增生严重得多。一侧肾上腺的重量常超过12g，甚至更重，切面皮质明显增厚，光镜下由肥大的致密细胞构成，致密细胞排列成长索状一直伸展到包膜下。有时可见脂质帽，但更多见的是孤立的大透明细胞小岛散在在致密细胞带中。

（2）肾上腺皮质腺瘤和癌：皮质腺瘤重10～70g，圆形，有包膜；切面黄色有散在棕红色区，略呈分叶状；光镜为不同比例的透明细胞和致密细胞混合而成。

一般致密细胞较多，偶尔个别腺瘤完全由致密细胞构成。瘤细胞排列成索、巢或腺泡状，核有轻度异型性但无核分裂。电镜下增生的皮质结节和腺瘤形态相同，特点是毛细血管壁与皮质细胞之间有大量胶原纤维，细胞内有成堆光面内质网排列成板层状、直管或旋涡状。线粒体大小形态不一，基质丰富或空泡状，有成堆管状嵴，基底膜增厚。

腺瘤中如含大量脂褐素则称为黑色腺瘤（black adenoma），腺瘤旁的肾上腺皮质和对侧肾上腺皮质萎缩。

肾上腺皮质癌体积一般较大，重量常超过100g，有的甚至达数千克。表面有不完整的包膜，切面灰白或黄色，有出血、坏死、囊性变和钙化。癌细胞异型性明显，核分裂多寡不等。

（二）原发性醛固酮增多症

1955年，Conn描述1例患者，其特点为高血压、神经肌肉症状（肌肉无力、麻痹或抽搐）、肾性钾丢失、血内醛固酮增高和肾上腺皮质肿瘤。此皮质肿瘤自主性地分泌醛固酮，导致钠潴留、细胞间液体增多、高血压和肾素水平降低。钠潴留的同时钾从肾排出增多，导致低钾血症、肾性尿崩症、神经肌肉症状和碱中毒等。实验室检查显示低钾血症、高钠血症、血pH升高、血醛固酮高和血肾素低。患者年龄高峰30～50岁，女性比男性多见。

原发性醛固酮增多症（primary aldosteronism，PA）是继发性高血压的主要原因，其特征是醛固酮过度产生，肾素－血管紧张素系统受到抑制。一些患者可能不会出现低钾血症。原发性醛固酮增多症的实验室诊断通常基于醛固酮与肾素比例升高。

PA的组织病理学包括：①产生醛固酮的双侧肾上腺弥漫性增生。②产生醛固酮的肾上腺皮质腺瘤（包括显微镜下结节性病变，可以是双侧和/或多灶性的）。③产生醛固酮的肾上腺皮质癌，占2%。④可用糖皮质激素抑制的醛固酮增多症

（glucocorticoid-suppressible hyperaldoster-onism），少见。⑤由非内分泌肿瘤如卵巢肿瘤引起的醛固酮增多，少见。可产生醛固酮的弥漫性增生和（微）结节是导致双侧原发性醛固酮增多症的最常见临床表现。由于产生醛固酮的肾上腺皮质癌非常罕见，产生醛固酮的肾上腺皮质腺瘤是单侧原发性醛固酮增多症最常见的病理类型，占80%～85%。

1．产生醛固酮的肾上腺皮质腺瘤（醛固酮瘤）　为单个，偶尔有双侧单个腺瘤。腺瘤体积小，直径＜2cm，重量＜4g。发生在左侧肾上腺者多见。从肾上腺的前面或后面向表面突出，或完全埋于腺体内。突至肾上腺表面的部分有包膜，埋在皮质内部分无包膜但界限清楚。切面金黄色或黄棕色。

显微镜下，由透明细胞、致密细胞和一种杂交细胞混合而成，但多数以透明细胞为主。杂交细胞较透明细胞小，核质比例类似球状带细胞，胞质富含脂质。杂交细胞的形态和生化具束状带透明细胞和球状带细胞的特点。瘤细胞排列成短索或腺泡状，间以含毛细血管的纤维组织。核异型性明显但无核分裂。

电镜可见瘤细胞胞质内有不等量的脂滴。线粒体可像正常球状带或束状带透明细胞内的线粒体。致密细胞样的瘤细胞内有大量溶酶体和丰富的光面内质网，基底膜完整。间质胶原纤维增多。

腺瘤邻近的肾上腺皮质和对侧肾上腺的改变文献报道不一，有的观察到束状带萎缩而球状带增生，有的则认为正常。

2．产生醛固酮的肾上腺皮质癌　罕见。皮质癌体积较大，重500～2000g不等，有包膜，黄白或灰粉色，有出血坏死。

显微镜下，癌细胞异型性明显，可有灶性或大片凝固性坏死。易侵犯血管和转移至肝、肺、骨和腹膜后等处。

3．产生醛固酮的弥漫性皮质增生或肾上腺皮质结节性疾病　皮质弥漫性增生或结节性疾病多为双侧性，偶尔为单侧性。一侧肾上腺重5～8g。增生的细胞主要为富含脂质的透明细胞，夹杂成堆致密细胞。球状带弥漫性或灶性增宽。电镜下增生细胞内有成堆排列的光面和粗面内质网。线粒体嵴为管泡状。

青少年肾上腺皮质增生以男性为多见，血压常为恶性高血压。中老年患者则以女性多见，血压较青少年组为低。

醛固酮由醛固酮合酶（CYP11B2，细胞色素P450家族11，亚家族B，成员2）在肾小球带中产生。产生针对CYP11B2的特异性单克隆抗体及其在切除的肾上腺中的免疫定位提高了我们对这种疾病的形态学谱的理解。这种方法还有助于我们了解CYP11B2阳性肾上腺皮质病变与体细胞离子通道突变之间的联系，这些突变导致细胞质内钙水平升高，从而导致CYP11B2自主转录。

最近提出的HISTALDO分类引入了一种简化的方法，通过结合CYP11B2免疫组织化学和形态学发现来定义临床相关的诊断类别。尽管术前进行了诊断检查，但这种方法已被证明可以更好地预测生化复发的风险。2022年版《WHO神经内分泌系统肿瘤分类》也支持使用此方法来确保准确区分产生醛固酮的皮质病变。HISTALDO 分类如下。

（1）产生醛固酮的肾上腺皮质癌（APACC）：这种罕见的诊断类别适用于 CYP11B2 阳性的肾上腺皮质癌。

（2）产生醛固酮的肾上腺皮质腺瘤（APA）：APA 是一种 CYP11B2 阳性的良性肾上腺皮质肿瘤，其大小≥1cm。它由透明的（束状带状）和致密的（网状带状）肾上腺皮质细胞组成。

（3）产生醛固酮的结节（APN）：APN 是一种形态学上可区分且 CYP11B2 阳性的良性肾上腺皮质病变，其直径＜1cm。APN 在分子水平上代表一种产生醛固酮的微腺瘤，然而，它与 APA 的区别在于由外向内递增的梯度 CYP11B2 反应性。

（4）产生醛固酮的微结节（aldosterone-producing micronodule，APM）：曾称醛固酮产生细胞簇（APCC）。APM 是一种 CYP11B2 阳性的良性肾上腺皮质病变，其直径＜1cm（通常为几毫米）。APM 仅由肾上腺被膜下方的球状带肾上腺皮质细胞组成。APM 在苏木精－伊红染色切片上可能难以区分，因此，它们通常使用 CYP11B2 免疫组织化学检查来区分。在分子水平上，鉴于离子通道突变的高频率，APM 也代表了一种产生醛固酮的微腺瘤。与 APN 相似，CYP11B2 反应性梯度从细胞增殖的外部到内部逐渐递增。

（5）多灶性 APN 和 / 或 APM：指在肾上腺中同时发生多灶性 APN 和 / 或 APM。

（6）产生醛固酮的弥漫性增生（aldoster-one-producing diffuse hyperplasia，APDH）：HISTALDO 分类将 APDH 定义为球状带细胞的相对宽且不间断的线性条带，其中超过50%细胞 CYP11B2 阳性表达。这是双侧特发性原发性醛固酮增多症的最常见原因，通常需要终生抗盐皮质激素治疗。所谓的"反常性球状带增生"通常见于与 APA 和 APN 相邻的非病变肾上腺皮质，不应误认为是弥漫性增生。与弥漫性增生不同，反常性球状带增生对 CYP11B2 呈阴性。后者的发现支持了自相矛盾的球状带增生的非功能状态。

根据 HISTALDO 分类，孤立性 APA 或 APN 具有经典组织学形态，而伴有 APDH、多灶性 APN 和 / 或 APM 的肾上腺组织学不经典。这种区别具有临床意义，因为大约42%的组织学不典型患者发生疾病复发（由于双侧疾病），而具有经典组织学表现的患者复发率不到5%。

（三）肾上腺性激素分泌过多

可由于先天性肾上腺皮质增生症（congenital adrenal hyperplasia，CAH）或由于肾上腺皮质腺瘤或癌引起。

1. 先天性肾上腺皮质增生症　已知至少有8种不同的临床综合征，每一种是由于一种特殊的合成肾上腺皮质激素的酶缺乏引起。这些酶的缺乏使糖皮质激素和 / 或盐皮质激素合成受阻，导致大量性激素的合成。皮质醇的合成受阻或缺乏反馈作用于垂体，垂体分泌大量 ACTH，导致肾上腺皮质增生。先天性肾上腺皮质增生症为常染色体隐性遗传。由21-羟化酶缺乏和11β-羟化酶缺乏所引起的增生占先天性肾上腺皮质增生症的95%～98%。21-羟化酶部分缺乏主要影响皮质醇合成，导致雄激素分泌过多。临床表现为单纯的多毛和男性化。21-羟化酶严重或完全缺乏，则皮质醇和醛固酮合成均受阻，临床除多毛、男性化外，还伴低钠血症、高钾血症、脱水和呕吐等。11β-羟化酶的缺乏不仅造成雄激素的分泌过多，而且因11β-脱氧皮质酮不能转化为皮质酮，使血内11β-脱氧皮质酮过多而出现高血压。17β-羟化酶缺乏所引起的先天性肾上腺皮质增生症很少见。17β-羟化酶缺乏使糖皮质激素及性激素合成均受阻，从而造成盐皮质激素合成过多。临床表现类似原发性醛固酮增多症；同时由于雄激素缺乏，男婴因性器官分化不良而出现假两性畸形，女婴如不治疗则出现性幼稚（sexual infantilism）。3β-羟固醇脱氢酶缺乏时三种皮质激素合成均受阻，但由于脱氢表雄烯（dehydroepiandrosterone）合成过多，女性患者仍出现男性化。

先天性肾上腺皮质增生症多数发生在婴幼儿和儿童，女性约占80%。肾上腺表面呈脑回状或结节状，切面棕色。肾上腺皮质呈弥漫性或结节状增生。增生的肾上腺一侧平均重15g。

2. 皮质腺瘤和癌 可发生在任何年龄，但半数以上为12岁以下的儿童。男女发病率无明显差别。临床表现有性早熟、男性化或女性化，有的则可出现混合型皮质功能亢进症状，如同时出现男性化和Cushing综合征。

皮质腺瘤一般重30～300g，大者可重1500g。有包膜。切面红棕色肉样（图3-8）。大肿瘤呈分叶状，出血、坏死和钙化常见。

显微镜下，大多数瘤细胞类似网状带细胞（图3-9），夹杂有少量透明细胞。核呈现不同程度

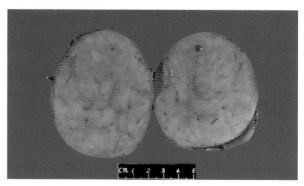

图3-8 肾上腺生殖器综合征的皮质腺瘤（大体观）
注：切面棕红色（固定后呈灰红色）。

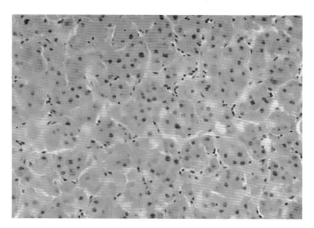

图3-9 肾上腺生殖器综合征的皮质腺瘤（镜下）
注：肿瘤组织形态类似于网状带。

异型性，核分裂不常见。

皮质癌也常有包膜。大者重量可达3000g，分叶状。切面因出血、坏死、钙化和囊性变而呈粉、黄、棕、红杂色相间。核异型性明显，核分裂常见，甚至可见不正常核分裂。转移部位主要为淋巴结、肝、肺和骨等处。

九、肾上腺皮质功能减退症

肾上腺皮质功能减退症可原发于肾上腺皮质结构破坏或代谢失常，亦可继发于下丘脑-垂体的病理或生理功能异常。原发性肾上腺皮质功能减退症常见的临床病理类型：①原发性慢性肾上腺皮质功能减退症（Addison病）。②原发性急性

肾上腺皮质功能减退症（急性肾上腺广泛出血，肾上腺危象）。③继发于下丘脑－垂体病变或功能异常的肾上腺萎缩。

Addison病罕见，临床特点为低血压、虚弱、皮肤和口腔黏膜色素沉着、低血糖和电解质紊乱。引起Addison病的病因：特发性（自身免疫性）肾上腺炎/萎缩、结核、淀粉样变性、转移瘤、结节病、血色素沉着病、组织胞质菌病和其他细菌或真菌感染。这些病因中最主要的是特发性肾上腺炎/萎缩和结核。其他病因由于很少能造成皮质90%以上的破坏，所以造成Addison病的可能性很小。结核曾一度是引起Addison病的主要原因，现已退居于特发性肾上腺炎/萎缩之后。特发性肾上腺炎/萎缩是一种自身免疫性疾病。60%～75%患者血液中可找到自身抗体，如

抗肾上腺皮质细胞微粒体和线粒体抗体。

肾上腺萎缩变形。整个肾上腺如薄饼样。两侧共重仅2.5g或更小。显微镜下，皮质萎缩甚至不连续，代之以散在的皮质细胞小结节，有淋巴细胞浸润甚至有生发中心的淋巴滤泡形成。髓质基本正常。这种自身免疫性Addison病常合并恶性贫血、胰岛素依赖性糖尿病、慢性黏膜皮肤念珠菌病、甲状旁腺功能减退、性功能减退和自身免疫性甲状腺疾病。

十、肾上腺皮质癌

成人肾上腺皮质癌（adrenocortical carcinoma, ACC）在临床上可能症状很明显，因为大约一半有激素分泌的功能状态或腹部肿块（图3-10），也可能偶然发现（10%～15%）。功能性ACC通

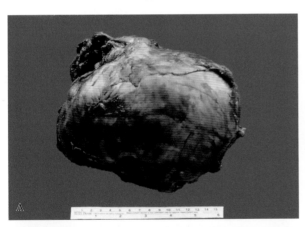

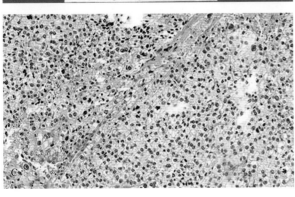

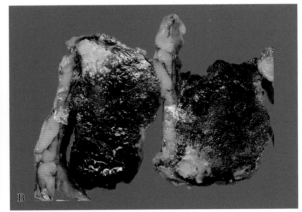

图3-10　肾上腺皮质癌

注：A.表现为单发＞15cm有假性包膜的巨大结节状肿物；B.切面显示出大多数区域出血、坏死；C.显微镜下显示出高核级、核异型性明显、核分裂象易见。

常产生糖皮质激素或同时产生糖皮质激素和性激素。与男性化或女性化相关的肾上腺皮质肿瘤非常有可能是恶性肿瘤，而产生醛固酮的肾上腺皮质癌很少见。

成人ACC诊断的经典病理标准没有改变（表3-2）。然而，2022年版《WHO神经内分泌系统肿瘤分类》强调了血管浸润对这些肿瘤的诊断和预后影响。在肿瘤和肾上腺被膜的交界处或肾上腺被膜之外评估血管侵犯。虽然肉眼或临床检测到的大血管侵犯是晚期ACC的表现，当肿瘤细胞侵入血管壁并形成血栓/纤维蛋白－肿瘤复合物或血管内肿瘤细胞与血小板血栓/纤维蛋白混合时，定义为显微镜下血管浸润。虽然新分类强调辅助生物标志物在ACC中的诊断和预测作用，也提到了在血管浸润部位检测血小板的免疫组织化学CD61的作用。ACC根据其特有的细胞形态学特征进行亚型分类，包括经典型、嗜酸细胞型、黏液样和肉瘤样ACC。嗜酸细胞型ACC由占全部肿瘤90%以上的嗜酸性肿瘤细胞组成。黏液样ACC的特征是明显的细胞外黏蛋白沉积。在黏液样肾上腺皮质肿瘤中，一些Weiss参数（如缺乏弥漫性生长、核异型性或淋巴浸润）可能难以评估。肉瘤样ACC与各种其他器官的肉瘤样癌相似，通常表现出肾上腺皮质分化，需要将其与ACC无关的肉瘤进行鉴别。

Weiss评分系统由Weiss及其同事在1984年描述，并在1989年修改（也称为"改良Weiss评分系统"），作为经典标准继续用于成人肾上腺皮质癌的诊断（表3-2和表3-3）。对于成人的经典型ACC，需要存在Weiss评分系统中9个组织学

参数中的3个才能诊断为恶性肿瘤（表3-2）。

表3-2 Weiss评分系统

范围	分数/分
高Fuhrman核级（Ⅲ或Ⅳ级）	1
每50个高倍视野（10mm²）有丝分裂计数＞5	1
不典型核分裂	1
坏死	1
弥漫性结构＞肿瘤体积的30%	1
透明细胞≤肿瘤体积的25%	1
包膜侵犯	1
静脉侵犯	1
窦隙（淋巴）侵入	1
总分	9

注：≥3分可诊断肾上腺皮质癌。

表3-3 改良Weiss评分系统

范围	分数/分
每50个高倍视野（10mm²）有丝分裂计数＞5	2
≤25%的透明细胞	2
非典型有丝分裂	1
坏死	1
包膜侵犯	1
总分	7

注：≥3分可诊断肾上腺皮质癌。

2022年版《WHO神经内分泌系统肿瘤分类》还扩展了其他多参数诊断系统的使用，以协助成人肾上腺皮质癌的诊断，包括可用于经典型、嗜酸细胞型和黏液样肾上腺皮质癌的网状蛋白评分系统，用于嗜酸细胞型肾上腺皮质癌的Lin-Weiss-Bisceglia系统和可用于经典型、嗜酸细胞型和黏液样肾上腺皮质癌的赫尔辛基（Helsinki）评分系统。

Lin-Weiss-Bisceglia评分系统（表3-4）已被

用于评估嗜酸细胞型肾上腺皮质癌。值得注意的是，对于考虑为嗜酸细胞亚型的肾上腺皮质癌要进行广泛取材，以确保它们确实适合使用该分类系统。必须大于90%的肿瘤是嗜酸细胞才能被视为纯嗜酸细胞型肾上腺皮质癌。如果不是纯嗜酸细胞型肾上腺皮质癌，则应使用适用于经典型肾上腺皮质癌的标准。Lin-Weiss-Bisceglia系统由主要标准（高有丝分裂率、非典型有丝分裂或血管侵犯）和次要标准（体积大、重量大、坏死、包膜侵犯或血窦侵犯）组成。恶性肿瘤的诊断需要存在至少一项主要标准，而存在至少一项次要标准表明肿瘤具有不确定的恶性潜能，而没有主要或次要标准者则是嗜酸细胞型肾上腺皮质腺瘤。

表3-4　嗜酸细胞型肾上腺皮质癌的 Lin-Weiss-Bisceglia评分系统

主要标准	次要标准
有丝分裂>5个/50高倍视野（10mm²）	体积大（直径>10cm和/或重量>200g）
非典型有丝分裂	坏死
静脉侵犯	包膜侵犯
	窦隙侵犯

注：嗜酸细胞型肾上腺皮质癌：至少符合一项主要标准；恶性潜能不确定的嗜酸细胞型肾上腺皮质肿瘤：至少符合一项次要标准；嗜酸细胞型肾上腺皮质腺瘤：不符合任何一项主要和次要标准。

赫尔辛基评分系统（表3-5）通过整合核分裂率（大于5个核分裂象/10mm²，得3分）和肿瘤坏死（得5分）的分数来整合Ki-67增殖指数的数值（使用自动图像分析算法）。赫尔辛基评分>8.5可诊断ACC，而评分>17被认为可以预测肾上腺皮质癌的转移。

表3-5　赫尔辛基评分系统

指标	分数
核分裂>5个/50个高倍视野（10mm²）	3
坏死	5
Ki-67增殖指数（%）*	为最高增殖区的 Ki-67数值

注：*最初的研究使用自动图像分析来评估Ki-67增殖指数。评分0~8.5：肾上腺皮质腺瘤；评分>8.5：肾上腺皮质癌；评分>17：预后不良。

儿童ACC是一种罕见的肾上腺皮质肿瘤，在美国的年发病率为每百万人口0.2~0.3例或每年25例患者。与成人型相比，儿童ACC表现出不同的临床、分子和病理特征。

就流行病学而言，儿童ACC有两个年龄高峰，一个在5岁之前，另一个在青少年。虽然非常罕见，但由于*TP53* p.R337H启动子突变的发生，巴西南部的发病率增加了15倍。在这个年龄范围内，ACC比成人更频繁地出现激素分泌过多，高达80%的患儿中最常见的是雄激素分泌过多，导致男童和女童出现男性化的迹象，阴毛生长、阴茎或阴蒂增大和多毛症。较少见的是过量的皮质醇分泌导致的库欣综合征。

与成人相比，儿童中高达80%的ACC与致病性种系*TP53*变异有关，这是最常见的遗传异常，不仅在发病率较高的地理区域，在其他地方也是如此。事实上，在Li-Fraumeni综合征的背景下，ACC是一个公认的实体。由p53缺失引起的基因组不稳定性导致11p15杂合性缺失，从而导致胰岛素样生长因子2（insulin-like growth factor 2，IGF2）过表达，这可能是ACC发展的驱动因素。有趣的是，由于11p15异常变异，Beckwith-

Wiedemann综合征也可能出现在儿童ACC，强调了这一致病途径的重要性。已经发现ATRX和CTNNB1等其他体细胞突变可能导致预后不良。

儿童ACC的大体特征与成人ACC相似，显示出血、坏死和超出肾上腺的迹象。这与缺乏此类迹象的良性肾上腺皮质肿瘤形成对比。然而，大多数肾上腺皮质肿瘤仅限于肾上腺，因此大体观很少有助于肿瘤分类。

儿童ACC的组织学特征与成人无差异；然而，对组织学发现的解释和随后的分类是不同的。细胞学上，它们由具有嗜酸性或透明细胞质的肾上腺皮质细胞组成，有时具有嗜酸细胞分化。核异型性可能很明显，有明显的核仁和/或巨核。有丝分裂可能很频繁。非典型有丝分裂的存在是确定ACC诊断的非常有用的标准，尽管通常不存在。在结构上，肿瘤的特征是结节状、小梁状或弥漫性生长，有坏死区域，有时有血管浸润、淋巴浸润或肾上腺包膜浸润的迹象。不幸的是，儿童肾上腺皮质癌的分类充满了困难，而基于成人的Weiss评分系统的分类导致将具有良性临床行为的肿瘤过度诊断为ACC。因此，目前首选的标准是Wieneke等人描述的评分系统（表3-6）。然而，需要进行额外的研究来验证各种其他多参数系统的作用。最近，Ki-67（MIB1）免疫组化已被提议作为区分小儿肾上腺皮质腺瘤与ACC，以及预测肿瘤行为的辅助生物标志物，其标记指数小于10%与良性疾病相关，标记指数大于15%患恶性肿瘤或预后不良的风险更高。

表3-6　儿童肾上腺皮质肿瘤的Wieneke评分系统

指标	分数/分
肿瘤重量 > 400g	1
肿瘤大小 > 10.5cm	1
延伸到肾上腺周围软组织或邻近器官	1
侵入腔静脉	1
血管侵犯	1
包膜侵犯	1
存在肿瘤性坏死	1
核分裂 > 15个/20个高倍视野（4mm²）	1
有非典型核分裂	1
总分	9

注：恶性/不良预后，≥4分，提示不良的临床结局；恶性潜能不定，3分；良性，≤2分。

虽然美国癌症联合委员会（American Joint Committeeon Cancer，AJCC）TNM分期系统被广泛使用在ACC中，儿童肿瘤学组（Children's Oncology Group，COG）提出了临床分期方案，根据肿瘤重量、切除的完整性和是否存在转移进行分期（表3-7）。脑、肝、肺和骨是最常受转移影响的器官。除了Ki-67免疫组化的作用外，分析还证实了以下参数的预后意义：年龄、分期、肿瘤重量 > 200g、肾上腺外侵犯、切除不完整、肿瘤转移和皮质醇分泌。

表3-7　儿童肾上腺皮质肿瘤的儿童肿瘤学组（COG）分期系统

分期	表现
Ⅰ期	肿瘤完全切除，切缘阴性，肿瘤重量 < 200g
Ⅱ期	肿瘤完全切除，切缘阴性，肿瘤重量 > 200g
Ⅲ期	显微镜下或肉芽不完全切除或不能切除的肿瘤
Ⅳ期	临床表现出现血行转移

在一定形态-特征背景下，联合几种生物标志物可用于支持恶性肿瘤的诊断。ACC的Ki-67指数通常超过5%，并且Ki-67指数在肿瘤预后方面也很重要。p53表达异常（过表达或全部丢失）和/或β-catenin核表达。通常高级别癌很容易根据传统的形态学特征进行诊断，而区分没有血管浸润或肾上腺外肿瘤扩散的低级别ACC可能仍然是一个挑战。有证据表明，无论肿瘤分级或细胞形态学特征如何（如嗜酸细胞与常规细胞），IGF2核旁颗粒表达是ACC最好的诊断辅助工具。另一个实用工具是使用Gordon-Sweet Silver组织化学来证明网状蛋白改变。DAXX和/或ATRX表达的丢失也可以在ACC中发现，并具有预后价值。MMR蛋白（MLH1、MSH2、MSH6和PMS2）的应用已广受欢迎，不仅用于筛查Lynch综合征的结肠外表现，同时也为免疫治疗试验的使用提供额外的指导。

大多数在成年人群中出现的ACC是通过体细胞遗传异常的积累来实现的。与肾上腺皮质腺瘤相比，ACC通常表现出与Wnt和P53通路相关的相互排斥的驱动基因改变，以及异常的IGF2信号传导和复杂的大体染色体畸变——这些都是肾上腺皮质腺瘤通常缺乏的特征。此外，ACC的特点是整体低甲基化模式，而不是整体高甲基化的腺瘤。ACC中的复发性遗传事件包括激活CTNNB1突变和有害的ZNRF3突变（或者纯合ZNRF3拷贝数丢失），这将导致致癌Wnt信号通路的激活。此外，TP53、RB1、MDM2和CDKN2A中的细胞周期相关基因突变也很常见。在20%的ACC中仅发现TP53突变，突变的有害性质消除了P53

蛋白的正常功能，包括细胞周期控制、DNA修复及细胞衰老和细胞凋亡的调节。此外，具有种系TP53突变的患者易患Li-Fraumeni综合征，患者患ACC的风险增加，从而进一步证实了该基因与恶性肾上腺皮质肿瘤发生之间的关联。

第二节　肾上腺髓质疾病病理学

一、嗜铬细胞瘤

根据2022年WHO指南，嗜铬细胞瘤（pheochromocytoma，PHEO）是一种非上皮源性的神经内分泌肿瘤，起源于肾上腺髓质嗜铬细胞。它能合成和分泌去甲肾上腺素和/或肾上腺素，导致阵发性或持续性高血压及有关并发症而威胁生命。除高血压外，其他症状还有高血糖、便秘、消瘦、震颤和易激动等。嗜铬细胞瘤多见于20～50岁。20%发生于儿童，儿童患者年龄高峰为9～14岁。性别无明显差异。

1. 大体观　肿瘤重量平均为100g，直径为1～10cm，一般3～5cm。多数肿瘤界限清楚，有完整包膜。位于肾上腺内的小肿瘤有一薄的纤维包膜或由周围被压迫的肾上腺组织构成的假包膜。经甲醛溶液固定后呈棕黄色或棕黑色。大肿瘤切面常有出血、坏死和囊性变，有时有钙化（图3-11A）。

2. 镜下　由包膜发出的纤维条索伸入瘤组织内将瘤组织分隔成分叶状。瘤细胞多数为多角形，少数为梭形或柱状。小的多角形细胞与正常髓质中嗜铬细胞大小相似，而大的多角形细胞可比正常嗜铬细胞大2～4倍。瘤细胞胞质丰富，呈颗粒状、丝状或空泡状。经甲醛溶液固定的组织，瘤细胞胞质嗜碱性。瘤细胞核呈圆形或卵圆形，核仁明显，核异型性多见，但核分裂少或无。瘤细胞排列成巢、短索、小梁或腺泡状。有富含血管的纤维组织或薄壁血窦分隔（图3-11B）。有些肿瘤中可见到类似神经母细胞的小细胞，有些则可见成熟的神经节细胞。

3. 免疫组化　多数肿瘤酪氨酸羟化酶、多巴胺β羟化酶，GATA3和神经内分泌标志物（CgA、Syn、INSM1）阳性，角蛋白阴性。

4. 鉴别诊断　有功能的嗜铬细胞瘤的诊断不困难。有少数功能不明显（只分泌多巴胺的肿瘤），与肾上腺皮质肿瘤、软组织腺泡状肉瘤、肾细胞癌等鉴别会有一定困难。电镜及免疫组化检查有一定帮助。肾上腺皮质肿瘤Melan-A和SF-1阳性而CgA、GATA3及酪氨酸羟化酶阴性；肾细胞癌CK、EMA和Vim阳性；软组织腺泡状肉瘤

PAS染色胞质内有晶状体样物，肌源性标志物为阳性。

二、肾上腺髓质增生

正常肾上腺不同部位皮髓质的比例不同（皮髓质之比：头部为5∶1，体部为15∶1，尾部为∞∶1）。大部分的髓质位于肾上腺的头部和体部，而尾部和体的两翼部几乎完全由皮质构成，所以只有在尾部和翼部出现髓质才能考虑髓质增生。诊断髓质增生需先对切除的肾上腺做面积测量研究。临床考虑髓质增生是嗜铬细胞瘤的症状，血内和尿内儿茶酚胺试验异常，但无嗜铬细胞瘤。髓质增生可见于MEN2和von Hippel-Lindau病。

髓质增生可单侧或双侧性。肾上腺的重量和外形正常或增大。弥漫性髓质增生的切面髓质弥漫性扩大，伸入尾部和两翼，可有孤立的小结节。结节直径＜1cm者为髓质结节状增生，2022年更名为微小嗜铬细胞瘤，如＞1cm应诊断为嗜铬细胞瘤。光镜下髓质嗜铬细胞核肥大，可见多核

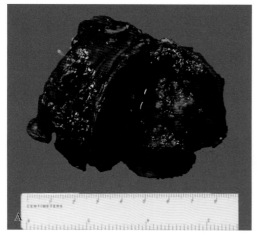
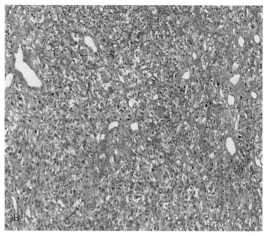

图3-11　嗜铬细胞瘤

注：A.大体观表面有假包膜，切面呈棕褐色，有出血、坏死及囊性变；B.显微镜下显示肿瘤细胞呈巢状分布，有薄壁纤维血管分隔。

或巨核细胞，胞质空泡状或颗粒状，胞质内常见玻璃样点滴。免疫组化和电镜形态与嗜铬细胞瘤相同。

三、副神经节瘤

副神经节包括颈动脉体（carotid body）、主动脉肺动脉体（aortic-pulmonary）、颈静脉鼓室（jugulotympanic）、迷走神经体（vagal body）、喉（laryngeal）和散在于身体其他部位的副神经节。副神经节与副交感神经系统有密切关系，对血氧和二氧化碳张力的变化起反应，参与调节呼吸功能。

镜下各处的副神经节的组织形态相似，包膜不完整，从包膜发现纤维条索（小梁）将颈动脉体分隔成小叶和细胞巢。细胞为圆形或卵圆形或上皮样。胞质丰富，核圆，染色深，位于细胞中央，纤维小梁中除血管外有丰富的神经纤维。

四、神经母细胞瘤和神经节瘤

神经母细胞瘤和神经节瘤（neuroblastoma and ganglioneuroma）是一组来自神经母细胞的肿瘤，包括神经母细胞瘤、节细胞神经母细胞瘤（ganglioneuroblastoma）和神经节瘤，它们与嗜铬细胞瘤均来自交感神经原细胞（sympathogonia）。

（一）神经母细胞瘤

好发于婴幼儿，80%为5岁以下，35%为2岁以下。少数亦可发生于青少年或成人。成人年龄高峰为20～40岁，最大者70岁以上。年龄与预后有密切关系，1岁以下的患儿较1岁以上者预后好。神经母细胞瘤、Wilms瘤、胶质瘤和白血病是儿童期常见的肿瘤。部分神经母细胞瘤有家族史。

神经母细胞瘤的好发部位为肾上腺髓质和腹膜后，占50%～80%；其次为后纵隔脊椎旁、盆腔、颈部和下腹部交感神经链；偶尔亦可见于后颅凹或其他部位。

1. 大体观　肿瘤软，呈分叶状，有完整或不完整的包膜。重量多数为80～150g，亦有＜10g者。切面灰红色。大肿瘤常有出血、坏死和/或钙化。

2. 镜下　国际神经母细胞瘤病理学分类（International Neuroblastoma Pathology Classification，INPC）根据神经母细胞分化程度分为3个亚型。①未分化型，少见，分化差，需要免疫组化及基因检测支持诊断。②低分化亚型，最常见，肿瘤可见神经突背景，假菊形团（Homer Wright rosette）有或没有，细胞核为胡椒盐样外观，不足5%的神经细胞向成熟神经元分化。③分化型，肿瘤背景可见丰富的神经突，超过5%的肿瘤细胞可分化，呈成熟的神经细胞外观。

3. 分子改变　常见MYC家族癌基因（MYCN和MYC）过表达，端粒酶逆转录酶（telomerase reverse transcriptase，TERT）过度表达和端粒交替延长（alternative lengthening of telomeres，ALT）表型，以及ALK基因过表达。

神经母细胞瘤的转移发生得早而广泛。除局部浸润和局部淋巴结转移外，主要是由血行转移至肝、肺、骨和骨髓内播散。骨转移可呈溶骨性改变或伴新骨形成，以致X线片病变骨呈毛刺状或洋葱皮样。肾上腺神经母细胞瘤的预后比肾上腺外的差。

4. 鉴别诊断　主要与其他小细胞恶性肿瘤，如淋巴瘤、Ewing/PNET瘤、小细胞未分化癌和胚胎性横纹肌肉瘤鉴别。

5. 免疫组化NF、Syn、NSE及CgA　阳性。

（二）节细胞神经母细胞瘤

罕见的恶性肿瘤。约1/3发生于肾上腺，其余可位于腹膜后、纵隔和其他部位。多见于年龄较大的儿童和成人。分为下列两型。

混合型（intermixed）：神经母细胞嵌在神经纤维中，随机分布在由施万细胞和成熟的神经节细胞构成的神经节神经瘤背景中；神经母细胞区域神经节细胞瘤成分之间没有边界。结节型（nodular）：混合型神经节神经母细胞瘤或神经节细胞瘤及神经母细胞瘤在一个肿瘤内发生。神经母细胞瘤与混合型神经节神经母细胞瘤或神经节细胞瘤由纤维包膜分隔。免疫组织化学CgA、Syn、NSE、NF及S-100阳性。

（三）神经节瘤

良性肿瘤。儿童和成人都能发生。最常见的部位为后纵隔和腹膜后，其他部位有肾上腺和有交感神经链处，亦可发生于消化道、子宫、卵巢和皮肤。神经节瘤可分泌过量儿茶酚胺而导致高血压。肿瘤为圆形，有包膜，质实。切面灰白色，呈波纹状，可有散在的钙化和黏液性变区。

1. 镜下　为无髓鞘的神经纤维中有成片或散在分化成熟的神经节细胞。

2. 免疫组化　S-100和NSE阳性。

五、复合（混合）嗜铬细胞瘤/副神经节瘤

指由嗜铬细胞瘤/副神经节瘤与神经母细胞瘤系列肿瘤或外周神经鞘瘤组合而成的肿瘤。其中嗜铬细胞瘤和神经节细胞瘤组合最常见，约占75%。诊断上要结合两种肿瘤的形态学和免疫组化特点，每种肿瘤类型至少占肿瘤总量的5%。

第三节　肾上腺其他肿瘤和瘤样病变病理学

一、肾上腺其他软组织肿瘤

肾上腺发生的软组织肿瘤（soft tissue tumors）非常罕见，包括血管瘤和血管肉瘤、淋巴管瘤、神经纤维瘤、神经鞘瘤、脂肪瘤、平滑肌瘤和平滑肌肉瘤（图3-12）、孤立性纤维性肿

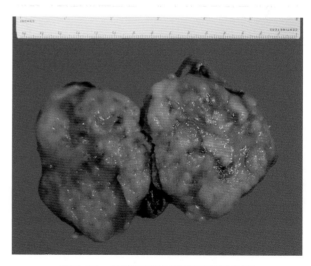

图3-12　原发于肾上腺的平滑肌肉瘤

注：切面显示肿瘤边界不甚清楚，部分呈编织状，部分区域有坏死。

瘤、滑膜肉瘤、恶性外周神经鞘瘤以及Ewing瘤等，后者需要与神经母细胞瘤相鉴别。

已经有报道原发于肾上腺的恶性黑色素瘤（malignant melanoma），需要与更为常见的黑色素性嗜铬细胞瘤/副神经节瘤和转移性恶性黑色素瘤进行鉴别诊断。

二、肾上腺淋巴造血系统肿瘤

肾上腺的恶性淋巴瘤（malignant lymphoma）通常是全身性疾病的一种表现，仅有几例原发于肾上腺的病例报道。大多数淋巴瘤为B细胞型，有几例与EBV感染相关。除Burkitt淋巴瘤常侵犯肾上腺外，肾上腺的原发和继发的淋巴瘤均罕见，继发的淋巴造血系统肿瘤主要为非霍奇金淋巴瘤和浆细胞瘤。

三、肾上腺性索-间质肿瘤

肾上腺性索-间质肿瘤（sex cord stromal tumor）罕见，包括颗粒细胞瘤和Leydig细胞瘤，往往发生于绝经后的女性，其病理学特征与卵巢发生的病变相同，患者常出现与激素过量分泌相关的症状。

四、肾上腺腺瘤样瘤

原发于肾上腺的腺瘤样瘤（adenomatoid tumor）与其他部位的肿瘤一样，其本质是间皮性的，生物学行为良性。

五、肾上腺继发性肿瘤

晚期肿瘤全身播散时可累及肾上腺，常见的转移癌来自肺、乳腺、胃和结肠、胰腺、肝胆和肾，其他还有皮肤黑色素瘤。肾上腺转移瘤多为无症状，多数为尸检时偶然发现；仅少数因发生疼痛而手术。

参考文献

[1] 刘彤华. 刘彤华诊断病理学［M］. 4版. 北京：人民卫生出版社，2018.

[2] MILLS S E，GREENSON J K，HOMICEK J L，et al. 斯滕伯格诊断外科病理学 下卷［M］. 6版. 回允中译. 北京：北京大学医学出版社，2017.

[3] GOLOBLUM J R，LAMPS LW，MCKENNY JK，et al. 罗塞和阿克曼外科病理学 下卷［M］. 11版. 回允中译. 北京：北京大学医学出版社，2021.

[4] ANDERSON JR，MCLEAN ROSS AH. Ectopic adrenal tissue in adults［J］. Postgrad Med J，1980，56（661）：806-808.

[5] SOUVERIJNS G，PEENE P，KEULEERS H，et al. Ectopic localization of adrenal cortex［J］. Eur Radiol，2000，10（7）：1165-1168.

[6] MITTY HA. Embryology，anatomy and abnormalities of the adrenal gland［J］. Semin Roentgenol，1988，23（4）：271-279.

[7] TAJIMA T，AKIHIRO F，YASUHARU I，et al. Nonfunctioning adrenal rest tumor of the liver. Radiologic apprearence［J］. J Comput Assist Tomogr，2001，25（1）：98-101.

[8] METE O, ERICKSON LA, JUHLIN CC, et al. Overview of the 2022 WHO Classification of Adrenal Cortical Tumors [J]. Endocr Pathol, 2022, 33 (1) : 155-196.

[9] NIEMAS-TESHIBA R, MATSUNO R, WANG LL. MYC-family protein overexpression and prominent nucleolar formation represent prognostic indicators and potential therapeutic targets for aggressive high-MKI neuroblastomas: a report from the children's oncology group [J]. Oncotarget, 2017, 9 (5) : 6416-6432.

[10] MATSUNO R, GIFFORD A J, FANG J. Rare MYC-amplified N euroblastoma With Large Cell Histology [J]. Pediatr Dev Pathol, 2018, 21 (5) : 461-466.

第四章

肾上腺外科疾病的实验室检查

肾上腺疾病的实验室检查可以分为两大类，一类是检测血液、体液中由肾上腺合成、分泌的各类激素，以及其调控这些激素分泌的其他激素的水平；一类是检测激素调节的下游功能和代谢改变的相关标志物，如电解质。检测肾上腺髓质分泌的儿茶酚胺（肾上腺素、去甲肾上腺素和多巴胺）及其衍生物有助于嗜铬细胞瘤的诊断及治疗检测；检测肾上腺皮质分泌的类固醇类激素及垂体分泌的促肾上腺皮质激素等，有助于肾上腺意外瘤的定性、定位及分型诊断，其中功能实验是多种肾上腺疾病的确诊试验。本章将介绍不同激素的检测方法、参考范围、临床意义及影响因素，同时重点介绍功能试验的原理方法、结果判断及注意事项。

4

第一节　肾上腺外科疾病的常见实验室检查

一、儿茶酚胺及其代谢产物检测

儿茶酚胺（catecholamine，CA）包含多巴胺（dopamine，DA）、肾上腺素（epinephrine，E）、去甲肾上腺素（norepinephrine，NE），由肾上腺髓质、肾上腺神经元及肾上腺外嗜铬细胞分泌，参与人体多种代谢活动及调控。儿茶酚胺的代谢产物主要包括中间代谢产物3-甲氧基肾上腺素（metanephrine，MN）、3-甲氧基去甲肾上腺素（normetanephrine，NMN）（合称MNs），以及3-甲氧基酪胺（3-methoxytyramine，3-MT）和终末代谢产物高香草酸（homovanillic acid，HVA）、香草扁桃酸（vanillyl mandelic acid，VMA）。儿茶酚胺及其代谢产物在心血管系统、神经系统、内分泌系统等生理活动中起着广泛调节作用，嗜铬细胞瘤/副神经节瘤（PPGL），能够异常分泌儿茶酚胺，从而导致难治性高血压、心悸、头晕等，重者可致高血压危象。儿茶酚胺及其代谢产物单独或者联合检测常被用来对PPGL进行诊断、治疗监测及预后判断。

血浆或者尿液CA及其代谢产物等指标对PPGL诊断的灵敏度和特异度不同，JAMA发表的一项多中心研究，证实了血浆游离MNs和尿分馏MNs的诊断灵敏度高于血浆儿茶酚胺、尿儿茶酚胺、尿MNs、尿香草扁桃酸。尿香草扁桃酸和尿总MNs的诊断特异度最高，其次为血浆

游离MNs、尿儿茶酚胺、血浆儿茶酚胺，尿分馏MNs最低。多项研究均显示，血浆游离MNs和尿分馏MNs对PPGL的诊断灵敏度和特异度均可达90%以上。美国国家综合癌症网络（National Comprehensive Cancer Network，NCCN）及美国内分泌学会、中华医学会内分泌学分会等发布的嗜铬细胞瘤/副神经节瘤诊疗指南明确推荐血游离MNs或者尿分馏MNs为PPGL首选的生化检验指标。有研究表明，3-MT水平与嗜铬细胞瘤的转移性以及恶性程度有关，提示3-MT的检测可提高头颈部副神经节瘤的筛查灵敏度。NCCN指南中推荐血和尿DA或3-MT筛查头颈部副神经节瘤。除了检测血浆游离MNs和尿分馏MNs，Mayo实验室也将血浆游离儿茶酚胺和24小时尿液儿茶酚胺作为PPGL确诊的辅助检测指标。此外，儿茶酚胺也被用于其他神经嵴细胞来源的肿瘤，如神经母细胞瘤的辅助诊断，以及自主神经功能障碍、运动神经元性直立性低血压的诊断与鉴别诊断。

由于PPGL的发病率较低（＜1∶100 000），建议采用两种不同的检测策略确认MNs升高，以避免假阳性检测结果。Mayo诊所推荐的二线检测方法是测量24小时尿分馏MNs。在大多数情况下，该策略足以确认或排除诊断。偶然情况下，如果临床怀疑测试结果，则有必要扩展检测指标，可能需要检测血浆或尿液儿茶酚胺或进行成像程序。

（一）儿茶酚胺及其代谢产物的临床应用

儿茶酚胺及其代谢产物目前在临床已有相对成熟的应用，中国医学科学院北京协和医院自20世纪80年代开始使用液相色谱串联电化学检测器

测定尿液CA，自2018年开始使用液相色谱串联质谱（LC-MS/MS）测定血MNs及尿液CA，为临床诊治PPGL等疾病提供重要实验室支持，根据对儿茶酚胺及其代谢产物的检测及应用经验，笔者提出以下建议。

（1）血或尿NMs稳定，具有更高的灵敏度及特异度，建议作为PPGL初筛的首选标志物考虑到患者留取24小时尿的操作困难和规范性问题，对于患PPGL可能性较低的患者，可以优先推荐检测血MNs。

（2）测定高血压发作日及非发作日4小时尿儿茶酚胺进行对比，可辅助判断是否由于CA增多引起的高血压发作，且较24小时尿留取更加方便。

（3）血儿茶酚胺不稳定，且含量较低，检验前样本质量控制较难，通常不作为PPGL诊断的首选标志物。

（4）测定3-MT可辅助判断嗜铬细胞瘤/副神经节瘤是否有转移。

（5）在不具有LC-MS/MS等设备的实验室，可以选择较易实现的自动生化检测VMA对高血压患者进行PPGL初筛。

（二）主要检测方法及其局限性

儿茶酚胺及其代谢产物的检测经历了一系列的方法迭代，从生物分析法、比色法到放免法，以及后来的液相色谱与紫外、电化学或荧光检测器及质谱联用的检测方法。早期分光光度法测定MNs总和而非单个激素水平，儿茶酚胺类的测定也是如此，随着高效液相色谱法（high pressure chromatography，HPLC）和LC-MS/MS的发展

成熟，甲氧基肾上腺素和儿茶酚胺类物质可以用HPLC或LC-MS/MS进行分离并单独检测。PPGL的诊疗指南指出，血或尿MNs的推荐检测方法为液相色谱串联质谱法（LC-MS/MS）和高效液相色谱－电化学检测器（HPLC-ECD），但是也有少部分免疫方法在临床应用。

1. HPLC-ECD法　HPLC-ECD相较免疫方法具有更高的准确性，在20世纪70年代末就被用于测定CA及其代谢产物，但是由于血液CA及代谢产物含量低，使用HPLC-ECD灵敏度受限，测定较为困难，往往需要衍生、提取等复杂的处理过程；而尿液中CA及代谢产物含量高，使用HPLC-ECD检测较为容易，但是使用HPLC-ECD分析依托各待测物的色谱出峰时间不同进行分离，将各待测物分离往往需要较长时间，单个样本分析时间一般要10分钟以上。另外，HPLC-ECD仪器目前在国内缺少医疗器械注册证，仪器的生产厂家较少，多为实验室自配试剂，缺乏试剂盒，在临床应用越来越少。

2. LC-MS/MS法　LC-MS/MS方法为近年来广为临床推广应用的技术，在小分子代谢产物检测中具有特异度高、同时多组分检测的能力，也是MNs的推荐检测方法（图4-1）。LC-MS/MS通过多离子反应检测模式可同时监测CA及MNs。借助液相色谱的有效分离和质谱基于质荷比的特异性检测，LC-MS/MS可最大限度地减少检测干扰；并且单个样本的分析时间较快，基本上在5分钟之内可完成一个样本的分析，是目前国内的主流应用方法。但是目前LC-MS/MS的前处理问题同HPLC-ECD一样，手工操作较多，还未完成自动

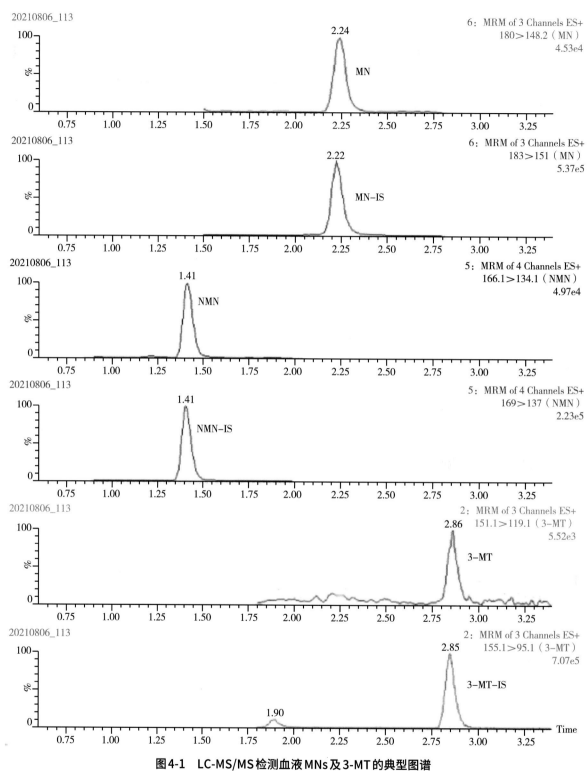

图4-1　LC-MS/MS检测血液MNs及3-MT的典型图谱

注：图片来源北京协和医院检验科。

化，需要通过固相萃取板进行提取，一部分实验室和厂家通过使用化学键修饰的磁珠进行儿茶酚胺及其代谢产物提取，虽然绝对提取效率偏低，但是借助稳定同位素内标的校正及LC-MS/MS高灵敏度的分析能力，可达到与传统固相萃取板基本一致的检测能力，目前已有厂家在进行临床推广应用。

3．其他方法　比色法通过检测化学反应产生的颜色变化来定量儿茶酚胺及其代谢产物，免疫方法主要是通过抗原-抗体反应进行检测。比色法及免疫法灵敏度低，易受干扰，少数实验室目前仍采用比色法测定VMA，也有极少数实验室采用免疫方法测定儿茶酚胺及其代谢产物，但对血或者尿儿茶酚胺代谢产物、VMA等临床检测应用最多的为LC-MS/MS方法。

（三）标本要求

1．影响因素　药物、饮食、生活习惯及许多生理状况（运动、压力、姿势）和疾病都会影响血浆和尿液中儿茶酚胺及其代谢产物的水平。一些药物，如三环类抗抑郁药（多塞平、阿米替林、丙米嗪和氯米帕明等）、钙通道阻滞剂（硝苯地平、维拉帕米和地尔硫䓬）、拟交感神经药（肾上腺素、去甲肾上腺素、麻黄碱等）、单胺氧化酶抑制剂（苯乙肼、异羧肼、尼拉米等）等可能升高儿茶酚胺及其代谢产物的水平；吸烟，饮用酒精、咖啡及富含儿茶酚胺的食物，如香蕉、果汁、坚果、番茄、土豆和大豆等会导致假阳性结果；充血性心力衰竭、急性冠脉综合征和急性心肌梗死等与嗜铬细胞瘤的临床和实验室特征相似的疾病也会导致假阳性结果的出现。

样本采集储存的方式也会影响儿茶酚胺及其代谢产物的检测。血液样本中CA含量较低，且不稳定，易降解导致结果假阴性，对保存条件要求严格，采血前推荐至少保持30分钟的仰卧位，血样放冰块上运送到实验室，尽快在低温下离心测定，若不能够立即测定，需放置于−20℃

或−80℃，血MNs比CA稳定。此外，使用不同的采血管可能也会影响MNs的稳定性。中国医学科学院北京协和医院检验科一项研究显示，测定MNs时，使用血清管与使用乙二胺四乙酸（ethylenediaminetetraacetic acid，EDTA）抗凝管的结果无显著差异，且使用血清管时，MNs结果更为稳定。对于血浆标本，儿茶酚胺及其代谢产物动脉浓度低于静脉浓度；从仰卧位到直立位，血浆儿茶酚胺及其代谢产物浓度可升高2～3倍。

由于儿茶酚胺存在阵发性分泌的情况，测定儿茶酚胺时尿液样本常采用24小时尿，为评估发作时儿茶酚胺分泌情况，也可以分别留取4小时尿，比较发作和非发作时尿儿茶酚胺水平。尿液样本CA及其代谢产物含量均较高，测定相对容易，并且24小时尿液样本收集过程中可添加保护剂，增加CA的稳定性。另外，若要测定尿液分馏的MNs或者总MNs，需要将尿液进行酸化、孵育等特殊处理，以使硫酸化的形式转化为游离形式进行测定。临床中常使用尿液样本及血液样本同时测定来排除潜在的假阳性及假阴性结果。

2．留样前准备　留样前7天在医师指导下停用引起肾上腺素、去甲肾上腺素或多巴胺释放或导致以上激素代谢障碍的药物，如无法停用相关药物或无法连续停用7天，应联系实验室告知相关情况；采样前12小时内不应肌内注射或输注肾上腺素、去甲肾上腺素或多巴胺；标本采集前4小时内禁食，不能吸烟及饮用含有咖啡因的饮品；尽量减少食用富含酪氨酸的食物，如坚果、香蕉等；避免剧烈运动；避免情绪刺激和激动；避免夜班或睡眠不良的情况下采集标本。

3．血液标本的采集　测定血CA推荐使用静脉留置导管采集血样，对MNs可静脉采样，在取样前被采集人应至少保持30分钟的仰卧位。使用EDTA抗凝管采集3ml血液（检测MNs亦可使用血清管），冰浴（或低温）送检，采样后应尽快测定。

4．24小时尿液标本收集　50%乙酸为最优的尿液保护剂，其次也可使用硼酸。留尿方法：早7点（或准确记录的任意时刻）排尿，此次尿不留。将保护剂倒入容器，此后每次尿均留入容器并充分混匀，直至第2天早7点（或前一天同一时刻）将最后一次尿（无论多少）留入容器，混匀，取适量送检。

5．标本的保存及运输　儿茶酚胺及其代谢产物不稳定，尤其是多巴胺、肾上腺素及去甲肾上腺素三个原型，因此在测定尿液中CA时推荐在样本收集开始即加入保护剂；血液样本推荐采用留置导管采血，血样冰浴送到实验室，血样离心前推荐加入抗氧化剂，采血后尽快分离血浆，然后保存于−20℃以下。对尿液样本酸化处理被认为是防止儿茶酚胺降解的有效手段，在pH2.0～3.0时−18℃条件下可保存10周，MNs相对于儿茶酚胺更稳定。有研究显示，在室温下储存7天，尿液中游离NMN、MN的浓度均保持稳定，不受pH和防腐剂的影响，但是值得注意的是，不同的研究所得到的稳定时长不同，并且不同尿液样本中儿茶酚胺降解的影响程度不同，因此对所有儿茶酚胺及其代谢产物测定样本应在接收后尽快进行检测。

（四）参考区间和/或医学决定水平

目前国际上缺乏儿茶酚胺及其代谢产物公认的参考区间，不同的研究所得的切点值可相差1倍以上，目前中国医学科学院北京协和医院检验科与Mayo诊所的血MN和NMN切点值相同，均为0.5nmol/L和0.9nmol/L。

（五）结果解释

患者体位及应激状态、饮食、饮水、情绪等均可影响CA及MNs水平，从仰卧位到直立位血浆CA及MNs可升高2～3倍，对结果的解释应排除可能影响检测结果的因素，且用相同体位的正常参考区间来判断测定结果。疑诊患者血浆或者尿CA和MNs水平高于正常参考值上限1.5～2倍时可提示PPGL诊断，但如果仅稍高于正常参考值上限则应多次复查，并做进一步检查以帮助诊断，如能同时或多次测定基础状态下及高血压发作时的血或者尿CA及MNs浓度，则可进一步提高PPGL的诊断符合率。

（六）检测注意事项

1．检测前注意事项见前文标本要求。

2．留样前准备　在使用LC-MS/MS进行检测过程中除保证质控在控外，应注意对每个色谱峰图进行核实，以避免积错峰，针对可能会受到干扰的离子对应使用不同的离子对确认。

二、类固醇激素检测

类固醇激素是一类非极性的小分子胆固醇衍生物，在人体内以胆固醇为原料，通过一系列酶促反应生成一系列结构相似但是具有不同生物学活性的类固醇激素。这些激素通过内分泌系统调节人体生长发育、性成熟及新陈代谢等过程。类固醇激素主要由肾上腺、胎盘和生殖腺分泌，根据功能不同可以分为糖皮质激素、盐皮质激素、雄激素、雌激素和孕激素等。肾上腺分泌的类固醇激素主要包括肾上腺皮质球状带分泌的盐皮质激素，如11-脱氧皮质酮、皮质酮、醛固酮等，调节电解质和水盐代谢；束状带分泌的糖皮质激素，如皮质醇调节糖、脂肪和蛋白质的代谢；网状带分泌孕激素和少量的性激素，孕激素主要包括孕烯醇酮、孕酮、17-羟孕烯醇酮和17-羟孕酮，是其他类固醇激素的前体物质。类固醇激素在人体代谢中发挥着重要作用，激素的分泌紊乱会引起先天性代谢缺陷、畸形等严重疾病。

（一）类固醇激素检测的临床应用

类固醇激素谱检测有助于鉴别肾上腺肿瘤的良恶性，并在肿瘤预后、疗效评估等方面具有不可替代的作用。

原发性醛固酮增多症患者醛固酮、18-羟皮质酮等激素水平增高，且18-羟皮质酮、18-氧皮质醇、18-羟皮质醇等在不同分型的原发性醛固酮增多症患者体内水平存在显著性差异，可辅助原发性醛固酮增多症分型诊断，为手术方案的选择提供参考。

类固醇激素的联合检测还可辅助先天性肾上腺皮质增生的诊断及鉴别诊断，对21-羟化酶缺陷、11β-羟化酶缺陷、17α-羟化酶缺陷等不同基因突变导致的CAH具有辅助分型作用；21-羟化酶缺陷患者的17α-羟孕酮等激素水平异常增高，11-脱氧皮质酮及11-脱氧皮质醇等下游激素水平降低；而11β-羟化酶缺陷则导致11-脱氧皮质酮

和11-脱氧皮质醇水平增高，皮质醇、皮质酮及下游激素水平降低。

皮质醇的检测有助于肾上腺、垂体和下丘脑的疾病诊断，如库欣综合征（Cushing syndrome）患者血皮质醇含量明显增加，而艾迪生病（Addison disease）患者皮质醇浓度显著降低。同时，皮质醇测定也可用于库欣综合征患者使用地塞米松抑制及艾迪生病患者使用激素替代治疗时的疗效监测。可以选择测定24小时尿游离皮质醇浓度，因为尿中皮质醇的水平受昼夜节律影响小。此外，有研究显示唾液皮质醇检测简单、方便，可用于库欣综合征一线筛查，可以更方便地评估患者皮质醇浓度。

（二）检测方法

类固醇激素最早是使用放射免疫分析（radioimmunoassay，RIA）技术进行测定，随着检测技术的不断发展，基于化学发光或电化学发光原理的自动化免疫分析技术逐渐代替了放射免疫分析方法，其测定快速、无需前处理，实现了检测自动化，是目前临床实验室测定类固醇激素常用的方法，但是依然存在异嗜性抗体干扰、交叉反应等影响测定结果的方法特异度问题。此外，目前的自动化免疫分析方法能够测定的类固醇激素项目有限，仅有部分项目如醛固酮、皮质醇、17-羟孕酮、睾酮、雌二醇、硫酸脱氢表雄酮等具有全自动化免疫学检测方法，很多对肾上腺疾病如原发性醛固酮增多症、CAH等有鉴别诊断作用的类固醇激素，如18-氧皮质醇、18-羟皮质醇、18-羟皮质酮、11-脱氧皮质醇、11-脱氧皮质酮等目前尚无成熟的自动化免疫学方法。近

年来，随着质谱技术的发展，气相色谱－质谱法（gas chromatography mass spectrometry，GC-MS）、液相色谱串联质谱法（LC-MS/MS）开始用于类固醇激素谱的检测。由于GC-MS测定要求目标物易挥发，因此待测样本需要进行衍生化和高温蒸发，这个过程增加了样本预处理时间，同时部分类固醇激素遇热容易降解，使灵敏度受到影响，GC-MS耗时且成本高，目前尚无具有医疗器械注册证的产品，导致其临床应用受到限制。LC-MS/MS具有高灵敏度和高特异度及预处理相对简单的优点，可同时测定多种类固醇激素，特异度高，并且目前具有医疗器械注册证的LC-MS/MS仪器可供选择的种类多，一些试剂厂商也开始提供基于LC-MS/MS的类固醇激素试剂盒。LC-MS/MS成为目前类固醇激素谱检测的首选方法。

根据2022年国家卫健委室间质评回报结果，不同类型的化学发光免疫分析法仍为激素的主流分析方法，但不同方法间结果一致性非常不理想，同一水平异质性高达44%，而同一水平质控品的LC-MS/MS方法组的组内变异仅6.5%，能够满足临床需求，因此推荐有条件的单位使用LC-MS/MS进行激素的测定。

1. 放射免疫分析 放射免疫分析（RIA）是17α-羟孕酮、醛固酮等项目经典的检测方法，其是以放射性核素为标记物的标记免疫分析法，用于定量测定受检标本中的抗原，基本原理是标记抗原（Ag*）和非标记抗原（Ag）对特异性抗体（Ab）的竞争结合反应。由于标记物放射性核素的检测灵敏度，本法的灵敏度高达纳克（ng）甚至皮克（pg）水平，但需要使用放射性物质标记，存在潜在的放射性污染，且自动化程度较低，已较少有实验室使用。据2022年第一次国家卫健委临检中心室间质评数据显示，114家回报实验室中，仅有1家还在使用放射免疫方法测定17α-羟孕酮，5家使用酶联免疫法，22家使用LC-MS/MS法，其他主要采用不同类型的化学发光免疫分析法。放免方法已逐渐被自动化免疫学方法及液相色谱串联质谱法取代。

2. 化学发光免疫分析/电化学发光免疫分析 化学发光免疫分析（chemiluminescence immunoassay，CLIA）和电化学发光免疫分析（electro-chemiluminescence immunoassay，ECLIA）是将具有高灵敏度的化学发光/电化学发光测定技术与高特异度的免疫反应相结合的检测分析技术。检测原理是以化学发光剂对抗体或抗原进行直接标记，待磁颗粒性、抗体或抗原发生反应之后，在磁场的作用下，分离处于游离状态和结合状态的化学发光剂，将发光促进剂加入到结合状态的部分，使其进行快速的发光反应，并以定性或定量的方式检测处于结合状态的发光强度。电化学发光的免疫分析过程包括化学发光和电化学，将三丙胺作为电子供体，对抗体或抗原用三联吡啶钌进行标记，在电场的作用下，通过电子转移而产生发光反应。化学发光免疫技术系统具有操作较为简单、结果较为准确可靠，且自动化程度较高及试剂储存时间较长、易于自动化等优点，因而广泛应用于17-羟孕酮、雌二醇、孕酮、睾酮、皮质醇、硫酸脱氢表雄酮等项目的检测。但是依然存在异嗜性抗体干扰、交叉反应等检测特异度不佳的问题。

3. 液相色谱串联质谱法　近年来，液相色谱串联质谱法（LC-MS/MS）由于其高灵敏度和高特异度、干扰少、一次性可测多种化合物的优点，在类固醇激素测定中受到越来越多的关注。使用LC-MS/MS进行类固醇激素测定，标本一般需要经过蛋白沉淀、固相萃取等提取过程，经提取纯化的样品通过液相串联质谱仪的液相部分，待测定的目标化合物成分通过梯度洗脱依次洗脱出色谱柱，进入质谱检测器，经过电喷雾电离和三重四极杆筛选分离出目标离子，最终目标离子被输送到光电倍增管进行定量测定。目前，中国医学科学院北京协和医院已建立通过LC-MS/MS同时测定24种类固醇激素的方法，并制订了图文结合的报告模式（图4-2），同时检测孕烯醇酮、孕酮、11-脱氧皮质醇酮、皮质酮、18-脱氧皮质酮、醛固酮、17-羟孕烯醇酮、17-羟孕酮、11-脱氧皮质醇、21-脱氧皮质醇、皮质醇、18-氧皮质醇、18-羟皮质醇、可的松、脱氢异雄

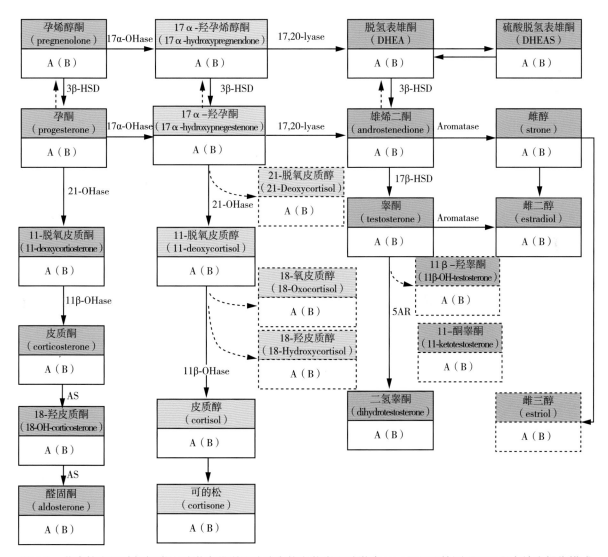

图4-2　北京协和医院根据类固醇激素代谢通路建立的血浆类固醇激素LC-MS/MS检测项目及图文结合报告模式

注：A.检测结果；B.参考范围；OHase.羟化酶；lyase.裂解酶；HSD.羟基类固醇脱氢酶；aromatase.芳香化酶；5AR.5α-还原酶；AS.醛固酮合酶。

酮、硫酸脱氢表雄酮、雄烯二酮、睾酮、11-酮睾酮、11-羟睾酮、雌酮、雌二醇、雌三醇、二氢睾酮等项目。LC-MS/MS检测类固醇激素具有所需样本量少、检测种类多、精密度高、不受异嗜性抗体干扰等优点，成为目前类固醇激素谱检测的首选方法，但是受制于LC-MS/MS自动化程度低、手工操作多、仪器昂贵等因素，在临床应用仍然较少。

（三）标本要求

1. 影响因素　激素水平受月经周期、体位变化、昼夜节律的影响，如性激素水平受月经周期影响，孕酮、雌二醇、雌酮、雌三醇则受妊娠期影响；皮质醇在晨8点左右达峰值，午夜则为低谷；醛固酮立位水平高于卧位水平，取血前应保持非卧位状态至少2小时，静坐5～15分钟后采血。低钠或高钠饮食可能导致醛固酮水平增高或降低，妊娠等也会引起醛固酮水平增高。另外，一些药物如β受体阻滞剂、非甾体抗炎药可能导致醛固酮分泌降低，而潴钾利尿剂等则可引起醛固酮水平升高。地塞米松等可抑制多种激素的分泌。

2. 留样前准备　留样前7天应在医师指导下停用促进或抑制激素分泌的药物，如无法停用相关药物或无法连续停用7天，应联系实验室告知相关情况；进行功能试验者则应按医师要求进行功能试验检查，留取的标本应明确标示出采样时间或干预方式。

3. 血液标本采集　对于类固醇激素检测可使用血浆，也可使用血清，不同的检测方法使用的标本类型不同，自动免疫方法多使用血清进行激素的测定，如睾酮、皮质醇、雌二醇等，但在使用LC-MS/MS检测多使用EDTA抗凝的采血管采集标本，分离血浆进行测定。

4. 尿液标本采集　24小时尿液样本测定类固醇激素如皮质醇等项目，可避免血液样本单点采集受到的昼夜节律波动影响，24小时尿液留取方式同儿茶酚胺及其代谢产物的检测；类固醇激素受昼夜节律影响，采样前应保持规律睡眠。

5. 唾液标本采集　可通过唾液标本检测皮质醇。留样前禁饮、禁食15～20分钟，清水漱口后，弃去第一口唾液，将唾液收集器中的棉棒置于舌下，待唾液自然流入，防止混入水、血和痰，5分钟后可收集3～5ml唾液。

6. 标本的保存及运输　血液标本采集后应尽快送检、离心、测定。24小时尿液标本测定游离皮质醇建议添加硼酸作为保护剂，但测定其他类固醇激素则不建议添加保护剂。若不能够立即测定，应放置于-20℃或-80℃环境保存，若需运输应采用干冰运输。

（四）参考区间

类固醇激素受年龄、性别、月经周期等影响，目前尚缺乏公认的参考区间，并且不同实验室、不同检测系统所使用的参考区间也有差异，各实验室应使用自己建立或经验证的参考区间。

（五）结果解释

类固醇激素代谢通路及调节机制非常复杂，当类固醇激素出现合成及代谢障碍时，会引起不同的激素水平异常，进而表现出复杂的临床症状和体征，临床应借助激素的检测结果，以及临床症状、影像学检测结果等进行综合判断。

（六）检测注意事项

类固醇激素种类多、结构复杂、类似物多，使用免疫方法测定易受交叉反应及异嗜性抗体干扰等非特异性反应影响，质谱方法相对特异度高，但仍然需注意由于离子质荷比相差较小，相似的物质可能会产生干扰，如11-脱氧皮质醇、21-脱氧皮质醇、皮质酮等均可产生相同的离子对峰，在积分时应注意。

三、血浆肾素活性/直接肾素浓度、醛固酮检测

肾素是肾小球旁器、球旁细胞释放的一种蛋白水解酶，在体内主要以无活性的肾素前体——肾素原形式存在。因其生理学特点，肾素活性的检测条件较为严格。蛋白酶、低温和酸性环境，三者之一即可使肾素原转变为有活性的肾素。血管紧张素原在肾素的作用下水解为血管紧张素Ⅰ。在血管紧张素转化酶的催化下，血管紧张素Ⅰ进一步生成血管紧张素Ⅱ。血管紧张素Ⅱ可刺激肾上腺皮质分泌醛固酮。血管紧张素Ⅱ是肾素-血管紧张素-醛固酮系统（renin-angiotensin-aldosterone system，RAAS）中的活性肽，高水平的血管紧张素Ⅱ与高血压、肾衰竭及心肌纤维化有关。肾素的合成和分泌受到醛固酮的负反馈调控。

RAAS是人体血压、水和电解质平衡重要的调节系统，对维持人体内环境的稳定起着十分重要的作用，在肾、心脏和血管的生理过程中发挥了重要作用。因此，肾素和醛固酮的检测在寻找高

血压的病因及诊断中具有十分重要的价值。

（一）血浆肾素活性/直接肾素浓度、醛固酮的临床应用

肾素的异常分泌与高血压的发生密切相关。血浆高肾素伴高醛固酮常见于肾素瘤或肾动脉狭窄等继发性醛固酮增多症，原发性醛固酮增多症常见低肾素伴高醛固酮，Liddle综合征是低肾素伴低醛固酮等。

原发性醛固酮增多症（primary aldosteronism，PA，简称"原醛症"）诊疗指南明确建议将血浆醛固酮与肾素活性比值（aldosterone renin ratio test，ARR）作为首选筛查指标。除PA之外，肾性高血压和原发性高血压用药指导均需要检测患者肾素水平。24小时尿醛固酮是原发性醛固酮增多症（PA）确诊试验的检测项目之一，能更加客观地反映机体醛固酮的分泌水平。由此可见，肾素和醛固酮的准确测定对于高血压诊断和分型至关重要。原发性醛固酮增多症的实验室检查指标主要包括血浆肾素活性、直接肾素浓度和醛固酮。

（二）主要检测方法及局限性

1. 血浆肾素活性　血浆肾素活性（plasma renin activity，PRA）可以间接反映血浆中的活性肾素的水平，即血浆样本内的肾素在一定pH值、温度和时间内，将样本中的血管紧张素原转化为血管紧张素Ⅰ，然后根据单位时间内生成血管紧张素Ⅰ浓度，计算样本中肾素的活性。这是肾素检测的传统方法，在国内使用多年。

PRA的检测方法主要有放射免疫法（RIA）和液相色谱串联质谱法（LC-MS/MS）。RIA存在放

射污染的问题，另外由于交叉反应，使得RIA容易出现假阳性或假阴性的结果。LC-MS/MS为近年来临床广为推广应用的技术，具有特异度高、同时多组分检测的能力，且干扰因素少。

但是由于PRA检测为一种酶促反应，转化过程不仅受肾素浓度影响，还受底物血管紧张素原浓度和产物血管紧张素Ⅰ浓度的影响。另外，研究显示在−5～4℃时，肾素前体发生冷激活产生肾素，造成PRA检测结果的假阳性升高。PRA样本采集和保存条件严格、实验操作复杂、检测时间过长、可重复性差。检测过程中，血浆标本的孵育时间、缓冲液pH及血浆稀释倍数等因素影响了PRA的可重复性和稳定性，使得不同实验室结果缺乏可比性，难以标准化，这些问题限制了血浆肾素活性检测的临床推广及使用。

2. 肾素浓度　随着单克隆抗体技术的发展，肾素检测逐步从传统的PRA的间接检测转变为血浆肾素浓度（plasma renin concentration，PRC）的直接检测。PRC的检测方法通常为化学发光免疫分析法（chemiluminescence immunoassay，CLIA），该方法灵敏、快速、可自动化，且不涉及放射性标记，无需特殊防护，更重要的是不受血管紧张素原水平的影响，结果稳定、可重复性好。目前PRC检测方法正在不断改进中，不同方法或试剂所得的测定结果相差甚远，PRC能否取代PRA作为一线的检测方法，还需进行大规模的临床试验或人群研究。

3. 醛固酮

（1）血浆醛固酮：醛固酮检测同其他类固醇激素一样，目前实验室常用方法为免疫方法，但是受到交叉影响较多，而基于LC-MS/MS可以同时测定多种物质的特性，中国医学科学院北京协和医院开发了同时检测肾素活性、醛固酮、血管紧张素Ⅱ的LC-MS/MS方法，可直接获得醛固酮及ARR的准确测定结果（图4-3）；另外，醛固酮可以与其他肾上腺皮质激素同时测定，方法见本节前文"类固醇激素检测"。

（2）24小时尿醛固酮：由于醛固酮的分泌具有类似皮质醇的昼夜节律性，而且醛固酮的分泌与体位相关，仅测定血醛固酮可能无法全面了解人体醛固酮的水平，因此可通过测定24小时尿醛固酮以避免由于体位因素导致的醛固酮水平波动，全面地评价人体醛固酮的水平。醛固酮以结合形式的18-葡糖醛酸醛固酮随尿排出，在酸性环境下，与18-葡糖醛酸结合的醛固酮能分离开，因此测定尿醛固酮必须先经过酸解的步骤。

尿醛固酮的检测方法主要有RIA、CLIA和LC-MS/MS法，免疫学方法的优势及局限性见上文。但目前国内少有实验室建立了尿醛固酮LC-MS/MS的检测方法。中国医学科学院北京协和医院不但建立了LC-MS/MS检测尿醛固酮的方法，并不断优化尿醛固酮的酸解方法，酸解时间可以控制在4小时内。

（三）标本要求

1. 影响因素　药物、饮食、体位及许多生理状况（运动、压力、妊娠）都会影响机体内肾素和醛固酮的水平，样本的采集、存储方式会影响肾素的检测，冷激活易导致肾素活性的假性升高，采血完成后要求尽快送检（半小时内），送血样过程需保持室温（不要将采血管置于冰上，这

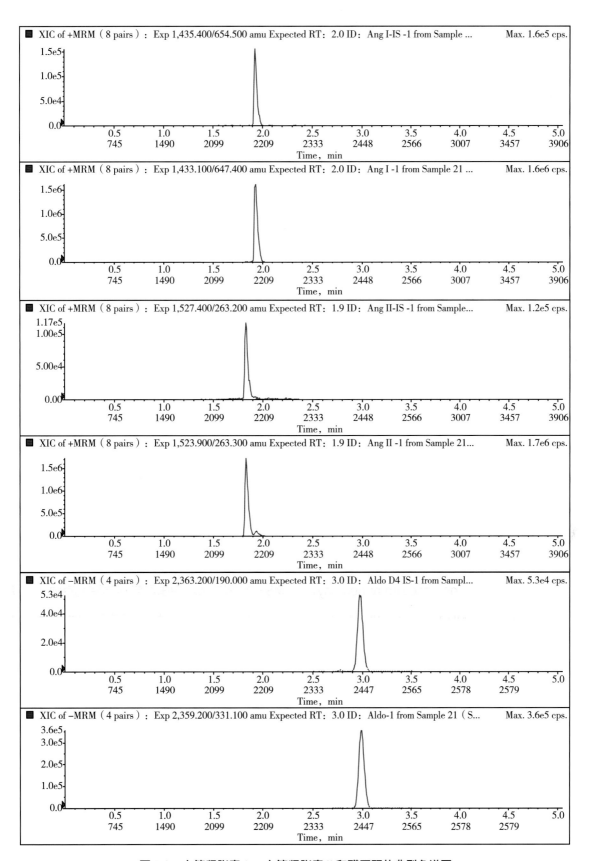

图4-3　血管紧张素Ⅰ、血管紧张素Ⅱ和醛固酮的典型色谱图

（北京协和医院检验科建立的同时测定血管紧张素Ⅰ、Ⅱ和醛固酮的方法）

样会使无活性的肾素前体转换为活性肾素），尽快在室温下离心检测，若不能立即检测，需将血浆冷冻（−80℃）保存。血醛固酮采血完成后尽快送检（2小时内），实验室应尽快离心检测，若不能立即检测，需将血浆冷冻（−20℃或−80℃）保存。醛固酮主要以结合形式随尿排出，检测24小时尿醛固酮需要经过酸解步骤，24小时尿醛固酮含量较高，测定相对容易，并且在24小时尿液标本的收集过程中可增加保护剂，增加醛固酮的稳定性。

2. 留样前准备　尽量将血钾纠正至正常范围；维持正常钠盐摄入。停用对ARR影响较大的药物至少4周，包括醛固酮受体阻滞剂（螺内酯、依普利酮）、保钾利尿剂（阿米洛利、氨苯蝶啶）、排钾利尿剂（氢氯噻嗪、呋塞米）及甘草提炼物。血管紧张素转换酶抑制剂（angiotensin converting enzyme inhibitor，ACEI）、血管紧张素Ⅱ受体阻滞剂（angiotensin Ⅱ receptor blocker，ARB）、钙离子通道阻滞剂（calcium channel blocker，CCB）等药物可升高肾素活性，降低醛固酮，导致ARR假阴性，因此ARR阴性不能排除原醛症，需停用上述药至少2周再次进行检测，但如服药时肾素活性＜1ng/（ml·h）或低于正常检测下限同时合并ARR升高，考虑原发性醛固酮增多症可能大，可维持原有药物治疗。由于β受体阻滞剂、中枢α_2受体阻滞剂（可乐定或甲基多巴）、非甾体抗炎药等可降低肾素活性，导致ARR假阳性，建议停用至少2周，如患者因冠心病或心律失常等原因长期服用β受体阻滞剂，临床医师根据患者情况决定是否停药，如血压

控制不佳，建议使用α受体阻滞剂及非二氢吡啶类CCB。口服避孕药及人工激素替代治疗可能会降低直接肾素浓度（direct renin concentration，DRC），一般无需停服避孕药物。

3. 血液标本采集　清晨起床后保持非卧位状态（可以坐位、站立或者行走）至少2小时，静坐5～15分钟后采血；采血需小心，尽量避免溶血；肾素检测的样本类型为EDTA-K_2抗凝的血浆。血液醛固酮检测的样本类型可为EDTA-K_2抗凝的血浆，也可以选择血清管进行检测，中国医学科学院北京协和医院检验科的研究显示不同血清管条件下，血清和血浆醛固酮的检测无差异。采样后应尽快在推荐的温度条件下尽快检测。

4. 24小时尿液标本收集　在留尿前准备一个干燥洁净的容器，将保护剂（推荐的保护剂有50%乙酸或硼酸）倒入容器内，再开始留尿；早7点准时排尿，此次尿不留。7点以后至第二天早7点的尿全部留入容器内（第二天早7点准时留尿，无论有多少尿都留入容器中），留尿过程将尿液冷藏或置阴凉处保存；将24小时内尿液全部留在容器内，留尿完毕测全部尿量（毫升数或重量）并记录；将容器中的尿摇匀，倒入试管内，盖帽旋转拧紧，及时送检。

5. 标本的保存及运输　肾素活性：血浆在冷冻状态下可稳定2周；醛固酮：血清在室温状态下可稳定4天，在冷藏状态下可稳定4周，在冷冻状态下可稳定30天；24小时尿醛固酮在室温状态下可稳定2周，在冷藏和冷冻状态下可稳定4周；但仍然推荐在采样完成后尽快进行检测。

（四）参考区间

不同年龄段的醛固酮、肾素活性参考区间不一致，儿童及青少年肾素活性、醛固酮高于成年人，立位醛固酮及肾素活性高于卧位。目前国际上尚无统一的醛固酮、肾素活性参考区间，各实验室应建立或验证适合自己的参考区间，并在采血时采用与建立的参考区间相对应的体位。直立位的条件下，Mayo诊所给出的成人肾素活性参考区间：限钠饮食，2.9～24.0μg/（L·h）；普钠饮食，≤0.6～4.3μg/（L·h）。成人外周静脉血血清/血浆醛固酮≤581.7pmol/L，24小时尿醛固酮含量为2.0～20.0μg/24h。

（五）结果解释

肾疾病，如单侧肾动脉狭窄，可导致肾素和醛固酮水平升高。因钠摄入量与尿醛固酮排泄量呈负相关，在正常情况下，24小时尿钠排泄量大于200mmol时，尿醛固酮的排泄量应小于10μg。盐水抑制试验中，如果24小时尿醛固酮的排泄量大于12μg，则提示原发性醛固酮增多症。

（六）检测注意事项

检测前注意事项见留样前准备，若服用血管紧张素转化酶抑制剂的患者肾素活性水平低至检测下限，则提示原发性醛固酮增多症。在使用LC-MS/MS进行检测过程中除保证质控在控外，应注意对每个色谱峰图进行核实，以避免积分错误，针对可能会受到干扰的离子对应使用不同的离子对确认。

四、促肾上腺皮质激素检测

促肾上腺皮质激素（adrenocorticotropic hormone，ACTH）是一种由39个氨基酸组成的多肽类激素，由前体蛋白阿黑皮素原剪切而来，在下丘脑－垂体－肾上腺轴中至关重要。腺垂体的促肾上腺皮质激素细胞受到下丘脑释放的促肾上腺皮质释放激素刺激后，分泌和释放ACTH。ACTH作用于肾上腺皮质，促进糖皮质激素（尤其是皮质醇）的合成和分泌。血液中高浓度的糖皮质激素又可以通过负反馈机制抑制促肾上腺皮质激素释放激素和ACTH的分泌。

（一）ACTH检测的临床应用

血浆ACTH对库欣综合征和肾上腺皮质功能障碍的诊断、定位和治疗有着十分重要的作用。ACTH的分泌有昼夜节律性，临床也常采集8:00AM、4:00PM和0:00AM的血浆观察ACTH的节律性。血浆ACTH升高或降低、昼夜节律消失提示存在肾上腺皮质功能障碍。血浆ACTH的检测一般不作为筛查首选项目，而是与皮质醇共同检测用于诊断肾上腺皮质功能紊乱的分型和确定病变部位。

（二）主要检测方法及其局限性

外周血中ACTH仅以皮克/毫升（pg/ml）水平微量存在，临床常采用双抗体夹心的免疫分析法测定，具有较高的灵敏度和特异度。双抗体夹心法是将待测样本、抗ACTH特异性单克隆捕获抗体和ACTH特异性单克隆标记抗体反应，生成"三明治样"夹心复合物。通过检测复合物的量，经过分析仪的定标曲线得到ACTH的测定结果。2022年国家卫健委室间质评回报数据显示，目前国内ACTH检测方法主要包括电化学发光法和化学发光免疫法，检测原理见"类固醇激素检测"。

免疫法不可避免地会受到交叉反应、异嗜性抗体的干扰，导致结果的不准确。近年来，有实验室开发了LC-MS/MS法检测ACTH。LC-MS/MS法是业内公认的"金标准"检测方法，但因ACTH是一种多肽类的大分子物质，LC-MS/MS法检测ACTH的前处理过程较为烦琐，不适合临床大量样本的常规检测，适用于免疫法检测受干扰时复核检测结果。

（三）标本要求

1. 影响因素　多种因素（应激、压力、运动和昼夜节律等）都会影响体内ACTH的水平。应激状态下，ACTH的水平会升高。在室温条件下，血液中ACTH不稳定，易降解，并且会黏附于玻璃和塑料的表面，因此对采血和保存条件要求严格。推荐使用EDTA抗凝管血浆样本，冰浴送检，尽快在低温下离心检测，若不能立即测定，需分离血浆并冷冻保存（$-20℃$或$-80℃$）。

2. 留样前准备　在标本采集前的12小时内，不服用含有生物素（维生素B_7）的复合维生素或膳食补充剂。

3. 血液样本采集　除明确的昼夜节律试验，建议上午10：00前完成抽血；用预冷的EDTA-K_2抗凝管采集，并置于冰上及时运输到实验室；在2小时内低温离心，若不能立即检测，需要立即将血浆从细胞中分离出来冻存（$-20℃$或$-80℃$）。

4. 标本稳定性　血浆样本在$2℃$～$8℃$可保存不超过2小时，在$-20℃$可保存不超过4周，避免反复冻融。

（四）参考范围

ACTH检测尚未实现标准化，不同检测系统间结果存在较明显的差异，故应建立或经验证后引用适用于本实验室检测系统及人群特征的参考区间。

（五）结果解释

ACTH的浓度会因生理条件的不同而有很大的不同。因此，评估ACTH结果时应同时测量皮质醇浓度。若血浆ACTH水平与临床表现不符应联系实验室检测人员，通过更换检测平台、阻断试验等排除检测干扰的可能。若ACTH的结果不明确，推荐采集不同日期相同时间点的血样复查。

（六）检测注意事项

ACTH的分泌有昼夜节律，表现为清晨浓度高，夜间浓度低。因此标本的采集时间对检验结果的解释十分重要。另外，口服治疗剂量的生物素可影响基于生物素-链霉素-亲和素系统的检测结果。

五、电解质检测

钾离子是细胞内液的重要阳离子，钠离子是细胞外液的重要阳离子，氯离子是细胞外液的主要阴离子，在维持细胞生理活动、酸碱平衡和渗透压平衡中起重要作用。体内电解质主要经肾随尿液排出体外。肾上腺皮质分泌的醛固酮可以促进肾远曲小管上皮细胞和集合管上皮细胞重吸收钠离子和排泄钾离子，因此电解质检测对于肾上腺皮质功能检查具有重要意义。

（一）电解质检测在肾上腺相关疾病诊断中的应用

肾上腺皮质分泌的醛固酮可以促进钠离子重吸收和钾离子的排泄，因此测定血/尿电解质水平可以反映肾上腺皮质功能。原发性醛固酮增多症（如肾上腺腺瘤/癌、肾上腺皮质增生）和继发性醛固酮增多症（如肾血管病、腹水合并心力衰竭、妊娠、巴特综合征等）时由于醛固酮分泌增加会使尿钾丢失过多，出现低钾血症，24小时尿钾升高、尿钠降低及尿氯离子降低。此外，长期使用皮质激素如可的松、地塞米松等，若不及时补充钾，也会导致低钾血症的发生。

肾上腺皮质功能减退如艾迪生病时，由于醛固酮分泌减少，远曲小管分泌钾减少，出现24小时尿钾降低，同时造成高钾血症和低钠血症、低氯血症。

研究发现尿醛固酮水平与尿钠排泄量呈负相关，正常个体在钠摄入充足时，尿醛固酮会受到抑制。正常情况下，如果24小时尿钠排泄量大于200mmol，尿醛固酮排泄量应小于10μg。在醛固酮抑制试验中，24小时尿钠排泄量应超过200mmol，以证明钠补充充足，此时若尿醛固酮排泄量大于12μg，则证明醛固酮分泌增多。

（二）主要检测方法及其局限性

钾离子测定的决定性方法是放射性核素稀释质谱法和中子活化法。钠离子测定的决定性方法是重量分析法和中子活化法。国际推荐的钾钠测定参考方法是火焰光度计法。氯离子测定的决定性方法是放射性核素稀释质谱法，参考方法是电量滴度法。目前，电解质测定的常用的方法主要有离子选择电极法（ion selective electrode，ISE）和酶法，方法简便、灵敏，适用于目前的全自动生化分析仪，是目前多数实验室普遍使用的方法。

1. 离子选择电极法 离子选择电极法（ISE）是利用电极电位和离子活度的关系测定离子浓度的一种电化学方法。核心是采用对被测离子选择性响应的敏感膜，当被测离子与ISE电极膜接触反应时，电位计中的电动势发生变化，产生电位差。电位差大小与溶液中钠、钾、氯离子浓度成正比。离子选择电极法广泛应用于全自动生化分析仪，具有简便、快捷、准确、标本用量少、可重复性好等优势，可进行多种项目组合分析，但是电极具有一定的寿命，需定期更换。

2. 酶法 酶法测定电解质浓度一般为双试剂，适用于较大型全自动生化分析仪。钾离子浓度酶法测定利用磷酸烯醇丙酮酸（phosphoenolpyruvate，PEP）在钾依赖性丙酮酸激酶催化下生成丙酮酸和三磷酸腺苷，然后在乳酸脱氢酶催化下，丙酮酸和还原型烟酰胺腺嘌呤二核苷酸（reduced nicotinamide adenine dinucleotide，NADH）反应生成乳酸和NAD^+。反应中NADH的消耗量与待测样本中钾离子浓度成正比。钠离子浓度测定利用邻硝基酚-β-半乳糖苷（ONPG）在钠依赖性半乳糖苷酶催化下生成邻硝基酚和半乳糖，邻硝基酚生成量与待测样本中钠离子浓度成正比。氯离子测定利用α淀粉酶催化2-氯-4-硝基苯－麦芽三糖苷解离生成2-氯-4-硝基酚（2-chloro-4-nitrophenol，CNP）和麦芽三糖，CNP生成量与淀粉酶活性成正比，氯离子是淀粉酶的激动剂，该催化反应的速率变化可以反映待测标本中氯化物浓度。酶法的精密度、准确度与参考方法火焰光度法接近，但是其试剂价格较贵，目前应用不如离子选择电极法广泛。

3. 标本要求　血电解质测定一般采用血清或肝素锂抗凝血浆标本，抗凝剂柠檬酸钠、EDTA和草酸盐会影响电解质测定结果。血清或血浆标本应及时分离，若全血放置时间过长，离体红细胞由于代谢能量不足使膜上钠-钾-ATP酶不能正常运转，从而无法将红细胞内逸出的钾转运到细胞内，使测定结果出现假性升高。分离血清或血浆后应尽快检测，若无法及时检测可在2～8℃保存，在48小时内完成测定。同时，由于红细胞内钾浓度约为红细胞外钾浓度的20倍，血钾测定受标本溶血影响显著，应严格控制防止标本溶血。

尿中离子浓度在一天内变化比较大，故尿电解质的测定需要留取24小时的全部尿液。保存24小时尿标本的容器应该保持干燥洁净，将保护剂在尿液收集之前事先加入容器中，整个留尿过程容器应置于冷藏/室温（<25℃）。

4. 参考区间　电解质检测的参考区间见表4-1。

表4-1　电解质检测的参考区间

项目	参考区间
血清电解质	
钾	3.5～5.3mmol/L
钠	137～147mmol/L
氯化物	96～108mmol/L
24小时尿	
钾	25～100mmol/24h
钠	130～260mmol/24h
氯化物	170～250mmol/24h

注：以上参考区间来自WS/T 404.2-2012《临床常用生化检验项目参考区间》。

第二节　功能试验及静脉取血

一、原发性醛固酮增多症筛查试验

（一）原理及方法

1. 原理　原发性醛固酮增多症（简称"原醛症"）因肾上腺皮质增生或腺瘤自主性分泌醛固酮增多，导致水钠潴留、血容量增加，患者临床上会出现高血压，部分患者伴有低钾血症。由于循环中醛固酮水平高导致肾素-血管紧张素系统受抑制。

原醛症患者的激素改变特点为血浆醛固酮水平增高，肾素受抑制。单纯测定肾素或单纯检测醛固酮水平对原醛症的诊断特异度低，目前采用血醛固酮与肾素活性比值（ARR）作为首选的筛查方法。

2. 方法　患者清晨起床后保持非卧位状态（坐位、站立或行走）至少2小时，静坐5～15分钟后采血，检测醛固酮和肾素活性，计算ARR。如待测血浆肾素活性（PRA），需冰浴送检标本；如待测直接肾素浓度（DRC），室温送检标本，离心分离出血浆立即冷冻保存。

（二）结果判断

由于各临床中心使用的检测方法及试剂盒不同，使用的ARR切点值不一。2016年国际《原发性醛固酮增多症的临床诊疗指南》和2020年中国《原发性醛固酮增多症诊断治疗的专家共识》提供了最常用的ARR切点，当检测的肾素活性和醛固酮浓度单位分别为ng/（ml·h）和ng/dl时，最常用的ARR切点为30；当检测直接肾素浓度时，肾素浓度和醛固酮浓度单位分别是mU/L和ng/dl时，最常用的ARR切点为3.7。中国医学科学院北京协和医院报道，肾素活性和醛固酮浓度单位分别为ng/（ml·h）和ng/dl，立位ARR切点为30时，初筛原醛症的灵敏度为95%，特异度为60%；当ARR切点为40时，灵敏度为93%，特异度为76%。

（三）注意事项

影响醛固酮、肾素及ARR的因素很多，包括年龄、性别、饮食、体位、采血时间、血钾、药物、肾功能等，在采血、检测及结果分析时需要加以注意。

1. 检查前准备

（1）饮食和电解质：由于低血钾抑制醛固酮分泌，采血前尽量将血钾纠正至正常范围，最好到4.0mmol/L；维持正常钠盐摄入。

（2）降压药使用：停用对醛固酮和肾素影响较大的药物，如利尿剂，包括醛固酮受体阻滞剂（螺内酯、依普利酮）、保钾利尿剂（阿米洛利、氨苯蝶啶）和排钾利尿剂（氢氯噻嗪、呋塞米），以及甘草类制剂至少4周；停用血管紧张素转化酶抑制剂（ACEI）、血管紧张素Ⅱ受体阻滞剂（ARB）、二氢吡啶类钙离子通道阻滞剂（CCB）、β受体阻滞剂等类型降压药至少2周。由于使用利尿剂、ACEI、ARB和CCB能导致ARR假阴性，因此，如果使用这些药物时ARR仍高，考虑原醛症可能性大。停用上述药物后如患者血压高，可用对ARR无显著影响的药物控制血压，如α受体阻滞剂和非二氢吡啶类CCB。

2. 结果判断注意事项

（1）年龄：年龄＞65岁，肾素明显下降，导致ARR升高。

（2）性别：女性经前期及排卵期ARR较男性高，口服避孕药可能降低DRC，导致ARR假阳性。

（3）饮食和电解质：低钠或高钠饮食导致ARR假阴性或假阳性，低钾血症或高钾血症也导致ARR假阴性或假阳性。

（4）ARR局限性：由于肾素活性对ARR的贡献相对醛固酮大，当肾素活性很低，即使醛固酮水平也低时，可能计算的ARR也会升高，但这种情况不符合原醛症的诊断，常见于老年人或低肾素性高血压患者。为了避免这个问题，一些学者提出在筛查试验中除ARR外，还需评价醛固酮的绝对值，当ARR＞30，且醛固酮＞15ng/ml时为筛查试验阳性。

（5）不同的医院使用的醛固酮和肾素的检测方法和试剂盒不同，建议根据情况制定相关特异性切点。

二、原醛症确诊试验

原醛症的确诊试验包括以下4项：卡托普利试验、静脉生理盐水滴注试验、高钠饮食负荷试验和氟氢可的松抑制试验，每项确诊试验在对原醛症的诊断效能和试验风险上各有利弊，目前尚未推荐其中一种试验优于其他试验。4项确诊试验前的准备同筛查试验。

（一）卡托普利试验

1. 原理及方法

（1）原理：卡托普利是血管紧张素转化酶抑

制剂，能阻断血管紧张素Ⅰ转变为血管紧张素Ⅱ，从而减少醛固酮分泌，血浆中醛固酮水平下降。原醛症患者的肾上腺自主性分泌醛固酮，给予卡托普利后患者的醛固酮分泌不被抑制。

（2）方法：患者在试验前1天留取24小时尿，测定尿钾、钠。试验日，患者保持坐位或立位1小时后，坐位采血测血浆醛固酮、肾素、血钾、血钠；然后口服卡托普利25mg或50mg，服药2小时后再次采血测血浆醛固酮和肾素。试验中患者保持坐位，并测量服药前后血压。

2. 结果判断 2016年，国际内分泌学会制定的原醛症诊疗指南中推荐采用以下判断标准：正常人卡托普利试验后血浆醛固酮浓度下降＞30%，如果醛固酮不受抑制，可确诊为原醛症。国内多家医院用卡托普利试验后的ARR或醛固酮浓度做诊断指标。中国医学科学院北京协和医院用卡托普利试验后ARR作为诊断指标，当肾素活性和醛固酮浓度单位分别为ng/（ml·h）和ng/dl时，ARR切点为46.2，诊断原醛症的灵敏度为88.7%，特异度为84.8%。此外，国内也有医院用卡托普利试验后2小时醛固酮＞11ng/dl作为切点确诊原醛症。

3. 注意事项

（1）摄盐增多增加血容量，抑制肾素及醛固酮分泌，若摄盐增多容易出现假阴性结果。

（2）推荐坐位进行卡托普利试验。由于卧位时正常人和原发性高血压患者的醛固酮和肾素均低于立位，如做卧位卡托普利试验，结果判断需要考虑体位对结果的影响。

（3）试验风险小，试验中患者常无不适，可

在门诊完成此试验。由于卡托普利有降低血压的作用，试验前后需要测量血压，如试验前患者的血压偏低，建议改天进行试验。

（二）静脉生理盐水滴注试验

1. 原理及方法

（1）原理：对正常人和原发性高血压患者，静脉滴注生理盐水后，血钠和血容量增加，抑制肾素分泌，从而降低血浆血管紧张素Ⅱ和醛固酮水平。而对原醛症患者，由于其肾上腺自主性分泌醛固酮增多，因此，静脉滴注生理盐水对患者的血浆醛固酮水平的抑制不明显。

（2）方法：试验前患者卧床休息至少1小时，清晨8点开始静脉滴注0.9%氯化钠溶液，4小时内输完2L。整个过程患者需保持卧位、空腹，同时监测血压、心率。输注前及输注后分别采血测肾素、醛固酮、皮质醇及血钾。

2. 结果判断 静脉生理盐水滴注试验后如果患者血浆醛固酮水平＞10ng/dl，则诊断原醛症；5～10ng/dl需根据患者的临床表现、实验室检查及影像学检查等进行综合评价；＜5ng/dl则可以排除原醛。

3. 注意事项

（1）患者在输注盐水后血容量快速增加，可能诱发高血压危象及心力衰竭等急症，因此，对于高血压控制不佳、心功能不全及有低钾血症的患者不应进行此项试验。

（2）研究显示坐位静脉生理盐水滴注试验对原醛症诊断的灵敏度高于卧位，如用坐位静脉生理盐水滴注试验，试验后患者血浆醛固酮水平＞6ng/dl时，诊断原醛症的灵敏度为87%，特异

度为94%。

（三）高钠饮食负荷试验

1. 原理及方法

（1）原理：与静脉生理盐水滴注试验类似。正常人高钠饮食后，血容量会增多，抑制肾素-血管紧张素系统，导致醛固酮水平下降；对于原醛症患者，由于其肾上腺自主性分泌醛固酮增多，则醛固酮不受抑制。

（2）方法：每天钠盐摄入量＞200mmol（相当于氯化钠6g）连续3天，为使血钾维持正常范围同时进行补钾治疗。收集最后1天的24小时尿液测定尿醛固酮。

2. 结果判断　尿醛固酮＜10μg/24h排除原醛症，＞12μg/24h（梅奥诊所推荐）或14μg/24h（克里夫兰医学中心推荐）确诊原醛症。

3. 注意事项　与静脉生理盐水滴注试验相似，高钠饮食会增加血容量，对严重高血压、肾功能不全和心功能不全的患者，以及有心律失常及严重低钾血症的患者，不宜进行此项试验。

（四）氟氢可的松抑制试验

1. 原理及方法

（1）原理：与静脉生理盐水滴注试验类似。氟氢可的松是一种合成的盐皮质激素，服用后患者血容量增加，肾素-血管紧张素系统受抑制，醛固酮水平下降，而原醛症患者由于其肾上腺自主性分泌醛固酮，其血浆中醛固酮水平不受影响。

（2）方法：患者每6小时服用氟氢可的松0.1mg，持续4天，同时补钾治疗，使血钾维持在4mmol/L，并且高钠饮食（每天三餐分别补充30mmol氯化钠，保证每天尿钠排出量超过

3mmol/kg），第4天上午10点坐位采血测醛固酮和肾素，血皮质醇在上午7点和10点测定2次。

2. 结果判读　第4天上午10点血醛固酮浓度＞6μg/dl，则原醛症诊断明确。血皮质醇水平上午10点低于7点，表明醛固酮未受ACTH的影响。

3. 注意事项

（1）氟氢可的松作为一种盐皮质激素，有保钠、保水、排钾的作用，口服4天后可以充分发挥其作用。需注意补钾，以免出现低钾血症。

（2）由于操作烦琐，并且国内无市售的氟氢可的松，目前国内很少开展。

三、肾上腺静脉取血

（一）原理及方法

1. 原理　肾上腺静脉取血（adrenal vein sampling，AVS）是在X线透视下将导管超选择性插入双侧肾上腺静脉，并留取肾上腺静脉的血标本进行监测，以明确肾上腺病变的部位（定侧）的检查方法，是一种介入性检查方法，主要用于鉴别原醛症的病因。

原醛症主要由一侧醛固酮瘤或双侧肾上腺皮质增生（特发性醛固酮增多症）引起。醛固酮瘤优先选择单侧手术切除，特发性醛固酮增多症则建议终生口服醛固酮受体阻滞剂，因此，两者的鉴别至关重要。目前，我国原醛症诊疗的专家共识和国际上原醛症的诊疗指南均推荐AVS作为原醛症分型诊断的"金标准"。

2. 适应证

（1）患者必须符合原醛症诊断标准。

（2）对于影像学检查提示单侧腺瘤、症状典型的年轻原醛症（<35岁）患者可不行AVS。

（3）对于拒绝手术、因手术风险过高而不适合手术，以及影像学检查怀疑肾上腺恶性肿瘤的原醛症患者，也不需要行AVS。

（4）具有高血压家族史的年轻患者或50岁前出现高血压卒中的患者，在AVS前推荐进行基因检测，排除家族遗传性醛固酮增多症。若明确为Ⅰ型或Ⅲ型家族遗传性醛固酮增多症，亦可不必行AVS。

3. 方法　患者术前需禁食8～12小时，保持卧位1小时，并常规会阴部及双侧腹股沟区备皮，术前30分钟于左前臂静脉滴注ACTH（5U/h），以刺激并维持术中醛固酮及皮质醇的稳定分泌，肾上腺静脉取血采用的导管通常为西蒙（Simon）导管及"眼镜蛇"（Cobra）导管。

取血方法是行双侧肾上腺选择性静脉采样。患者保持卧位，在数字减影血管造影（digital subtraction angiography，DSA）引导下，将导管自股静脉插至下腔静脉、左右侧肾上腺静脉内，推注少量造影剂证实后采血，非ACTH刺激下双侧肾上腺静脉及下腔静脉同时采血，血液在重力下自主流出。

（二）结果判断

在AVS过程中，导管尖端是否置入肾上腺静脉直接影响成败。建议使用选择指数（selectivity index，SI）来明确导管尖端位置，即肾上腺静脉与腔静脉的皮质醇激素水平之比。《原发性醛固酮增多症的功能分型诊断：肾上腺静脉采血专家共识》推荐在无ACTH条件下，SI≥2作为临界值；使用ACTH条件下，SI≥3作为临界值。

因为右侧肾上腺静脉的血样容易被下腔静脉血稀释，为避免由于血样稀释导致的采样误差，可采用醛固酮/皮质醇比值对采样结果进行校正。推荐使用侧别指数（lateralization index，LI）来判断醛固酮高分泌的优势侧，即计算双侧肾上腺静脉血样的醛固酮/皮质醇比值之比。推荐在ACTH刺激下，单侧醛固酮分泌过多的LI临界值为4.0；无ACTH情况下，LI临界值为2.0。

AVS诊断单侧醛固酮分泌过多的灵敏度为95%，特异度为100%。它既能区分一侧或双侧肾上腺病变，还可对肾上腺功能性腺瘤进行定位。

此外，除测量醛固酮和皮质醇之外，在AVS期间测量18-氧皮质醇可能也会对诊断有所帮助。

（三）注意事项

情绪紧张与疼痛应激反应会刺激下丘脑-垂体-肾上腺激素轴，影响AVS检测结果的准确性。因此充分的患者准备与条件控制是决定AVS成败的关键。

1. 患者准备与条件控制

（1）采血前建议患者卧床休息至少1小时，营造舒适环境，采血过程尽量减少疼痛刺激。

（2）采血前应纠正低钾血症，否则易干扰机体的醛固酮分泌。

（3）对于没有使用ACTH刺激的中心，早上采血能降低假阴性的概率。

（4）原醛症患者术前常口服多种降压药物，部分降压药会影响采血结果。推荐降压药物调整为α_1受体阻滞剂（如哌唑嗪、多沙唑嗪、特拉唑嗪等）与非二氢吡啶类CCB（如维拉帕米）。

（5）建议停用增加肾素活性的药物。对于需要联合多种降压药物的难治性高血压患者，必要时可使用ACEI、ARB、利尿剂及β受体阻滞剂等。这种情况下，若AVS提示存在优势侧，则结果有效，若无优势侧则需谨慎解读。

（6）既往使用醛固酮受体阻滞剂或阿米洛利的患者，建议在调整降压药情况下停药至少4周（最好6周）后再行采血。

（7）建议AVS采血前完善肾上腺影像学检查。

2．采血过程注意事项

（1）左侧肾上腺静脉容易插管，右侧肾上腺静脉的位置变异较大、长度较短，而且从下腔静脉开口处向下外方走行，插管较为困难。

（2）ACTH有助于术中稳定地分泌足量激素。常规ACTH的用法有两种，即在采血前30分钟以5U/h的速率连续静脉滴注或在采血过程中250μg单次剂量注射。

（3）在行选择性肾上腺静脉取血的同时应摄取双侧肾上腺静脉造影的X线片，以记录采样时导管的位置。

四、小剂量地塞米松抑制试验

（一）原理及方法

1．原理　库欣综合征是由于多种原因导致肾上腺皮质长期分泌过量皮质醇，从而引起向心性肥胖、糖脂代谢紊乱、高血压、低钾血症、水肿等一系列临床表现的综合征。但代谢综合征、熬夜、应激等多种生理或病理原因也可导致血皮质醇水平升高，因此单纯测定血皮质醇水平对库欣综合征的诊断特异度低。

地塞米松与下丘脑室旁核和垂体促肾上腺皮质激素细胞内的糖皮质激素受体结合，可以抑制促肾上腺皮质激素释放激素（CRH）和促肾上腺皮质激素（ACTH）的分泌。因此，对于下丘脑 - 垂体 - 肾上腺（hypothalamic-pituitary-adrenal，HPA）轴正常的个体，超生理剂量的地塞米松可以抑制下丘脑的CRH和垂体ACTH分泌，从而减少皮质醇分泌。库欣综合征患者由于继发于肿瘤自主分泌过多ACTH导致负反馈受损，或肾上腺病变自主分泌过多皮质醇，受地塞米松的抑制有限。此外，服用地塞米松不影响血清、唾液和尿液中皮质醇的检测。因此，小剂量地塞米松抑制试验可以用于定性诊断库欣综合征。

2．方法　常用小剂量地塞米松抑制试验方法有两种：第一种是过夜1mg地塞米松抑制试验。患者于夜间11～12点口服地塞米松1mg，次晨8点左右采血，检测空腹血清皮质醇。如果条件允许，同时检测血清地塞米松水平。儿童服用地塞米松的剂量按0.3mg/m²体表面积计算。第二种是经典的2天法小剂量地塞米松抑制试验。患者于服药前留24小时尿液检测皮质醇排泄量，之后在第2天和第3天口服0.5mg地塞米松，每6小时1次，连续服用2天，检测基线日（服用地塞米松前）和应用地塞米松第2天的24小时尿皮质醇含量；另一种检测指标为服药2天后，第3天清晨8点采血测血清皮质醇。如果条件允许，同时检测血清地塞米松水平。

（二）结果判断

小剂量地塞米松抑制试验的诊断切点不同，

相应的灵敏度和特异度有所变化。2008年《国际内分泌学会临床实践指南：库欣综合征的诊断》《库欣综合征专家共识（2011年)》和《中国库欣病诊治专家共识（2015)》推荐将过夜1mg地塞米松抑制试验的切点值定为服药后次晨8时血清皮质醇＜50nmol/L（＜1.8μg/dl)，灵敏度接近100%，特异度为91%，但也有库欣综合征患者接受过夜1mg地塞米松抑制试验后，清晨血清皮质醇浓度在1.8μg/dl以下。当临界值定为137nmol/L（5μg/dl）时，灵敏度降低至87%，但特异度增至97%。

经典小剂量地塞米松抑制试验正常人口服地塞米松第2天，24小时尿皮质醇＜10μg/24h（27nmol/24h）或小于正常参考值下限，如应用血清皮质醇作为判断指标，则切点为＜1.8μg/dl。两者的灵敏度和特异度相差不大，均可达到灵敏度＞95%。

（三）注意事项

由于地塞米松对垂体ACTH分泌的抑制与其剂量有关，影响地塞米松吸收、代谢和清除的因素可影响小剂量地塞米松抑制试验的结果。

1. 药物使用　苯巴比妥类、苯妥英钠、卡马西平和利福平等药物可通过诱导肝CYP3A4酶加速地塞米松的清除导致假阳性。服用外源性雌激素由于皮质类固醇结合球蛋白水平升高，导致血清皮质醇水平升高出现假阳性。

2. 合并疾病　肝肾衰竭患者因为地塞米松的清除减少导致假阴性。周期性库欣综合征可能存在皮质醇分泌正常的时期导致假阴性。

3. 糖皮质激素受体基因多态性　糖皮质激素受体基因多态性可能导致地塞米松抑制试验出现假阳性或假阴性。*N363S*或者*BclI*基因多态性时，服用地塞米松后的血清皮质醇下降程度更大。*ER22/23EK*和*A3669G*基因多态性与糖皮质激素敏感性降低和糖皮质激素相对抵抗有关。

因此，小剂量地塞米松抑制试验不应作为排除库欣综合征的唯一标准。采用多重标准综合评估可能有助于对试验结果的解读。

五、大剂量地塞米松抑制试验

（一）原理及方法

1. 原理　增加地塞米松的剂量可抑制自主功能不强的垂体ACTH腺瘤分泌ACTH，自主功能更强的异位ACTH瘤（部分分化较好的类癌除外）对地塞米松的抑制则呈现相对抵抗，因此库欣病（垂体ACTH腺瘤）患者使用大剂量地塞米松后会出现血和尿液皮质醇水平的进一步下降，而大部分异位ACTH综合征患者无明显反应。因此，大剂量地塞米松抑制试验可用于库欣病（Cushing disease，CD）与异位ACTH综合征（ectopic ACTH secreting syndrome，EAS）的鉴别。

2. 方法　患者于服药前留24小时尿液检测皮质醇，随后口服2.0mg地塞米松，每6小时1次，连续2天，共服药8次，于服药第2天同时留24小时尿皮质醇。也可于服药前和服药2天后清晨8时空腹采集血皮质醇。

也有午夜11～12点单次服用8mg地塞米松或静脉注射4～7mg地塞米松，在用药前后测定清晨血皮质醇的简化方法。

（二）结果判断

《库欣综合征专家共识（2011年）》和《中国库欣病诊治专家共识（2015）》推荐将大剂量地塞米松抑制试验的切点值定为服药第2天24小时尿皮质醇或服药后晨8时血皮质醇下降到对照值的50%以下，如被抑制支持库欣病的诊断，反之支持异位ACTH综合征的诊断。该试验的灵敏度为60%～80%，特异度为80%～90%。

（三）注意事项

前述小剂量地塞米松抑制试验中影响地塞米松吸收、代谢和清除的因素，也可影响大剂量地塞米松抑制试验的结果，应注意判别。

大剂量地塞米松抑制试验鉴别库欣病与异位ACTH综合征的灵敏度和特异度有限，因此库欣综合征的定位诊断不应单以大剂量地塞米松抑制试验为依据，还应结合CRH刺激试验、垂体动态增强MRI、双侧岩下窦静脉取血等检查以明确。

六、岩下窦静脉取血试验

（一）原理及方法

1．原理　ACTH依赖性库欣综合征主要分为垂体来源的库欣病（Cushing disease，CD）和其他部位来源的异位ACTH综合征（ectopic ACTH secreting syndrome，EAS），所以，确定ACTH的来源对于后续诊疗非常重要。目前，根据库欣综合征诊疗指南，双侧岩下窦静脉取血（bilateral inferior petrosal sinus sampling，BIPSS）是鉴别诊断CD和EAS的"金标准"。

BIPSS原理为通过介入技术获得垂体周围岩下窦静脉的血样，测定其ACTH浓度与外周静脉ACTH浓度的比值。CD患者该比值会升高，EAS患者该比值会接近1。

2．方法　双侧股静脉插管后，将导管置于双侧岩下窦，推注入适量非离子型造影剂，以确认导管的位置。经导管抽取双侧岩下窦静脉血标本，并同时进行周围静脉采样，以检测CRH刺激前的ACTH基础水平。静脉注入CRH后同时从双侧岩下窦及周围静脉采样，采样时间为激发前、激发后3分钟、激发后5分钟和激发后10分钟。采样后需及时将血标本送往实验室检测ACTH浓度。

在无法提供CRH的国家和地区，可采用去氨加压素（DDAVP）替代，其替代效果与CRH无明显差异。

岩下窦取血的安全性较好，美国国立卫生研究院（National Institutes of Health，NIH）完成了508例患者的岩下窦取血，无一例死亡，致残率为0.2%（脑干损伤）。岩下窦取血的危险性与脑血管造影相似。

（二）结果判断

传统文献推荐的岩下窦静脉ACTH与外周静脉ACTH浓度比（IPS∶P）的诊断切点值为激发前2.0，激发后3.0。若高于切点值，诊断为CD，否则诊断为EAS。

（三）注意事项

1．有必要行BIPSS的人群　根据CS诊疗共识，推荐对确诊ACTH依赖性CS且垂体MRI提示垂体无占位、占位模糊或占位＜9mm的患者行BIPSS。

2．结果解读注意事项

（1）截至2020年的文献荟萃分析表明，使用传统激发前2.0，激发后3.0作为切点时，激发前灵敏度为87.2%，激发后灵敏度为96.5%，特异度均为100.0%。而中国医学科学院北京协和医院全球最大的单中心BIPSS队列研究指出，最佳的IPS：P的诊断切点值为激发前1.4，激发后2.8，能将激发前灵敏度提高至94.7%，激发后灵敏度提高至97.8%，特异度均为100.0%。

（2）传统文献推荐使用双侧岩下窦静脉中ACTH比值（IPS：IPS）推测肿瘤在垂体中的偏侧位置，其切点值为1.4，即高于1.4判断肿瘤在垂体中偏向ACTH浓度较高侧，低于1.4判断肿瘤可能位于中间。然而30余年的全球各中心研究表明，该方法可能受垂体周围血管解剖结构等因素影响，对偏侧位置的判断准确性并不能令人满意，部分研究甚至预测准确性接近50%。

（3）部分文献指出可采用催乳素校正的方式减少垂体周围血管解剖变异对BIPSS结果的影响，大多数研究样本量较小。目前催乳素校正的切点尚未明确，且不同研究之间存在争议。

参考文献

[1] LENDERS J W, DUH Q Y, EISENHOFER G, et al. Pheochromocytoma and paraganglioma: an endocrine society clinical practice guideline [J]. J Clin Endocrinol Metab, 2014, 99 (6): 1915-1942.

[2] LENDERS JW, PACAK K, WALTHER MM, et al. Biochemical diagnosis of pheochromocytoma: which test is best? [J]. JAMA, 2002, 287 (11): 1427-1434.

[3] SHAH MH, GOLDNER WS, BENSON AB, et al. Neuroendocrine and Adrenal Tumors, Version 2. 2021, NCCN Clinical Practice Guidelines in Oncology [J]. J Natl Compr Canc Netw, 2021, 19 (7): 839-868.

[4] TEEDE HJ, MISSO ML, COSTELLO MF, et al. Recommendations from the international evidence-based guideline for the assessment and management of polycystic ovary syndrome [J]. Fertil Steril, 2018, 110 (3): 364-379.

[5] 中华医学会内分泌学分会. 嗜铬细胞瘤和副神经节瘤诊断治疗专家共识（2020版）[J]. 中华内分泌代谢杂志, 2020, 36 (9): 737-750 2020.

[6] YU S, ZHOU W, YU J, et al. Automated magnetic bead extraction method for measuring plasma metanephrines and 3-methoxytyramine using liquid chromatography tandem mass spectrometry [J]. Analytical and Bioanalytical Chemistry, 2022, 414 (11): 3541-3549.

[7] FUNDER JW, CAREY RM, MANTERO F, et al. The management of primary aldosteronism: case detection, diagnosis, and treatment: an endocrine society clinical practice guideline [J]. J Clin Endocrinol Metab, 2016, 101 (5): 1889-1916.

[8] 中华医学会内分泌学分会. 原发性醛固酮增多症诊断治疗的专家共识（2020版）[J]. 中华内分泌代谢杂志, 2020, 36 (9)：727-736.

[9] 周伟燕, 张传宝, 马文君, 等. 加强我国醛固酮标准化和肾素一致化建设 [J]. 中华检验医学杂志, 2020, 43 (3)：245-249.

[10] WANG Z, WANG H, PENG Y, et al. A liquid chromatography-tandem mass spectrometry（LC-MS/MS）-based assay to profile 20 plasma steroids in endocrine disorders [J]. Clin Chem Lab Med, 2020, 58 (9)：1477-1487.

[11] EISENHOFER G, DURAN C, CANNISTRACI CV, et al. Use of Steroid Profiling Combined With Machine Learning for Identification and Subtype Classification in Primary Aldosteronism [J]. JAMA Netw Open, 2020, 3 (9)：e2016209.

[12] 尚红, 王毓三, 申子瑜. 全国临床检验操作规程 [M]. 4版. 北京：人民卫生出版社, 2015.

[13] SHI J, DHALIWAL P, ZI ZHENG Y, et al. An Intact ACTH LC-MS/MS Assay as an Arbiter of Clinically Discordant Immunoassay Results [J]. Clin Chem, 2019, 65 (11)：1397-1404.

[14] 中华医学会内分泌学分会肾上腺学组. 原发性醛固酮增多症诊断治疗的专家共识 [J]. 中华内分泌代谢杂志, 2020, 36 (9)：727-736.

[15] 中国医师协会泌尿外科分会肾上腺源性高血压外科协作组. 原发性醛固酮增多症的功能分型诊断：肾上腺静脉采血专家共识 [J]. 现代泌尿外科杂志, 2020, 25 (3)：205-208.

[16] 中国垂体腺瘤协作组. 中国库欣病诊治专家共识（2015）[J]. 中华医学杂志, 2016, 96 (11)：835-840.

[17] 中华医学会内分泌学分会. 库欣综合征专家共识（2011年）[J]. 中华内分泌代谢杂志, 2012, 28 (2)：96-102.

[18] 宋爱羚, 曾正陪, 童安莉, 等. 不同病因高血压患者血浆肾素活性、血管紧张素Ⅱ及醛固酮水平的差异 [J]. 中华内科杂志, 2012, 51 (4)：294-298.

[19] 李洪运, 李平, 沈山梅, 等. 肾上腺静脉采血在原发性醛固酮增多症分型诊断中的应用价值 [J]. 中华医学杂志, 2017, 97 (42)：3291-3296.

[20] FUNDER JW, CAREY RM, MANTERO F, et al. The management of primary aldosteronism: case detection, diagnosis, and treatment: an endocrine society clinical practice guideline [J]. J Clin Endocrinol Metab, 2016, 101 (5)：1889-1916.

[21] STEICHEN O, AMAR L. Diagnostic criteria for adrenal venous sampling [J]. Curr Opin Endocrinol Diabetes Obes, 2016, 23 (3)：218-224.

[22] FLESERIU M, AUCHUS R, BANCOS I, et al. Consensus on diagnosis and management of Cushing's disease: a guideline update [J]. The Lancet Diabetes & Endocrinology, 2021, 9 (12)：847-875.

79

[23] CHEN S, CHEN K, WANG S, et al. The optimal cut-off of BIPSS in differential diagnosis of ACTH-dependent Cushing's syndrome: Is stimulation necessary? [J]. J Clin Endocrinol Metab, 2020, 105 (4): dgz194.

[24] GHORBANI M, AKBARI H, GRIESSENAUER CJ, et al. Lateralization of inferior petrosal sinus sampling in Cushing's disease correlates with cavernous sinus venous drainage patterns, but not tumor lateralization [J]. Heliyon, 2020, 6 (10): e05299.

[25] CHEN S, CHEN K, LU L, et al. The effects of sampling lateralization on bilateral inferior petrosal sinus sampling and desmopressin stimulation test for pediatric Cushing's disease [J]. Endocrine, 2019, 63 (3): 582-591.

第五章

肾上腺外科疾病的影像学诊断

以CT和MRI为主的放射影像检查，对于肾上腺外科性疾病的检出、定位、诊断和鉴别诊断、治疗方案选择和术后随访等具有重要的临床应用价值。部分肾上腺外科性疾病具有放射影像特异表现，可以直接做出明确诊断，如大结节增生、节细胞神经瘤等。结合患者临床症状、实验室检查、影像学检查等，对于肾上腺外科性疾病的临床诊治具有指导意义。

5

第一节 肾上腺影像学
检查方法

肾上腺的影像学检查方法包括超声、CT、MRI和放射性核素显像等，可为肾上腺疾病提供重要的形态学和功能学依据。

一、超声

超声是一种无创的影像学检查方法，简便易行，故常作为肾上腺疾病的初查和筛查方法。超声探头及检查体位的选用与泌尿系统检查相似，不仅可以检出肾上腺肿物，还可以分辨肿物的囊实性，尤其适用于消瘦、腹膜后脂肪较少的患者。超声的空间分辨率低于CT，由于肾上腺位于肋弓内，位置较深，所以对较小的肾上腺病变的检出和定性诊断有一定局限，诊断的准确性常依赖于检查者的技术和经验。

二、CT

CT扫描尤其是螺旋CT扫描是目前首选的肾上腺影像学检查方法，配合矢、冠状面重建可以获得更加满意的诊断效果。肾上腺CT与泌尿系统CT检查方法相似。CT平扫检查前20～30分钟嘱患者口服1%～2%的泛影葡胺500～800ml，以充盈腹部空腔器官。增强CT检查前可嘱患者饮水以充盈胃肠道，避免增强检查中干扰血管的观察。CT检查前应指导患者屏气，以减少呼吸运动伪影对肾上腺成像的影响。对于疑诊嗜铬细胞瘤的患者，应避免使用可能诱发高血压危象的药物。

CT扫描方法：患者取仰卧位，先扫描定位相，以确定CT扫描范围。扫描上界定在第11胸椎下缘，下界至双侧肾门。扫描窗宽300～400Hu，窗位30～50Hu，层厚和间距一般为3～5mm，螺距可选择1.0～1.5，后处理可行矢状面及冠状面重建。当疑诊肾上腺小腺瘤时，层厚可选择1～2mm，当疑诊异位嗜铬细胞瘤时，需加大扫描方位，常需行腹盆部扫描。CT薄层扫描有利于检出小的病变，平扫能明确病变形态及其解剖关系，并可显示病变内脂肪、钙化、液体、囊性变等组织特征，从而对一些肾上腺疾病如增生、萎缩、髓样脂肪瘤等做出诊断。对平扫检出的肾上腺占位性病变，常需行增强扫描以明确诊断。增强扫描可显示肾上腺及其周围血管，有利于区分肾上腺内、外侧肢和周围条状动静脉血管影。对于疑诊嗜铬细胞瘤的患者，注射造影剂的速度应适当减缓以防止发生高血压危象。

肾上腺病变类型较多，腺瘤中常含有脂肪，而恶性病变毛细血管通透性增加可导致造影剂在病变内滞留。传统的增强CT中，肾上腺腺瘤和非腺瘤样病变的CT值变化常有很大的重叠，只依据CT值的变化进行病变性质的鉴别，灵敏度和特异度均较低。较新的研究方法引入了相对洗脱百分比（relative percent wash out，RPW）和绝对洗脱百分比（absolute percent wash out，APW）的概念。在肾上腺增强CT检查中，于注射造影剂1分钟后行肾上腺实质期扫描，10～15分钟后行延迟期扫描，则：

$$RPW = \frac{实质期病变CT值 - 延迟期病变CT值}{实质期病变CT值} \times 100\%$$

$$APW = \frac{实质期病变CT值 - 延迟期病变CT值}{实质期病变CT值 - 平扫病变CT值} \times 100\%$$

若肾上腺病变平扫CT值＜10Hu，且患者无肾上腺髓质功能性肿瘤的临床症状，则为良性富脂腺瘤。若肾上腺病变平扫CT值＞10Hu、RPW＞60%且APW＞40%，则一般为乏脂肪腺瘤，其诊断的灵敏度为88%～96%，特异度为96%～100%。RPW＜40%且APW＜60%的病变一般均为恶性病变，而病变实质期强化CT值＞110～120Hu、RPW＞40%且APW＞60%则提示为嗜铬细胞瘤。

三、MRI

MRI检查通常作为肾上腺CT检查之后的补充检查方法。MRI软组织分辨率较高，能够确定脂肪、出血、单纯或富含蛋白的液体等成分，无辐射性，可以多方位观察，对病变的定性诊断很有帮助。尤其是梯度回波序列的同、反相位成像可以鉴别肾上腺腺瘤与非腺瘤。肾上腺MRI检查可选用的序列较多，平扫T2加权成像（T2-weighted imaging，T2WI）脂肪抑制序列和同、反相位成像是最主要的扫描序列，脂肪抑制和非脂肪抑制序列相互参照。

肾上腺MRI检查技术如下。

（1）常规T1WI、T2WI：肾上腺体积较小，位于肾周脂肪囊内，周围毗邻组织器官较多，故多行薄层扫描，T1WI和T2WI脂肪抑制图像显示肾上腺更加清楚，矢状面和冠状面图像可以更加清晰地显示肾上腺形态及其与周围组织器官的关系。

（2）化学位移成像：在肾上腺病变中，化学位移成像对肾上腺腺瘤、髓样脂肪瘤的鉴别诊断很有帮助。肾上腺腺瘤含有一定量的脂肪，在反相位图像上信号强度明显下降，肾上腺恶性病变如原发性肾上腺皮质癌或转移瘤不含或仅含极少量脂肪，所以在反相位图像上不产生明显的信号降低。肾上腺髓样脂肪瘤是含有脂肪组织和造血细胞的良性肿瘤，当病变大部分为脂肪时，在常规CT和MRI图像上较易诊断，当常规CT或MRI检查未发现明确脂肪成分时，化学位移成像可能有所帮助。需要注意的是，同、反相位成像中反相位图像抑制的是水脂混合组织，对于纯脂肪组织不能起到抑制作用，脂肪抑制序列可以抑制纯脂肪组织，如需确定组织是否为脂肪，应在同一位置行脂肪抑制和不抑制扫描。

（3）动态增强扫描：在动态增强MRI检查时，腺瘤和非腺瘤具有不同的强化和廓清趋势。腺瘤多呈早期、轻至中度强化且廓清迅速，非腺瘤多呈早期至中期、中度至重度强化且廓清缓慢。如平扫MRI不能确定性质的病变，可行动态增强MRI扫描。

（4）MRI血管成像：高场强MRI扫描三维动态增强磁共振血管成像（3-dimensional contrast enhanced magnetic resonance angiography，3DCE-MRA）成像的图像质量较好、空间分辨率高，检查结果对选择手术路径、制定手术方案、减少术中损伤、降低手术并发症发生率有一定意义。

MRI的缺点是费用较高，不能检出钙化；空间分辨率较低、对小病灶的检出逊于CT。但随着MRI检查技术的发展，其极有可能成为肾上腺疾病的最佳检查方法。

第二节　正常肾上腺影像学表现

肾上腺位于双肾上极肾周间隙、腹膜后Gerota筋膜内，周围被脂肪包裹，形状扁平。肾上腺内、外侧肢呈翼状向后内与前外，其上方相连，称为结合部，内、外侧肢夹角可＞120°。右侧肾上腺呈斜线状、倒"V"字形或倒"Y"字形，位于右膈脚与肝右叶内后缘之间，横断面成像上位于下腔静脉肝内段后方。左侧肾上腺呈倒"V"字形、倒"Y"字形或三角形，位于左侧肾上极前内侧，与左侧肾间充满疏松结缔组织和脂肪，前方毗邻胰体、尾和脾血管，内侧为左膈脚。肾上腺内、外侧肢厚度＜10mm，一般不会超过同一扫描层面上的同侧膈脚最厚部分。正常肾上腺重3～5g，长3～5cm，宽2～3.5cm，厚0.2～0.9cm。体格魁梧的人，肾上腺相对较重，但按千克体重或体表面积计算，女性的肾上腺重量大于男性。

肾上腺由皮质和髓质构成，皮质完全包绕髓质，皮、髓质之比为9:1～8:1。胎儿期肾上腺近于球形，大于肾，出生时肾上腺约为肾大小的1/3，成人时肾上腺仅为肾的1/30。肾上腺血运

丰富，肾上腺上动脉常发自同侧膈动脉，肾上腺中动脉常发自腹主动脉，肾上腺下动脉常发自同侧肾动脉，但肾上腺动脉分支变异较大。肾上腺动脉进入肾上腺后，其短小动脉供应包膜，中小动脉供应皮质，而长小动脉穿过皮质供应髓质。右侧肾上腺静脉回流入下腔静脉，左侧肾上腺静脉回流入左侧肾静脉。肾上腺神经纤维来自内脏神经和腹腔神经丛，肾上腺皮质无神经分布，进入肾上腺的神经纤维均终止于髓质。肾上腺皮质按细胞形态由外向内依次分为球状带、束状带和网状带，髓质为嗜铬细胞。

副肾上腺较为常见，一般认为副肾上腺应包含肾上腺皮质和髓质，16%的人有副肾上腺，约20%的人有副肾上腺皮质组织。副肾上腺组织常位于肾上腺周围脂肪组织或主动脉附近，亦可出现于肺、大脑等其他部位，但一般情况下影像学检查很难显示副肾上腺组织。一侧肾上腺缺如罕见。

一、正常肾上腺CT表现

肾上腺为位于腹膜后肾周筋膜内的软组织密度器官，因其周围有脂肪组织衬托，故多在CT上显示清晰。右侧肾上腺外侧肢常与肝右叶内缘相重叠，在体型较瘦的患者中常显示欠清晰。左侧肾上腺略高于右侧肾上腺，双侧肾上腺形态略有不同，可为条形、三角形、"Y"字形等（图5-1），同一侧肾上腺在不同切面上也可有不同形态。肾上腺内、外侧肢在水平面上厚度超过同侧膈脚应考虑为增粗，但由于肾上腺和膈脚厚度受呼吸影响较大，故多数人认为正常肾上腺内、外侧肢应

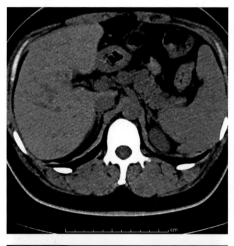
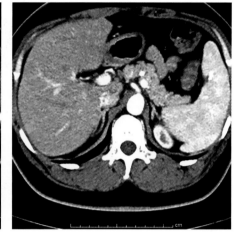
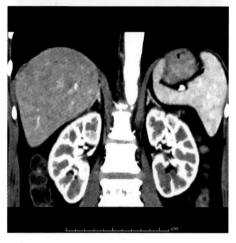

图5-1　正常肾上腺CT表现

具有直线或略凹陷的边缘，当其出现外凸性结节或不规则增粗时才有意义。

二、正常肾上腺MRI表现

MRI检查时，肾上腺周围多有丰富的脂肪组织，其信号强度明显不同于肾上腺，因而易于分辨出正常肾上腺。正常肾上腺的信号强度随检查序列而异。在标准自旋回波序列（spin echo，SE）的T1WI上，肾上腺呈中等信号，强度类似于肝，略高于膈肌，明显低于周围脂肪组织。在T2WI上，肾上腺的信号强度仍与肝相近，并低于脂肪组织，但T2WI上肾上腺与周围脂肪间的信号

强化与T1WI相比，差别较小，并有显著的化学位移伪影，因而肾上腺的细节显示不及T1WI。在脂肪抑制T1WI和T2WI上，肾上腺周围中、高信号的脂肪组织转变为低信号，因而肾上腺的信号强度明显高于周围被抑制的脂肪组织。常规SE序列由于流空效应，肾上腺毗邻的血管呈极低信号，易与肾上腺相区分。

三、肾上腺假性肿瘤的影像学表现

CT和MRI检查时，肾上腺周围组织器官结构可能会误诊为肾上腺肿瘤。在左侧肾上腺区，这些结构包括胃底反折、胃肠道憩室、脾分叶结构、

副脾、胰尾外生性小叶结构等，在右侧肾上腺区主要为十二指肠、结肠肝曲和右肾上极等。应用CT多方位三维重建和MRI多方位成像，有助于正确识别这些结构。在平扫CT厚层水平面图像上，肾上腺周围的血管结构如脾动静脉、膈动脉、膈下静脉和肾包膜静脉等可能会与肾上腺病变相混淆，增强CT可以准确分辨这些结构。

第三节　嗜铬细胞瘤影像学表现

一、CT表现

嗜铬细胞瘤常为类圆形、边界清晰的软组织密度肿块（图5-2），少数为分叶状或不规则形，多数直径在3～5cm，个别可达10cm以上（图5-3）。平扫肿瘤密度与大小有关，病变越大，发生坏死、囊变及出血的可能性越高，病变密度越不均匀，肿瘤实性成分为等密度，坏死囊变区为低密度，肿瘤内出血可呈稍高密度，钙化呈高密度。增强扫描由于嗜铬细胞瘤血供丰富，实性成分多呈明显强化，坏死囊变无明显强化，故较大嗜铬细胞瘤边缘强化常较明显，呈厚壁不规则改变，中心无明显强化的坏死囊变成分使得肿瘤呈多房性改变（图5-3），有文献认为肿瘤明显强化和囊变可为嗜铬细胞瘤的特征之一。嗜铬细胞瘤行腹部CT血管成像时常可见供血动脉，部分病变可见引流静脉（图5-4），术前发现肿瘤血管对于外科手术或介入栓塞治疗方案

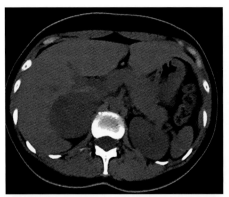
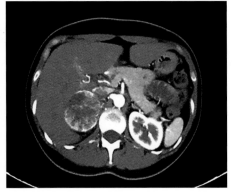
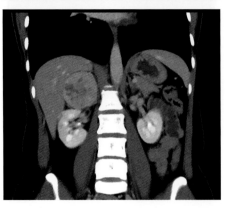

图5-2　右侧肾上腺嗜铬细胞瘤CT表现

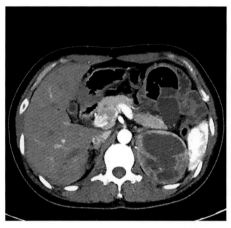
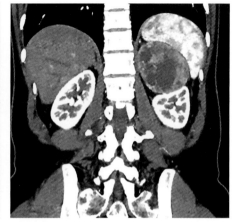

图5-3　左侧肾上腺嗜铬细胞瘤CT表现

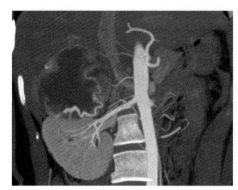
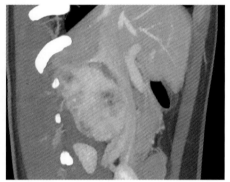

图5-4　CT血管成像显示肾上腺嗜铬细胞瘤供血动脉和引流静脉

的制定有一定帮助。70% ～ 90%的嗜铬细胞瘤位于肾上腺区，常为单发，10%可多发，肿瘤可发生于双侧肾上腺，且双侧肾上腺嗜铬细胞瘤也可同时发生坏死囊变，此时肿瘤实质强化不明显（图5-5）。嗜铬细胞瘤亦可肾上腺内外同时发生（图5-6）。异位嗜铬细胞瘤可发生于交感神经链分布的各部位，多数位于肾门和腹主动脉旁，较小病变常呈类圆形，实性成分明显强化（图5-7），较大病变常呈分叶状，病变内坏死较多（图5-8），少数病变发生大面积坏死液化，病灶以囊性密度为主，可伴有周边点片状钙化，增强后病灶内可见条索状强化较明显的软组织密度影

（图5-9）。怀疑异位嗜铬细胞瘤时需沿交感神经链分布部位仔细寻找，除腹主动脉旁外，膀胱也是好发部位之一（图5-10），少见情况下异位嗜铬细胞瘤可发生于肾（图5-11）。恶性嗜铬细胞瘤约占10%，其生长速度较快，瘤体多不规则，密度不均匀，与周围组织器官分界不清，坏死、出血及囊变发生率更高，常可同时发现转移性改变，且术后复发概率高（图5-12）。与其他神经内分泌肿瘤并存的嗜铬细胞瘤，其肾上腺内外发生率相近，CT表现相似，大多数为恶性，并伴随其他肿瘤和疾病所致改变，CT常有相应发现。

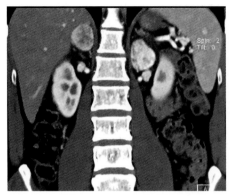
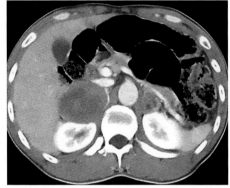

图5-5　双侧肾上腺嗜铬细胞瘤CT表现

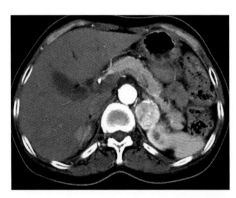
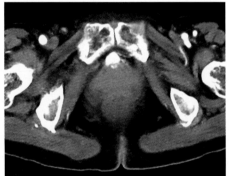

图5-6　肾上腺嗜铬细胞瘤伴异位嗜铬细胞瘤CT表现

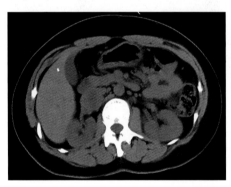
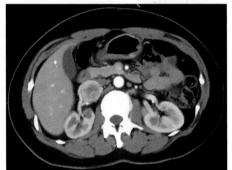

图5-7　右侧腹膜后异位嗜铬细胞瘤CT表现

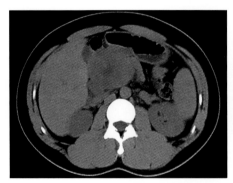
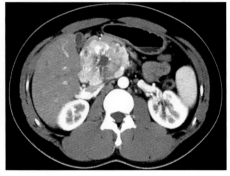

图5-8　右侧腹膜后异位嗜铬细胞瘤CT表现

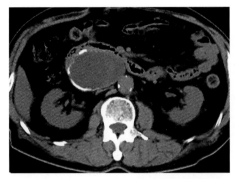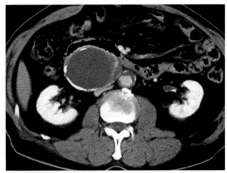

图5-9 右侧腹膜后囊性为主的异位嗜铬细胞瘤CT表现

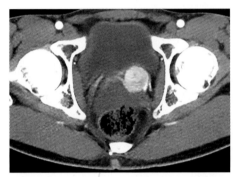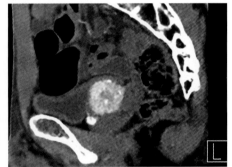

图5-10 膀胱异位嗜铬细胞瘤CT表现

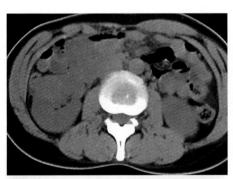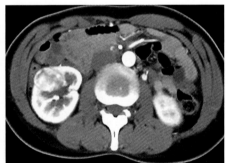

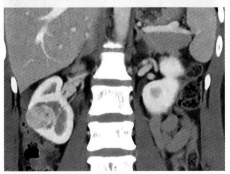

图5-11 右肾异位嗜铬细胞瘤CT表现

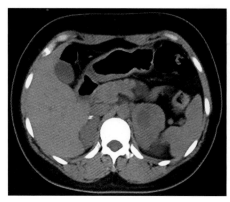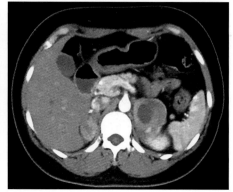

图5-12 恶性嗜铬细胞瘤CT表现

二、MRI表现

嗜铬细胞瘤T1WI信号强度与肌肉相近，T2WI上多为高信号，具有一定特征，由于肿瘤内富含水分和血窦，在脂肪抑制T2WI上高信号更加明显。当肿瘤发生坏死、囊变或出血时，MRI检查T1WI和T2WI信号多样。嗜铬细胞瘤不含脂质成分，反相位上肿瘤的信号不发生降低。增强MRI检查尤其是脂肪抑制T1WI检查上，嗜铬细胞瘤实性成分强化特点同增强CT（图5-13）。

三、诊断和鉴别诊断

（1）根据患者的典型临床表现、血和尿中儿茶酚胺类物质的测定及其他实验室检查结果做出诊断并不困难，肿瘤的定位诊断主要依赖影像学检查，CT为其最主要的检查方法之一，检查时应注意利用螺旋CT薄层扫描技术和增强扫描，必要时可行三维重建及血管重建。在肾上腺区无明显发现而临床高度怀疑嗜铬细胞瘤诊断的病例中，应扩大扫描范围，包括肾门区、腹部及盆腔，必要时需加扫胸部，有助于发现异位嗜铬细胞瘤。对于高度怀疑嗜铬细胞瘤而影像学检查无异常发

现的患者，不能排除嗜铬细胞瘤的诊断，因一些病变可以很小或异位，影像学检查包括超声、CT和MRI难以发现时，此时可以采取血管造影或选择性外周、肾静脉和下腔静脉分段取血等有创性检查方法。

（2）无功能嗜铬细胞瘤可以在体检时偶然发现，临床生化检查正常但有临床症状，若影像学检查发现肾上腺区占位，尤其当病变较小时，诊断嗜铬细胞瘤时应慎重，因肾上腺转移性肿瘤、腺瘤及皮质癌也可能有与嗜铬细胞瘤相似的临床表现。

（3）仅根据CT和MRI形态、大小鉴别良恶性嗜铬细胞瘤并不可靠，恶性嗜铬细胞瘤的征象包括周围组织器官的浸润受累、血管内癌栓形成及转移等，嗜铬细胞瘤术后复发高度提示恶性嗜铬细胞瘤诊断，鉴别困难时可行超声或CT引导下穿刺活检。

（4）对于高度怀疑嗜铬细胞瘤的患者，影像学检查若发现肾上腺区病变，还需仔细寻找肾上腺外可能存在的异位或多发病灶，异位嗜铬细胞瘤强化常较为明显，据此可以和增大的淋巴结进行鉴别诊断。

（5）肾上腺嗜铬细胞瘤需和肾上腺周围正

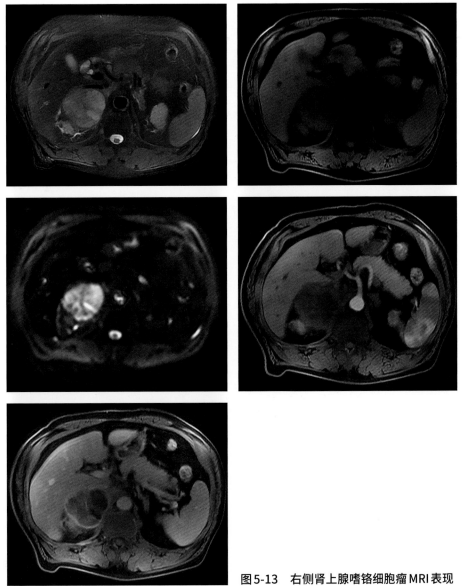

图5-13　右侧肾上腺嗜铬细胞瘤MRI表现

常或异常的组织器官结构相鉴别，包括副脾、肠管、血管和膈脚等。副脾常呈类圆形，可单发或多发，密度及强化特征与脾相一致，大多围绕脾周，若副脾结节位于左侧肾上腺区，由于其强化较明显，常和嗜铬细胞瘤相混淆（图5-14）；肠管、血管和膈脚增强扫描后强化特征与嗜铬细胞瘤不同，薄层扫描连续层面观察和冠状面重建常可明确诊断。

（6）肾上腺嗜铬细胞瘤有时需与腹部肿物

相鉴别。腹部器官活动度较大，其发生较大病变时定位诊断有时较困难。左上腹肿物可来源于胰尾、脾、肾上腺或左肾，右上腹肿物可来源于肝、肾上腺、右肾或腹膜后。鉴别左上腹肿物的主要标志是脾静脉和脾的位置，肾上腺位于脾静脉后方，推压脾静脉向前上移位、脾向外侧及前上移位（图5-15）；胰尾肿物使脾静脉后移、脾外移；脾来源肿物常与腹壁贴近向前外生长，使得脾静脉向内挤压。发生于肝右叶后部的肿物可

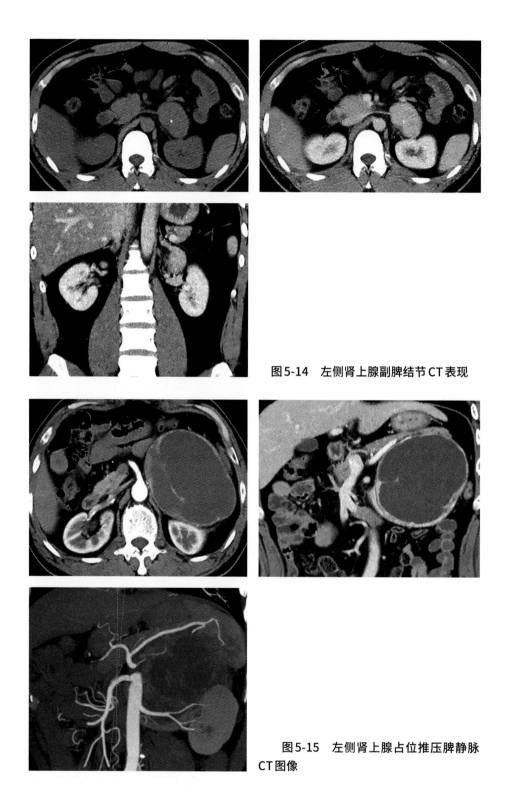

图5-14　左侧肾上腺副脾结节CT表现

图5-15　左侧肾上腺占位推压脾静脉
CT图像

自肝的裸区进入腹膜后区域，同样右侧肾上腺及右侧肾上极来源肿物亦可经此裸区侵犯肝右叶，三者均可引起下腔静脉前移、内移和垂直旋转，需仔细辨认肿物和肝的移行带、夹角的关系，但右上腹肿物的鉴别诊断相对困难。腹膜后肿物常引起下腔静脉前移，较少引起门静脉移位和门脉系统癌栓形成。肝尾状叶及胰头肿物常使下腔静脉后移。CT增强时肾肿物常较肾上腺肿物强化明显，肾上腺肿物压迫肾上极时相应部位肾皮质变薄，而肾上极来源肿物相应部位肾皮质消失。

四、影像学检查方法的选择

超声可作为嗜铬细胞瘤筛查的检查方法，首选检查方法为增强CT，对于CT造影剂过敏的患者可选用增强MRI。诊断异位嗜铬细胞瘤的影像学检查方法以CT为主。在肾上腺手术后术区遗留非铁磁性金属夹时，由于CT检查金属伪影较重，影响诊断和对周围结构的观察，故应采用MRI检查。核素碘-MIBG对嗜铬细胞瘤的定位诊断具有较高的特异度。

第四节　库欣综合征影像学表现

导致库欣综合征的各种肾上腺病变的影像学表现如下。

一、肾上腺增生

肾上腺增生病变分为原发和继发两大类，继发性肾上腺增生病因包括垂体和下丘脑病变、异位ACTH综合征等。肾上腺增生的临床症状多为库欣综合征，也可并发醛固酮增多症等。

CT表现：双侧肾上腺弥漫性增粗，但可见肾上腺正常形态轮廓。肾上腺增粗的标准不一，一般认为肾上腺内、外侧肢长度超过5cm、厚度超过10mm和/或面积大于150mm²时可诊断为肾上腺增粗（图5-16）。

MRI表现：当肾上腺增生造成肾上腺明显增大或为结节性增生时，MRI检查可发现异常，其形态学改变类似于CT检查所见，增大的腺体和并存的结节信号强度与正常肾上腺相近（图5-17）。MRI检查诊断肾上腺增生的准确率低于CT，原因是CT的空间分辨力明显高于MRI。

肾上腺增生的特殊类型如下。

（1）ACTH非依赖性双侧肾上腺大结节增生（AIMAH）：是皮质醇增多症中罕见的一种独特类型，病因不明，其典型临床表现多为库欣综合征，也可为亚临床库欣综合征而表现为高血压、糖尿病等。内分泌检查以ATCH非依赖性皮质醇增多症为特征，以及血、尿皮质醇增高，皮质醇分泌节律消失，ACTH水平降低至不可测等。影像学表现独特，为多发结节或分叶状团块样病变，正常肾上腺形态可见（图5-18）。CT上平扫可见增生肾上腺密度较低，增强后呈轻度强化。本病临床症状的严重程度与患者肾上腺结节的不同分泌功能状态、病程和肾上腺增生体积大小等有关，且本病具有一定的家系遗传背景。根据患者典型

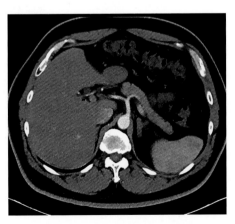

图5-16　肾上腺增生CT表现

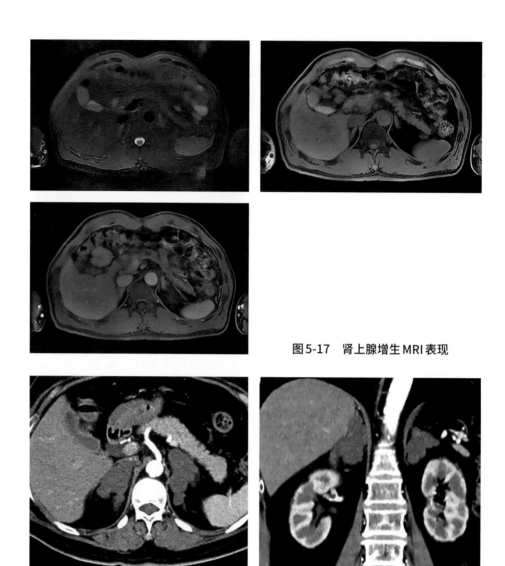

图5-17　肾上腺增生MRI表现

图5-18　双侧肾上腺大结节增生CT表现

的临床症状和影像学表现可对本病作出诊断。

（2）原发性色素结节性肾上腺皮质病（PPNAD）：为库欣综合征中一种极为少见的类型，常见于儿童和青少年，实验室检查显示血浆和尿皮质醇水平升高，而血浆ACTH水平则很低。典型PPNAD的肾上腺影像学表现为双侧肾上腺正常轮廓存在，可见多发微小结节突出于肾上腺轮廓外（图5-19），约50%的PPNAD患者双侧肾上腺影像学检查可完全正常，仅在手术切除部分肾上腺后可发现肾上腺内微小结节。

二、肾上腺皮质癌

肾上腺皮质癌是肾上腺原发恶性肿瘤，发病率低，为1/100万～2/100万，男女性发病率相近，可见于任何年龄，平均发病年龄为40岁。25%～50%肾上腺皮质癌为非功能性，功能性皮质癌5年生存率约为18%，非功能性约为11%。

肾上腺皮质癌与腺瘤的组织学特征相近，组织学检查发现包膜浸润、破坏、血管内癌栓形成，病变形态不规则或发生远处转移者提示为恶性。

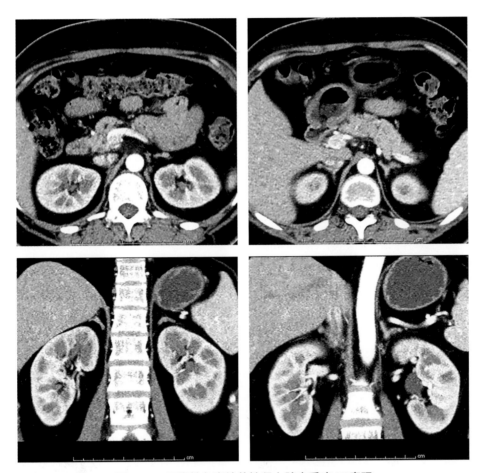

图5-19　原发性色素结节性肾上腺皮质病CT表现

皮质癌常较大，易与较大的无功能性肾上腺腺瘤相混淆，两者均可发生出血、坏死、囊变和钙化等，但出血、坏死和钙化更常见于皮质癌。

　　临床上，无功能性的肾上腺皮质癌由于并不影响正常肾上腺的功能，故其多无相应的临床症状，患者常以腹部肿块就诊，部分患者由于出现肝、肺转移或下腔静脉受累等临床症状就诊，仅有少数患者是由于常规体检或其他原因行影像学检查而意外发现肿瘤。功能性肾上腺皮质癌以分泌糖皮质激素常见，5%～10%的皮质醇增多症是由于皮质癌所致，少数皮质癌可分泌性激素，而皮质癌引起原发性醛固酮增多症者罕见。肾上腺皮质癌转移多以直接侵犯或血行转移为主，最

常见的转移部位是腹主动脉周围淋巴结、肺及肝，其转移灶多为无功能性。

　　CT表现：肾上腺皮质癌侵犯左侧者多见，10%为双侧受累。一般体积较大，直径可达7～20cm，多有包膜，呈分叶状，恶性者包膜可不完整，边缘不规则。CT平扫多为中等密度，中央由于坏死囊变密度常较低，若有出血则密度稍高，CT值为50～90Hu，钙化较多见，约40%的肿瘤内部可出现斑点状或粗大砂砾样钙化，肿瘤内偶可见点状脂肪性低密度灶。产生库欣综合征的功能性肾上腺皮质癌可引起对侧肾上腺实质萎缩，病变侧肾上腺残部常因肿瘤较大而显示不清。肾上腺皮质癌常较大，易造成病变侧肾受压下移

和／或旋转，左侧肿瘤可造成胰腺受压前移，右侧肿瘤可引起下腔静脉向前内方移位。增强扫描肿瘤实质一般中度强化，坏死囊变区无强化（图5-20）。当肿瘤侵犯下腔静脉时，平扫显示肿瘤与下腔静脉分界不清，受累节段下腔静脉增粗，其内可见软组织密度影，增强后瘤栓呈轻至中度不均匀强化，当有转移发生时可发现肿大淋巴结和相应转移灶。

MRI表现：MRI冠状面及矢状面检查有助于确定肿瘤来自于肾上腺。肾上腺皮质癌的信号强度常不均匀，T1WI呈低信号，信号强度低于肝实质，

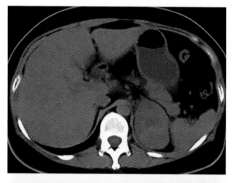
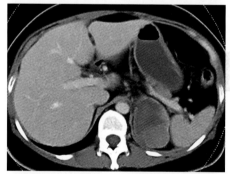
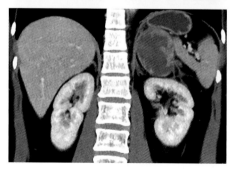

图5-20　左侧肾上腺皮质癌CT表现

T2WI以高信号为主，肿瘤内发生坏死或出血时可表现为T1高、低混杂信号和T2明显高信号。当肾上腺皮质癌较小时，其信号强度可较均匀，类似于良性肾上腺皮脂腺瘤。增强MRI检查，肾上腺皮质癌常呈不均匀强化。

诊断和鉴别诊断：肾上腺良、恶性占位性病变的CT值和MRI信号常相互重叠，故两者的鉴别诊断较困难，目前研究认为增强CT上病变的相对洗脱百分比（RPW）和绝对洗脱百分比（APW）对肾上腺病变的良恶性鉴别诊断有一定价值。肾上腺皮质癌内脂质成分少见，故MRI反相位信号无明显降低，这一点可与肾上腺腺瘤相鉴别。肾上腺皮质癌和转移癌均为恶性肿瘤，两者仅从CT形态上难以区分，需依赖临床病史和实验室检查。一般认为转移癌发生钙化者少见，50%的转移癌为双侧性，在已知患者原发肿瘤的基础上若发现双侧肾上腺肿块，基本可以确立转移癌的诊断。在无临床和影像学诊断依据时，由于转移癌的发病率高于皮质癌，故应先考虑转移癌的诊断。

三、肾上腺Cushing腺瘤

CT检查：Cushing腺瘤通常为肾上腺单发肿块，可位于肾上腺内外侧肢或结合部，呈类圆形，边界清晰，直径多为2～4cm，常较醛固酮腺瘤大，肿块密度常较均匀，以软组织密度为主，部分病变含脂质较多导致密度降低，可接近于水样密度，部分病变内可有出血至密度不均匀增高，钙化少见（图5-21）。增强CT检查，Cushing腺瘤呈轻至中度强化，延迟扫描可见造影剂廓清迅速。Cushing腺瘤的另一特征表现是病变同侧残存肾上

腺和对侧肾上腺由于负反馈机制导致ACTH水平下降而发生萎缩改变，表现为肾上腺细小。

MRI检查：Cushing腺瘤的MRI检查形态、大小及增强特点类似于CT检查。T1WI和T2WI信号强度均与肝相近，由于病变内脂质成分较多，故MRI反相位信号强度明显降低（图5-22）。

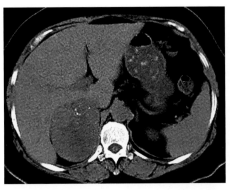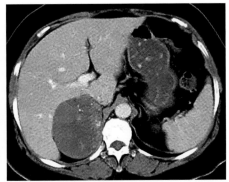

图5-21　右侧肾上腺Cushing腺瘤CT表现

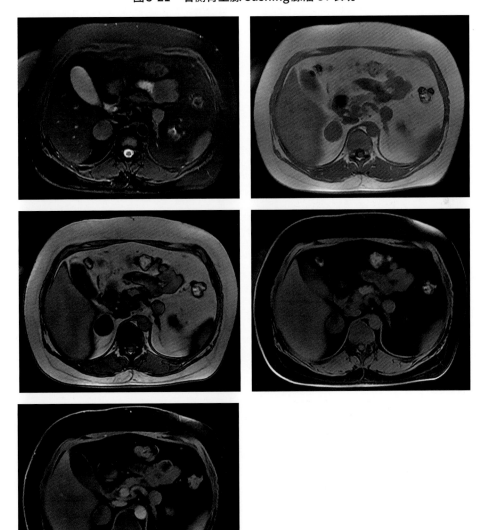

图5-22　右侧肾上腺Cushing腺瘤MRI表现

第五节　原发性醛固酮增多症影像学表现

原醛症的病因包括肾上腺皮质产生醛固酮的腺瘤即Conn腺瘤，占原醛症的65%～80%，绝大多数为单发；肾上腺皮质球状带增生，即特发性醛固酮增多症，占原醛症的20%～30%；原发性肾上腺增生，仅占原醛的1%～5%；肾上腺皮质癌，单纯产生原醛症的肾上腺皮质癌罕见，仅占原醛的1%，不同病理类型影像学表现不一样。

CT表现：平扫Conn腺瘤多呈单发类圆形实性肿块，边缘光滑，无周围浸润和转移性改变，肿瘤直径多小于2cm，通常小于Cushing腺瘤（图5-23），少数病例中Conn腺瘤可多发（图5-24）。由于腺瘤中多含有不同程度的脂肪成分，故平扫密度较低，CT值可在10Hu以下，极少数Conn腺瘤内会出现髓样脂肪增生，此时肿瘤内可见明确脂肪密度（图5-25），少数病变可有钙化。对侧肾上腺多正常无萎缩，同侧常可发现正常的肾上腺结构。

MRI表现：同Cushing腺瘤。

鉴别诊断：无功能性及功能性肾上腺皮质腺瘤的鉴别诊断需依赖实验室检查和临床表现；无功能性皮质腺瘤和无功能性嗜铬细胞瘤的鉴别诊断较困难，需依赖组织病理学检查；与肾上腺皮质癌和转移癌的鉴别诊断参见本章相关章节。

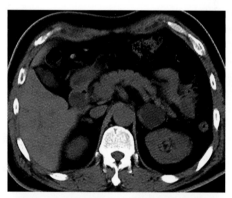
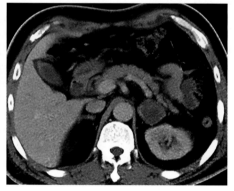
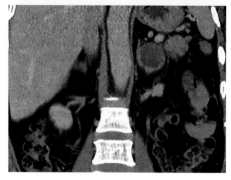

图5-23　左侧肾上腺Conn腺瘤CT表现

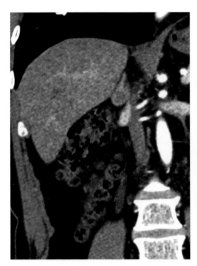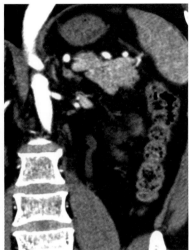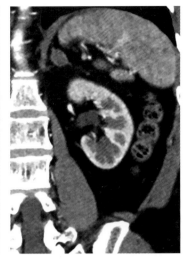

图5-24 双侧肾上腺多发Conn腺瘤CT表现

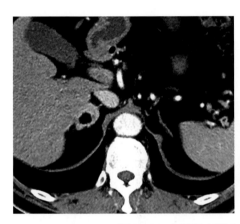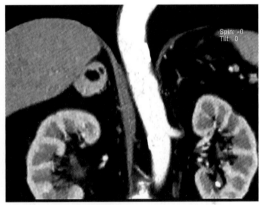

图5-25 右侧肾上腺Conn腺瘤髓样脂肪增生CT表现

第六节 肾上腺转移癌影像学表现

肾上腺转移癌是肾上腺较为常见的恶性肿瘤之一，大宗病例报道在恶性肿瘤患者尸检中肾上腺转移癌的发病率约为27%。在器官转移中，肾上腺转移位于肺、肝和骨骼系统后，排在第4位。肾上腺转移癌中，最常见的原发肿瘤为肺癌、乳腺癌和肾癌，其次为甲状腺癌、胃癌、胰腺癌、结肠癌和恶性黑色素瘤等。据统计，15%～25%

的肺癌病例在确诊时已发生肾上腺转移，这在未分化小细胞肺癌中尤为常见。肝癌、肾上极肾癌、恶性淋巴瘤和腹膜后肿瘤可直接侵犯肾上腺。肾上腺转移癌中双侧发生者约占50%，其细胞成分常与原发肿瘤相关，钙化少见。转移癌多为无功能性，这是因为双侧肾上腺皮质破坏超过90%时，才会产生肾上腺皮质功能减退的临床症状，而发生肾上腺转移的患者生存时间较短，肾上腺皮质破坏很难达到如此严重的程度。故大部分肾上腺转移癌患者无明显肾上腺受累的临床症状，常在行腹部影像学检查时偶然发现，也有一部分患者是在已知原发肿瘤行全面检查时或是在发现其他部位转移灶寻找原发肿瘤时发现肾上腺转移灶。

CT表现：CT检查对于肾上腺转移癌的发现具有很高的价值，在定性方面也有一定帮助。肾上腺转移癌一般较小，以直径1～3cm常见，可为单侧或双侧，部分病例可为单侧巨大肿块。病灶密度较均匀，边界清晰，呈圆形或类圆形，病灶较大时可出现出血、坏死和囊变（图5-26）。增强扫描肿瘤实性成分呈轻至中度强化或环形强化，不具特异性（图5-27）。此外，CT常可发现肾上腺外病变的存在，以及其相应的影像学表现。

鉴别诊断：需与肾上腺原发肿瘤（包括肾上腺腺瘤和皮质癌）进行鉴别。仅根据CT影像鉴别有时十分困难，需结合临床病史。在已知原发肿

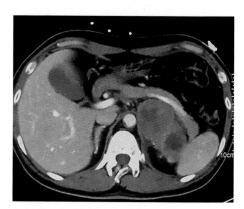

图5-26 左侧肾上腺转移癌CT表现

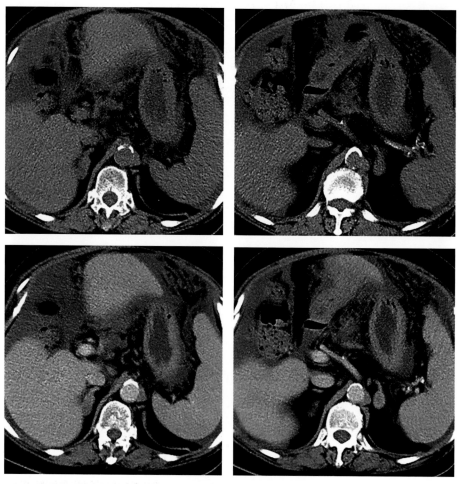

图5-27 双侧肾上腺转移癌CT表现

瘤的基础上发现双侧肾上腺占位，应首先考虑转移癌；若肿块为单侧性，则诊断转移癌的可能性较大，但无法排除无功能性腺瘤或皮质癌；但肿块出现钙化时应考虑肾上腺原发肿瘤的可能性较大；在未知原发肿瘤的情况下，肾上腺双侧占位多为转移癌，但单侧占位不能排除转移癌的诊断；个别病例当发现肺孤立性结节和单侧肾上腺占位时，若病理活检结果显示为腺癌，有时也难以区分肾上腺病变为原发抑或转移。超声的回声强度、CT值和MRI的信号强度取决于肿瘤的内部结构，有研究认为在MRI T2WI上，转移癌、肾上腺皮质癌和嗜铬细胞瘤多为高信号，而腺瘤多为低信号，但诊断的特异度不高。相对而言，超声或CT引导下穿刺抽吸活检诊断肾上腺转移癌的阳性预测值可高达100%，诊断准确率为80%～100%，但穿刺活检阴性结果不能完全排除转移癌的诊断，需要注意的是，穿刺活检存在穿刺通路种植转移的风险，故诊断困难的病例也可进行密切的随访观察。

第七节　肾上腺皮质功能减退症影像学表现

肾上腺皮质功能减退症是由于肾上腺皮质正常结构破坏、皮质激素分泌功能减低或缺乏所引起的一系列综合征。

肾上腺皮质功能减退症的CT表现主要为肾上腺广泛萎缩、纤维化和钙化等，腺体可缩小至正常大小的50%以下。CT表现主要与病因相关，如肾上腺结核、肾上腺皮质癌、转移瘤、肾上腺出血等（详见本章相关章节）。另外，CT可发现其他导致肾上腺皮质功能减退症的疾病，如垂体瘤等。肾上腺皮质功能减退症要结合临床病史、表现，以及实验室检查等进行综合诊断。

一、肾上腺结核

肾上腺结核多继发于其他组织器官的结核，常与肾结核、腹腔结核或附睾结核并存，原发性肾上腺结核少见。肾上腺结核是慢性肾上腺皮质功能减退症的主要原因之一，约占50%。病理上常为双侧同时或先后受累，呈干酪样坏死或肉芽肿性病变，破坏皮质和髓质，可有钙化斑点。病程进展缓慢，晚期主要为不同程度的腺体萎缩、纤维化和钙化。通常肾上腺破坏超过50%时临床才出现肾上腺皮质功能减退的症状，包括皮肤黏膜色素沉着、乏力、低热、血压降低、尿17-羟皮质类固醇降低，以及胃肠道和神经系统各种症状。

CT检查：早、中期的肾上腺结核常表现为增生性病变，肾上腺增大，外形不规则或形成肿块，中心密度不均匀或呈低密度（图5-28），可有斑点状钙化（图5-29），少数病例患侧肾上腺可呈弥漫块状或蛋壳样钙化（图5-30）。病变晚期呈萎缩性改变，肾上腺腺体明显缩小，广泛钙化或纤维化，形态不规则，与周围粘连不清。CT增强扫描，干酪样坏死或严重萎缩部位不增强，而其边缘常有增强。

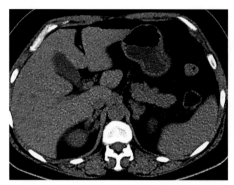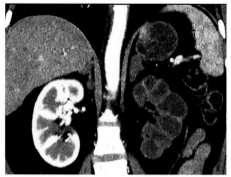

图5-28　双侧肾上腺结核CT表现

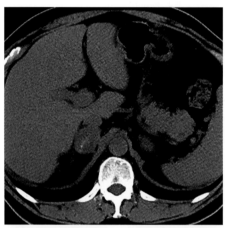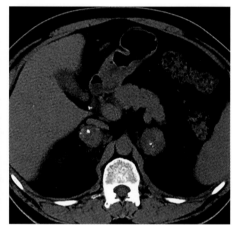

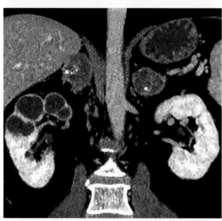

图5-29　双侧肾上腺结核CT表现

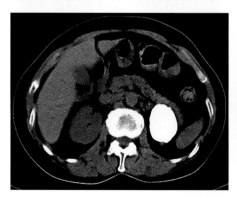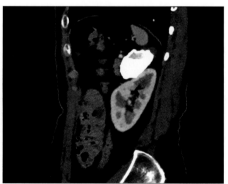

图5-30　左侧肾上腺结核弥漫性钙化CT表现

二、特发性肾上腺萎缩

原发性肾上腺功能减退症中有一类特殊类型为特发性肾上腺萎缩，是一种自身免疫性疾病，约占原发性慢性肾上腺皮质功能减退症的60%～80%。主要病理改变为皮质纤维化，皮质的球状带、束状带和网状带结构消失，髓质变化不如皮质明显。此类患者除具有原发性慢性肾上腺皮质功能减退症的临床症状外，还常合并其他组织器官的自身免疫性疾病，如特发性甲状腺功能减退、性腺功能减退、1型糖尿病、系统性红斑狼疮和IgG4相关性自身免疫性疾病等。

CT和MRI检查：双侧肾上腺均匀一致性萎缩变小，但肾上腺密度、信号强度和形态多保持正常（图5-31）。

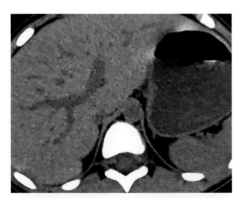

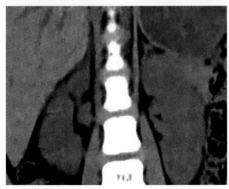

图5-31　特发性肾上腺萎缩CT表现

第八节　肾上腺其他疾病影像学表现

一、髓样脂肪瘤

肾上腺髓样脂肪瘤是一种少见的肾上腺良性肿瘤，可发生于肾上腺皮质或髓质，尸检发现率为0.2%～0.4%。来源于间叶化生组织，由成熟脂肪组织和血细胞生成的成分按不同比例混合构成，后者包含髓样组织、红细胞和巨核细胞等，瘤内可有钙化或并发出血。男女发病率大致相同，易见于40～70岁，青春期前不发病。多数肾上腺髓样脂肪瘤无明显临床症状，但当肿瘤较大压迫周围组织器官，或发生坏死出血时，可引起上腹痛或腰背痛，但不伴有尿常规或实验室内分泌检查的异常。不足10%的肾上腺髓样脂肪瘤可有内分泌异常，包括Cushing综合征、Conn综合征或性征异常等，极少数病例由于肾上腺组织为髓样脂肪瘤所取代而导致激素分泌不足，可引起Addison病。

CT检查：肾上腺髓样脂肪瘤常单侧发病，少数为双侧的大小不一的肿块，病变多呈类圆形，少数呈分叶状，可有分隔，边界清晰，常有完整的包膜。病变呈均匀或不均匀的脂肪密度，多数为混杂密度，含脂肪区域的CT值为−113～−45Hu，含骨髓组织的CT值可为13～36Hu。约20%的病例可见斑点状或蛋壳样钙化。增强扫描肿块内软组织部分可有强化，脂肪组织无明显强化（图5-32）。

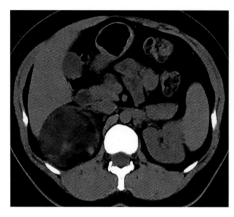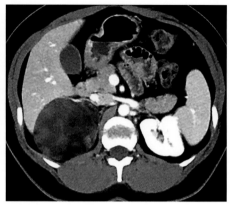

图5-32　右侧肾上腺髓样脂肪瘤CT表现

MRI检查：肿瘤形态学表现同CT所见。肾上腺髓样脂肪瘤呈混杂信号，其内含有短T1高信号和长T2中高信号灶，与皮下脂肪信号强度相近。脂肪抑制序列扫描，病变内脂肪信号明显降低。病变内纯脂肪成分在反相位检查中无信号下降，髓脂混合成分在反相位中信号强度有不均匀降低。增强MRI检查，病灶内髓样成分不均匀中度强化，脂肪成分无强化。

诊断和鉴别诊断：本病常为影像学检查时偶然发现，大部分病例由于富含脂肪，CT可作出诊断。巨大髓样脂肪瘤需与肾血管平滑肌脂肪瘤或腹膜后脂肪瘤、脂肪肉瘤、血管平滑肌脂肪瘤和畸胎瘤相鉴别，关键的鉴别点是病变的定位诊断。

二、神经节瘤

神经节瘤又称为节细胞神经瘤，是发生于肾上腺髓质的少见良性肿瘤。神经节瘤源于交感神经节细胞，最常发生于后纵隔，其次为腹膜后和肾上腺。肿瘤多发生于10岁以后，故发病年龄常明显迟于神经母细胞瘤。男女发病率相近，绝大多数为散发，偶有家族性病例报道。病理学上，

神经节瘤是由交叉排列的神经鞘细胞束组成，其间散在分布较成熟的神经节细胞，呈小丛状或小巢状，并有不等量的黏液性基质成分，少数肿瘤内可含有嗜铬细胞。

神经节瘤患者的临床症状多不典型，以无痛性腹部肿块多见。部分患者肿瘤可分泌儿茶酚胺，故可出现高血压表现。极少数肿瘤可分泌血管活性肠肽等生化物质，患者会出现慢性腹泻等。

CT表现：肾上腺神经节瘤多呈类圆形，部分可呈分叶状，直径多在3～10cm，部分病变可大于10cm。病变较小时密度常较均匀，较大病变可出现囊变或出血等，可有斑点状钙化（图5-33）。由于病变内含有黏液性基质成分，故增强检查病变多呈轻至中度延迟强化。肾上腺神经节瘤质地常较柔软，可包绕腹膜后血管，但无血管侵犯和狭窄改变，表现为沿腹膜后间隙蔓延生长，有人认为这是神经节瘤的影像学特征之一。

诊断和鉴别诊断：肾上腺神经节瘤沿腹膜后间隙蔓延和轻至中度延迟强化的特征有助于与肾上腺其他肿瘤相鉴别。临床资料包括患者的年龄、症状、体征和实验室检查等有助于进一步的鉴别

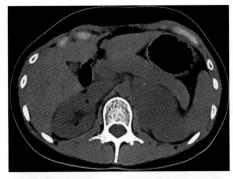
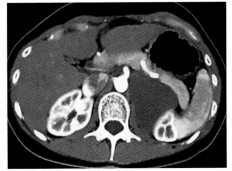
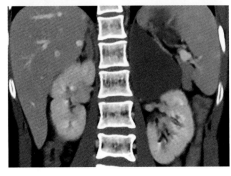

图5-33　左侧肾上腺神经节瘤CT表现

诊断，如患者的年龄有助于和神经母细胞瘤相鉴别，依据临床和实验室检查可除外功能性肾上腺皮质癌等，难以鉴别诊断的病例仍需穿刺活检或手术病理证实。

肾上腺神经来源肿瘤中有一类极为罕见的神经束膜瘤（perineurioma），又称为"席纹状神经束膜纤维瘤"（storiform perineurial fibroma）。周围神经分为神经外膜、神经束膜和神经内膜，神经束膜瘤好发于青少年，肿瘤常位于四肢部位的皮肤、皮下或深部组织，目前已报道的腹膜后神经束膜瘤少于20例，女性发病率稍高，临床表现不特异，多为缓慢生长的腹部肿块。光镜下可见梭形的神经束膜细胞围绕施万细胞鞘，伴或不伴有变性的中央轴突增殖，形成同心性增殖。由于肾上腺神经束膜瘤发病率极低，故无公认的影像学特征。中国医学科学院北京协和医院曾有一例肾上腺神经束膜瘤病例，CT特点与肾上腺神经节瘤相似（图5-34）。

三、神经母细胞瘤

神经母细胞瘤为起源于交感神经母细胞和嗜铬细胞的恶性肿瘤，介于交感神经母细胞和交感神经节细胞之间的细胞类型所发生的肿瘤称为神经节-神经母细胞瘤。神经母细胞瘤为儿童常见的恶性肿瘤之一，占儿童肿瘤的10%左右，80%发生于3岁以下的婴幼儿，男孩多见，偶有青少年发病，成人罕见，偶为家族性。约50%以上的神经母细胞瘤在初诊时即已有转移。

神经母细胞瘤35%～50%来源于肾上腺髓质，24%～40%来源于腹腔交感神经节，其次为颈部、胸部及内脏神经节，极少数发生于皮肤和皮下组织。肾上腺神经母细胞瘤可为多发性，发生于双侧肾上腺或肾上腺内、外多发，多发性病变可为多中心的原发性肿瘤，或为原发肿瘤伴广

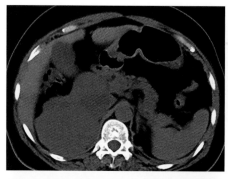
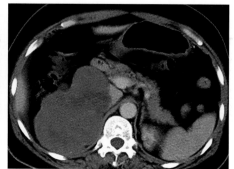
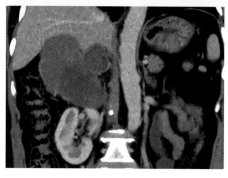

图5-34　右侧肾上腺神经束膜瘤CT表现

泛转移。神经母细胞瘤体积常较大，质地较软，切面呈白色，常发生钙化、出血和坏死，恶性度高，常突破包膜并侵犯周围组织器官。典型的镜下表现为胞质很少的小卵圆形神经母细胞，早期分化可见神经母细胞围绕一根神经纤维，呈典型的玫瑰花结样。神经母细胞瘤偶可自发性成熟，由恶性转化为良性的神经节瘤。神经母细胞瘤恶性程度高，可经淋巴及血流转移，常见的转移部位是淋巴结、骨骼和肝，仅10%左右为肺转移。部分病变具有神经内分泌功能，可分泌肾上腺素、去甲肾上腺素及其前体，多巴胺及其氧化物，以及其他活性物质。

　　神经母细胞瘤患者的临床症状以无痛性腹部包块多见。由于肿瘤转移发生早，故临床表现可多种多样。骨转移多见，表现为骨痛、运动障碍，以及骨髓受累症状等，可有消瘦、贫血、淋巴结肿大和低热等肿瘤性消耗症状。部分患者可出现

与儿茶酚胺增多相关的症状，腹泻亦较常见。实验室检查中75%的患者尿中VMA或MHPG升高，尿中多巴胺及HVA升高亦较常见。

　　CT表现：神经母细胞瘤发生于左侧者稍多，CT表现为不规则的软组织密度实性肿块，常较大，可合并出血、坏死或钙化，钙化以斑点状最为常见，亦可见环形或斑片样钙化，化疗后钙化可更加明显。少数病变仅为软组织密度肿块，其内可含有脂肪密度，无钙化成分，诊断较为困难（图5-35）。

　　诊断和鉴别诊断如下。

　　（1）神经节瘤：神经节瘤多为良性肿瘤，进展缓慢，几乎无症状，一般为偶然发现，无转移，多见于年长儿童或青少年，成人亦可发生。

　　（2）腹膜后畸胎瘤：腹膜后畸胎瘤多为良性，生长缓慢，大多为囊性、实性成分混杂，常可发现牙齿及骨成分，腹膜后畸胎瘤若发生于肾

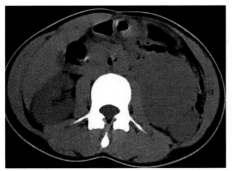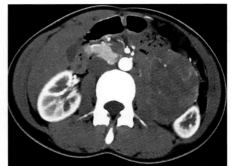

图5-35　左侧肾上腺神经母细胞瘤CT表现

上腺区附近，常使得正常肾上腺组织受压异位，薄层多平面观察可发现正常的肾上腺组织，而肾上腺神经母细胞瘤无正常肾上腺组织。

（3）儿童肾胚胎瘤：两者均为儿童常见的恶性肿瘤，生长较快，瘤体较大。肾胚胎瘤少见钙化，与无钙化的神经母细胞瘤鉴别困难。神经母细胞瘤常可压迫肾，产生移位改变，但对肾盂、肾盏影响小，而肾胚胎瘤常累及正常肾盂、肾盏结构。

四、淋巴瘤

肾上腺淋巴瘤较为少见，主要为弥漫性非霍奇金淋巴瘤累及肾上腺，多为腹膜后淋巴结病变的连续延伸，但也可为肾上腺直接受累，约25%的非霍奇金淋巴瘤可出现肾上腺受累，单侧常见，密度较均一，易包绕同侧肾。霍奇金淋巴瘤极少累及肾上腺。作为孤立性病变的原发性肾上腺淋巴瘤较为罕见，通常认为来自肾上腺的造血细胞，以双侧肾上腺非霍奇金淋巴瘤为主，不伴有淋巴结增大、无同细胞型白血病和结外器官受侵。病变早期肾上腺形态存在，晚期多为较大肿块，易发生囊变或坏死，出血和钙化极少见。肾上腺淋

巴瘤中约30%为双侧性。继发性肾上腺淋巴瘤多表现为淋巴瘤的全身症状，原发性肾上腺淋巴瘤肿瘤较大或双侧发病时可出现原发性肾上腺功能减退症。

CT检查：肾上腺淋巴瘤常为单侧或双侧较大肿块，典型病变呈均匀较低密度，边界清楚。少数病例肾上腺淋巴瘤可造成肾上腺弥漫性肿大，仍可维持肾上腺原有形态，肿瘤内可出现更低密度坏死区或高密度出血灶和钙化灶，化疗后较常见。肾上腺淋巴瘤呈浸润生长时，易包绕和侵犯肾上极，但不使其发生移位。增强扫描，肿瘤呈轻度至中度强化，坏死区无明显强化（图5-36）。

MRI检查：肾上腺淋巴瘤呈不均匀信号，T1WI上主要为低信号，信号强度低于肝实质、高于肌肉，T2WI上主要为高信号。

五、肾上腺囊肿

肾上腺囊肿较为少见，可发生于任何年龄，男女发病比例约为3：1，无好发年龄，文献报道可由出生后6个月至78岁，尸检报告中发生率约为0.18%，多为单侧性，左右侧发病率无明显差别。单纯性肾上腺真性囊肿罕见，多为微小囊肿

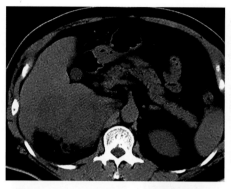
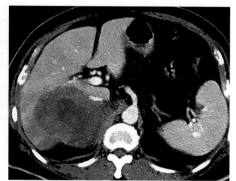
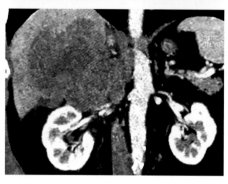

图5-36　右侧肾上腺淋巴瘤CT表现

或腺泡逐渐发展而来，发育异常的血管内皮细胞和淋巴管内皮细胞形成的内皮性囊肿较多见，其次为肾上腺良恶性肿瘤坏死液化，此外胚胎发育异常、寄生虫感染和肾上腺外伤后血肿机化也可形成囊肿改变。1966年，Foster将肾上腺囊肿分为四型，分别为内皮性囊肿（45%）、假性囊肿（39%）、上皮性囊肿（9%）和寄生虫性囊肿（7%）。肾上腺囊肿最小可仅有数毫米，最大可达20cm。肾上腺囊肿患者的临床表现取决于囊肿的大小和与周围组织器官的关系，除肿瘤坏死液化形成的囊肿外，较小的囊肿多无临床症状，常于查体或尸检时偶然发现。较大的囊肿可表现为腹部包块，部分患者具有腹痛、腹膜后肿块所共有的非典型消化系统症状，以及周围组织器官受压改变等。绝大多数肾上腺囊肿无内分泌异常，少数肿瘤源性囊肿如囊性嗜铬细胞瘤等可具有原发病的表现。极少数新生儿肾上腺囊肿在出生后

可自行消失，称为"良性自限性非出血性肾上腺囊肿"。

CT表现：肾上腺囊肿一般表现为圆形或类圆形具有一定张力的均匀液性低密度病变，境界清晰，CT值通常为0～20Hu，囊内容物蛋白质含量较高或囊内合并出血时CT值可升高，CT增强扫描无明显强化（图5-37）。囊肿可为单房或多房性，囊壁薄而光滑，厚度不超过2～3mm。假性囊肿在随访过程中可发现其出血、坏死及囊肿形成的过程，肿瘤源性假性囊肿囊壁多厚薄不均。约15%的肾上腺囊肿囊壁可出现弧形或斑点状钙化，这在出血后囊肿中尤为多见（图5-38）。

鉴别诊断：肾上腺囊肿一般易于诊断，但当肾上腺区囊肿较大时，需与邻近器官如肝、肾和胰腺囊性病变相鉴别，螺旋CT多平面重建有助于定位诊断。必要时可于超声或CT引导下行穿刺。肾上腺囊肿应注意其良恶性的鉴别诊断，发生于

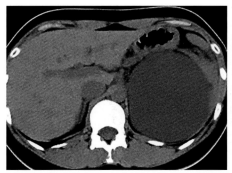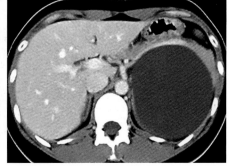

图5-37　左侧肾上腺囊肿CT表现

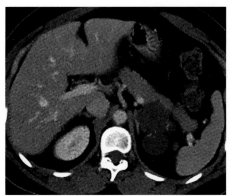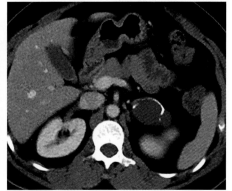

图5-38　左侧肾上腺囊肿伴囊壁钙化CT表现

婴幼儿的肾上腺囊性病变应注意与神经母细胞瘤囊变相鉴别，此外还要注意与其他腹膜后囊性病变相鉴别。

影像学检查及其评价：超声对判断肾上腺肿块是否为囊性方面具有同CT相近的效果，但对判断囊肿的器官组织来源及其与周围组织器官关系等方面不及CT准确。CT检查是确认肾上腺囊肿的有效方法，但是对于较大的右侧肾上腺囊肿，常规CT有时仍难以判断其来源于肝右叶、右肾上极或右侧肾上腺，此时行多平面重建有所帮助。MRI检查同样有助于判断病变的性质，单纯肾上腺囊肿在T1WI为低信号、T2WI为高信号，富含蛋白的囊肿和出血囊肿MRI信号多样。若影像学检查不能确定囊肿来源，测定囊肿囊液内类固醇激素及其前体物质水平具有诊断价值，肾上腺来源囊肿的类固醇和胆固醇水平常较高。

六、先天性肾上腺皮质增生

先天性肾上腺皮质增生又称为"肾上腺性性征综合征"，是指肾上腺皮质增生或肿瘤引起的雄激素或雌激素分泌过量所致男性化或女性化，或是由于性激素分泌减少所致性分化异常，表现为以性器官和功能病变为主的综合征的总称。本病患者多有遗传性，可能与隐性基因突变所致肾上腺皮质酶系统缺陷相关，常发生于青春期或青春期后。

先天性肾上腺皮质增生始于胚胎期即出现的肾上腺网状带增生改变，出现男性化表现，并可伴有代谢紊乱所引起的症状。男性化临床上分为三种类型：单纯男性化型，最常见；男性化伴有皮质功能减退型；男性化伴有高血压型，最少见。上述三型患者在出生时即可见男婴阴茎增大，女婴表现为两性畸形，但患者常到儿童期方就医。

CT检查：先天性肾上腺皮质增生表现为双侧肾上腺弥漫性增大，增大程度常明显超过库欣综合征患者。增大的腺体多维持肾上腺正常形态，密度与正常肾上腺相近，边缘较规则，部分病例可见多发外突的小结节（图5-39）。

七、肾上腺出血或血肿

肾上腺可发生自发性出血，右侧较左侧多见，这是因为右侧肾上腺静脉短粗、直接注入下腔静脉，当患者血压升高时可直接传导至右侧肾上腺所致。引发肾上腺出血（adrenal hemorrhage）的病因包括败血症、休克、创伤、出血体质、抗凝治疗、肿瘤、肾上腺区手术及严重的应激反应等。严重外伤患者25%可伴有肾上腺出血，女性分娩期肾上腺出血常见，新生儿肾上腺出血以产伤多见。肾上腺出血可为急性、亚

急性或慢性，严重者可出现肾上腺危象，约20%的肾上腺出血累及双侧。

CT检查：急性期CT平扫可见肾上腺肿胀、密度增高，可高于肾，呈条索状延伸至肾上腺周围脂肪内，但出血较大时可积聚形成血肿，血肿多见于肾上腺髓质（图5-40）。随着出血停止，大约6周后血肿吸收，CT可发现肾上腺形态不变，但密度减低或不均匀，3～6个月后可完全吸收，少数不完全吸收或机化时，CT可见条索状软组织密度影或钙化。

MRI检查：肾上腺出血和血肿表现为肾上腺区肿块，信号强度随出血时相发生变化。急性期，出血在T1WI为略低信号、T2WI为显著低信号；亚急性期，出血在T1WI和T2WI均为高信号，某些血肿中心的游离血红蛋白转变为脱氧血红蛋白，在T1WI上呈低信号，在T2WI上呈高信号；慢性期，血肿中心部分在T1WI和T2WI上仍呈较高信号，周边部位由于含铁血黄素的作用，T1WI和T2WI均呈低信号环影。使用MRI检查行规律复查，可以显示肾上腺出血和血肿的信号强度动态变化特征。

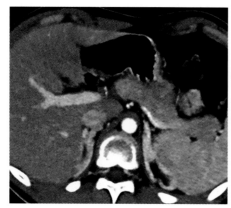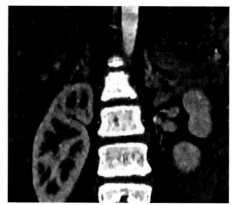

图5-39　先天性肾上腺皮质增生CT表现

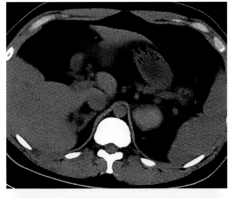
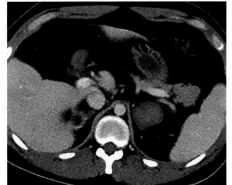
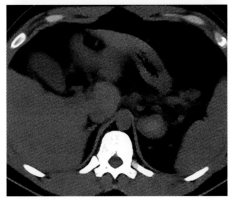

图5-40　左侧肾上腺血肿CT表现

影像学检查及其评价：肾上腺散在出血时超声早期常无发现，当形成血肿时，超声可呈无回声改变，伴随血肿吸收，回声逐渐增强。MRI检查所示血肿的信号强度依不同时期而不同，新鲜出血时T1WI、T2WI均可为高信号，高血红蛋白呈低信号，形成血清性囊肿时，T1WI呈低信号、T2WI呈高信号。MRI判断肾上腺出血的期相较CT优越。

八、肾上腺血管瘤

肾上腺血管瘤是肾上腺少见的非功能性肿瘤，来源于肾上腺基质组织。

CT检查：肾上腺海绵状血管瘤表现为密度不均的类圆形肿块，周围呈软组织密度，中心常有不规则的坏死低密度区，病变内可有点状钙化。增强CT扫描，较小的肿瘤为均匀一致的较明显强化，较大的肿瘤周边呈斑片状强化，并可见强化范围随着时间延迟，向中心逐渐扩张，类似于肝海绵状血管瘤（图5-41）。血管造影有助于进一步确诊。

九、肾上腺平滑肌类肿瘤

肾上腺平滑肌类肿瘤包括肾上腺平滑肌瘤、平滑肌脂肪瘤和平滑肌肉瘤等，是源于肾上腺基质组织的罕见肿瘤。中国医学科学院北京协和医院曾有一例肾上腺平滑肌脂肪瘤，CT检查时表现为左侧肾上腺区欠规则混杂密度肿块，病灶内可见成熟脂肪组织密度，散在分布软组织密度条索影。增强CT扫描，病灶脂肪成分无明显强化，软组织密度条索影明显强化（图5-42），不具任何特征，手术和病理证实为肾上腺平滑肌脂肪瘤。

111

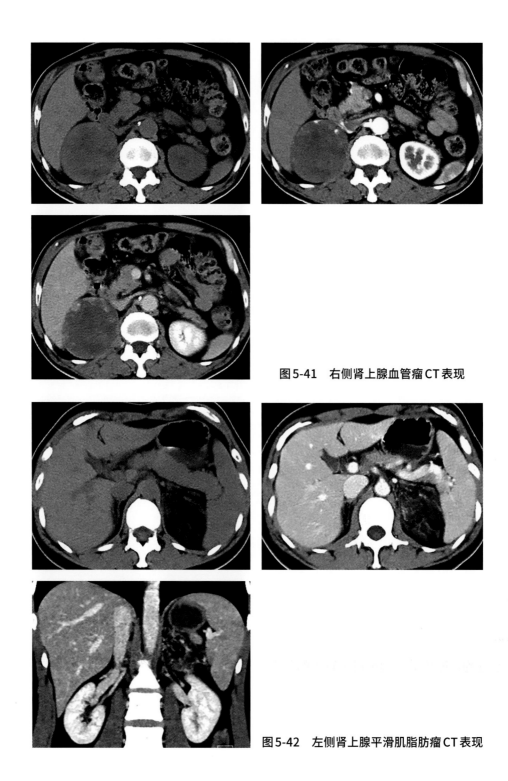

图5-41　右侧肾上腺血管瘤CT表现

图5-42　左侧肾上腺平滑肌脂肪瘤CT表现

第九节　肾上腺偶发肿瘤影像学鉴别

近年来，随着超声、CT和MRI等影像学检查方法的发展及人群健康查体的普及，肾上腺肿物的检出率明显提高。肾上腺偶发肿瘤又称为"肾上腺意外瘤"，是指患者无明显内分泌临床症状和体征，因其他原因行腹部影像学检查时意外发现的肾上腺肿块。肾上腺偶发肿瘤的发生率为1.4%～2.0%，男、女发生率相似。不同影像学检查方法由于成像技术、原理和空间分辨率等方面的差异，对肾上腺偶发肿瘤的检出率不同，CT由于空间分辨率高、三维重建可从任意角度对病变进行观察，因此易于检出肾上腺偶发肿瘤。

当影像学检查发现肾上腺偶发肿瘤后，需首先评估病变是否为功能性病变，若为功能性病变，无论良恶性均需手术切除，若肾上腺偶发肿瘤是非功能性病变，则需从临床症状、实验室检查和影像学检查等方面进一步鉴别病变的良恶性，以指导临床进一步治疗。

超声检查的诊断价值：超声对于较大的肾上腺偶发肿瘤的检出和定位有一定价值，通过显示病变的大小和边界有助于判断病变的良恶性，通过病灶的形态和回声特点可以诊断大部分肾上腺囊肿和髓样脂肪瘤。但是超声对于肾上腺实性病变的诊断价值有限。

CT检查的诊断价值：CT的密度分辨率和空间分辨率均较高，易于检出较小的肾上腺偶发肿瘤。根据病变平扫的CT密度和常规增强特点，可以较准确诊断肾上腺囊肿、髓样脂肪瘤和腺瘤。动态增强CT延迟扫描中的相对洗脱百分比（RPW）和绝对洗脱百分比（APW）有助于鉴别肾上腺良恶性病变。

MRI检查的诊断价值：MRI检查的软组织分辨率较高，但空间分辨率不及CT，常规MRI检查T1WI、T2WI信号特点结合脂肪抑制扫描和增强扫描，有助于诊断肾上腺囊肿、髓样脂肪瘤和嗜铬细胞瘤。化学位移同、反相位检查有助于鉴别富含脂质成分的肾上腺腺瘤和乏脂质的非腺瘤病变，如转移癌和皮质癌等。

目前，中国医学科学院北京协和医院临床工作中常使用增强CT及各种三维重建对各种肾上腺偶发肿瘤进行术前诊断，并可根据CT重建图像进行手术方案制定。对于增强CT难以判断良恶性的肾上腺偶发肿瘤，可使用MRI检查提供更多的鉴别诊断信息。

参考文献

[1] 白人驹, 张云亭, 冯敢生. 内分泌疾病影像学诊断 [M]. 北京: 人民卫生出版社, 2003: 232-325.

[2] SAHANI DV, SAMIR AE. Abdominal Imaging [M]. Maryland: Elsevier, 2011: 1257-1282.

[3] 史轶繁. 协和内分泌和代谢学 [M]. 北京: 科学出版社, 2000: 1102-1247.

[4] PEPPERCORN PD, GROSSMAN AB, REZNEK RH. Imaging of incidentally

discovered adrenal masses [J]. Clin Endocrinol, 1998, 48 (4) : 379-388.

[5] BLAKE MA, HOLALKERE NS, BOLAND GW. Imaging techniques for adrenal lesion characterization [J]. Radiol Clin North Am, 2008, 46 (1) : 65-78, vi.

[6] BLAKE MA, KALRA MK, SWEENEY AT, et al. Distinguishing benign from malignant adrenal masses: multi-detector row

CT protocol with 10-minute delay [J]. Radiology, 2006, 238 (2) : 578-585.

[7] DOPPMAN JL, CHROUSOS GP, PAPANICOLAOU DA, et al. Adrenocortico-tropin-independent macronodular adrenal jyperplasia: an uncommon cause of primary adrenal hypercortisolism [J]. Radiology, 2000, 216 (3) : 797-802.

第六章

肾上腺外科疾病的核医学检查及治疗

　　近年来，随着医学技术的不断发展，核医学检查已逐步成为评估肾上腺疾病的重要手段，尤其在良恶性肾上腺疾病鉴别诊断以及皮髓质功能性评估中具有独特优势。我们将重点介绍使用不同放射性核素显像进行肾上腺疾病诊断的核医学检查方法，并着重关注了最新的放射性核素显像剂的进展。在阐述了这些检查方法的基本原理、操作步骤、图像分析要点以及适应证后，我们将通过具体实例来说明它们在肾上腺疾病诊断中的表现。此外，我们还探讨了放射性核素治疗在肾上腺疾病（如嗜铬细胞瘤）治疗中的应用，虽然这些治疗方法目前仍处于研究和开发阶段，但由于其对肿瘤细胞的高选择性和强大的杀伤力，具有广阔的应用前景。我们希望通过这一章的介绍，使读者对肾上腺疾病的核医学检查和治疗有更深入、更全面的理解，为临床工作提供强大的理论支撑。

6

第一节 ^{18}F-FDG PET/CT在肾上腺肿瘤中的应用

一、^{18}F-FDG显像原理

^{18}F-氟-2-脱氧-D-葡萄糖（^{18}F-fluorodeoxy-glucose，^{18}F-FDG）是目前应用最广泛的正电子发射体层显像（positron emission tomography，PET）放射性显像剂。^{18}F-FDG被称为"世纪分子"，已经广泛应用于临床影像学诊断当中，将功能性显像与解剖学显像有机融合，同时兼顾了诊断的灵敏度和分辨率，^{18}F-FDG PET/CT是目前最先进的诊断方法之一。^{18}F-FDG是一种葡萄糖类似物，和人体所需的葡萄糖一样，^{18}F-FDG通过细胞膜上的葡萄糖转运蛋白（glucose transporter，GLUT）进入细胞，在细胞质内经己糖激酶的催化生成6-磷酸-^{18}F-FDG。但由于它的结构与天然6-磷酸葡萄糖存在差异，不能被进一步代谢，此外由于自身所带负电荷不能自由出入细胞膜而被滞留于细胞内。通过PET/CT成像后，可以反映机体器官、组织和细胞内葡萄糖的分布和摄取水平。肿瘤细胞中的糖酵解增加，葡萄糖消耗高于正常组织。另外，肿瘤细胞膜上GLUT水平升高等原因，会使更多的^{18}F-FDG积聚于肿瘤细胞内，而表现为^{18}F-FDG PET/CT上的摄取增高影。^{18}F-FDG-PET在临床肿瘤诊断中不仅局限于病灶的良恶性鉴别，而且可以用于肿瘤分期、制定放化疗方案、寻找原发灶等方面。

^{18}F-FDG是一种非特异性肿瘤显像剂，不仅在大部分肿瘤中可以浓聚，在一些非恶性病理改变如感染、肉芽肿性病变、增生性病变、外伤及一些良性肿瘤也会表现^{18}F-FDG的摄取增高。此外，一些分化较好的肿瘤细胞会表现出低糖代谢，从而表现出较差的^{18}F-FDG摄取。因此，在临床实践中并不能仅仅通过^{18}F-FDG摄取值的高低来鉴别肿瘤的良恶性，还需要结合其他临床及影像学表现来进行鉴别诊断。

二、^{18}F-FDG显像步骤

（一）显像前准备

患者至少禁食和禁饮含糖饮料4小时以上，控制血糖水平在显像药物注射前<12.0mmol/L；血糖过高时可择日再行显像，或者可通过注射短效胰岛素降低血糖水平，在胰岛素注射2小时后重新测定，<12.0mmol/L方可注射显像剂。

（二）图像采集

静脉注射^{18}F-FDG 3.7～5.55MBq/kg（0.1～0.15mCi/kg）后，安静休息45～60分钟，随后进行显像。一般采取仰卧位，手臂环抱置于头顶，减少手臂导致的X线硬化伪影，当怀疑上肢有病变时，将手臂置于身体两边。常规体部采集视野为颅底到股骨上1/3段。一般使用低剂量CT采集方法用于满足PET图像衰减及病灶定位，另外还可以减少患者辐射剂量。PET采集一般为2～3分钟/床位，正常体部采集需要5～6个床位。

（三）图像分析

1. 定性分析 通过视觉评估对图像中^{18}F-FDG的摄取程度进行分析的方法。通过与正常组织对比来评估病灶的摄取情况。

2. 半定量分析　半定量分析可以使用最大标准摄取值（maximum standardized uptake value, SUV_{max}）与肿瘤/非肿瘤组织的SUV比值即标准化摄取率（standardized uptake ratio, SUR）来评估，SUR中的非肿瘤组织一般采用正常肝组织。SUV描述的是^{18}F-FDG在肿瘤组织中的摄取情况。计算公式：SUV_{max}＝病变区域最大放射性活度/（注入放射性活度/体重）。

三、正常所见

^{18}F-FDG PET/CT正常分布包括大脑、泌尿道、肝和脾的摄取，以及可变的心脏和肠道摄取。在^{18}F-FDG PET/CT上，正常肾上腺表现为轻度^{18}F-FDG摄取。右侧肾上腺的SUV_{max}为1.68 ± 0.48，而左侧肾上腺SUV_{max}为1.39 ± 0.34。^{18}F-FDG PET/CT具有一定的技术局限性，比如^{18}F-FDG主要经过肾代谢排出，肾实质及肾盂内常常聚集大量的放射性尿液，有时会影响双侧肾上腺摄取情况的评估。另外，PET/CT的空间分辨率欠佳，对于较小的肾上腺病灶评估能力不足。

四、适应证

1. 鉴别肾上腺肿物良恶性。
2. 肾上腺皮质癌的诊断、分期、评估治疗反应、生存期预测。
3. 肾上腺转移病灶的原发灶探寻。
4. 鉴别治疗后肿瘤残留或复发病灶与纤维化病灶。
5. 肾上腺其他良性疾病的鉴别诊断　如肾上腺出血、肾上腺皮质腺瘤、肾上腺结核、肾上腺囊肿、肾上腺髓样脂肪瘤等。

五、临床应用

（一）肾上腺肿物良恶性鉴别

^{18}F-FDG PET/CT不仅可通过反映肿瘤组织葡萄糖代谢情况对肿瘤进行定性，还可反映患者全身情况，为临床诊断与治疗提供更多信息。^{18}F-FDG PET/CT在诊断肾上腺良恶性病变方面具有明显的优势。肾上腺恶性肿瘤大多数摄取FDG，呈高代谢表现；而良性病变呈低或无FDG摄取。一项荟萃分析结果提示，对于无恶性肿瘤病史的患者，^{18}F-FDG PET/CT视觉分析在鉴别肾上腺恶性病变上的平均灵敏度及平均特异度分别为97%（93%～98%）与91%（87%～94%）。另外，还有研究者利用SUV_{max}或SUR等半定量参数检测肾上腺恶性肿瘤。在已发表的研究中，肾上腺SUV_{max}的最佳切点值在2.3～3.9不等，诊断肾上腺恶性病变的灵敏度在100%左右，特异度为78.1%～94.0%，但需要注意的是，良恶性病变之间的SUV_{max}存在重叠。SUR的应用提高了^{18}F-FDG PET/CT的诊断准确性，研究提示SUR的最佳切点值在1.0～1.8，诊断灵敏度及特异度均可达95%以上。当SUV切点值与CT值（切点值一般为10Hu）相结合进行分析时，诊断准确性可进一步提高。但是影响SUV的因素较多，不仅受患者的血糖、体重等生理性因素影响，同时受采集模式、衰减校正、重建算法、部分容积效应、感兴趣区域的勾画等的影响。由于现实临床环境的复杂性，到目前为止，上述半定量参数在临床实践中仅具有参考意义。总之，这些研究结果表

明，^{18}F-FDG PET/CT是鉴定肾上腺病变良恶性的一种理想工具，在检测恶性肿瘤方面显示出高度的灵敏度和特异度。

在一些情况下，^{18}F-FDG PET/CT检查会出现假阴性和假阳性结果。病灶体积小（<5mm）或者病灶内出现囊变、出血或坏死是导致^{18}F-FDG PET/CT假阴性的原因。另外，在以往的研究中，^{18}F-FDG PET/CT假阳性主要见于肾上腺结核、皮质腺瘤、良性嗜铬细胞瘤、内皮囊肿、炎症和感染性病灶。在临床诊断中，需要结合患者的症状体征与其他检查结果进行仔细鉴别。

（二）肾上腺皮质癌（ACC）

ACC较为罕见，多累及单侧肾上腺，形态不规则，肿块较大，密度不均匀，内可见液化坏死区，部分可见钙化灶形成。^{18}F-FDG PET-CT在ACC的诊断、分期、评估治疗反应、生存期预测和复发检测中起着重要作用。由于ACC组织中葡萄糖转运蛋白亚型1（GLUT1）高表达，所以ACC病灶多表现为^{18}F-FDG高摄取，坏死出血区表现为摄取减低。

例如：患者，女性，54岁，肾上腺皮质癌。患者2个月前发现左侧肾上腺肿块。^{18}F-FDG PET/CT表现如图6-1。FDG的摄取程度与ACC肿瘤大小和组织有丝分裂率明显正相关。

作为一种全身性检查，^{18}F-FDG PET/CT在检测ACC远处转移灶中发挥着重要作用，检测灵敏度高于常规影像学检查。因为^{18}F-FDG PET/CT对转移灶的探查效能与病灶大小（部分容积效应）相关，对较小的病灶检测能力下降，所以在临床工作中常与增强CT进行互补。^{18}F-FDG摄

取值越高，患者预后越差，生存期越短。有研究者以^{18}F-FDG SUV_{max}＝10为切点值，发现54%的SUV_{max}＞10的患者在PET/CT检查后6个月内死亡，而没有一例SUV_{max}＜10的患者死亡。此外，^{18}F-FDG PET/CT对局部复发的诊断尤其有价值。对于ACC术后患者，^{18}F-FDG PET/CT可以帮助鉴别术后炎性纤维化病灶与复发病灶，灵敏度与特异度高于常规CT。值得注意的是，ACC患者肾上腺切除术后，14%～29%患者的另一侧正常肾上腺会出现FDG摄取增高，这可能与米托坦治疗反应或肾上腺功能性代偿有关，这种摄取增高在随访24个月后可消退。

（三）肾上腺皮质腺瘤

肾上腺皮质腺瘤是最常见的肾上腺良性肿瘤，直径一般<3cm，呈类圆形或椭圆形，边界清楚，轮廓光滑。在平扫CT上密度均匀，CT值多<10Hu，罕有囊变、出血及钙化。肾上腺皮质腺瘤可以分为功能性和无功能性腺瘤，功能性腺瘤包括醛固酮腺瘤与皮质醇腺瘤。肾上腺皮质腺瘤通常不会表现出FDG摄取增高，但有小综病例报道提出部分腺瘤在^{18}F-FDG呈现轻度代谢增高，而表现为假阳性。图6-2为一例肾上腺皮质腺瘤患者的^{18}F-FDG PET/CT表现。腺瘤显示FDG摄取增高的原因尚不清楚，一些研究者认为腺瘤的高功能状态可能是一个因素，但这个观点存在争议。一项研究观察了28例肾上腺皮质腺瘤（13例有功能，15例无功能），发现功能性肿瘤比无功能性肿瘤具有更高的FDG代谢活性，区分功能性和无功能性病变的灵敏度为69%，特异度为81%。但也有研究认为^{18}F-FDG无法鉴别肾

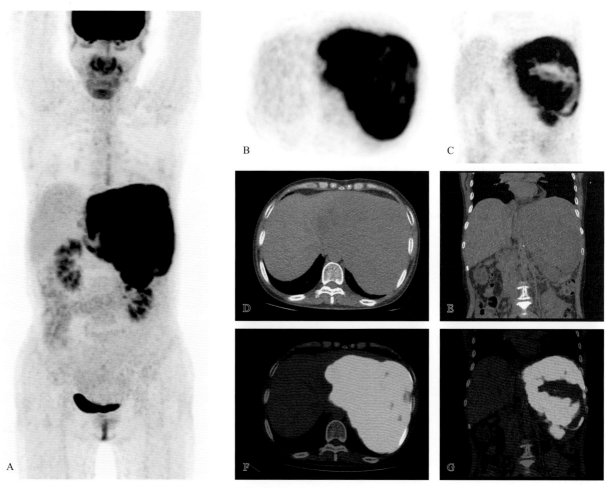

图6-1　左侧肾上腺皮质癌患者 ¹⁸F-FDG PET/CT 显像

注：A.¹⁸F-FDG全身最大密度投影图；B.肾上腺病变横断面PET图；C.肾上腺病变冠状面PET图；D.肾上腺病变横断面CT图；E.肾上腺病变冠状面CT图；F.肾上腺病变横断面融合图；G.肾上腺病变冠状面融合图。¹⁸F-FDG PET/CT可见左侧肾上腺区巨大混杂密度肿块影，大小约18.1cm×19.1cm×17.1cm，其内见坏死囊变密度影，实性部分放射性摄取明显增高，SUV$_{max}$为21.2；周围脏器受压移位，病变与食管下段、胃壁、左侧肾上极、肝、脾及膈顶分界不清。

图片来源：北京协和医院核医学科。

上腺皮质腺瘤的功能性，这一观点仍需要进一步研究。

（四）肾上腺髓样脂肪瘤

肾上腺髓样脂肪瘤是一种良性肿瘤，由成熟脂肪和类似骨髓的造血细胞组成。在CT上表现为一个清晰的肾上腺肿块，带有假包膜，可伴出血与钙化灶。在¹⁸F-FDG PET上，肾上腺髓样脂肪瘤的FDG摄取程度不高，通常低于肝本底。罕见情况下，肾上腺髓样脂肪瘤可以表现为FDG摄取

明显增高，可能是其含有造血成分导致的。

（五）肾上腺转移癌

肾上腺是转移性疾病的常见部位。肺是最常见的原发肿瘤部位，其次是胃、食管及肝和胆管。大约一半患者的肾上腺转移是双侧的。它们通常无症状，只有4%的肾上腺转移癌是有症状的。已知为恶性肿瘤的患者中，多达50%的肾上腺肿块可能是良性的，所以非侵入性检查对减少不必要的活检具有重要意义。肾上腺转移癌多表现为

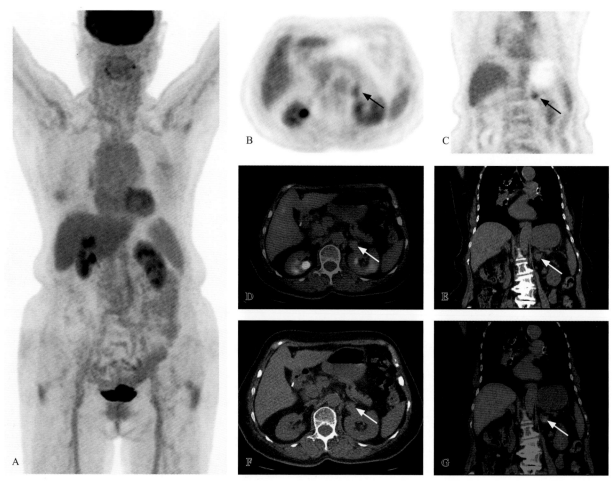

图6-2　左侧无功能性肾上腺皮质腺瘤 ^{18}F-FDG PET/CT 显像

注：患者，女性，85岁。体检发现左侧肾上腺肿物1月余。A. ^{18}F-FDG全身最大密度投影图；B.肾上腺病变横断面PET图；C.肾上腺病变冠状面PET图；D.肾上腺病变横断面CT图；E.肾上腺病变冠状面CT图；F.肾上腺病变横断面融合图；G.肾上腺病变冠状面融合图。 ^{18}F-FDG PET/CT可见左侧肾上腺软组织密度结节，大小2.0cm×1.5cm，放射性摄取稍增高，SUV$_{max}$为3.6（箭头所示）。后患者行左侧肾上腺肿瘤切除术，术后病理为肾上腺皮质腺瘤。

图片来源：北京协和医院核医学科。

FDG高摄取。据研究报道，约90%的肺癌肾上腺转移灶的FDG摄取值显著高于肝，但需要注意的是，FDG摄取不高的原发癌的肾上腺转移灶有时为假阴性，包括类癌（神经内分泌肿瘤）、细支气管肺泡型肺癌与肾癌等。另外，当出现转移灶较小、病灶内坏死与出血时，也可能会出现假阴性结果。图6-3列举了一例肝癌肾上腺转移患者的 ^{18}F-FDG PET/CT表现。半定量参数在肾上腺转移灶的识别中同样发挥重要作用，一项研究回顾性分析了41例具有恶性肿瘤病史并患有肾上腺结节的患者，发现肾上腺转移灶的SUV$_{max}$明显高于肾上腺腺瘤，以SUV$_{max}$＝5.01为切点值时，鉴别两者的灵敏度与特异度分别为78%与100%；而以SUV＝1.37为切点值时，灵敏度与特异度可达96%与100%。此外，当肾上腺转移灶作为首发表现时， ^{18}F-FDG PET/CT对原发肿瘤灶的检出具有重要临床意义，可以帮助临床精准诊断并快速制定治疗方案。

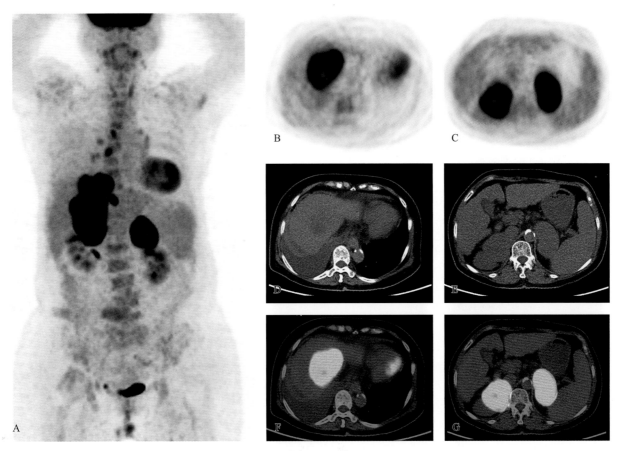

图6-3　肝癌双侧肾上腺转移患者 ^{18}F-FDG PET/CT 显像

注：患者，女性，75岁。A. ^{18}F-FDG最大密度投影图，提示全身多个放射性摄取增高灶；B.肝占位横断面PET图；C.双侧肾上腺病变横断面PET图；D.肝占位横断面CT图；E.双侧肾上腺病变横断面CT图；F.肝占位横断面融合图；G.双侧肾上腺病变横断面融合图。肝近膈顶处放射性摄取不均匀增高的占位，大小约7.2cm×6.1cm，SUV$_{max}$为24.3。后患者行CT引导下经皮肝肿物穿刺活检术，病理为中分化胆管细胞癌。

图片来源：北京协和医院核医学科。

（六）肾上腺淋巴瘤

肾上腺淋巴瘤可以分为原发性与继发性，多为非霍奇金淋巴瘤。原发性肾上腺淋巴瘤较为罕见，占所有非霍奇金淋巴瘤的比例不到1%，通常发生在老年人（平均年龄68岁），双侧肾上腺受累率为60%，主要为弥漫大B细胞淋巴瘤，常表现为肾上腺功能不全。继发性肾上腺淋巴瘤约占所有非霍奇金淋巴瘤的4%。肾上腺淋巴瘤为单一细胞为主堆积，形成软组织团块，团块内细胞密集程度高，富含液体的间质成分少，因而肿瘤通常密度均匀，少数可能出现坏死、液化而呈囊性表现。 ^{18}F-FDG PET/CT上，肾上腺淋巴瘤通常表现为明显FDG摄取。图6-4列举了一例肾上腺淋巴瘤患者的 ^{18}F-FDG PET/CT表现。在早期疾病中，肾上腺淋巴瘤可能表现为肾上腺增粗，由于淋巴细胞弥漫性浸润，肾上腺可以保持三角形形态，这一形态与肾上腺增生的外观相似，临床表现和实验室检查有助于鉴别肾上腺淋巴瘤和肾上腺增生。疾病进一步进展时，扩张的淋巴瘤病灶可吞没整个腺体，从而表现为形态不规则的软组织肿块。^{18}F-FDG PET显像已经成为淋巴瘤分期、治疗后再分期及评价疗效的有效手段。另外，^{18}F-FDG PET/CT还有助于进行治疗疗效评估。治疗后疾病缓解时，受累的肾上腺通常会恢复到原来的大小和形态，FDG摄取也会减低到正常水平。

（七）嗜铬细胞瘤

嗜铬细胞瘤是源于交感神经嗜铬细胞的一种神经内分泌肿瘤。^{18}F-FDG PET/CT可以帮助确定手术的位置、范围和最佳方法；评估多灶性或转移性疾病，以及评估对治疗的反应。嗜铬细胞瘤具有不同的基因簇，簇1为假性缺氧相关的簇（*SDHx*、*FH*、*VHL/EPAS1*），簇2为与酶受体信号通路相关的簇（*RET*、*NF1*、*TMEM127*、*MAX*、*HRAS*）。嗜铬细胞瘤对^{18}F-FDG的摄取程度不一且通常不均匀。在簇1突变的嗜铬细胞瘤中，^{18}F-FDG摄取程度通常较高，平均SUV$_{max}$为13.0±6.5，其中*SDHx*突变的嗜铬细胞瘤摄取程度最高，而簇2突变的肿瘤平均SUV$_{max}$仅为

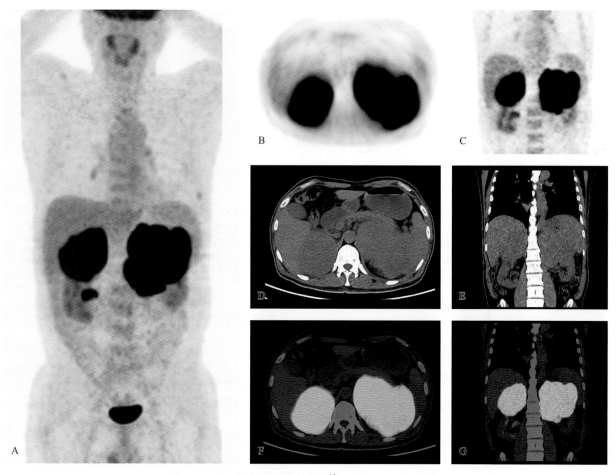

图6-4　双侧肾上腺淋巴瘤患者^{18}F-FDG PET/CT显像

注：患者，男性，52岁。2个月前无明显诱因出现上腹部持续胀痛，1个月前出现食欲下降。A.^{18}F-FDG全身最大密度投影图；B.肾上腺病变横断面PET图；C.肾上腺病变冠状面PET图；D.肾上腺病变横断面CT图；E.肾上腺病变冠状面CT图；F.肾上腺病变横断面融合图；G.肾上腺病变冠状面融合图。^{18}F-FDG PET/CT可见双侧肾上腺巨大软组织密度肿物，放射性摄取明显增高。右侧肿物大小约9.0cm×8.5cm，SUV$_{max}$＝18.2，累及右侧肾上极；左侧肿物呈分叶状，上部与脾分界不清，向下累及左侧肾上极，大小约12.3cm×8.6cm，SUV$_{max}$为20.1。穿刺病理提示弥漫大B细胞淋巴瘤。

图片来源：北京协和医院核医学科。

3.9±3.1。另外，在患有多发性内分泌腺瘤病2型相关嗜铬细胞瘤的患者中，^{18}F-FDG的灵敏度仅为40%。^{18}F-FDG PET/CT对良性嗜铬细胞瘤的检测灵敏度为58%，而对转移性嗜铬细胞瘤，灵敏度为51%～100%，通常超过80%。所以，^{18}F-FDG是转移性嗜铬细胞瘤的常用检查方式，特别是 *SDHx* 突变的嗜铬细胞瘤，灵敏度为83%～92%。值得注意的是，肾上腺皮质癌与恶性嗜铬细胞瘤在病灶大小、形态及FDG摄取上并无明显差异，应结合临床表现及实验室检查综合分析，并通过

其他影像学检查，如$^{123/131}$I-MIBG显像等来进行鉴别。图6-5列举了一例嗜铬细胞瘤患者的^{18}F-FDG PET/CT表现。

此外，在^{18}F-FDG成像中，嗜铬细胞瘤容易出现棕色脂肪摄取。主要形成原因是嗜铬细胞瘤会产生儿茶酚胺，儿茶酚胺会刺激白色脂肪细胞向棕色脂肪细胞转化，致使棕色脂肪增多。另外，儿茶酚胺刺激交感神经活动增加而导致棕色脂肪产热时，糖酵解活动的增加会使棕色脂肪^{18}F-FDG的摄取增加而表现为摄取增高，在临床实践中

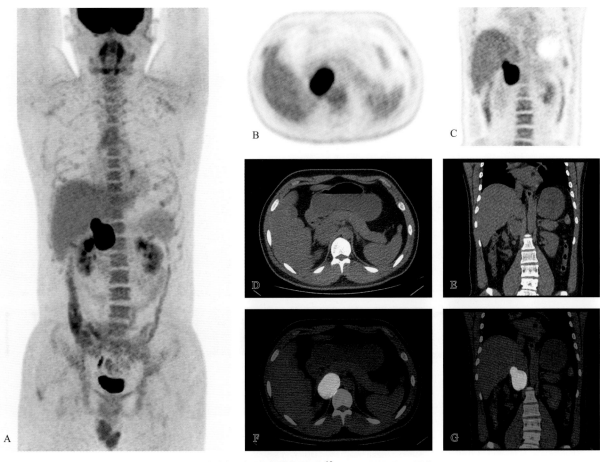

图6-5 右侧肾上腺嗜铬细胞瘤^{18}F-FDG PET/CT显像

注：患者，男性，18岁。发作性头痛、心悸、大汗、黑矇1年余。A.^{18}F-FDG全身最大密度投影图；B.肾上腺病变横断面PET图；C.肾上腺病变冠状面PET图；D.肾上腺病变横断面CT图；E.肾上腺病变冠状面CT图；F.病变肾上腺横断面融合图；G.肾上腺病变冠状面融合图。^{18}F-FDG PET/CT可见右侧肾上腺软组织密度肿块，最大横截面积约4.6cm×3.5cm，放射性摄取明显增高，SUV$_{max}$为36.2。患者后行右侧肾上腺切除术，术后病理为嗜铬细胞瘤。

图片来源：北京协和医院核医学科。

应注意将棕色脂肪摄取与转移灶鉴别。图6-6显示了1例嗜铬细胞瘤伴棕色脂肪摄取的¹⁸F-FDG PET/CT显像。

期提供客观依据，而且在确定术后残留复发方面具有潜在价值。图6-7显示了1例肾上腺神经母细胞瘤的¹⁸F-FDG PET/CT显像。

（八）神经母细胞瘤

神经母细胞瘤是儿童最常见的颅外恶性实体肿瘤，好发于肾上腺。肿瘤表面无包膜，体积较大，可跨越中线呈浸润性生长，形态多不规则，肿瘤密度不均匀，伴坏死，瘤内钙化多见，表现为斑点状或不规则形钙化，易包绕大血管，多合并淋巴结及远处器官转移。FDG摄取一般呈不均匀性增高，坏死区摄取减低。¹⁸F-FDG PET/CT不仅能够为儿童神经母细胞瘤的术前诊断和准确分

（九）孤立性纤维瘤

孤立性纤维瘤是一种比较少见的间叶源性肿瘤，是一种交界性肿瘤，位于肾上腺者较为少见，平扫表现类圆形低密度肿块，内伴钙化，坏死囊变少见。¹⁸F-FDG PET/CT上表现为不同程度的摄取增高。有研究者提出，可以依据¹⁸F-FDG SUV$_{max}$值来区分孤立性纤维瘤的良恶性，并提出SUV$_{max}$>2.5可作为诊断恶性孤立性纤维瘤的依据。

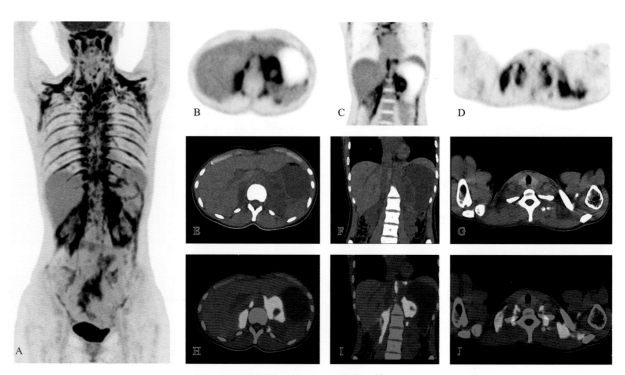

图6-6 左侧肾上腺嗜铬细胞瘤伴棕色脂肪摄取¹⁸F-FDG PET/CT显像

注：患者，女性，35岁。半年前发现血压升高，后出现发作性颈后胀痛，伴面部潮热、大汗，外院CT提示左侧肾上腺囊实性肿物，实验室检查提示血尿儿茶酚胺升高。A.¹⁸F-FDG全身最大密度投影图；B.肾上腺病变横断面PET图；C.肾上腺病变冠状面PET图；D.双侧颈部棕色脂肪区域横断面PET图；E.肾上腺病变横断面CT图；F.肾上腺病变冠状面CT图；G.双侧颈部棕色脂肪区域横断面CT图；H.肾上腺病变横断面融合图；I.病变冠状面融合图；J.双侧颈部棕色脂肪区域横断面融合图。¹⁸F-FDG PET/CT可见左侧肾上腺囊实性密度肿块影，大小约4.4cm×3.8cm，放射性摄取明显增高，SUV$_{max}$为15.8。双侧颈肩部、腋下、纵隔、肋骨旁、脊柱两侧、肝周、脾周、双肾周围、肠系膜上见棕色脂肪摄取，部分区域脂肪密度增高。后患者行左侧肾上腺肿瘤切除术，术后病理为嗜铬细胞瘤。

图片来源：北京协和医院核医学科。

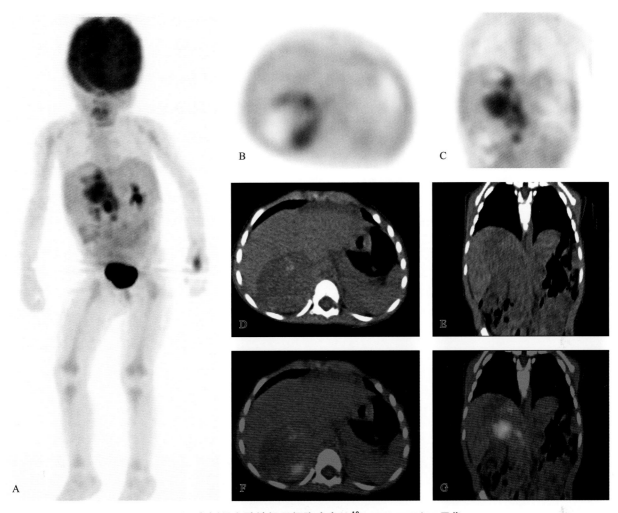

图6-7　右侧肾上腺神经母细胞瘤患儿 ^{18}F-FDG PET/CT 显像

注：患儿，女，1岁。患儿家长偶然发现患儿腹部包块。A.^{18}F-FDG全身最大密度投影图；B.肾上腺病变横断面PET图；C.肾上腺病变冠状面PET图；D.肾上腺病变横断面CT图；E.肾上腺及腹主动脉旁病变冠状面CT图；F.肾上腺病变横断面融合图；G.肾上腺及腹主动脉旁病变冠状面融合图。^{18}F-FDG PET/CT显示右侧肾上腺区见一混杂密度团块，内见囊性低密度影及少许高密度影，病灶大小约6.0cm×5.7cm×6.5cm，中央为放射性摄取缺损区，环周放射性摄取不同程度增高，以病灶下缘及内侧为著，SUV_{max}为5.0。腹膜后腹主动脉右旁（约平右侧肾上下极水平）见多发放射性摄取异常增高的转移淋巴结，最大约2.0cm×1.4cm，SUV_{max}为6.1。

图片来源：北京协和医院核医学科。

（十）肾上腺结核

肾上腺结核多是由于结核分枝杆菌血行播散所致。肾上腺结核病变可导致肾上腺髓质和几乎全部的皮质均被破坏。肾上腺结核通常是双侧的，约占所有肾上腺结核病例的90%。当双侧肾上腺皮质受损程度达到90%以上时可发生慢性原发性肾上腺皮质功能减退。肾上腺结核是发展中国家原发性肾上腺功能减退症（Addison病）的主要

原因，及时获得Addison病的病因学诊断对防止患者发生危及生命的肾上腺危象至关重要。病程早期双侧肾上腺弥漫性增大，进展期形成软组织结节、肿块。处于活动期的肾上腺结核PET/CT显像多表现为双侧肾上腺 ^{18}F-FDG摄取增高，其组织病理学表现为结核的上皮样细胞、淋巴细胞及多核巨细胞形成的肉芽肿性炎症。如果病灶内部发生干酪样坏死，PET显像为局灶性代谢减低

区，对应CT平扫及增强为低密度无强化区；处于稳定期或治疗后的肾上腺结核PET/CT显像多表现为受累肾上腺萎缩或纤维化，部分钙化，无代谢异常增高；对于结核活动期的患者，PET/CT显像可以作为监测治疗效果的有效手段，在治疗过程中，如果^{18}F-FDG代谢减低，提示治疗方案有效。活动期肾上腺结核在^{18}F-FDG PET/CT上与肾上腺恶性病变较难鉴别，结核中毒症状、结核相关检查与CT上的钙化灶及环形强化可以一定程度

上帮助鉴别诊断。图6-8列举了一例活动性肾上腺结核患者的^{18}F-FDG PET/CT表现。

（十一）肾上腺血肿

肾上腺腺体特别容易出血，因为它们有来自三条动脉的丰富血液供应。这些动脉只流向一条静脉，任何导致肾上腺静脉压力增高的因素，都可能使易破的毛细血管超负荷，使血管破裂出血。且肾上腺静脉是体内儿茶酚胺浓度最高的地方，应激状态下强烈的血管收缩和静脉血管封闭，静

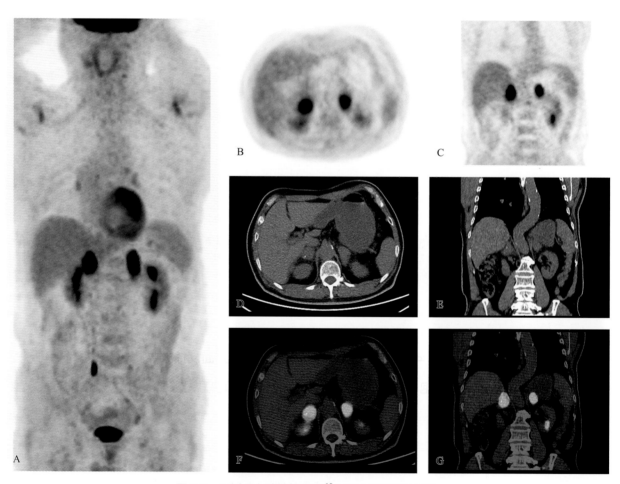

图6-8 双侧肾上腺结核患者^{18}F-FDG PET/CT显像

注：患者，男性，71岁。1年前出现皮肤明显色素沉着，明显乏力，食欲差，体重下降10kg，2个月前发现双侧肾上腺肿物。A.^{18}F-FDG全身最大密度投影图；B.肾上腺病变横断面PET图；C.肾上腺病变冠状面PET图；D.肾上腺病变横断面CT图；E.肾上腺病变冠状面CT图；F.肾上腺病变横断面融合图；G.病变冠状面融合图。^{18}F-FDG PET/CT可见双侧肾上腺放射性摄取明显增高的软组织密度结节，其中右侧者大小约2.7cm×2.5cm，SUV$_{max}$16.6，内伴点状钙化影；左侧者大小约2.1cm×3.6cm，SUV$_{max}$为12.9。抗结核治疗后患者症状好转，肾上腺肿物变小。

图片来源：北京协和医院核医学科。

脉压力骤增而破裂出血。肾上腺出血可继发于创伤性或非创伤性疾病。非创伤性肾上腺出血的原因包括应激、出血体质或凝血功能障碍、潜在肿瘤和特发性疾病。单侧肾上腺出血最常见于钝性腹部创伤。双侧肾上腺出血主要与非创伤性疾病有关。急性出血在影像学上表现为单侧或双侧肾上腺出现无强化的低密度或混合密度肿块。慢性出血表现为薄壁假性囊肿或萎缩。急性肾上腺出血数月后可出现钙化。急性和慢性肾上腺出血均可显示为^{18}F-FDG PET/CT活性增强，这可能是由于脂肪坏死引起的炎症反应。对于有恶性肿瘤病史且无明显出血危险因素的患者，需要特别注意是否为肿瘤性肾上腺出血，这时病灶^{18}F-FDG代谢水平可能会更高。

（十二）肾上腺囊肿

肾上腺囊肿是一种少见病。其典型CT表现为肾上腺区均匀水样密度结节或肿块，边缘或内部多有钙化，^{18}F-FDG PET/CT上多表现为代谢减低区。若出现^{18}F-FDG摄取增高时，应考虑到肿瘤所致囊肿可能。

（十三）肾上腺神经节瘤

神经节瘤是一种多发生于年轻人的罕见的良性肿瘤，由成熟的神经节细胞、成熟的施万细胞和神经纤维组成。神经节瘤可发生在椎旁交感神经丛的任何部位，偶尔也可发生在肾上腺髓质。预后良好，手术切除后复发罕见。由于缺乏特异的影像学表现，神经节瘤相对难以与其他肿瘤区分。神经节瘤一般显示轻中度的FDG摄取。

图6-9列举了一例肾上腺神经节瘤患者的^{18}F-FDG PET/CT表现。

（十四）肾上腺血管瘤

血管瘤是起源于间叶组织较常见的良性肿瘤。发生于肾上腺的血管瘤罕见，一般为海绵状血管瘤，通常单侧发病，一般无功能，很少恶变，临床症状以肿瘤压迫周围器官为主。在^{18}F-FDG PET/CT上可表现为轻中度放射性浓聚。

（十五）肾上腺畸胎瘤

发生于肾上腺的畸胎瘤罕见，但其特征明显，诊断的关键是肿瘤定位和显示肿块内不同的组织成分。成熟畸胎瘤的FDG代谢不高，部分区域无代谢活性，但未成熟畸胎瘤、成熟畸胎瘤恶变者FDG代谢可明显增高。

六、总结

在过去的十几年里，PET/CT的临床应用不断增加，因此其现在已经成为标准的肿瘤学成像方式。PET/CT作为一种全身性的检查，能将功能和解剖信息结合起来，在肾上腺肿瘤的良恶性鉴别、恶性肿瘤的分期与疗效监测，以及肿瘤原发灶的寻找等方面发挥重要作用。在肾上腺肿瘤的应用中不仅可以根据FDG的摄取程度，还可以根据形态学特征、实验室检查及临床症状等综合因素进行诊断与鉴别诊断。尽管CT与MRI等常规影像学检查可以描述肾上腺病变的大部分特征，但^{18}F-FDG PET/CT在肾上腺疾病中仍然具有不可替代的价值与意义。

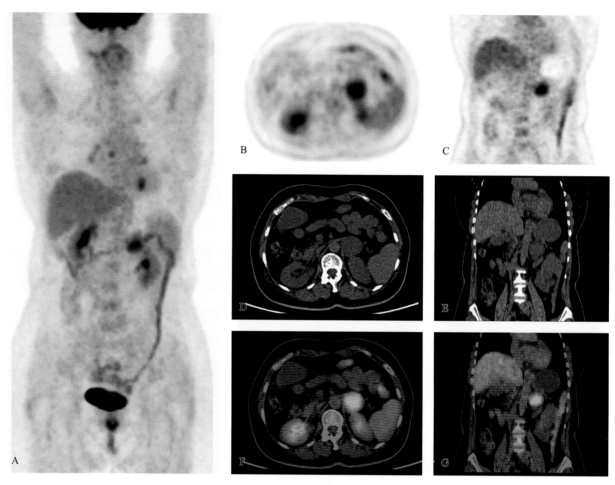

图6-9　左侧肾上腺神经节瘤 ^{18}F-FDG PET/CT 显像

注：患者，女性，58岁。患者体检发现左侧肾上腺占位1年，逐渐增大。A.[18]F-FDG全身最大密度投影图；B.肾上腺病变横断面PET图；C.肾上腺病变冠状面PET图；D.肾上腺病变横断面CT图；E.肾上腺病变冠状面CT图；F.肾上腺病变横断面融合图；G.病变冠状面融合图。[18]F-FDG PET/CT可见左侧肾上腺类圆形软组织肿物，大小约3.8cm×3.6cm×3.4cm，放射性摄取不均匀增高，SUV_{max}为6.4。后患者行左侧肾上腺全切术，术后病理为肾上腺节细胞神经纤维瘤。

图片来源：北京协和医院核医学科。

第二节　 ^{68}Ga-pentixafor PET/CT在原发性醛固酮增多症中的应用

一、显像原理

原发性醛固酮增多症（primary aldosteronism，PA）的病因主要包括醛固酮腺瘤（aldosterone-producing adenoma，APA）和特发性醛固酮增多症（idiopathic hyperaldosteronism，IHA）。APA占PA的60%～85%，在CT上多表现为单侧肾上腺类圆形低密度小结节（直径1～2cm），主要通过腹腔镜下单侧肾上腺切除术进行根治治疗。IHA又称"双侧肾上腺特发性增生"，占PA的15%～40%，其CT表现较为多样，可表现为双侧肾上腺正常或增粗，有时可伴有结节，因手术疗效较差，多选择口服盐皮质激素受体阻滞剂进行保守治疗。所以PA的分型诊断（即病因诊断）与治疗方式的选择相关。肾上腺CT是临床上评估肾上腺疾病最常用的方法，但是当出现结节型IHA、双侧APA病灶、IHA或APA合并无功能性腺瘤等时，CT对PA分型的能力大打折扣。正如一项纳入950例患者的荟萃分析所示，CT对PA患者分型诊断的误诊率可达38%。肾上腺静脉取血（adrenal venous sampling，AVS）作为一种有创性检查，其灵敏度与特异度可达到95%以上，现多作为PA病因鉴别诊断的"金标准"。但AVS作为有创性检查，对介入医师的操作水平有着较高的要求，有研究指出AVS的成功率在不同的医疗中心差异很大。

放射性核素显像作为无创性、特异性的方法受到临床重视。近期，有研究者证明一种G蛋白偶联的跨膜受体——CXC亚家族趋化因子受体-4（C-X-C motif chemokine receptor 4，CXCR4）在APA细胞表面高表达，但在96%的无功能性腺瘤中不表达或低表达，与CYP11B2的表达存在明显相关性。有研究者认为，由G蛋白偶联受体相关基因的低甲基化引起的相关mRNA上调和G蛋白偶联受体蛋白转录的增加可能是APA中醛固酮过多自主产生的原因。而CXCR4是一种典型的G蛋白偶联受体，这可能是CXCR4在APA中高表达的原因。放射性核素显像剂^{68}Ga-pentixafor作为CXCR4的特异性配体显像剂，具有合成简单、放化纯度较高、稳定性好、^{68}Ga半衰期较长（68分钟）、检查前无需特殊准备及检查时间短等优势，已经被广泛用于多发性骨髓瘤、淋巴瘤等血液系统恶性肿瘤，以及肺癌、乳腺癌等实体瘤的临床研究中，并且都得到了很有价值的研究成果。^{68}Ga-pentixafor作为CXCR4特异性配体显像剂，能直观反映和间接提示肾上腺病灶中CXCR4和CYP11B2的表达情况，从而有助于识别出APA病灶并指导治疗。

二、显像方法

（一）显像前准备

患者进行^{68}Ga-pentixafor PET/CT检查前正常饮食及饮水，无需特殊准备。

（二）图像采集

静脉注射^{68}Ga-pentixafor 2.22～2.96MBq（0.06～0.08mCi）/kg后安静休息30～60分钟，随后进行PET/CT显像。一般采取仰卧位，常规体部采集视野为颅底到股骨上1/3段，2～3分钟/床位，正常体部采集需要5～6个床位。还可以进行肾上腺区域1个床位的局部采集，5分钟/床位。

（三）图像分析

1. 定性分析　通过视觉评估肾上腺病灶^{68}Ga-pentixafor的摄取程度进行分析。一般通过与对侧正常肾上腺组织的摄取进行对比分析，阳性病灶被定义为比正常肾上腺组织代谢高的肾上腺结节；阴性病灶考虑为代谢与正常肾上腺组织相似或更低的肾上腺病灶。

2. 半定量分析　勾画直径为10mm的感兴趣区域（region of interest，ROI），计算病灶的最大标准摄取值（SUV_{max}）、病灶SUV_{max}与正常肝SUV_{mean}的比值（the lesion to liver ratio，LLR），以及病灶SUV_{max}与正常肾上腺组织SUV_{mean}的比值（the lesion to normal adrenal ratio，LAR）。

三、正常所见

^{68}Ga-pentixafor PET/CT正常分布包括泌尿道、肝和脾的摄取。在^{68}Ga-pentixafor PET/CT上，正常肾上腺表现为轻度摄取。肾上腺平均SUV_{max}为2.3左右。

四、临床应用

（一）对PA患者进行分型诊断

^{68}Ga-pentixafor PET/CT在国内外尚处于临床研究阶段。中国医学科学院北京协和医院团队率先进行了一系列^{68}Ga-pentixafor PET/CT在原发性醛固酮增多症患者中分型诊断的研究。通过视觉分析，^{68}Ga-pentixafor PET/CT诊断APA的灵敏度及特异度分别可达97.8%～100%及81.3%～87.5%，准确性可达92.7%～96.0%。利用半定量参数进行分析时，诊断效能如下：以$SUV_{max}=11.2$为切点值时，^{68}Ga-pentixafor PET/CT诊断APA的灵敏度及特异度为88.0%与100%，当以$SUV_{max}=7.1$为切点值时，诊断灵敏度及特异度为90.9%与85.3%。当LLR取2.3为切点值时，诊断灵敏度和特异度可达到96%与100%。LAR取2.1为切点值时，诊断灵敏度为92.0%，特异度为93.8%。总之，在PA患者的分型诊断即识别APA病灶方面，^{68}Ga-pentixafor PET/CT表现颇佳，视觉分析灵敏度较高，半定量分析特异度较高，诊断效能高于常规影像学检查，能很大程度上明确诊断CT上无法分型的PA患者。图6-10显示了1例行^{68}Ga-pentixafor PET/CT检查的APA患者图像。

（二）预测PA患者肾上腺病灶切除术后患者高血压的改善情况

中国医学科学院北京协和医院研究团队对行术前^{68}Ga-pentixafor PET/CT检查的患者进行疗效随访，对PA患者术后6个月的血压情况进行分析，分为以下三组。治愈组：在不服用任何降压药及升钾药的情况下，血压控制（＜140/90mmHg）伴血钾恢复正常；改善组：术后血压得到部分控制（未服降压药时血压较前减低但仍高于正常或降压药剂量或数量较前减少）伴血钾水平回升；无效组：术后血压与术前无明显差别甚至更高，降压药剂量及数量无变化甚至更多，血钾无明显变化或减低。结果显示，治愈组所切除肾上腺病灶的SUV_{max}、LLR与LCR分别为16.8±8.1、7.4±4.8与7.1±5.0；改善组分别为13.8±8.4、5.6±3.4与4.8±3.1，而无效组分别为4.8±1.7、1.8±0.8与1.9±0.9。治愈组的^{68}Ga-pentixafor PET/CT摄取程度高于改善组与无效组。^{68}Ga-pentixafor PET/CT能有效预测PA患者肾上腺病灶切除术后患者高血压的改善情况，并精准指导治疗。

五、应用于原发性醛固酮增多症的其他放射性核素显像剂

最早研究的一种胆固醇类似物放射性核素显像剂为^{131}I-6β-碘甲基-19-去甲胆固醇（6beta-iodomethyl-19-norcholesterol，NP）-59，其检查过程烦琐，需在显像开始前3天每天口服6mg地塞米松以抑制正常肾上腺对胆固醇的摄取，增加肿瘤检出率，同时需要封闭甲状腺以防止脱落

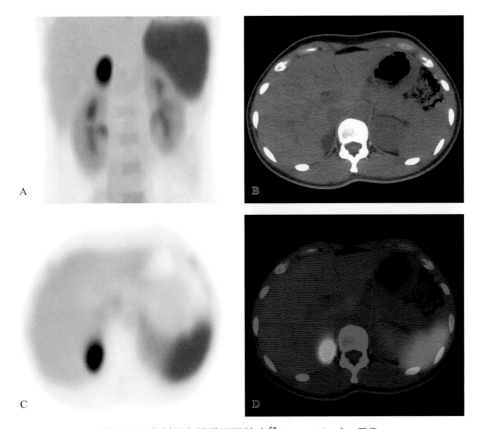

图6-10　右侧肾上腺醛固酮腺瘤⁶⁸Ga-pentixafor显像

注：患者，女性，30岁。1年前发现高血压，最高220/130mmHg，同时发现低钾血症，最低为2.3mmol/L。A.⁶⁸Ga-pentixafor PET/CT腹部最大密度投影图；B.肾上腺病变横断面PET图；C.肾上腺病变横断面CT图；D.肾上腺病变横断面融合图。⁶⁸Ga-pentixafor PET/CT显像显示右侧肾上腺稍低密度结节，大小约3.8cm×2.8cm，放射性摄取明显增高，SUV_{max}为25.9。

图片来源：北京协和医院核医学科。

的放射性碘对甲状腺组织的破坏，随后分别在注射药物后的第3、5天各显像1次，前后位采集后根据需要增加断层融合检查。其诊断APA的灵敏度和特异度在不同的研究中差异较大，分别为40.9%～100%、53.8%～66.7%。利用半定量分析的方法，NP-59 SPECT/CT对PA患者的手术疗效有较好的预测价值。但是NP-59 SPECT/CT存在检查过程烦琐、时间长等缺点。另外，由于单光子发射计算机体层扫描（single photon emission computed tomography，SPECT）空间分辨率较低，对于体积较小的APA来说，NP-59 SPECT/CT仍有很明显的局限性，所以近些年

临床使用率越来越低。

美托咪酯类似物¹¹C-美托咪酯（metomidate，MTO）可以反映醛固酮合成关键酶醛固酮合成酶（CYP11B2）及胆固醇合成关键酶11β-羟化酶（CYP11B1）活性。它具有合成时间短、产率高等优点。值得注意的是，11β-羟化酶（CYP11B1）在正常肾上腺组织和无功能腺瘤中均有表达，故对¹¹C-MTO摄取也会增高。现多利用检查前3天口服0.5mg小剂量地塞米松（抑制CYB11B1酶活性）的方法来降低正常肾上腺组织和无功能腺瘤的摄取，从而提高对APA诊断的准确率。小样本量研究结果表明，¹¹C-MTO可用

于肾上腺皮质与非皮质来源肿物的鉴别诊断，灵敏度与特异度均可达100%，而较大样本量（n = 79）的研究结果发现，其灵敏度和特异度分别为89%和96%。有研究者纳入44例患者（39例PA、5例无功能腺瘤）进行研究，结果发现APA病灶（SUV_{max}为21.7±1.6）对^{11}C-MTO摄取明显高于正常肾上腺组织（SUV_{max} = 13.8±0.6）、无功能腺瘤（SUV_{max} = 11.5±3.3）及特发性肾上腺增生（SUV_{max} = 17.3±1.2），当以1.25作为肿瘤与正常肾上腺组织SUV_{max}比值的切点值时，其灵敏度为76%、特异度为87%，当SUV_{max} > 17时，特异度可达100%。但是，^{11}C-MTO未能在临床广泛推广应用，主要与^{11}C半衰期较短（20分钟）有关。

第三节　肾上腺髓质显像诊断嗜铬细胞瘤

一、原理

间碘苄胍（metaiodobenzylguanidine，MIBG）是一种芳烷基胍去甲肾上腺素类似物，1981年开始应用于临床，用于肾上腺髓质肿瘤的显像。MIBG具有与去甲肾上腺素相同的转运途径，即通过细胞膜上的去甲肾上腺素转运体的主动摄取机制进入节后交感神经元的神经内分泌细胞内，在细胞质中通过囊泡单胺转运体（vesicular monoamine transporter，VMT）1和2（VMAT 1和2）并储存在神经分泌颗粒中而不被代谢。与其他组织细胞相比，存在浓度差异，这种囊泡摄

取在PCC/PGL中占主导地位。摄取MIBG组织的储存能力取决于组织摄取、储存的能力，与肿瘤中含有儿茶酚胺的囊泡数量和显像剂的转化率成比例。

^{123}I是一种发射纯γ射线的放射性核素，仅用于诊断成像。^{123}I的物理半衰期为13.13小时，它的γ光子能量主要为159keV。^{131}I发射的γ光子能量主要为364keV，物理半衰期为8.04天，其发射的β粒子的最大能量为0.61MeV（平均0.192MeV）。MIBG可以用^{131}I或^{123}I标记，能够对神经内分泌来源的肿瘤显像，特别是神经外胚层来源的肿瘤（嗜铬细胞瘤、副神经节瘤和神经母细胞瘤）和其他神经内分泌肿瘤（如类癌、甲状腺髓样癌）。尽管^{131}I-MIBG可用于诊断，由于其还发射β粒子，β粒子可能会对周围组织造成伤害，因此其不是诊断神经内分泌肿瘤的最佳放射性显像剂之一。相反，这种特殊性是使^{131}I-MIBG成为神经内分泌肿瘤选择性靶向治疗的主要原因，^{131}I-MIBG主要用于治疗目的。

在诊断方面，^{123}I-MIBG比^{131}I-MIBG更有优势，物理特性更好，能够获得更好的图像质量。^{123}I的γ光子能量（159keV）比^{131}I的γ光子能量（360keV）更适合显像，其较高的光子效率与较短的半衰期相结合，更适合辐射剂量测定和辐射剂量更低，因此允许注入更高的放射性活性，获得更高的计数率，提供更佳的图像质量，允许应用SPECT/CT进行精确的解剖定位。此外，^{123}I-MIBG（4～24小时）注射和显像之间的时间间隔比^{131}I-MBG（48～72小时）更短，因为^{131}I-MBG可能需要延迟摄影才能获得最佳的图像。^{123}I-MIBG是肾上

腺髓质显像首选的放射性显像剂，但其使用可能因成本较高和可用性较差而受到限制。^{131}I-MIBG由于其快速可用性和获得延迟显像的可能性，被广泛用于大多数常规检查，主要用于成人患者。^{131}I-MIBG肾上腺髓质显像成人的辐射剂量为0.14mSv/MBq，每MBq比^{123}I-MIBG（0.013mSv/MBq）高10倍。

二、显像方法

（一）显像前准备

对于^{123}I-MIBG和^{131}I-MIBG，无论是用于诊断还是治疗，在应用之前都必须作好准备，保护甲状腺，减少对显像的干扰因素。

1. 保护甲状腺 由于^{123}I-MIBG和^{131}I-MIBG释放出游离的放射性碘，因此需要联合使用稳定的碘来阻止甲状腺摄取。进行肾上腺髓质显像前需要用复方碘溶液或饱和碘化钾溶液进行预处理，以阻断甲状腺的摄取，保护甲状腺腺体免受放射性碘造成的辐射损伤，尤其是婴儿的甲状腺对辐射非常敏感。甲状腺阻断应在显像剂注射前3天开始，复方碘溶液为每天3次，每次5滴，饱和碘化钾溶液为每天2次，每次100mg，并在显像剂注射后持续应用。^{123}I-MIBG应持续1～2天，^{131}I-MIBG应持续2～3天。儿童的剂量比成人低25%～50%，与年龄和体重有关。高氯酸钾通常在注射当天、紧急情况下或对碘过敏的患者使用。

2. 减少药物、食物对显像的干扰 已知有许多药物、食物可能会干扰显像剂的摄取或囊泡的储存，所以在为患者做检查准备时需要特别注意。已知会干扰MIBG的摄取的药物包括三环类

抗抑郁药、拟交感神经药及钙通道阻滞剂等。如果可能，这些药物应在显像前停药足够长的时间（表6-1）。分泌儿茶酚胺的嗜铬细胞瘤患者通常接受α或β受体阻滞剂治疗。因此，应与临床医师协商决定药物中断方案，临床医师能够评估患者的病情，并可能要求推迟显像，或要求在不改变药物的情况下进行显像，尽管这样可能会影响诊断的准确性。另外还应考虑一些非处方药，尤其是儿童，如使用含氧甲唑啉或支气管扩张剂（如非诺特罗、沙丁胺醇、舒坦醇和特布他林）的滴鼻剂或喷雾剂。但关于上述药物是否对MIBG摄取有影响，目前尚无确切数据。因此，对于这些药物，尚不清楚其导致肾上腺髓质显像假阴性的发生率。一些含有香草醛和儿茶酚胺类化合物的食物（如巧克力和蓝纹奶酪）可能会通过颗粒耗尽的方式干扰MIBG的摄取。

表6-1 可能干扰MIBG摄取的药物

药物	干扰机制	停药时间/天
抗心律失常药（如胺碘酮）	摄取抑制和耗竭	不易实施
α、β受体阻滞剂（如拉贝洛尔）	摄取抑制和耗竭	3
钙通道阻滞剂（如氨氯地平）	增加摄取和滞留	1～2
α₂拟交感神经药（如沙丁胺醇）	颗粒耗尽	1
血管收缩剂拟交感神经节药（如伪麻黄碱）	摄取抑制和耗竭	1～2
抗精神病药物（如氟哌啶醇）	摄取抑制	1～15（短效配方）
抗组胺药（如异丙嗪）	摄取抑制	1
阿片类镇痛药（如曲马多）	摄取抑制	1
三环类抗抑郁药（如阿米替林）	摄取抑制	2～8
精神刺激药（安非他明、可卡因）	摄取抑制和耗竭	1～5

3. 肠道准备　由于 ^{123}I-MIBG、^{131}I-MIBG经肝胆系统排泄，肠道的放射性分布可能会干扰相应区域病灶的检出。在检查期间的晚上，可以服用缓泻剂以减少肠道显像剂的干扰。

4. 特殊人群　妊娠为绝对禁忌证。对于哺乳期女性，在应用 ^{123}I-MIBG 显像后，应停止母乳喂养48小时，将母乳挤出并丢弃。经 ^{131}I-MIBG 显像后，建议停止哺乳。对于儿童没有任何已知的禁忌证，但儿童需要特别的准备，应提供适应的环境。为保证图像的质量，必要时需要给予镇静药物。

5. 资料收集　核医学医师应对患者进行临床评估，并应考虑对肾上腺髓质显像图像解释有用的所有信息：可疑或已知原发性肿瘤的相关病史，可能干扰摄入的药物，症状，实验室检查结果（血浆和尿儿茶酚胺、癌胚抗原、5-羟基吲哚乙酸、神经元特异性烯醇化酶、嗜铬粒蛋白A、降钙素等），其他影像学检查结果（CT、MRI、超声、X线平片），以及近期活检、手术、化疗、激素治疗、放射治疗史。

（二）图像采集

在注射显像剂前，医务人员应向患者解释显像流程。肾上腺髓质显像成人的推荐剂量 ^{123}I-MIBG为200 ～ 400MBq，^{131}I-MIBG为40 ～ 80MBq。儿童的剂量应根据成人的参考剂量按体重计算，^{123}I-MIBG的最小推荐剂量为20MBq，^{131}I-MIBG则为35MBq；^{123}I-MIBG的最大推荐剂量为400MBq，^{131}I-MIBG则为80MBq。

在适当的甲状腺阻断后，缓慢静脉注射（超过1分钟）显像剂可减少MIBG的不良反应，如心动过速、苍白、呕吐、腹痛等，在使用缓慢注射时非常罕见，这些症状与变态反应无关，但与嗜铬细胞瘤产生的儿茶酚胺的生理作用有关。如果可能，必须避免通过中心静脉导管进行注射，以免形成成像伪影，可能存在潜在的不良反应。一般不会出现变态反应。应鼓励患者在注射MIBG后大量喝水以促进放射性药物的排泄，并应在显像前立即排空膀胱。如上所述，重要的是，患者在可能的情况下，在临床医师的监督下，停止所有可能干扰肿瘤摄取放射性标记的MIBG的药物。

具有大视野的单（或多）头伽马照相机是获取平面和／或断层（SPECT）图像所必需的，使用SPECT/CT的融合图像可以提高诊断准确性。强烈推荐使用现代SPECT/CT系统。通常 ^{131}I-MIBG应用高能通用平行孔准直器，而 ^{123}I-MIBG则应用低能高分辨率平行孔准直器。然而，^{123}I衰减包括一小部分（小于3%）高能光子（346、440、505、529keV和539keV），这些光子可以在准直器中散射或显示间隔穿透，这两种现象在使用低能准直器进行采集时会降低图像质量。因此，中能准直器可以通过减少散射同时保持可接受的灵敏度（即不增加采集时间）来改善图像质量。

患者仰卧位。^{123}I-MIBG肾上腺髓质显像使用中能准直器进行显像。在注射后6小时和24小时采集全身图像。根据需要在注射后48小时进行可疑区域的全身或者局部延迟摄像，不晚于第2天的延迟摄像在第1天出现可疑发现时可能有用。^{123}I-MIBG肾上腺髓质显像全身显像的速度5cm/s，范围包括头部、颈部、胸部、腹部、骨盆及上肢和下肢，或者有限视野，采集前后位和后前位；

局部静态图像要求约500kcounts或采集10分钟。神经母细胞瘤患者头部显像时，建议同时进行正位和侧位检查。为了减少采集时间，对于上肢和下肢，局部静态图像采集75～100kcounts能够满足要求。

在对比度和分辨率方面，局部显像通常优于全身显像，特别是低计数区域，因此，在幼儿中更适用。局部显像可能使幼儿更好地耐受这种检查，显像的总时间更长，中间有中断的间隙。然而，器官和病变的相对摄取强度在全身图像中能够更准确地描述。在进行多部位局部显像时，建议从腹部/骨盆局部开始显像。

SPECT/CT显像的使用进一步提高了灵敏度。不理想的灵敏度可能由较小的病变大小和/或肾上腺外位置引起。MIBG SPECT与对比CT或MRI共同评估和/或应用SPECT/CT显像，提供了更准确的MIBG摄取区域的解剖学定位，应用SPECT或者SPECT/CT显像可以提高诊断的准确性。SPECT显像主要在显像剂摄取的定位和解释存在不确定性的情况下有用。SPECT显像可以显示平面图像上可能不明显的小病变，如软组织转移和残留肿瘤的摄取，特别是在高生理性摄取（肝、膀胱）或病理性摄取（原发肿瘤）的摄取区域叠加的情况下。SPECT显像有助于区分软组织和骨骼病变，尤其是脊柱病变，这是肿瘤分级的基础。SPECT显像能够与解剖显像进行比较，在临床实践中，为了解释和识别某些可疑病变的部位和性质，解剖成像和核素显像的结合至关重要。所以，核医学图像与CT或MRI解剖图像的叠加、融合或共配准对诊断准确性有重大影响。在SPECT/CT

日见普及的今天，尤其如此。所以，只要有可能，应进行SPECT或者SPECT/CT显像，即使幼儿需要镇静。采集参数取决于可用设备和使用的放射性核素。理想情况下，SPECT显像的视野应覆盖骨盆、腹部和胸部。

通常SPECT采集由120个投影组成，3°/帧，在连续或步进式采集模式下，每步25～35秒，采集矩阵128×128。对于合作不佳的患者，可以使用6°/帧或每帧时间更短的64×64矩阵来减少采集时间。在SPECT/CT显像中，应以高分辨率获取CT图像，以便更好地描述解剖结构。图像的肿瘤摄取和大小对于剂量学计算也很重要。

平面图像不需要特定的处理过程。对于SPECT图像，应考虑不同类型的伽马相机和可用软件。应仔细选择处理参数以优化图像质量。使用低通后滤波器的迭代重建通常比滤波反投影能提供更好的图像。

（三）图像分析

不同器官中^{123}I-MIBG、^{131}I-MIBG的摄取取决于儿茶酚胺排泄和/或肾上腺素能神经的支配。静脉注射后，MIBG在血浆中清除很快，在注射后24小时50%～70%的显像剂以原形排入尿液，70%～90%的剩余活性在48小时被清除。由于MIBG在尿液中排泄，膀胱和尿路显示出极高的放射性摄取强度。MIBG通常主要由肝吸收，肝的放射性摄取强度较高，在一定程度上肠道可见，脾、唾液腺、骨骼肌和心肌的摄取水平较低（图6-11）。正常的肾上腺通常看不到，但在注射^{131}I-MIBG后48～72小时，多达15%的患者可以看到轻度的放射性摄取，而在^{123}I-MIBG肾上腺髓

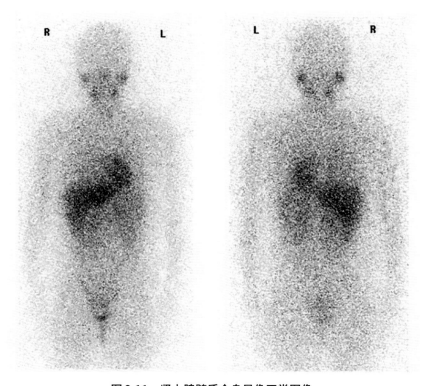

图6-11　肾上腺髓质全身显像正常图像
注：唾液腺、心肌、肝的放射性摄取强度较高，脾、骨骼肌、肠道的摄取水平较低。

质显像的病例中，超过25%的病例可见轻度的放射性摄取。^{123}I-MIBG、^{131}I-MIBG可在鼻黏膜、肺、胆囊、结肠和子宫中不同程度地积聚。如果没有适当阻断甲状腺的摄取，血液中的游离碘可能会导致消化系统（如胃黏膜）和甲状腺显影。月经期间子宫可以显影。通常骨骼没有放射性摄取，四肢仅表现出肌肉轻度的放射性摄取。部分患者可以观察到棕色脂肪的摄取。在儿童，棕色脂肪的摄取通常沿斜方肌边缘对称。然而，在儿童和成人中，它也见于每个肺的顶部，沿脊柱两侧至横膈膜水平。

　　位于生理性摄取部位之外的任何放射性摄取的区域都应被视为可疑的肿瘤摄取，特别是在原发肿瘤和转移部位（包括淋巴结、肝、骨和骨髓）观察到^{123}I-MIBG、^{131}I-MIBG的软组织摄取。骨骼局灶性或弥漫性摄取增加表明骨髓受累和/或骨骼转移。对^{123}I-MIBG、^{131}I-MIBG肾上腺髓质显像的图像进行评估时，需要结合检查申请单中提出的临床问题，应多因素综合考虑患者的临床病史、症状、体征，是否存在综合征及临床生化检查等，包括^{123}I-MIBG、^{131}I-MIBG的生理摄取特点，结合其他影像学检查，分析^{123}I-MIBG、^{131}I-MIBG摄取的特征（包括部位、数量、大小和强度等），对放射性摄取区域定性、定位。为了评估预后和量化治疗反应，神经母细胞瘤需应用评分系统。

　　多种因素可能影响图像分析导致误判，包括患者准备不足，如患者准备不正确，在检查之前未排尿，过度充盈的膀胱干扰骨盆区域病变的判读；患者运动产生伪影，主要是儿童；一侧肾上腺切除后，增生的对侧肾上腺可出现弥漫性生理摄取增加；局部生理性摄取增加，主要在尿路或肠道；由于甲状腺阻断不充分，甲状腺显影；放射性尿液污染或任何其他外部污染；唾液分泌。^{123}I-MIBG、^{131}I-MIBG 肾上腺髓质显像假阴性结果包括病灶过小，病灶大小低于伽马相机的空间分辨率（约1cm）；某些药物的使用干扰、改变病变的放射性摄取机制；高生理性摄取邻近区域的肿瘤病灶，肿瘤失分化不摄取 ^{123}I-MIBG、^{131}I-MIBG，肿瘤坏死。导致 ^{123}I-MIBG、^{131}I-MIBG 肾上腺髓质显像假阳性结果的因素包括人工制品应用、生理性摄取、良性疾病的摄取等。尿路或肠道中 ^{123}I-MIBG、^{131}I-MIBG 的生理累积可能模拟肿瘤病变导致假阳性结果，特别是肾集合系统的解剖变异。通过与CT或MRI对比或SPECT/CT融合显像的应用能提供更精确的摄取区域的解剖定位，有利于鉴别诊断。

（四）注意事项

1. PCC/PGL 可能具有不同起源，功能显像和解剖显像的结合非常有用。

2. 图像采集范围通常从颅骨顶部（如颈静脉 PGL）到骨盆底部。如果怀疑复发或转移性疾病，可能需要全身图像采集。

3. 恶性肿瘤仅定义为嗜铬细胞正常缺失部位（即肝、肺、骨）存在转移性病变。

4. 肾上腺外腹膜后 PGL 和/或多灶性肿瘤的存在增加了遗传综合征的可能性，需要广泛寻找其他 PCC/PGL 和任何其他综合征相关的病变（如胃肠间质瘤、肾透明细胞癌、胰腺神经内分泌肿瘤、血管母细胞瘤、甲状腺髓样癌或垂体瘤）。

5. 来自 PCC/PGL 的转移通常较小且数量众多，可能难以在SPECT/CT和PET/CT的校正CT图像上精确定位，原因包括非增强CT、层厚过厚、CT和PET图像之间的对位不佳。

三、临床应用

嗜铬细胞瘤是一种起源于嗜铬细胞、分泌儿茶酚胺的肿瘤，位于肾上腺髓质，其特征性症状为阵发性头痛、心悸、出汗和阵发性或持续性高血压。嗜铬细胞瘤可以单独发生或作为综合征的一部分发生，如MEN 2、von Hippel-Lindau综合征或1型神经纤维瘤病。随着SPECT/CT的广泛使用，越来越多的嗜铬细胞瘤被偶然诊断出来，患者通常没有症状或主诉。偶然发现的肿瘤，以及在筛查遗传综合征患者时检测到的肿瘤，往往小于有症状的肿瘤。SPECT/CT显像的独特优势在于检测嗜铬细胞瘤局部复发、肾上腺外小嗜铬细胞瘤、多灶性肿瘤或转移性肿瘤。用于检测嗜铬细胞瘤/副神经节瘤的肾上腺髓质显像已广泛应用超过25年，灵敏度和特异性分别为83%～100%和85%～100%。

在肾上腺嗜铬细胞瘤中，^{123}I-MIBG 肾上腺髓质显像的灵敏度和特异度分别为90%和95%。此外，儿茶酚胺水平测定和 ^{123}I-MIBG 肾上腺髓质显像的组合的灵敏度接近100%。^{123}I-MIBG 全身显像特别有助于术前识别多发原发性病变（在分泌去甲肾上腺素的嗜铬细胞瘤中相对常见）或恶性肿瘤转移（图6-12，图6-13），准确定位及定性、分期，评价复发或转移及治疗效果。

^{123}I-MIBG 肾上腺髓质显像在检测复发方面特别有用，因为放射性显像剂在肿瘤内特异性聚

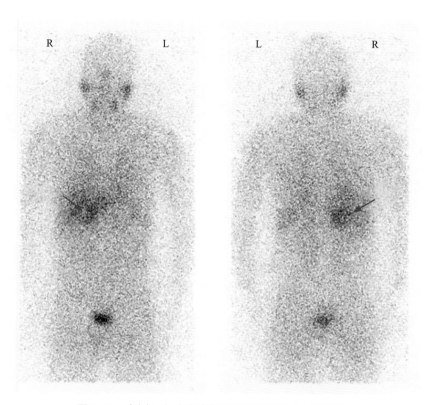

图6-12　右侧肾上腺嗜铬细胞瘤患者的全身显像图像

　　注：患者，男性，43岁。突发胸闷20天，CT发现右侧肾上腺肿物。全身显像前后位、后前位示右侧肾上腺区域见放射性浓聚区（箭头所示），提示嗜铬细胞瘤。术后病理：肾上腺嗜铬细胞瘤。

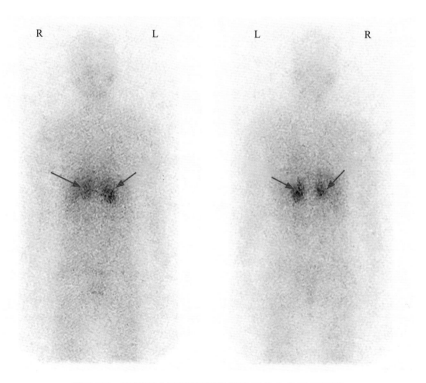

图6-13　双侧肾上腺嗜铬细胞瘤患者的全身显像图像

　　注：患者，女性，30岁。高血压7年余。CT示双侧肾上腺占位。全身显像前后位、后前位示双侧肾上腺区域见放射性浓聚区（箭头所示），提示双侧肾上腺嗜铬细胞瘤。术后病理：左侧肾上腺肿物、右侧肾上腺肿物符合肾上腺嗜铬细胞。

集，并且不受术后或放疗后结构变化的影响（图6-14，图6-15）。在肾上腺外肿瘤中，^{123}I-MIBG肾上腺髓质显像的灵敏度（58%）低于肾上腺嗜铬细胞瘤（90%～95%）。与腹部和胸部副神经节

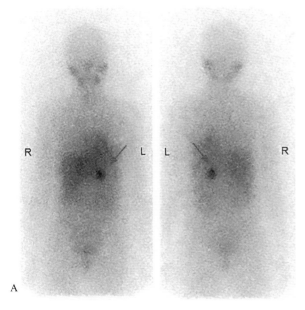
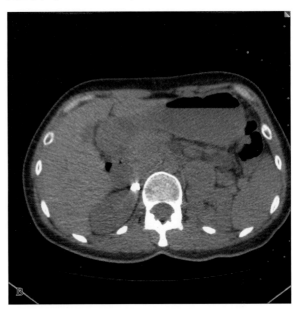

图6-14　双侧肾上腺嗜铬细胞瘤术后复发患者的影像

注：患者，女性，33岁。双侧肾上腺嗜铬细胞瘤术后13年。1年前CT提示左侧肾上腺占位。A.肾上腺髓质全身显像前后位、后前位示左侧肾上腺区域见放射性浓聚区（箭头所示），提示左侧肾上腺嗜铬细胞瘤复发，全身其余部位未见明确嗜铬细胞瘤转移灶；B.腹部CT示左侧肾上腺占位（箭头所示）。术后病理：左侧肾上腺嗜铬细胞。

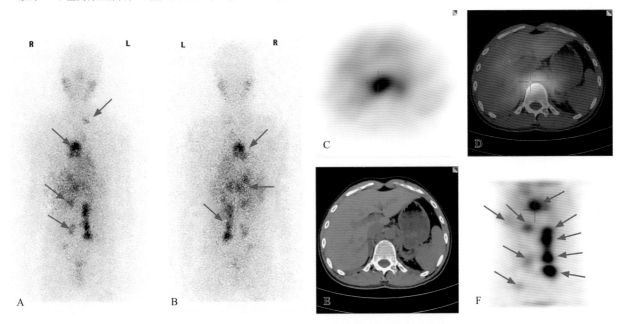

图6-15　左侧肾上腺嗜铬细胞癌术后复发患者的影像

注：患者，男性，33岁。因发作性血压升高，行左侧肾上腺嗜铬细胞瘤切除术后2年余。近半年又出现阵发性血压升高，行肾上腺髓质显像明确全身情况，评价嗜铬细胞瘤复发及转移。A.肾上腺髓质全身显像前后位、后前位示左颈部、纵隔、腹部见多发放射性浓聚区（箭头所示），提示肾上腺嗜铬细胞瘤多发转移灶；B.肾上腺髓质SPECT/CT（腹部）显像：C、D、E.图分别为F图红色箭头所指的病灶同一横断面的肾上腺髓质SPECT显像、CT及SPECT/CT融合图像，应用SPECT/CT融合图像清晰显示腹主动脉右旁的软组织结节放射性摄取异常增高（"十"字所示），提示该结节为嗜铬细胞瘤转移灶，准确定性；F.为腹部断层显像的3D投影图，提示腹部多发放射性浓聚区（箭头所示），应用SPECT/CT显示这些嗜铬细胞瘤转移灶位于腹主动脉旁、腹膜后及髂血管旁。

瘤不同，[123]I-MIBG肾上腺髓质显像检测头颈部副神经节瘤的灵敏度有限（17% ～ 42%）。

通过分析肿瘤对[123]I-MIBG、[131]I-MIBG摄取的数量、部位、强度及滞留时间，决定是否应用[131]I-MIBG治疗及治疗的剂量，评估肿瘤对[131]I-MIBG治疗的反应。

第四节　生长抑素受体显像诊断嗜铬细胞瘤

一、原理

神经内分泌肿瘤（neuroendocrine neoplasm，NEN）包括多种多样、异质性的肿瘤，是以神经内分泌分化为主的上皮性肿瘤。神经内分泌细胞存在于内分泌腺中，并广泛分布于全身组织中。这些细胞具有产生各种肽类激素和生物活性胺的能力，分泌产物储存在特征性的突触小泡中。由于激素分泌过多，NEN可产生多种临床症状，此外还有5-羟色胺分泌过多引起的腹泻和面部潮红的典型类癌表现。NEN最常见于胃肠道和胰腺（GEP NEN），但几乎可以出现在每个器官。NEN大致可分为以下几类：胃肠胰肿瘤、支气管–肺肿瘤、甲状腺髓样癌、交感神经系统肿瘤、内分泌综合征引起的肿瘤和垂体肿瘤。原发性NEN经常以小肿瘤的形式出现，并且难以用常规成像方法检测，因此高灵敏度和特异度成像诊断方法对于定位肿瘤病变和转移至关重要。确定疾病的准确程度和潜在疾病进展，对于确保NEN患者根据肿瘤分期和肿瘤生物学特征接受适当和正确的治疗至关重要。

NEN的一个特征是细胞表面过度表达生长抑素受体（somatostatin receptor，SSTR）。在已知的五类主要生长抑素受体中，大多数NEN以表达SSTR 2亚型为主。根据原发性肿瘤的分化程度、类型和解剖部位的不同，可能会表达几种亚型。即使在同一类型的肿瘤之间，SSTR的表达也存在巨大差异。生长抑素受体存在于许多正常人体组织和器官中，如垂体、脑、胃肠道、胰腺、肾、免疫细胞、血管和周围神经系统。生长抑素是一种小型调节肽激素，主要分布于中枢和外周神经系统、内分泌腺、免疫系统和胃肠道。一般来说，生长抑素是一种抑制性激素，抑制几种次级激素的释放，通过与细胞膜上的SSTR特异性结合发挥生理作用。由于快速酶降解作用，人血清中生长抑素的半衰期短，仅为2 ～ 3分钟，因此临床需要研发具有更长半衰期的新型生长抑素类似物。人工合成的大多数生长抑素类似物显示出与SSTR2的高度亲和力，奥曲肽（octreotide，OCT）是其中常用的一种，该药物至今仍在临床上大量使用。其他SSTR亚型在NEN中的过度表达水平及它们对合成的生长抑素衍生物的亲和力方面存在差异。奥曲肽和奥曲肽衍生物对SSTR2表现出普遍的高亲和力，对其他生长抑素受体亚型具有不同的亲和力。应用放射性核素标记的生长抑素类似物能够与肿瘤表达的SSTR特异性结合，从而使肿瘤显像，即生长抑素受体显像，它是高灵敏度、高特异度的核医学分子影像诊断技术，实现NEN可视化。

放射性核素标记的生长抑素类似物通常由生物活性部分组成，通常是奥曲肽、TOC 或 TATE 与螯合剂复合物（即 DTPA、DOTA、EDDA）偶联/HYNIC 和发射 γ 光子或正电子的核素。通过放射性配体–受体复合物的内化和放射性物质的细胞内包裹实现肿瘤显像。一般分为两种，第一种为生长抑素受体 SPECT 显像剂，包括 ^{111}In-OCT、^{99m}Tc-HTOC 等，其中 ^{111}In-OCT 是被批准商业应用的显像剂。^{99m}Tc-HTOC 较 ^{111}In-OCT 更易制备，图像质量更佳，检查需要的时间短，患者承受的辐射剂量更低，更适合临床应用。另一种为生长抑素受体 PET 显像剂，是生长抑素受体显像技术最大的进展，应用发射正电子的核素 ^{68}Ga、^{64}Cu 等标记的 DOTA 衍生物。与 SPECT 显像比较，PET/CT 显像具有优异的质量，包括出色的空间分辨率，生长抑素受体 PET 显像在灵敏度和特异度方面远远优于生长抑素受体 SPECT 显像。随着全球 PET 中心的不断增多和商业许可的 ^{68}Ga-DOTA 标记的衍生物的应用，生长抑素受体 PET 显像无可争议地成为生长抑素受体显像的"金标准"。然而，这种方式仍然不是普遍可用的，生长抑素受体 SPECT 显像仍在广泛使用。此外，本领域的一些新进展，如对所有亚型的 SSTR 具有高亲和力的生长抑素类似物（即帕西雷肽）、生长抑素受体阻滞剂（即 DOTA-BASS）和新型 PET 显像剂（^{64}Cu-Sarate、^{18}F 和 ^{44}Sc 标记的衍生物等），显示了有希望的结果，并可能代表生长抑素受体显像的未来。

根据细胞生理学和功能，可以利用不同的方法实现肿瘤特异性分子成像。对于交感神经系统肿瘤（嗜铬细胞瘤、神经母细胞瘤），肾上腺髓质显像是反映肿瘤去甲肾上腺素转运体的特异性分子影像技术。嗜铬细胞瘤属于神经内分泌肿瘤，肿瘤细胞特异性表达 SSTR，因此也可以应用生长抑素受体显像诊断肿瘤、指导分期、评价复发及评价治疗效果等。

^{111}In-OCT 与 SSTR 亚型 2 和 5 亲合力高。静脉注射后 24 小时，^{111}In-OCT 已从血液中清除，几乎完全通过肾排出，6 小时内从尿液中排出注射剂量的 50%，24 小时排出 85%，还有一些滞留在肾小管的细胞中。大约 2% 经肝胆排泄，2.5% 滞留在脾。

^{99m}Tc-HTOC 在静脉注射后迅速从血液中清除，血液中含量低于 5%。注射后 5 分钟内 ^{99m}Tc-HTOC 与血液蛋白质的结合率为 2%～11%，较后期低，注射 20 小时后为 33%～51%。主要经肾排泄，肝胆排泄可忽略不计。4 小时后累计约 20% 经尿液排出，24 小时内排出 24%～64%。

^{68}Ga-DOTA 标记的 SST 类似物以双指数形式从血液中快速清除。在注射后最初 4 小时内血清和尿液中未检测到放射性显像剂的代谢物。在注射后 70±20 分钟，肿瘤对放射性显像剂的摄取达到高峰。在注射后的时间–活度变化过程中，肾放射性摄取的最大活度平均小于脾摄取量的 50%，几乎完全通过肾排泄。^{68}Ga-DOTA 标记的不同 SST 类似物的生物分布可能显示出一些差异，取决于与分子结合的 SST 类似物与受体的亲合力。根据文献报道，^{68}Ga-DOTA-NOC 主要与 SSTR2、SSTR3 和 SSTR5 亲和，与之相比，主要与 SSTR2 高度亲和的 ^{68}Ga-DOTA-TATE 在垂体和唾液腺中

显示出更高的生理性摄取。虽然与 ^{68}Ga-DOTA-NOC 相比，^{68}Ga-DOTA-TATE 亲和的受体亚型是有限的，但其显像的病灶放射性摄取更高，产生了更高的病灶-本底比，病灶显示得更清晰。

二、显像方法

（一）显像前准备

1. 患者准备　SST 类似物很少用于治疗 PGL/PCC。放射性核素标记的 SST 类似物含量极低，一般不会产生明显的临床药理作用。有学者建议暂时中断 SST 类似物治疗，以避免可能的 SSTR 阻断，这一观点存在争议。短效 SST 类似物可在 ^{111}In-OCT 给药前停药 24 小时，而长效制剂最好在显像前 5～6 周停止，如有必要，患者应改用短效制剂。对于应用 ^{111}In-OCT 显像的患者，建议使用泻药，尤其是腹部为感兴趣区域时。泻药的使用大大减少了由于肠道活动导致的 SPECT/CT 显像困难。为了减少辐射暴露，患者在注射前和注射后至少 1 天应摄入充足的水分。注射前无需禁食。显像前患者需要排空膀胱中的尿液，降低背景的放射性摄取，以及对肾和膀胱的辐射剂量。

2. 特殊人群　严重肾衰竭的患者，血池中高活性的放射性药物可能会干扰有放射性摄取的病灶的显示。血液透析能够清除本底的干扰，获得清晰的图像。妊娠为绝对禁忌证。对于哺乳期女性，注射 ^{111}In-OCT 后应停止母乳喂养 4 天；注射 ^{68}Ga-DOTA 标记的 SST 类似物后应中断母乳喂养，在对儿童的辐射剂量低于 1mSv 时重新开始母乳喂养。必须仔细评估 18 岁以下受试者应用

^{68}Ga-DOTA 标记的 SST 类似物产生的电离辐射，但其全身的辐射剂量可能低于 ^{111}In-OCT。

3. 资料收集　核医学医师应充分考虑所有有助于解释图像的信息，包括可疑或已知原发性肿瘤的相关病史，有无功能性症状，实验室检查结果（激素或肿瘤标志物水平），其他影像学检查的结果（CT、MRI、超声、X 线平片），近期活检、手术、化疗、放射治疗或放射性核素治疗史，近期 SST 类似物（奥曲肽）治疗史等。

（二）图像采集

1. ^{111}In-OCT　成人的推荐给药剂量为 185～222MBq（5～6mCi），儿童为 5MBq/kg（0.14mCi/kg）。在静脉注射显像剂后 4 小时和 24 小时进行图像采集，应用 171 和 245keV 的两个能量峰值和大视野中能准直器进行全身显像，采集矩阵 1024×512，至少采集 30 分钟。最大速度 6cm/min。对于全身显像所示可疑病变，可以进行相应区域的 SPECT/CT 和 / 或平面图像采集。平面图像采集矩阵 512×512 或 256×256，采集时间 10～15 分钟。SPECT/CT 图像能够把平面图像上显示的病理性或可疑的摄取进行准确的定位和鉴别，最佳采集时间是 24 小时，此时病灶摄取值与本底的比值较高。SPECT/CT 的 CT 采集条件为 100～130kV，断层采集矩阵 128×128，6°/帧，每帧采集 30～45 秒。SPECT/CT 图像采集对于腹部病变特别有优势。

2. ^{99m}Tc-HTOC　单次静脉注射的推荐剂量为 740～925MBq，有效辐射剂量为（4.6±1.1）mSv。肽的量约为 20μg，不会引起任何相关的不良反应或生物效应。注射后病变快速摄取 ^{99m}Tc-HTOC，

10分钟后就可以看到特异的显像剂浓聚。注射后4小时，肿瘤摄取值与本底的比值最高。24小时后病变仍然可见，但^{99m}Tc半衰期短，灵敏度随时间降低。通常在静脉注射后1～2小时和4小时内进行全身显像，应用低能高分辨率平行孔准直器，能量140keV，窗宽20%，采集矩阵256×1024，2小时速度15cm/min，4小时速度10cm/min，24小时速度5cm/min。在可疑病变区域进行平面图像采集，包括前位和后位，矩阵128×128或256×256，2小时相采集时间5分钟、4小时相7分钟、24小时相15分钟。通常在注射后4小时进行SPECT或SPECT/CT，应用低能高分辨率平行孔准直器，采集矩阵128×128，旋转360°，3°/帧，2小时相每帧采集20秒，4小时相每帧采集30秒。就灵敏度和诊断准确性而言，SPECT/CT优于平面显像、全身显像和SPECT。

3.^{68}Ga-DOTA标记的SST类似物（^{68}Ga-DOTA-TOC、^{68}Ga-DOTA-NOC，^{68}Ga-DOTA-TATE）^{68}Ga-DOTA标记的SST类似物为避免外渗应使用留置针静脉给药。根据PET断层特征和体重的差异，为获得诊断质量的图像，推荐注射剂量范围为100～300MBq。为获得高质量的图像，推荐注射剂量至少为100MBq。对于儿童建议减少放射性药物的剂量。接受辐射剂量最大的器官是脾，其次是肾和膀胱。为避免可能的临床药理学效应，注射肽的量不应超过50μg。使用专用PET/CT扫描仪进行全身显像，最好应用3D模式。PET/CT采集在放射性显像剂静脉注射后45～90分钟，根据所使用的显像剂剂量而变化。文献中没有公认的采集时间，但根据各中心的经验，^{68}Ga-

DOTA-TATE图像采集时间45～60分钟，^{68}Ga-DOTA-TOC或^{68}Ga-DOTA-NOC为60～90分钟。采集范围全身，包括从头部到大腿中部。应使用迭代重建算法和系统设置重建图像。根据系统情况，可以使用或不使用飞行时间信息进行重建。如果可能，建议使用飞行时间信息获取和重建数据。重建应包括所有常规校正，如归一化、（基于CT的）衰减校正、死时间，最好是基于模型的散射校正。

（三）图像分析

1. 视觉分析

（1）生理分布：^{111}In-OCT生理性摄取见于脾、肾、肝、肠道（通常见于24小时）和胆囊（禁食状态下）。垂体和甲状腺常有中度摄取。正常肾上腺也隐约可见。^{99m}Tc-HTOC正常分布包括肾、肝和脾的中度至高度生理摄取（图6-16）。肠道摄取为弱至中度。垂体或肾上腺摄取比^{111}In-OCT更常见。由于显像剂排泄，其他器官在不同时间点可见，包括尿道、膀胱、胆囊和肠道。约19%的患者显示良性胰头摄取。^{68}Ga-DOTA标记的SST类似物的生理性摄取包括肝、脾、垂体、甲状腺、肾、肾上腺、唾液腺、胃壁和肠道（图6-17）。胰腺对^{68}Ga-DOTA标记的SST类似物的摄取是可变的。虽然所有五种SSTR亚型都存在于胰腺中，但SSTR2占主导地位并位于胰岛中。胰岛在胰腺区域（最常见的是胰头）的浓聚可能模拟胰腺的局灶性肿瘤。前列腺和乳腺腺体组织可能表现出弥漫性低度放射性摄取。

^{111}In-OCT、^{99m}Tc-HTOC及^{68}Ga-DOTA标记的SST类似物主要通过肾排泄，小部分通过肝胆系

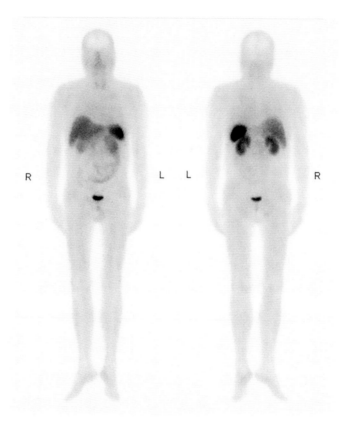

图6-16 ⁹⁹ᵐTc-HTOC生长抑素受体SPECT显像正常图像

注：鼻咽部、甲状腺、肝、脾、肾、部分肠道及膀胱可见不同程度放射性摄取增高，提示生长抑素受体在体内的表达部位及水平。

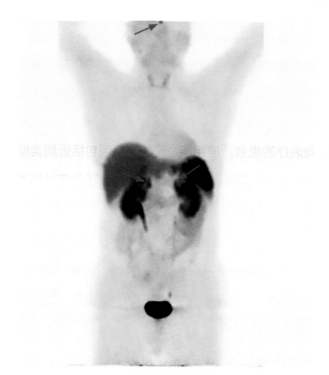

图6-17 ⁶⁸Ga-DOTA-TATE生长抑素受体PET显像正常图像

注：三维最大密度投影图，3D MIP。垂体（蓝色箭头）、甲状腺、肝、脾、双侧肾上腺（红色箭头）、肾的生理性摄取，以及膀胱和肠道因放射性显像剂的清除而显影。

统排泄。肾显影主要是由于放射性显像剂的过滤和近端小管重吸收，而脾、垂体和甲状腺的摄取是SSTR介导的。

（2）病理性摄取：生理上不摄取显像剂的结构中出现显像剂浓聚或高于背景活性的摄取被认为是病理性摄取。与正常肝摄取比较，显像剂摄取更高、轮廓清晰的区域明确界定为SSTR表达异常增高的阳性结果，被判定为神经内分泌肿瘤。中等强度的线性非局灶性肠道摄取被认为是非病理性的。胰腺可能表现出不同的生理性摄取。通常，特别是在腹部，^{111}In-OCT、^{99m}Tc-HTOC生长抑素受体显像只有在两个标准显像时间点图像上出现与SSTR结合时，异常部位的放射性浓聚才被视为代表SSTR的表达。

2. 量化分析　^{111}In-OCT、^{99m}Tc-HTOC生长抑素受体显像应使用如下视觉标准对肿瘤摄取程度进行评分：0分，无摄取；1分，极低/模棱两可的摄取；2分，清晰但轻度的放射性摄取，摄取程度小于或等于肝；3分，中度摄取，摄取程度高于肝；4分，高度摄取，摄取程度明显高于肝。该评分用于选择放射性核素靶向治疗的患者。应用标准化的方式，SUV是PET/CT评价肿瘤特征的易于测量和有用的参数，PET/CT系统需要根据^{68}Ga的半衰期进行校准。

3. 影响因素　可能的情况下，应结合相关解剖图像（如CT、MRI、超声）评估图像。尽可能考虑应用融合显像（SPECT/CT），以更清晰地显示显像剂浓聚和更准确地定位病变。还需要考虑的其他问题包括早期和延迟图像放射性摄取模式和强度之间的比较，不同显像剂检出肿瘤类型的灵敏度，与肿瘤的SSTR表达水平及密度有关，以及假阴性和假阳性结果的潜在可能。

假阳性结果可能与其他神经内分泌病变或其他SSTR2表达阳性肿瘤的显像剂摄取有关，如肾透明细胞癌（图6-18）、甲状腺或乳腺疾病等。由于SSTR2在激活的淋巴细胞和巨噬细胞中过度表达，假阳性图像也可能与肉芽肿和炎症性疾病有关。有一些非肿瘤的原因可能与生长抑素受体表达增加有关，因此表现出放射性摄取增加。假阳性的可能原因包括慢性炎症区域（如放射性肺炎、近期手术后修复）、副脾、胆囊摄取、肾盂旁囊肿、局灶性肠道聚集、甲状腺结节、肺肉芽肿、弥漫性乳腺摄取、近期脑血管梗塞、腹疝、关节炎、脓肿和尿液污染等。必须谨慎避免将生理性胆囊摄取解释为肝转移。哺乳期女性，可以看到乳房的生理性摄取。

假阴性结果意味着缺乏NEN病变的可视化，最常见的原因是与不正确的方法有关，如给药活度低、扫描时间过快（或太早）、缺乏SPECT图像，或病灶的大小低于显像设备分辨率。其他可能的原因包括近期类似的治疗方法对受体摄取的竞争、近期化疗对受体表达水平的改变、肿瘤分化程度的不同、低病灶背景比值或SSTR表达阴性的疾病，如良性胰岛素瘤。未标记的生长抑素，无论是由于奥曲肽治疗（患者往往会出现脾的放射性摄取减低）或肿瘤本身产生的生长抑素，都可能降低肿瘤的检出能力。在某些情况下，肝中的正常积聚可能掩盖放射性摄取程度相同的转移灶或生长抑素受体密度表达相对较低的转移灶。

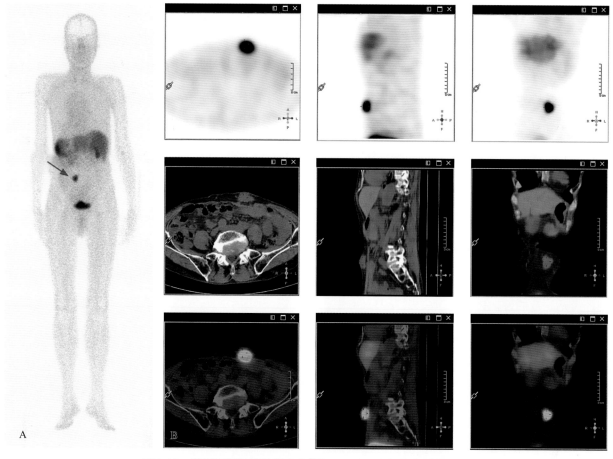

图6-18　肾透明细胞癌转移患者 ^{99m}Tc-HTOC 生长抑素受体显像

注：患者，男性，78岁。左侧肾透明细胞癌切除术后2年余。A. ^{99m}Tc-HTOC 生长抑素受体 SPECT 全身显像前后位，示右中腹部近中线 SSTR 高表达结节（箭头所示）；B. ^{99m}Tc-HTOC 生长抑素受体 SPECT/CT（腹部）显像（3×3 图像），第 1、2、3 排分别为同一病灶的生长抑素受体 SPECT 显像、CT 及 SPECT/CT 融合图像，第 1、2、3 列分别为水平面、矢状面及冠状面。应用 SPECT/CT 融合图像清晰显示脐左下方皮下软组织结节，该结节 SSTR 表达异常增高（"十"字所示）。结合临床，考虑该结节为肾透明细胞癌转移灶。

（四）注意事项

1. 由于 SSTR2 的生理存在，胰腺经常表现为可变的放射性摄取。

2. 衣服和/或皮肤被尿液污染可能导致假阳性图像。

3. 肿瘤分化程度的不同和 SSTR 受体亚型的表达异质性可能影响与显像剂的亲和力，从而影响诊断性能。

4. 生长抑素受体显像阳性结果反映 SSTR 密度增加，而不是恶性疾病。放射性摄取不仅对恶性肿瘤有特异性，阳性结果需要评估以 SSTR 高表达为特征的其他疾病（如脑膜瘤），以及在炎症部位激活淋巴细胞的可能性。

5. PET/CT 提供了功能和解剖信息，当衰减校正基于 CT 图像时，存在高估显像剂真实摄取强度的潜在风险，如在 CT（金属植入物、手术夹、钡剂）处对应高密度结构的区域。另外，PET 和 CT 图像之间的配准错误，致使在 CT 上看到的错误解剖结构上对应了放射性显像剂的摄取，可能是由于呼吸、患者运动、肠道运动等所致，并可能导致PET结果的假阳性或假阴性。

三、临床应用

生长抑素受体显像的临床应用包括可疑神经内分泌肿瘤和某些非神经内分泌肿瘤及其转移灶的检出和定位；神经内分泌肿瘤患者的分期和再分期；已确诊神经内分泌肿瘤患者的随访，评估病情进展、肿瘤残留或复发；评估肿瘤生长抑素受体表达水平，预测非放射性核素标记的奥曲肽治疗反应，指导选择生长抑素受体表达阳性肿瘤的患者接受放射性核素肽受体介导治疗（peptide receptor radionuclide therapy，PRRT）；监测对治疗（手术、放疗、化疗或PRRT）的反应。

^{99m}Tc-HTOC生长抑素受体SPECT显像诊断嗜铬细胞瘤、神经母细胞瘤和副神经节瘤的灵敏度大于85%（图6-19）。当怀疑多发肿瘤病灶，或者常规解剖显像阴性或难以判断时，^{99m}Tc-HTOC生长抑素受体SPECT显像在检出CT或MRI未能发现位于肾上腺外部位的原发灶和转移灶特别有优势。肾上腺肿瘤可能由于邻近肾的高放射性摄取强度而难以检测，因此，^{123}I-MIBG或^{131}I-MIBG肾上腺髓质显像可能更适合肾上腺区域的肿瘤定位。^{99m}Tc-HTOC生长抑素受体SPECT显像和^{123}I-MIBG或^{131}I-MIBG肾上腺髓质显像在恶性嗜铬细胞瘤、神经母细胞瘤和副神经节瘤的评估中具有互补作用（图6-20）。

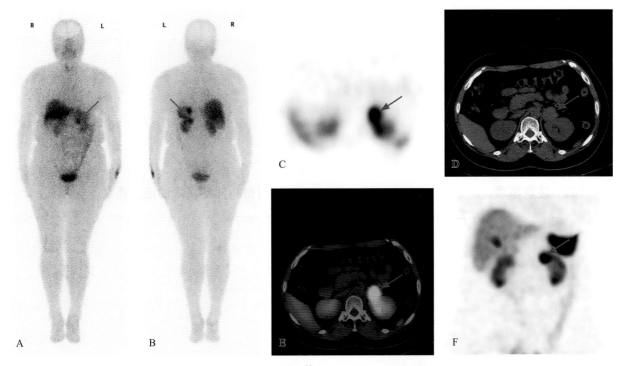

图6-19　嗜铬细胞瘤患者的^{99m}Tc-HTOC生长抑素受体显像

注：患者，女性，65岁。发作性头痛、心悸7年，休息后可缓解。CT示左侧肾上腺占位。A. ^{99m}Tc-HTOC生长抑素受体全身显像前后位、后前位，示左侧肾上腺区域放射性浓聚区（箭头所示），提示SSTR高表达病灶；B. ^{99m}Tc-HTOC生长抑素受体SPECT/CT融合图像（腹部）；C、D、E.分别为肾上腺病灶同一横断面的^{99m}Tc-HTOC生长抑素受体SPECT显像、CT及SPECT/CT融合图像，应用SPECT/CT显示该病灶位于左侧肾上腺，提示左侧肾上腺结节高度表达SSTR；F.腹部断层显像的3D投影图，提示左侧肾上极内侧区域放射性浓聚区（箭头所示）。术后病理：嗜铬细胞瘤。

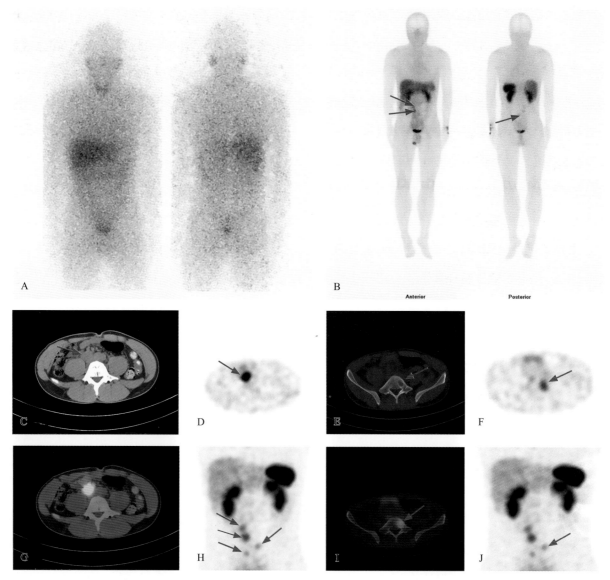

图6-20 肾上腺嗜铬细胞瘤骨转移患者的^{99m}Tc-HTOC生长抑素受体显像

注：患者，女性，50岁。右侧肾上腺嗜铬细胞瘤切除术后2年，近半年出现血压升高，药物控制不佳。临床怀疑嗜铬细胞瘤复发，首先行肾上腺髓质显像（A.肾上腺髓质全身显像前后位、后前位）未见明显异常。随后的^{99m}Tc-HTOC生长抑素受体SPECT显像则提示恶性嗜铬细胞瘤多发淋巴结、骨转移。B.^{99m}Tc-HTOC生长抑素受体全身显像前后位、后前位示腹部多发SSTR高表达病灶（箭头所示），部位难以确定；C、D、E、F.分别为蓝色箭头所指的病灶同一横断面的^{99m}Tc-HTOC生长抑素受体SPECT显像、CT及SPECT/CT融合图像，应用SPECT/CT融合图像清晰显示该病灶为位于腹主动脉右旁的软组织结节，SSTR高表达（箭头所示），提示该结节为嗜铬细胞瘤转移灶；G.^{99m}Tc-HTOC生长抑素受体SPECT/CT（腹部）显像；H.腹部断层显像的3D投影图，提示腹部多发放射性浓聚区（箭头所示），SPECT/CT显示这些嗜铬细胞瘤转移灶位于腹主动脉旁、髂血管旁及腰椎；I、J.其中一个SSTR高表达病灶位于第5腰椎椎体左侧，可见骨质破坏，提示骨转移（箭头所示）。

核医学功能显像在鉴别良性和恶性嗜铬细胞瘤（PCC）和副神经节瘤（PGL）方面能够发挥关键作用，主要是应用^{18}F-FDG PET/CT显像。与^{18}F-FDG PET/CT显像比较，^{68}Ga-DOTA-TATE PET/CT显像对病变数量的检出率与其相似，分别为96.2%和91.4%，但^{68}Ga-DOTA-TATE PET/CT显像显示的病灶与背景对比度更高、更清晰。最初认为，由于肾上腺高度表达生长抑素受体而表现为极高的生理性摄取，^{68}Ga-DOTA标记的SST类似物PET/CT显像可能不是诊断定位嗜铬细胞瘤的最佳显像剂。随后的研究表明，对于可疑原发性和散发性转移性嗜铬细胞瘤、头颈部副神经节瘤的定位有重要价值（图6-21）。^{68}Ga-DOTA标记的SST类似物PET/CT显像在检出*SDHB*基因突变患者的病灶时特别灵敏，对于*SDHB*基因突变的转移性嗜铬细胞瘤的总检出率为98.6%，优于解剖成像（CT/MRI）和其他功能成像技术，同时在检测*SDHA*和*SDHD*基因突变相关的嗜铬细胞瘤/副神经节瘤方面表现出了优越性。由于特异度高、检查方便和无棕色脂肪摄取的干扰，^{68}Ga-DOTA标记的SST类似物PET/CT显像被认为是PGL和PCC诊断定位的理想的一线影像技术。

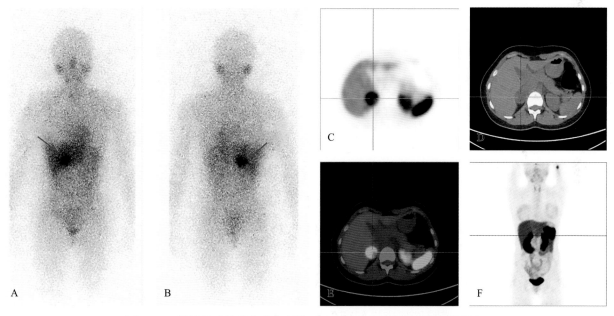

图6-21　散发性嗜铬细胞瘤患者^{68}Ga-DOTA-TATE生长抑素受体显像

注：患者，女性，24岁。体检发现右侧肾上腺占位。A.肾上腺髓质全身显像前后位、后前位，示右侧肾上腺区域放射性浓聚区（箭头所示），提示右侧肾上腺嗜铬细胞瘤；B.^{68}Ga-DOTA-TATE生长抑素受体PET显像；C、D、E.分别为右侧肾上腺占位所在的同一横断面的^{68}Ga-DOTA-TATE生长抑素受体PET显像、CT及PET/CT融合图像，应用PET/CT融合图像清晰显示右侧肾上腺软组织占位SSTR表达异常增高（"十"字所示），其放射性摄取强度明显高于肝，提示该占位SSTR高表达；F. MIP投影图，提示患者全身的SSTR分布情况及表达水平，除正常生理分布及右侧肾上腺占位SSTR高表达外，未见其他部位的SSTR表达，提示除右侧肾上腺病灶外，全身其他部位未见明显异常的多发或者转移的嗜铬细胞瘤病灶。术后病理：嗜铬细胞瘤。

第五节　嗜铬细胞瘤的放射性核素药物治疗

一、放射性核素药物治疗嗜铬细胞瘤的原理

放射性核素是指通过各种途径自发发生核衰变的不稳定核素，最常见的衰变是α衰变、β衰变和γ衰变，同时发出相应的α射线、β射线和γ射线。放射性核素药物是指经国家主管部门批准开放性应用于疾病诊断和治疗的放射性核素及其化合物制剂。

放射性核素靶向药物是将放射性核素标记于相应的特异性载体上，将标记好的化合物送入人体内，特异性载体携带放射性核素与肿瘤细胞通过抗原-抗体、配体-受体、细胞吞噬等方式特异性结合或摄取，使大量放射性核素浓聚于肿瘤部位，依靠放射性核素发出的射线产生的电离辐射杀伤肿瘤细胞。目前，国内外用于治疗嗜铬细胞瘤的常用放射性核素靶向药物有 ^{131}I-MIBG（间碘苄胍）和 ^{177}Lu-DOTA-TATE（DOTA 奥曲肽）。

（一）^{131}I-MIBG 治疗嗜铬细胞瘤的原理

MIBG 是一种胍乙啶衍生物，结构上类似 NE，因此与 NE 有着相似的吸收和贮存机制，与肾上腺素能受体有高度的特异性结合能力，引入体内后可被富含肾上腺素能受体的神经内分泌肿瘤摄取。用放射性 ^{131}I 标记的 MIBG（^{131}I-MIBG）是第一个用于诊断和治疗嗜铬细胞瘤和/或副神经节瘤（pheochromocytoma and/or paraganglioma,

PPGL）的分子影像技术。高分泌功能的肿瘤表现为 ^{131}I-MIBG 显影阳性，当 ^{131}I-MIBG 为肿瘤阳性显影时则可确定 PPGL 诊断，并进行下一步 ^{131}I-MIBG 治疗。^{131}I 物理半衰期为 8.02 天，在衰变过程中产生β和γ两种射线，其中主要β射线平均能量为 191keV（89.6%），最大射程 2.9mm，利用β射线的辐射生物学效应杀伤肿瘤细胞，治疗肿瘤；而主要γ射线平均能量为 364keV（81.5%），利用γ射线的显像作用，通过 SPECT 显像设备显现肿瘤。因此，^{131}I-MIBG 具有诊断和治疗的双重作用，是理想的诊疗一体化放射性核素靶向药物。

（二）^{177}Lu-DOTA-TATE 治疗嗜铬细胞瘤的原理

放射性核素肽受体介导治疗（peptide receptor radionuclide therapy，PRRT）是一种针对定向位点的放射性靶向治疗策略，主要利用放射性核素标记的多肽作为生物靶向载体，通过肿瘤细胞表面过度表达的特异性受体来传递射线的细胞毒性作用。PRRT 是一种用于治疗转移性神经内分泌肿瘤的新技术，^{177}Lu-DOTA-TATE 是 PRRT 最广泛使用的放射性肽。^{177}Lu 物理半衰期为 6.71 天，在衰变过程中产生β和γ两种射线，其中主要β射线的平均能量为 148.8keV（79.4%），最大射程 2mm，利用β射线的辐射生物学效应治疗肿瘤；其中γ射线的平均能量为 208.3keV（10.4%）和 112.9keV（6.2%），利用γ射线的显像作用，通过 SPECT 显像设备显现肿瘤。因此，^{177}Lu-DOTA-TATE 也同时具备诊断和治疗双重作用，是继 ^{131}I-MIBG 之后又一理想的诊疗一体化放射性核素靶向药物。

PPGL属于神经内分泌肿瘤的一种，部分PPGL有生长抑素受体高表达，故放射性核素标记的生长抑素类似物可用于高灵敏度的PPGL分子影像学诊断和治疗，是对^{131}I-MIBG显影阴性的PPGL患者诊断和治疗的很好补充。

二、治疗方法

（一）^{131}I-MIBG治疗嗜铬细胞瘤

1. 治疗前准备

（1）治疗前行小剂量111～370MBq（3～10mCi）^{131}I-MIBG诊断性全身显像，阳性显像患者安排后续治疗。

（2）评估患者全身状况及是否能够自理、是否能够依从辐射防护指导。

（3）治疗前3天至治疗后4周口服复方碘溶液，5滴/次，3次/天，封闭甲状腺。

（4）治疗前1周至治疗后3天停服可能影响显像剂摄取的药物，如酚苄明、可卡因、吩噻嗪、伪麻黄碱等。

2. 给药方法

（1）剂量确定：国内一般使用固定计量法，3.7～7.4GBq（100～200mCi）。具体用量需根据患者年龄，肿瘤部位、大小、数目，治疗次数，累计剂量，血液系统的承受能力等，综合多方面因素分析确定个体化用药剂量并进行剂量动态调整。

（2）给药途径：留置针建立静脉通道滴注给药，60～90分钟滴注完毕。给药过程中需密切观察患者症状及体征变化，每5分钟监测1次心率、血压，给药后24小时每1～2小时测一次。

（3）治疗场所：患者须在经国家相关部门批准符合防护要求的病房完成治疗，在辐射防护病房的住院时间一般为5～7天，具体住院时间根据患者体内放射性活度实测值决定，低于400MBq（≈10.8mCi）即可离院。

（4）多次治疗：重复治疗需根据治疗效果、病情变化、身体状况等综合因素进行动态评估，至少应在上一次治疗后3个月。

（二）^{177}Lu-DOTA-TATE治疗嗜铬细胞瘤

1. 治疗前准备

（1）治疗前行^{68}Ga-DOTA-TATE PET/CT或^{177}Lu-DOTA-TATE SPECT/CT诊断性全身显像，阳性显像患者安排后续治疗。

（2）评估患者全身状况及是否能够自理、是否能够依从辐射防护指导。

2. 给药方法

（1）剂量确定：国内一般使用固定计量法，3.7～7.4GBq（100～200mCi）。具体用量需根据患者年龄，肿瘤部位、大小、数目，治疗次数，累计剂量，血液系统的承受能力等，综合多方面因素分析确定个体化用药剂量并进行剂量动态调整。

（2）治疗前后需要使用精氨酸、赖氨酸及水化来降低对肾的损伤。

（3）给药途径：留置针建立静脉通道滴注给药，30～60分钟滴注完毕。给药过程中需密切观察患者症状及体征变化，每5分钟监测1次心率、血压、呼吸，给药后24小时每1～2小时测一次。

（4）治疗场所：患者须在经国家相关部门

批准符合防护要求的病房完成治疗，在辐射防护病房的住院时间一般为3～5天，具体住院时间根据患者体内放射性活度实测值决定，低于400MBq（≈10.8mCi）即可离院。

（5）多次治疗：重复治疗需根据治疗效果、病情变化、身体状况等综合因素进行动态评估，至少应在上一次治疗后2个月。

三、临床应用

（一）适应证

1. $^{131}I/^{123}I$-MIBG显像阳性或^{68}Ga-DOTA-TATE显像阳性、临床诊断或组织病理学证实为嗜铬细胞瘤者。

2. 不适合手术的患者。

3. 术后复发或广泛转移的患者。

（二）禁忌证

1. 绝对禁忌证

（1）妊娠或哺乳期女性。

（2）肾功能不全者。

（3）预期寿命为<3个月者。

2. 相对禁忌证

（1）肾小球滤过率<30ml/min。

（2）骨髓抑制（白细胞$<3\times10^9$/L；血小板$<100\times10^9$/L）。

（3）进行性肾毒性或血液学毒性。

（4）存在中枢神经系统占位效应者。

（5）无法依从防护指导者。

（三）不良反应

严重不良反应少见，一般患者耐受良好。

早期不良反应：10%的患者在治疗后数小时内出现高血压和心动过速；10%～25%的患者在治疗后的最初几小时或1～2天内因急性放射性胃炎而出现恶心和呕吐；血液毒性主要为治疗后2～4周出现骨髓抑制。

晚期不良反应：甲状腺封闭不足可能继发甲状腺功能减退或甲状腺癌；可能继发骨髓增生异常综合征、白血病及其他恶性肿瘤。对于有肺转移且药物摄取的患者，多次治疗需警惕放射性肺炎和肺纤维化的发生。可造成胎儿伤害。

国内目前有资料显示，^{131}I-MIBG治疗嗜铬细胞瘤累计剂量最大的一位患者，35岁发现嗜铬细胞瘤，37岁手术，44岁复发，46岁^{131}I-MIBG诊断显像发现肝转移并开始^{131}I-MIBG治疗，17年共治疗19次，^{131}I-MIBG累计剂量达1.11×10^5MBq（3000mCi），尚未发现明显不良反应，至今病情稳定，疾病无进展，可正常生活。

（四）疗效评价

1. 关于^{131}I-MIBG治疗嗜铬细胞瘤 一项Ⅱ期研究包括49例转移性嗜铬细胞瘤或副神经节瘤患者，8%的患者完全缓解，14%部分缓解，估计5年生存率为64%。一项Ⅱ期、开放标签、多中心试验包括68例嗜铬细胞瘤或副神经节瘤患者，主要终点是所有降压药物减少超过50%，持续至少6个月，25%的可评估患者在至少6个月内接受了50%或以上的抗高血压药物减量；22%的患者实现了总体肿瘤缓解，其中53%的患者出现了持续6个月或更长时间的持久肿瘤缓解。

国内相关研究报道，^{131}I-MIBG治疗嗜铬细胞瘤97例，治疗次数1～11次，总计266次，平均每次治疗剂量6.49GBq。11例（11.5%）获得临床症状完全缓解，41例（42.7%）获得部分缓解，23例（24.0%）症状稳定，22例（22.9%）获得影像学检查部分缓解。

图6-22～图6-25列举了4例嗜铬细胞瘤/副神经节瘤患者经多次[131]I-MIBG治疗后疗效情况。图片及病例均来源于北京核工业医院核素诊疗中心。

2.关于[177]Lu-DOTA-TATE治疗嗜铬细胞瘤

几项小样本的单中心回顾性研究评估了PPGL中PRRT的疗效，结果显示总缓解率7%～29%。目前，正在进行的[177]Lu-DOTA-TATE治疗转移性PPGL的Ⅱ期临床试验为[68]Ga-DOTA-TATE标记的生长抑素受体显像阳性的PPGL患者提供了新的核素治疗方法。北美神经内分泌肿瘤学会和核医学与分子影像学会有关[177]Lu-DOTA-TATE肽受体放射性核素治疗患者选择和合理应用共识中指出，虽然[177]Lu-DOTA-TATE可能在这种疾病中有希望，但此时的治疗仅限于MIBG核素显像阴性的患者（适合性评分7分）。因此，使用[177]Lu-DOTA-TATE代替[131]I-MIBG治疗MIBG核素显像阳性患者被认为是不合适的。对接受放射性核素肽受体介导治疗的晚期或转移性嗜铬细胞瘤和副神经节瘤患者的研究进行的荟萃分析表明，89.8%的患者实现了疾病稳定或部分缓解。

（五）注意事项

1.嗜铬细胞瘤患者在实施[131]I-MIBG或[177]Lu-DOTA-TATE治疗前应至少提前1周住院，对患者临床症状、病灶变化、精神行为、肝功能、肾功

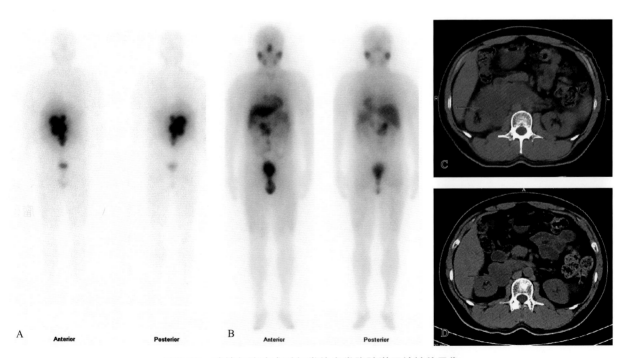

图6-22　嗜铬细胞瘤术后复发伴多发腹腔淋巴结转移显像

注：患者，男性，37岁，嗜铬细胞瘤术后复发伴多发腹腔淋巴结转移，第一次治疗前腹部CT：右肾上腺区占位10.0cm×7.5cm，下腔静脉受压、受侵，右肾动、静脉被包绕，腹主动脉旁增大淋巴结融合成团，腹主动脉向左移位。4年间经过6次[131]I-MIBG治疗，累计剂量为1.2Ci，产生显著的治疗效果，病灶减小，部分缓解。A.第1次治疗时SPECT图；B.第6次治疗时SPECT图；C.第1次治疗后6个月横断面CT图（右肾上腺区占位大小7.0cm×6.6cm）；D.第6次治疗时横断面CT图（右肾上腺区占位大小4.7cm×3.7cm）。疗效评价：PR。

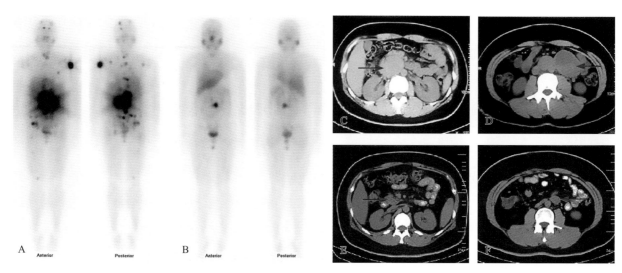

图6-23 腹膜后副神经节瘤术后复发伴全身多发骨转移及腹腔淋巴结转移显像

注：患者，女性，27岁，腹膜后副神经节瘤术后复发伴全身多发骨转移及腹腔淋巴结转移，7年间经过9次 ^{131}I-MIBG 治疗，累计剂量1.7Ci，产生显著的治疗效果，病灶明显减少、减小，[131]I-MIBG 摄取降低。A.第1次治疗时 SPECT 图；B.第9次治疗时 SPECT 图；C、D.第1次治疗前横断面 CT 图，显示腹膜后多发占位性病变，位于下段腹主动脉周围及腹主动脉分叉处下缘，最大者位于脊柱左侧缘，最大截面约7.0cm×5.2cm；E、F.第9次治疗时横断面 CT 图，显示腹主动脉与下腔静脉间隙、腹主动脉、肠系膜下动脉旁可见多发类圆形软组织密度影，较大者大小约2.1cm×2.7cm。疗效评价：PR。

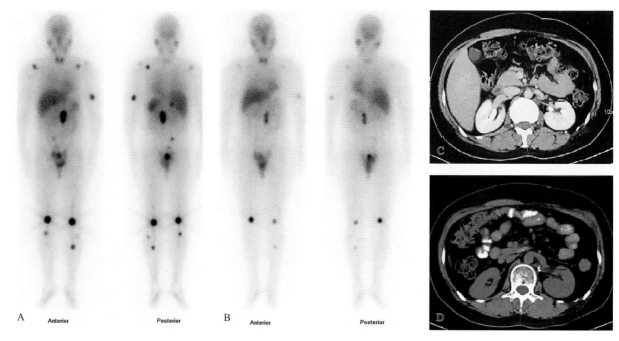

图6-24 左肾上腺区嗜铬细胞瘤术后复发伴全身多发骨转移及腹腔淋巴结转移显像

注：患者，女性，39岁，左肾上腺区嗜铬细胞瘤术后复发伴全身多发骨转移及腹腔淋巴结转移，病程中患者伴有高血压，7年间经过11次 ^{131}I-MIBG 治疗，累计剂量2.1Ci，病灶数量及大小稳定，未增大、增多，血压恢复正常水平，[131]I-MIBG 摄取降低。A.第1次治疗时 SPECT 图；B.第11次治疗时 SPECT 图；C.第1次治疗后横断面 CT 图，显示左肾门区、腹主动脉旁腹膜后多发小淋巴结；D.第11次治疗时横断面 CT 图，显示左肾门区、腹主动脉旁腹膜后多发小淋巴结伴钙化。疗效评价：SD。

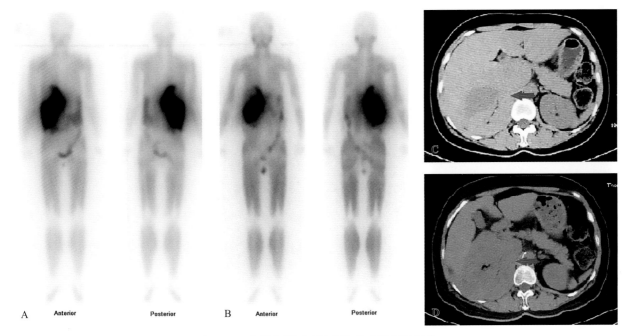

图6-25　右肾上腺区嗜铬细胞瘤术后复发显像

注：患者，女性，41岁，右肾上腺区嗜铬细胞瘤术后复发，病程中患者伴有高血压、糖尿病，并频发心悸、头痛、大汗等症状，8年间经过10次131I-MIBG治疗，累计剂量1.9Ci，病灶大小及数量稳定，未增大、增多，心悸、头痛、大汗等症状减轻，发作频率明显减少。降压、降糖药物减量。A.第1次治疗时SPECT图；B.第10次治疗时SPECT图；C.第1次治疗后横断面CT图，显示右肾上腺区、右肾周、肾后、下腔静脉旁及右腰背部腹壁多发软组织结节肿块；D.第11次治疗时横断面CT图，显示右肾上腺区、右肾周、肾后、下腔静脉旁及右腰背部腹壁多发软组织结节肿块，与既往CT大致相仿。疗效评价：SD。

能、心功能、消化道功能、造血功能、甲状腺功能及血压、血糖等指标进行全面了解和评估，并给予必要的对症处理，保障在辐射防护病房安全顺利完成放射性核素药物治疗，获得满意的治疗效果。

2．治疗期间应定期复查肝、肾、心、造血功能，自行监测血压、心率、血糖、体重变化及症状转归。

3．对于131I-MIBG或177Lu-DOTA-TATE累计剂量达到37GBq（1000mCi）仍需治疗的患者，需充分权衡之后每次治疗的给药剂量、治疗时间间隔、药物不良反应、生活质量、生存时间等多因素综合获益程度。

4．给药当天及之后1周，需多饮水，至少

2L/d，以减小对膀胱的辐射损伤；保持大便通畅，以减小对下消化道的辐射损伤。

5．提前给予镇吐药物，预防使用放射性核素药物后出现呕吐。

6．给予患者治疗后30天内的辐射防护指导，包括居家、外出、乘坐公共交通工具等方面。

参考文献

[1] 叶慧，李杨，莫逸，等．18F-FDG PET/CT显像在肾上腺肿瘤诊断中的应用［J］．现代肿瘤医学，2011，19（11）：2293-2296.

[2] DONG A, CUI Y, WANG Y, et al. 18F-FDG PET/CT of adrenal lesions ［J］. AJR Am J

Roentgenol, 2014, 203 (2) : 245-252.

[3] HE X, CAOILI EM, AVRAM AM, et al. ^{18}F-FDG-PET/CT Evaluation of Indeterminate Adrenal Masses in Noncancer Patients [J]. J Clin Endocrinol Metab, 2021, 106 (5) : 1448-1459.

[4] 丁洁, 李方, 霍力. 核素显像在原发性醛固酮增多症患者中的应用 [J]. 国际放射医学核医学杂志, 2019, 43 (5) : 456-461.

[5] DING J, ZHANG Y, WEN J, et al. Imaging CXCR4 expression in patients with suspected primary hyperaldosteronism [J]. Eur J Nucl Med Mol Imaging, 2020, 47 (11) : 2656-2665.

[6] DING J, TONG A, ZHANG Y, et al. Functional Characterization of Adrenocortical Masses in Nononcologic Patients Using 68Ga-Pentixafor [J]. J Nucl Med, 2022, 63 (3) : 368-375.

[7] STROSBERG J, EL-HADDAD G, WOLIN E, et al. Phase 3 trial of ^{177}Lu-dotatate for midgut neuroendocrine tumors [J]. N Engl J Med, 2017, 376 (2) : 125-135.

[8] MODAK S, PANDIT-TASKAR N, KUSHNER BH, et al. Transient sialoadenitis: a complication of ^{131}I-metaiodobenzylguanidine therapy [J]. Pediatr Blood Cancer, 2008, 50 (6) : 1271–1273.

[9] GONIAS S, GOLDSBY R, MATTHAY KK, et al. Phase II study of high-dose [^{131}I] metaiodobenzylguanidine therapy for patients with metastatic pheochromocytoma and paraganglioma [J]. J Clin Oncol, 2009, 27 (25) : 4162-4168.

[10] 金从军, 邵玉军, 曾正陪, 等. [131]I-间位碘代苄胍治疗恶性嗜铬细胞瘤/副神经节瘤的临床疗效分析 [J]. 中华泌尿外科杂志, 2015, 36 (1) : 24-28.

[11] VAN ESSEN M, KRENNING EP, KOOIJ PP, et al. Effects of therapy with [[177]LuDOTA0, Tyr3] octreotate in patients with paraganglioma, meningioma, small cell lung carcinoma, and melanoma [J]. J Nucl Med, 2006, 47 (10) : 1599-1606.

[12] FORRER F, RIEDWEG I, MAECKE HR, et al. Radiolabeled DOTATOC in patients with advanced paraganglioma and pheochromocytoma [J]. Q J Nucl Med Mol Imaging, 2008, 52 (4) : 334-340.

[13] TAÏEB D, JHA A, TREGLIA G, et al. Molecular imaging and radionuclide therapy of pheochromocytoma and paraganglioma in the era of genomic characterization of disease subgroups [J]. Endocr Relat Cancer, 2019, 26 (11) : R627-R652.

第七章

肾上腺外科疾病相关的药理学基础及药物

肾上腺外科疾病相关药物包括糖皮质激素、盐皮质激素、促肾上腺皮质激素分泌抑制剂、肾上腺皮质类固醇抑制剂、糖皮质激素拮抗剂、盐皮质激素拮抗剂及术前准备药物。本章节主要对肾上腺外科疾病相关药物的药理作用、体内过程、临床应用、不良反应及用药监护、用药注意事项及禁忌证等方面进行阐述。

7

第一节　糖皮质激素

一、药理作用

糖皮质激素（glucocorticoid，GC）属类固醇类化合物，其分泌受下丘脑－垂体－肾上腺（hypothalamic–pituitary–adrenal，HPA）轴调节，对机体的发育、生长、代谢及免疫功能等起着重要作用。甾核是肾上腺皮质激素类的基本结构，C_4 至 C_5 之间为双键，在 C_3 位上有酮基，C_{11} 位有酮基或羟基，C_{17} 位上有羟基，以保持生理功能的需要。GC 有广泛的生理和药理效应。

（一）抗炎作用

GC 有快速、强大、非特异性的抗炎作用。在炎症初期可减轻水肿、毛细血管舒张、渗出及白细胞浸润，从而改善红、肿、热、痛等症状；在炎症后期可抑制毛细血管和成纤维细胞增生，防止粘连及瘢痕形成。GC 的抗炎作用主要通过以下几个方面实现：通过增加脂皮素的合成与释放，抑制磷脂酶 A_2 的活性，从而阻断花生四烯酸的释放，减少白三烯、前列腺素及血小板活化因子等炎症介质的生成。同时，GC 还可以抑制细胞因子介导的炎症反应。除此之外，通过抑制巨噬细胞中诱导型一氧化氮合酶基因转录，减少一氧化氮的产生，从而抑制炎症部位的渗出、水肿和组织损伤。GC 可以在基因转录水平上抑制黏附分子的表达，抑制炎症细胞向炎症部位的浸润。此外，GC 还可以直接诱导炎症细胞的凋亡，从而减轻炎症反应。

（二）免疫抑制和抗变态反应

GC 可多机制抑制免疫反应。首先，其抑制巨噬细胞吞噬和处理抗原，干扰淋巴细胞的识别；其次，抑制淋巴细胞的脱氧核糖核酸（deoxyribonucleic acid，DNA）、核糖核酸（ribonucleic acid，RNA）和蛋白质的生物合成，破坏淋巴细胞，减少血液循环中淋巴细胞数；阻碍致敏 T 淋巴细胞介导的巨噬细胞的聚集，从而抑制移植排异反应和迟发型变态反应等；除此之外，还可以抑制核转录因子 κB（nuclear factor-κB，NF-κB）活性，从而抑制促炎细胞因子的生成；小剂量 GC 抑制细胞免疫，大剂量可以抑制 B 淋巴细胞转化成浆细胞，降低抗体水平，阻碍体液免疫，减少过敏介质的生成，从而发挥抗变态反应作用。

（三）抗休克

大剂量 GC 广泛应用于严重休克，相关作用机制为稳定溶酶体膜，减少心肌抑制因子的形成，提高心血管系统对儿茶酚胺的敏感性，增强心血管功能，恢复微循环的血流动力学，并增强心肌收缩力、心排血量和肾血流量。

（四）对代谢的作用

GC 促进糖异生和糖原合成，对抗胰岛素，抑制外周组织对葡萄糖的利用，从而升高血糖；促进组织中蛋白质的分解，造成负氮平衡，长时间使用可导致生长缓慢、消瘦、伤口愈合迟缓等；对不同部位脂肪分解的促进作用，使脂肪重新分布，导致向心性肥胖、满月脸和水牛背；对钙、磷重吸收的抑制，引起低血钙，长期使用造成骨质疏松。

（五）对血液系统的作用

GC一方面可刺激骨髓造血细胞，使红细胞、血红蛋白、血小板及纤维蛋白原增多，使凝血时间缩短。另一方面，GC使淋巴组织萎缩，减少淋巴细胞、单核细胞和嗜酸性粒细胞数量，导致人体免疫力下降。

（六）对中枢神经系统的作用

GC可提高中枢神经系统兴奋性，肾上腺皮质功能亢进的患者可表现为思维不集中、失眠、烦躁不安等症状；大剂量应用GC可导致儿童出现惊厥或癫痫样发作。

（七）对消化系统的作用

GC增加胃酸和胃蛋白酶的分泌。同时，由于对蛋白质代谢的影响，减少胃黏液分泌，从而减弱胃黏膜的保护与修复能力，长期应用有诱发或加重溃疡形成的危险。

（八）对骨骼的作用

GC抑制成骨细胞活力，促进骨基质和胶原的分解，骨盐不易沉着而导致骨质疏松症。大剂量还可促进尿钙排泄，进一步减少骨盐。

二、体内过程

（一）吸收和分布

GC具有很好的脂溶性，口服易吸收，生物利用度为60%～100%。口服可的松后1～2小时血药浓度即可达到峰值，作用时间可维持8～12小时。GC具有中等的血浆蛋白结合率和表观分布容积，吸收后与血浆蛋白结合分布于全身，肝中含量最高。氢化可的松和泼尼松龙都与皮质激素转运蛋白和清蛋白结合，皮质激素转运蛋白对氢化可的松和泼尼松龙有高亲和力、低容量性特征，当皮质激素转运蛋白在400μg/L的浓度下饱和时，游离的GC会增多，如在给予氢化可的松或泼尼松龙剂量＞20mg后会出现该效应。肝病、肾病、甲状腺功能亢进和老年人血中皮质激素转运蛋白减少，也会导致游离性药物增多。

（二）代谢和排泄

GC代谢包括两步：首先经过加氢还原、羟化、氧化等反应，而后大部分与葡萄糖醛酸或硫酸结合，形成亲水性非活性代谢产物经肾排除。肝是GC的主要代谢器官，Ⅰ型11β-羟类固醇脱氢酶广泛分布于GC靶组织中，在肝中活性最高，其作为一种还原酶，可将无活性的可的松转化为有活性的氢化可的松。

三、临床应用

1. 肾上腺皮质功能减退症　原发性肾上腺皮质功能减退症是由肾上腺皮质疾病引起，而继发性肾上腺皮质功能减退症由分泌促肾上腺皮质激素（ACTH）的垂体疾病引起，三发性肾上腺皮质功能减退症则由下丘脑（分泌促肾上腺皮质激素释放激素）疾病引起。原发性肾上腺皮质功能减退症患者同时存在皮质醇和盐皮质激素缺乏，而继发性和三发性肾上腺皮质功能减退症患者存在皮质醇缺乏，但无盐皮质激素缺乏。肾上腺皮质功能减退症可以分为慢性肾上腺皮质功能减退症和急性肾上腺皮质功能减退症（肾上腺危象）。对于慢性肾上腺皮质功能减退症首选短效GC，如氢化可的松，每天分2～3次给药，以模拟正常的昼夜节律。肾上腺危象的主要临床特征为容量不足和低血压，该类患者需要立即采取干预措施，推注氢化可的松，后改为静脉滴注维持。

2. 先天性肾上腺皮质增生症 是由于某些肾上腺皮质激素合成酶先天性缺乏，使正常的皮质激素合成部分或完全障碍，刺激垂体代偿性分泌过量ACTH，而致双侧肾上腺皮质增生的一组常染色体隐性遗传性疾病。90%以上的先天性肾上腺皮质增生症都是由21-羟化酶基因突变所致。CYP21A2基因突变导致的21-羟化酶缺乏症会使肾上腺皮质激素合成不足，反馈性地使ACTH释放增多。GC治疗一方面可补偿肾上腺分泌皮质醇的不足，另一方面可抑制过多的ACTH释放，可以纠正肾上腺皮质异常增生和其他激素分泌过多。

四、制剂的选择

人体内源性GC主要是氢化可的松，其次是可的松。外源性GC包括泼尼松、泼尼松龙、甲泼尼龙、地塞米松和倍他米松等。

GC制剂选择原则包括如下几个方面。

（一）药物作用特点

不同的GC因分子结构不同，药效及体内代谢过程等不同。如在甾体上增加 $C_1=C_2$ 双键，则抗炎作用增强，而水盐代谢作用稍减弱；在 C_6 位引入甲基结构的甲泼尼龙，脂溶性增高，可快速透过细胞膜，透过血脑屏障仅需 $30\sim180$ 分钟，且抗炎作用和水盐代谢作用均增强；地塞米松在甾体 C_9 上氟化，抗炎活性提高，对HPA轴抑制作

用增加，降解减慢。GC抗炎作用等效剂量换算为醋酸可的松25mg＝氢化可的松20mg＝泼尼松5mg＝泼尼松龙5mg＝甲泼尼龙4mg＝曲安西龙4mg＝倍他米松0.75mg＝地塞米松0.75mg。

由于氢化可的松较符合生理性，因此肾上腺皮质功能减退症首选氢化可的松，可的松在体内转化成氢化可的松发挥作用，故与氢化可的松相仿。但若使用该两种药治疗其他疾病，则用量较大，不良反应较多。此外，替代治疗如需要水钠潴留作用则选用氢化可的松和可的松，若有水肿、肾炎等情况，则应选用无水钠潴留作用的制剂。

（二）作用时间

依据GC半衰期的长短可分为三大类：短效、中效、长效。短效类包括氢化可的松和可的松，半衰期为90分钟，药效通常持续时间为 $8\sim12$ 小时；中效类包括泼尼松、氢化泼尼松、泼尼松龙、氟泼尼松龙、甲泼尼龙和曲安西龙，半衰期为 $60\sim200$ 分钟，作用时长达 $12\sim36$ 小时；长效类包括地塞米松和倍他米松，半衰期大于300分钟，作用时间可长达 $36\sim54$ 小时。

（三）制剂选择

GC可通过注射与口服途径给药。急重症患者宜选用静脉给药途径，其他患者均以口服给药为宜。GC具有亲脂性，静脉注射时通常作为前药使用。制剂包括GC的亲水性磷酸酯和琥珀酸酯，它们在 $5\sim30$ 分钟转化为活性形式。若要维持长时间作用可以选择混悬液。

（四）患者病理生理情况

可的松和泼尼松需在肝转化为氢化可的松和

泼尼松龙后才能发挥激素效应，对严重肝功能不全患者只宜应用后两者。肝病或有肝功能损害的患者也不宜选用含醇的针剂，以免加重肝损害。甲状腺功能亢进、妊娠、口服避孕药可加速药物在肝内的代谢，使半衰期缩短。

五、用法及疗程

应当根据患者的病情、药物的作用特性和不良反应特点来选择制剂、用法、剂量及疗程。

（一）小剂量替代疗法

促肾上腺皮质激素释放激素的释放受生物钟调节，垂体促肾上腺皮质激素和GC的分泌也呈相应的昼夜规律，清晨分泌达高峰时浓度可达 140～180mg/L，之后分泌减少，白天维持在较低的水平，午夜到最低值。从凌晨 3～4 时至上午 10 时，分泌量占全天分泌量的 3/4，一般在每天上午 6～9 时分泌量较高。故长期或大量使用 GC 者，在清晨分泌高峰时将每日量 1 次给予，可减轻长期或大量使用 GC 对肾上腺皮质的抑制。

小剂量替代疗法一般为针对病因的治疗方式，需要长期服用。如慢性肾上腺皮质功能减退症，一般宜选用天然的 GC，如氢化可的松和可的松，建议使用能缓解 GC 缺乏症状的最小剂量。正常人的皮质醇日均分泌速度为 2.7～14mg/ $(m^2 \cdot d)$，基于已知的分泌速度，推荐氢化可的松每天总剂量为 10～12mg/m^2。短效治疗方案大致模拟了正常的昼夜节律，因氢化可的松的半衰期较短，应将每天总剂量分 2 次或 3 次给药。经典的一天 2 次给药方案是晨起 8 时前给予总剂量的 2/3，下午给予总剂量的 1/3，大多数方案都避免夜间给药，因为正常人在晚上 6 时至凌晨 3 时分泌的皮质醇极少，易引起失眠。长效 GC 对于一天多次服药依从性差的患者可能更有优势，但地塞米松临床应用个体间差异较大，且具有较强的水钠潴留及较差的节律性，故一般不予采用。

（二）应激性替代疗法

急性肾上腺皮质功能减退症也就是肾上腺危象，多见于肾上腺次全切除术后、严重感染或是突然停用外源性 GC 治疗的患者。有疑似肾上腺危象的患者应当立即治疗，一般建议给予氢化可的松 100mg 静脉推注，后续每 6 小时静脉推注 50mg，或者最初的 24 小时连续静脉滴注 200mg。若没有氢化可的松，也可以选择泼尼松龙、泼尼松和地塞米松。病情好转后，可逐渐减量并改为肌内注射，之后可改为口服，逐渐减量至维持剂量或停药。

（三）抑制性替代治疗

先天性肾上腺皮质增生症可以使用 GC 进行治疗，反馈性地抑制垂体 ACTH 的分泌增加。婴儿、儿童和青少年首选氢化可的松，因为其抑制生长的不良反应小，剂量 10～15mg/ $(m^2 \cdot d)$，婴儿期初始剂量可达 25mg/ $(m^2 \cdot d)$，分 3 次口服，达到目标激素水平后迅速降低剂量。对于已完成生长发育的青少年和成年患者，通常使用泼尼松或地塞米松等长效 GC 进行治疗，因其服药次数少，依从性高，如泼尼松或泼尼松龙 5～7.5mg/d，分 2 次口服，或地塞米松 0.25～0.5mg/d，每天 1 次，在睡前服用。

六、不良反应

（一）内分泌系统不良反应

全身性应用GC可以导致既往无糖尿病的患者出现空腹血糖剂量依赖性升高，餐后血糖出现大幅度的升高，但初始糖耐量正常的患者很少新发糖尿病。此外，外源性GC可以抑制HPA轴，此类患者突然停用GC或减量过快可能导致肾上腺皮质功能减退。

（二）皮肤不良反应

主要表现为皮肤变薄和瘀斑、类库欣表现（如体脂重新分布，形成向心性肥胖、水牛背和满月脸）、痤疮、体重增加、多毛和面部红斑等。

（三）免疫系统不良反应

全身性应用GC可对固有免疫和获得性免疫产生多种影响，降低机体防御能力，从而造成感染风险呈剂量依赖性增加。

（四）消化系统不良反应

GC刺激胃酸和胃蛋白酶的分泌，降低胃肠黏膜的抵抗力，增加胃肠道不良反应的风险，如胃炎、十二指肠溃疡、胃溃疡、消化道出血和穿孔。此外，还有报道GC相关的肝脂肪变导致的体循环脂肪栓塞或肝硬化。

（五）心血管系统不良反应

长期使用GC可引起多种心血管系统不良反应，包括液体潴留、高血压、动脉粥样硬化和心律失常等。对于有心脏或肾基础疾病的患者尤为常见。其中，高血压为GC剂量相关性的不良反应，使用较低剂量的GC发生率较低。GC也会增加心肌梗死、脑卒中、心力衰竭的发生率及全因死亡率。

（六）骨骼和肌肉系统不良反应

GC导致的骨质疏松是一种常见的不良反应，绝经后女性尤其常见。机制是GC可以抑制成骨细胞的增殖和分化，抑制骨形成，同时刺激破骨细胞增殖，增加骨吸收，可以应用双磷酸盐预防骨丢失。应用GC还可能导致骨坏死，特别是当剂量较大时。此外，肌病也是应用GC的一种少见并发症，表现为近端无痛性肢体无力。

（七）其他不良反应

GC治疗的患者发生白内障和青光眼的风险增加，该风险有时间和剂量依赖性。治疗剂量的GC经常导致白细胞增多，可能是因为黏附于血管内皮的中性粒细胞比例减少。此外，GC还可能诱发一系列精神和认知症状，大多数患者的症状轻微且可逆，但仍需要引起注意，如晚上睡前服用GC易引起睡眠障碍。

七、停药问题及方法

（一）停药指征

1. 已达到了最大的治疗效果。

2. 经过充分试用后，治疗效果仍不足。

3. 不良反应变得很严重或药物无法控制时，如骨质疏松或高血压。

另外，如果患者发生以下两种并发症，需要立即停用或者迅速大量减量，而不是逐渐减量。

1. GC引发的急性精神症状，且抗精神病药物无效。

2. 疱疹病毒引起的角膜溃疡。该溃疡可快速引起角膜穿孔，并可能导致永久失明。

如果不可能立即停用GC（如由于临床需求而无法停用），则强烈建议使用最低的必需剂量，并且尽快停用。

（二）停药方法

GC短期治疗时（最长为3周），即使剂量很高，也可以直接停药，无需逐渐减量。短期使用GC引起的HPA轴抑制不会持续存在，也几乎不可能导致任何临床后果。

如果患者接受GC的时间较长，推荐逐渐减量。逐渐减量的重点是采取合适的减量速度，既要防止基础疾病的复发，又要防止HPA轴的持续抑制所引起皮质醇缺乏的症状。通常的目标是相对稳定地每次减少10%～20%，同时要根据便利性和患者的反应进行调整。如初始剂量为大于40mg/d的泼尼松或其等效剂量，可每1～2周减少5～10mg/d；随着剂量的减少，减量速度应当更加缓慢，当剂量小于5mg/d时，当每月减少0.5mg，也可以通过交替日剂量的减少来实现，以免发生撤药反应。

八、禁忌证

1. 有严重的精神病、癫痫病史者。

2. 活动性消化性溃疡、新近的胃肠吻合术后、创伤修复期、骨折等。

3. 严重高血压病。

4. 肾上腺皮质功能亢进症。

5. 抗菌药物不能控制的感染，如水痘、真菌感染等。

6. 肿瘤性疾病。

7. 中度以上的糖尿病。

8. 妊娠期及分娩期。

九、长期治疗中的注意事项

1. 饮食宜采用低钠、低糖、高钾、高蛋白。

2. 有计划的锻炼可以降低肌病和骨质疏松的风险，必要时也可给予维生素D和钙剂。

3. 与抑酸剂同服，防止发生消化性溃疡。不宜与能引起胃出血的药物联用。

4. 注意各种感染的发生，若出现感染应同时加用抗生素，防止感染加重。

5. 使用达到治疗目标所需要的最小剂量且尽量缩短持续用药时间。

6. 需要长期使用GC的患者应在开始治疗前接受相应的免疫接种。

7. 长期应用中到大剂量GC治疗的患者应定期接受眼科检查，以便尽早发现白内障和青光眼。

第二节　盐皮质激素

盐皮质激素一词在1952年首次出现，用于命名在肾上腺皮质中发现的一类不同于糖皮质激素的具有保钠作用的类固醇。体外环境中，天然激素醛固酮、脱氧皮质酮、皮质酮和皮质醇均具有盐皮质激素样作用，但由于正常生理情况下体内11-β羟类固醇脱氢酶会将皮质醇转化为可的松，而可的松不能结合并激活盐皮质激素受体，所以皮质醇在体内几乎不发挥盐皮质激素作用。临床应用较多的盐皮质激素主要为氟氢可的松（fludrocortisone），其为氢化可的松的9位α-氟化衍生物。

一、药理作用

盐皮质激素通过结合组织中的盐皮质激素受体（mineralocorticoid receptor，MR）发挥作用，主要分为上皮作用和非上皮作用。

经典的上皮作用主要与上皮钠离子通道（epithelial sodium channel，ENaC）有关。ENaC是一种阿米洛利敏感的通道，位于远端肾单位、远端结肠、肺和外分泌腺导管的上皮细胞顶端，钠离子通过该通道从管腔内进入上皮细胞，再通过基底外侧膜上的 Na^+-K^+-ATP 酶从细胞进入细胞间质，因此该通道对钠离子重吸收十分重要。醛固酮结合 MR 并形成 MR 二聚体，然后移位到细胞核中作为转录因子直接或间接影响以血清和糖皮质激素依赖性激酶 1（serum and glucocorticoid dependent kinase 1，Sgk1）为代表的基因表达，进而增加 ENaC 通道的表面丰度和活性，最终增加钠的重吸收，伴随水重吸收和钾离子分泌。因此编码 ENaC 的基因发生突变的 Liddle 综合征患者，以及原发性醛固酮增多症患者常表现出低钾血症。

近来已证实心脏成纤维细胞、血管平滑肌细胞和肾系膜细胞中也有 MR 分布，醛固酮可以通过自分泌、远距分泌和旁分泌的形式到达心脏和肾的非上皮组织发挥作用。Cranston 等人第一次提出 MR 阻滞剂螺内酯具有抗高血压作用，引发了对醛固酮作为原发性高血压发病机制的进一步研究，随后发现原发性醛固酮增多症可以解释 15%～25% 的原发性高血压。目前研究已发现醛固酮在心脏和肾组织的非上皮作用包括炎症、组织重塑和纤维化；增加肾小管足细胞氧化应激引起损伤和凋亡；激活心肌细胞中的炎症级联反应，从而导致心脏肥大和纤维化；远端小管和集合管发生钠依赖性肥大及增生；增加脂肪细胞和脂肪前体细胞中促炎细胞因子生成，降低胰岛素增敏因子表达，可能促进胰岛素抵抗的发生。多项临床试验显示，高醛固酮水平与某些疾病相关，如高血压、代谢综合征、高脂血症、慢性肾病、心房颤动及心力衰竭等。此外，醛固酮还参与海马和皮质神经元的作用，影响长时程增强作用形成，干预认知和记忆功能。

二、体内过程

醛固酮是肾素－血管紧张素系统（renin-angiotensin system，RAS）的重要环节，血管紧张素 II 是调节醛固酮分泌的最有效因素，血钠浓度降低或血容量下降时血管紧张素 II 分泌增加，通过与肾上腺皮质中的血管紧张素 II 2 型受体（angiotensin II type 2 receptor，AT2R）结合，促进醛固酮释放。钾在调节醛固酮方面也起着关键作用。钾含量在生理范围内非常小的增加都会对醛固酮的合成产生显著的影响。增加的 K^+ 与血管紧张素 II 协同作用，引起肾上腺皮质球状带细胞的细胞膜去极化，导致电压依赖性 L 型钙通道和 T 型钙通道的开放，使细胞内钙浓度快速增加，引起钙调素和钙调素依赖性蛋白激酶的激活，从而使刺激 *CYP11β2* 基因转录的转录因子磷酸化，该基因编码的醛固酮合成酶仅在皮质球状带表达，是醛固酮合成的关键酶。

胆固醇是所有类固醇激素合成的底物，首先在线粒体内由碳链裂解酶（CYP11A）催化裂解为孕烯雌酮，再在3-β-羟类固醇脱氢酶2（3-beta-hydroxysteroid dehydrogenase 2，HSD3B2）催化下转化为孕酮（又称"黄体酮"），这一过程在肾上腺皮质束状带和球状带中均可完成，但因球状带内催化孕烯雌酮和孕酮转化为皮质醇和雄激素的17-α-羟化酶（CYP17A1）的浓度较低，又是唯一具有催化11-脱氧皮质酮转化为醛固酮的CYP11B2的区域，因此盐皮质激素的合成仅在球状带完成，如图7-1所示。

血液中醛固酮与皮质素传递蛋白、血清类黏蛋白和清蛋白等血清蛋白结合率只有50%～70%，而大部分皮质酮都能与这些球蛋白结合。据估计，成年男性每天醛固酮、皮质酮和皮质醇分泌量分别为0.05～0.15mg、2～5mg和15～30mg。高达90%的游离醛固酮仅在一次通过肝时就被清除，其半衰期仅为20～35分钟，而皮质醇的半衰期为80～120分钟。

肝是醛固酮代谢的主要场所，醛固酮通过还原反应和结合反应产生的反应产物与硫酸或葡萄糖醛酸结合后，变为四氢醛固酮葡萄糖醛酸苷和醛固酮-18-葡糖醛酸苷等水溶性化合物随尿液排出。

三、临床应用

氟氢可的松是目前唯一用于临床的盐皮质激素制剂，国内仅有醋酸氟氢可的松乳膏，无口服制剂，美国批准0.1mg的口服片剂用于以下疾病治疗。

（一）失盐型先天性肾上腺皮质增生症

失盐型先天性肾上腺皮质增生症（congenital adrenal hyperplasia，CAH）除糖皮质激素外需同时补充氟氢可的松0.1～0.2mg/d。亦有研究推荐单纯男性化型CAH补充氟氢可的松以降低ACTH，减少糖皮质激素的用量。《先天性肾上腺皮质增生症21-羟化酶缺陷诊治共识》建议：0.05～0.20mg/d，新生儿和婴儿期0.05～0.10mg/d，每天1次或分2次服用，未添加半固体食物喂养的乳儿需额外补充食盐1～2g/d。1岁后剂量相应减少，青春期和成人期更少。

（二）原发性肾上腺皮质功能减退症

大多数原发性肾上腺皮质功能减退症（Addison disease，艾迪生病）患者需要同时使用糖皮质激素和盐皮质激素进行替代治疗，以防止钠丢失、血容量不足和高钾血症。氟氢可的松剂量通常为0.1毫克/（次·天），每周3次，至0.2毫克/（次·天），每周1次，如果患者血压升高，每日剂量也可降至0.05毫克/（次·天）。夏季出汗或运动时盐分丢失增加，可能需要增加盐皮质激素的剂量。

继发性肾上腺皮质功能减退症患者很少需要盐皮质激素替代治疗，因为ACTH不是醛固酮分泌的主要生理调节因素。

（三）其他超说明书用法

1. 非药物措施不能充分控制症状的直立性低血压　初始用药剂量为0.1mg/d，晨间给药，最多可增加至0.2mg/d，超过0.2mg/d后再增加剂量，获益极少而不良反应显著增加。

2. 反复发作的反射性晕厥　常用剂量为

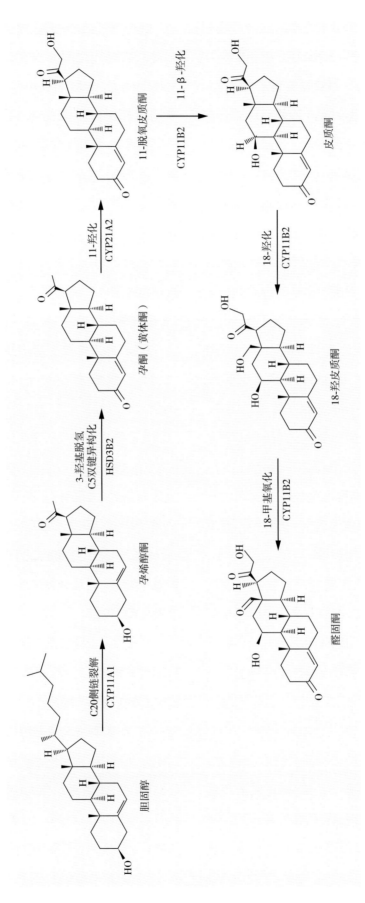

图 7-1 肾上腺皮质球状带中盐皮质激素的合成过程

$0.1 \sim 0.2mg/d$。

3. 脓毒症休克 氢化可的松＜400mg/d加用氟氢可的松0.05mg/d，持续使用7天。

4. 持续性或复发性库欣病双侧肾上腺切除术 糖皮质激素的围手术期剂量方案和终身替代治疗方案，与经蝶窦垂体微腺瘤切除术的方案相似，此外必须在术后不久（有报道称术后第3天）开始使用常规剂量氟氢可的松进行盐皮质激素替代治疗。

四、不良反应及用药监护

氟氢可的松的大部分不良反应是由盐皮质激素活性引起的，包括高血压、水肿、心脏增大、充血性心力衰竭、低钾血症和低钾性碱中毒等。

为防止医源性高血压，需定期监测血压、血钠、血钾和血浆肾素活性（plasma renin activity，PRA）作为调节剂量依据，高血压、水肿和低钾血症都是盐皮质激素替代治疗过度的表现。建议调整氟氢可的松剂量，使PRA降至正常范围上限。

长期使用氟氢可的松或与糖皮质激素联合替代治疗时，还需要警惕糖皮质激素活性相关的不良反应。骨骼及肌肉组织：肌肉无力、骨质疏松症、椎体压缩性骨折和股骨或肱骨头无菌性坏死等；胃肠道：消化性溃疡、胃炎或食管炎等；皮肤及皮下组织：伤口愈合不良、皮肤变薄、面部红斑、皮下脂肪萎缩、紫癜、条纹和痤疮样皮疹等；内分泌系统：医源性库欣综合征面容和体态、糖耐量减低等。

原发性肾上腺皮质功能减退症患者合并原发性高血压时，应限制钠的摄入并使用较低剂量的氟氢可的松，如果需要使用降压药物，不宜使用醛固酮受体阻滞剂（如螺内酯），因其在药理机制上阻断了氟氢可的松的盐皮质激素作用。

五、禁忌证

禁用于全身性真菌感染患者和对皮质类固醇有可能发生超敏反应或有超敏反应病史的患者。

第三节 ACTH抑制剂和肾上腺皮质类固醇抑制剂

一、ACTH分泌抑制剂

卡麦角林（cabergoline）是一种长效多巴胺D2受体激动剂，主要用于治疗高催乳素血症。此外，卡麦角林还可以抑制促肾上腺皮质激素腺瘤的ACTH分泌，这种肿瘤通常是D2受体阳性的。几项小型回顾性研究表明，使用卡麦角林治疗后，$25\% \sim 40\%$的持续或者复发库欣病患者尿游离皮质醇（urine free cortisol，UFC）达到正常水平，临床体征和症状改善，但在最初恢复正常的患者中，$20\% \sim 40\%$的患者失去控制。目前该适应证还未被美国食品药品监督管理局（Food and Drug Administration，FDA）批准，卡麦角林的标签外用药仅用于库欣病。治疗库欣病常规口服剂量为每周$5 \sim 7mg$。常见不良反应包括头痛、鼻塞、低血压、抑郁等。对于有双相或冲动控制障碍病史的患者，避免服用卡麦角林。

二、肾上腺酶抑制剂和肾上腺抑制药

肾上腺酶抑制剂通过干扰一种或多种参与类固醇生成途径的酶，从而抑制肾上腺类固醇生成，主要包括酮康唑、美替拉酮、依托咪酯和米托坦等药物。这类药物常用于ACTH依赖性库欣综合征患者，有时也用于米托坦无法控制激素过量的肾上腺癌患者。它们在控制皮质醇过量方面有效，但不直接针对分泌ACTH的垂体腺瘤，也不恢复下丘脑-垂体-肾上腺（HPA）轴昼夜节律。这些药物中的大多数，发挥作用后引起的皮质醇分泌减少会使ACTH的释放代偿性增加，这往往会超过其引起的皮质醇阻断，可能导致类固醇前体蓄积。肾上腺酶抑制剂通常不会导致HPA轴功能正常的患者出现肾上腺皮质功能减退，但对于垂体或者肾上腺储备功能有限的患者，则可能会导致肾上腺皮质功能减退。

（一）酮康唑

1. 药理作用　酮康唑（ketoconazole）是一种唑类衍生抗真菌药物，当其剂量高于抗真菌治疗剂量时，通过抑制CYP17（17α-羟化酶）活性，有效抑制肾上腺和性腺类固醇生成。在更高的剂量下，酮康唑还能抑制CYP11A1（侧链裂解酶）和CYP11B1（其可将11-脱氧皮质醇转化为皮质醇），有效地阻断所有原发性类固醇生成组织中的类固醇生成。

2. 临床应用　多项临床研究证实酮康唑在治疗库欣综合征中的疗效。其中，一项大型病例系列研究纳入了200例接受酮康唑治疗的库欣病患者，发现有49%的患者UFC达到正常水平，26%的患者UFC水平至少下降了50%，25%的患者UFC水平没有变化。最终剂量的中位值为600mg/d。在治疗库欣病时，常规需要600～800mg/d（分2次给药）的给药方案，有些患者可能需要高达1200mg/d（分2次或3次剂量）。中国和美国尚未批准酮康唑用于治疗库欣综合征，因此目前仍是一种超适应证用法。

3. 不良反应　酮康唑的不良反应部分是由于抑制皮质醇生成所致，如头痛、镇静、乏力、食欲下降、恶心和呕吐；部分是抑制睾酮生成所致，如男性乳房发育、性欲下降和阳痿。后一类不良反应导致酮康唑不适用于男性患者的长期治疗。罕见情况下，酮康唑也可引发可逆的肝毒性。2013年，美国FDA发布了酮康唑的药物安全通报，警示该药有潜在致死性肝毒性的风险；已有一些既往无肝病和严重基础医学问题的患者使用酮康唑后出现这种问题。此外，酮康唑通过抑制P-糖蛋白和CYP3A4改变药物转运和代谢的潜能可导致严重的药物相互作用。

4. 注意事项　鉴于酮康唑导致的不良反应和药物相互作用，对应用酮康唑的库欣综合征患者的建议如下：对丙氨酸转氨酶（alanine aminotransferase，ALT）水平≥正常上限3倍的急性或慢性肝病患者，禁止使用酮康唑。ALT升高但未达正常上限3倍的患者通常有非酒精性脂肪性肝病，可在酮康唑治疗后改善；应在开始用药前进行肝功能检测；第1个月每周监测1次ALT水平，接下来3个月每月监测1次，此后可降低监测频率；如果ALT水平升高至正常上限3倍或以上，建议停用酮康唑或减量至此前能够很好耐受的剂量水平；禁止将酮康唑与多种CYP3A4底物合用，因为可能导致这些药物的血浆浓度升高，增强或延长药效或不良反应；酮康唑需要胃部呈酸性环境才能最大限度吸收，故抗酸剂和H_2受体阻滞剂会减少其吸收，应避免同时服用。

（二）美替拉酮

1. 药理作用　美替拉酮（metyrapone）是CYP11B1（11β-羟化酶）的一种相对选择性抑制剂，可抑制催化皮质醇生物合成的最后一步，减少11-脱氧皮质醇向皮质醇的转化，从而减少皮质醇的产生，提高前体水平。

2. 临床应用　美替拉酮可用于HPA轴功能的诊断性检查。在对整个HPA轴的诊断测试中，可采用两种检测方案。短程单剂给药检测：30mg/kg，口服，午夜与酸奶或牛奶同服；最大剂量为3g；清晨采血测量血浆皮质醇和11-脱氧皮质醇，预防性服用醋酸可的松50mg。血浆皮质醇低于220.8nmol/L（8μg/dl）验证了其对11β-羟化酶的适当抑制；在这种情况下，11-脱氧皮质醇水平低于193.2nmol/L（7μg/dl），高度提示HPA轴功能受损。多剂给药检测：15mg/kg，口服，每4小时1次，共6剂给药；推荐单次最低给药剂量为250mg。

多项临床研究证实美替拉酮在治疗库欣综合征中的疗效。在最大型的回顾性多中心病例系列研究中，195例库欣综合征患者接受了美替拉酮治疗（其中84%的患者作为单药治疗），发现服药后皮质醇分泌达到完全正常化的患者分别为55%、43%与46%。在38例接受长期用药（平均18个月）的患者中，77%患者的皮质醇分泌达到完全正常化。常规给药剂量为每天300～1200mg，分2次口服。

此外，美替拉酮超适应证用药，用于治疗由肾上腺肿瘤或异位产生ACTH的肿瘤引起的皮质醇增多症。抑制类固醇生成的最大剂量是4g/d。更常见的是，美替拉酮用于接受垂体照射或与其他抑制类固醇生成的药物联合使用的患者的辅助治疗。这种情况下，剂量为500～750mg，每天3或4次。

3. 不良反应　常见不良反应包括低血压、恶心、呕吐、腹部不适或疼痛等消化系统症状，头痛、头晕、镇静等神经系统症状，以及变应性皮疹。此外，长期服用美替拉酮可引起女性多毛症，其原因是皮质醇水平降低可引起垂体肿瘤分泌的ACTH增加并刺激肾上腺雄激素生成，因此对于需要长期控制皮质醇增多症的库欣病女性患者，不建议将美替拉酮作为一线用药。

（三）依托咪酯

1. 药理作用　依托咪酯（etomidate）是一种取代咪唑类的麻醉静脉用药物，在亚催眠剂量下主要通过抑制CYP11B1活性抑制皮质醇分泌，在剂量较大时也抑制CYP11A1活性从而抑制皮质醇分泌。

2. 临床应用　依托咪酯用于危重的库欣综合征患者，或者不能口服用药的患者，可快速控制高皮质醇。上述属于超适应证用药。依托咪酯的初始静脉输注方案是给予较低的非催眠剂量，即0.04～0.05mg/（kg·h）（2.5～3.0mg/h），之后根据血清皮质醇水平逐步调整剂量，最高0.1～0.3mg/（kg·h）。这种剂量使血清皮质醇浓度在约10小时内降低至正常范围，即28nmol/L（10μg/dl），是无法口服药物的患者唯一可用的药物。建议使用依托咪酯时，在重症监护病房进行监测。如果目标是完全阻断皮质醇而不是使其水平恢复正常，则可加用静脉用氢化可的松。

3．不良反应　常见不良反应包括镇静或麻醉、肾上腺皮质功能减退、肌阵挛、恶心、呕吐和肌张力异常反应。

（四）米托坦

1．药理作用　米托坦（mitotane）能抑制类固醇生成，更长期使用还能抑制肾上腺。该药作用于肾上腺皮质细胞的线粒体，抑制CYP11B1（11-β-羟化酶）和侧链裂解酶（CYP11A1），减少类固醇激素的生成。通过诱导肾上腺皮质细胞的细胞色素C氧化酶缺陷改变线粒体呼吸链活性，并通过抑制类固醇-O-酰基转移酶1(sterol-O-acyl transferase 1，SOAT1）引起游离胆固醇和脂肪酸的积累，进而诱发内质网应激，导致肾上腺皮质细胞凋亡。

2．临床应用

（1）肾上腺皮质癌：米托坦（o，p'-DDD）作为肾上腺皮质癌（ACC）手术后辅助治疗药物，以及晚期或者复发的ACC患者辅助治疗药物，可单用或与其他细胞毒药物联用。对于米托坦治疗ACC提出以下建议：①建议根治手术后复发风险高的患者（ENSAT Ⅲ期，或R1～RX切除，或Ki67指数＞10%）应给予米托坦辅助治疗。而对于低肿瘤负担或较惰性ACC患者（ENSAT Ⅰ～Ⅱ期，R0切除，Ki67指数≤10%），辅助治疗的选择应在个体基础上由多学科协作团队（multi-

disciplinary treatment，MDT）进行讨论。②建议对于不能完成手术切除的晚期或者复发的ACC患者可选择的治疗方式包括射频消融、化学栓塞、放疗及药物治疗等。推荐根据疾病预后参数，使用米托坦单药治疗或EDP-M（依托泊苷、阿霉素和顺铂联合米托坦）方案治疗。若不能耐受EDP-M，则建议（E）P-M方案。③对于给药剂量，建议根据患者的临床表现及最初几周的耐受性开始逐步升级的米托坦治疗方案，并根据血药浓度调整服用剂量以达到治疗血药浓度（14～20mg/L）或最大耐受。④对于所有符合米托坦治疗的ACC患者，建议均尽快开始米托坦治疗，同时建议服用米托坦至少2年。⑤建议对于所有服用米托坦的ACC患者，均进行治疗药物监测（therapeutic drug monitoring，TDM），并根据监测结果调整米托坦剂量，使其维持在14～20mg/L的治疗窗内。⑥米托坦是CYP3A4的强诱导剂，对于同时服用CYP3A4底物药物的患者，建议关注米托坦相关药物相互作用，监测患者对合用药物剂量变化的反应，并结合临床症状和TDM结果，及时调整药物方案。

（2）皮质醇增多症：米托坦可联合或不联合垂体放疗用于库欣病患者的药物性肾上腺切除，或者作为异位性ACTH分泌患者的辅助用药。在80%的病例中，它抑制高皮质醇血症，但起效缓慢，生物利用度变化很大。治疗方案：从睡前0.5g开始，根据患者耐受情况大约每周加量1次（可随餐服用0.5g），最大剂量为2～3g/d，其中一半在睡前服用以减少恶心。此后，每天给予1～2g剂量以维持浓度。在库欣病患者放疗后，米托坦辅助治疗的疗程通常为6～9个月。

（3）不良反应：日剂量为2～3g时，主要不良反应是恶心、呕吐和厌食。治疗ACC时常见不良反应包括胃肠道反应（发生率80%，厌食、恶心、呕吐和腹泻）、中枢神经系统反应（发生率15%～40%，抑郁、头晕或眩晕）及皮疹（发生率15%）。此外，还包括中性粒细胞减少、生长迟缓、甲状腺功能减退、意识障碍、头痛、共济失调、精神发育迟缓、虚弱、构音障碍、黄斑病变、肝炎、肝酶升高、男子女性型乳房、高胆固醇血症和高三酰甘油血症。对于不同性别，女性常见不良反应包括血液中雄烯二酮和睾酮减少，男性血液游离睾酮减少，以及女性和男性性激素结合球蛋白增加。

（4）注意事项：①米托坦会被脂肪组织摄取，并且在停药后还会在血浆中持续存在较长时间。因此，在停用米托坦后，皮质醇水平可能保持在被抑制的水平，所以如果使用糖皮质激素替代治疗，可能不得不在几周至几个月的时间内逐渐减量至停药。②在服用米托坦的患者中，肾上腺危象发生在休克或严重创伤和休克反应受损的情况下，需给予氢化可的松，监测休克迹象，停用米托坦直到恢复。③中枢神经系统毒性：米托坦导致镇静、嗜睡和眩晕等中枢神经系统中毒症状后，需停止服用米托坦，症状缓解后7～10天，重新服用较低剂量药物（如减少500～1000mg/d）。④肾上腺皮质功能减退，根据临床需要采用类固醇替代疗法。测量游离皮质醇和促肾上腺皮质激素（ACTH）水平以达到最佳的类固醇替代。⑤胚胎/胎儿毒性，米托坦可能导致胎儿损害。建议有生育潜力的女性关注其对胎儿的潜在危险及使用有效的避孕措施。⑥绝经前女性卵巢大囊肿，如果女性服用米托坦过程中出现阴道出血或盆腔疼痛等妇科症状，建议她们寻求医疗建议。

三、糖皮质激素受体阻滞剂

米非司酮（mifepristone）是一种用于终止早期妊娠的孕酮受体阻滞剂。在较高剂量下，米非司酮还可抑制糖皮质激素受体，阻断HPA轴的反馈调节。

米非司酮在美国被授予孤儿药地位，用于治疗伴2型糖尿病或葡萄糖耐受不良且手术治疗失败或不适合手术的成人内源性库欣综合征患者，用于治疗内源性库欣综合征继发高血糖，以及治疗继发于异位促肾上腺皮质激素（ACTH）分泌的库欣综合征。一项为期24周的开放性研究纳入46例库欣综合征患者，这些患者伴有2型糖尿病、糖耐量减低或高血压，在给予米非司酮300～1200mg/d后，大多数患者的血糖（约60%）和血压（38%）有显著改善，高皮质醇血症的临床体征和症状改善（87%）。在上述患者队列中，还观察到抑郁、认知和生活质量的改善。

米非司酮推荐起始剂量300mg，口服，每天1次，进餐时服用。根据患者的耐受性和临床反应，可按300mg的增量（每2～4周增加1次）增加剂量，直至每天1200mg的最大剂量，但不要超过20mg/（kg·d）。上述研究中大多数患者（87%）出现不良事件，包括乏力、恶心、头痛、低钾血症、关节痛、水肿和女性子宫内膜增厚。

此外，由于米非司酮可阻滞皮质醇的作用，库欣病患者的ACTH和皮质醇水平会增加，所以激素水平测定不能用于判断疗效或肾上腺皮质功能减退。米非司酮还能阻滞外源性糖皮质激素的作用，如果出现肾上腺功能减退的症状，建议给予地塞米松4mg来对抗这种阻断作用。

四、盐皮质激素受体阻滞剂

盐皮质激素可引起盐水潴留，并通过与特定的盐皮质激素受体（MR）结合增加K^+和H^+的排泄。目前有两种MR阻滞剂——螺内酯（spironolactone）和依普利酮（eplerenone）。MR阻滞剂常与噻嗪类或环类利尿剂合用治疗水肿和高血压。这样的组合导致水肿液体动员增加，同时较少干扰K^+稳态。MR阻滞剂在原发性醛固酮增多症（肾上腺腺瘤或双侧肾上腺增生，以及选择内科治疗而非外科治疗的单侧PA患者或不适合手术的患者）引起的顽固性高血压和继发性醛固酮增多症（心衰、肝硬化、肾病综合征和严重腹水）引起的顽固性水肿的治疗中发挥作用。

（一）MR阻滞剂的选择和疗效

在治疗双侧特发性醛固酮增多症时，常用螺内酯开始治疗，如果出现内分泌不良反应而限制其使用，则改用依普利酮。一项针对原发性醛固酮增多症患者的多中心试验中，141例患者随机分配接受螺内酯治疗（75～225mg，每天1次）或依普利酮治疗（100～300mg，每天1次）。在舒张压较基线值的变化方面，依普利酮组〔（−5.6±1.3）mmHg〕小于螺内酯组〔（−12.5±1.3）mmHg〕。螺内酯控制高血压比依普利酮更有效。

（二）给药和监测

当采用螺内酯或因不耐受而用依普利酮治疗时，建议以下给药方案。

1. 在不补钾的情况下，上调螺内酯（或依普利酮）剂量以使血清钾浓度达到正常中至高值。螺内酯的起始剂量为12.5～25mg/d，随餐服用。剂量可每2周增加1次，直至获得目标血清钾浓度4.5mEq/L。最大剂量通常为100～400mg/d。螺内酯每天剂量50～400mg诱导收缩期和舒张期血压平均降低25%和22%。依普利酮的效价比螺内酯低50%（以mg计），起始剂量是每次25mg，每天2次。美国FDA批准依普利酮用于治疗高血压的最大剂量为100mg/d。然而，为有效治疗原发性醛固酮增多症，常需要给予更高剂量。

2. 单药治疗往往由于合并的原发性高血压而难以达到目标血压。

3. 每次改变药物时，务必监测对血压和血钾的影响。药物治疗的最初4～6周应频繁监测血钾、肌酐和血压，尤其是肾功能不全或糖尿病患者。此后根据临床和具体情况决定监测的频率。

（三）注意事项和不良反应

1. 螺内酯　螺内酯联合水杨酸盐类或非甾体抗炎药，可能会干扰螺内酯（及其他降压药）的降压效果。螺内酯也是一种孕酮激动剂和雄激素受体阻滞剂，不良反应包括女性乳房触痛和月经不规律，男性阳痿、性欲降低和乳房发育。男性乳房发育的发病率与剂量正相关，从<50mg/d时的<6.9%增加到>150mg/d时的52%。

2. 依普利酮　依普利酮是一种高度选择性

MR阻滞剂。与螺内酯相比，依普利酮与雄激素受体结合的亲和力为0.1%，与孕酮受体结合的亲和力不到1%，这些性质有利于最大限度减少不良反应。在许多国家，该药禁用于严重肝功能障碍患者，其用于原发性醛固酮增多症属于超适应证用药。

第四节　术前药物准备

嗜铬细胞瘤/副神经节瘤术前充分地准备是手术成功的关键，未常规予α受体阻滞剂以前，嗜铬细胞瘤手术死亡率达24%～50%，充分的药物准备可使手术死亡率低于3%。术前药物准备的目标在于阻断过量儿茶酚胺（CA）的作用，维持正常血压、心率/心律，改善心脏和其他脏器的功能；纠正有效血容量不足；防止手术、麻醉诱发CA的大量释放所致的血压剧烈波动，减少急性心衰、肺水肿等严重并发症的发生。

一、控制高血压

（一）α受体阻滞剂

最常用的是长效非选择性α受体阻滞剂——酚苄明，初始剂量5～10mg，2次/天，据血压调整剂量，每2～3天递增10～20mg；发作性症状控制、血压正常或略低、直立性低血压或鼻塞等提示药物剂量恰当，一般每天30～60mg或1mg/kg已足够，分3～4次口服，不超过2mg/（kg·d）。小儿初始剂量0.2mg/kg（＜10mg），每天4次，以0.2mg/kg递增。也可选用α$_1$受体阻滞剂如哌唑嗪（2～5mg，2～3次/天）、特拉唑嗪（2～5mg/d）、多沙唑嗪（2～16mg/d）等。乌拉地尔（压宁定）具有中枢和外周双重作用，每天30～90mg，分次口服。

服药期间饮食中增加含盐液体的摄入，以减少直立性低血压的发生，并有助扩容。

（二）钙离子通道阻滞剂

钙离子通道阻滞剂能够阻断NE介导的钙离子内流入血管平滑肌细胞内，达到控制血压和心律失常的目的，它还能防止CA相关的冠状动脉痉挛，有利于改善心功能。其疗效几乎与α受体阻滞剂相当，但不会引起直立性低血压。

推荐以下3种情况联合或替代α受体阻滞剂。

1．单用α受体阻滞剂血压控制不满意者，联合应用以提高疗效，并可减少前者剂量。

2．α受体阻滞剂严重不良反应不能耐受者，替代之。

3．血压正常或仅间歇升高，替代α受体阻滞剂，以免后者引起低血压或直立性低血压。

二、控制心律失常

对于CA或α受体阻滞剂介导的心动过速（＞100次/分）或室上性心律失常等需加用β受体阻滞剂，使心率控制在＜90次/分。但β受体阻滞剂必须在α受体阻滞剂使用2～3天后再使用，因单用前者可阻断肾上腺素兴奋β$_2$受体扩张血管的作用而可能诱发高血压危象、心肌梗死、肺水肿等致命的并发症。推荐选择性的β$_1$受体阻滞剂，如阿替洛尔、美托洛尔等。

三、高血压危象的处理

推荐硝普钠、酚妥拉明或尼卡地平静脉泵入。

四、术前药物准备的时间和标准

推荐至少10～14天，发作频繁者需4～6周。以下几点提示术前药物准备充分。

1. 血压稳定在120/80mmHg左右，心率＜80次/分。

2. 无阵发性血压升高、心悸、多汗等现象。

3. 体重呈增加趋势，血细胞比容＜45%。

4. 轻度鼻塞，四肢末端发凉感消失或有温暖感，甲床红润等表明微循环灌注良好。

参考文献

[1] CZOCK D, KELLER F, RASCHE FM, et al. Pharmacokinetics and pharmacodynamics of systemically administered glucocorticoids [J]. Clin Pharmacokinet, 2005, 44 (1): 61-98.

[2] 王肇辉，解红霞. 糖皮质激素的药理作用及在肾脏病中的应用与进展 [J]. 医学综述，2017, 23 (9): 1815-1820.

[3] OLEFSKY JM, KIMMERLING. Effects of glucocorticoids on carbohydrate metabolism [J]. Am J Med Sci, 1976, 271 (2): 202-210.

[4] JONES JP, ENGLEMAN EP, NAJARIAN JS. Systemic fat embolism after renal homotransplantation and treatment with corticosteroids [J]. N Engl J Med, 1965, 273 (27): 1453-1458.

[5] MEBRAHTU TF, MORGAN AW, WESTt RM, et al. Oral glucocorticoids and incidence of hypertension in people with chronic inflammatory diseases: a population-based cohort study [J]. CMAJ, 2020, 192 (12): 295-E301.

[6] GOMEZSANCHEZ E P. Brain mineralo-corticoid receptors in cognition and cardiovascular homeostasis [J]. Steroids, 2014, 91: 20-31.

[7] 中华医学会儿科学分会内分泌遗传代谢病学组. 先天性肾上腺皮质增生症21-羟化酶缺陷诊治共识 [J]. 中华儿科杂志，2016, 54 (8): 569-576.

[8] FLESERIU M, AUCHUS R, BANCOS I, et al. Consensus on diagnosis and management of Cushing's disease: a guideline update [J]. Lancet Diabetes Endocrinol, 2021, 9 (12): 847-875.

[9] GODBOUT A, MANAVELA M, DANILOWICZ K, et al. Cabergoline monotherapy in the long-term treatment of Cushing's disease [J]. Eur J Endocrinol, 2010, 163 (5): 709-716.

[10] LIDDLE G W, ISLAND D, LANCE E M, et al. Alterations of adrenal steroid patterns in man resulting from treatment with a chemical inhibitor of 11 beta-hydroxylation

[J]. J Clin Endocrinol Metab, 1958, 18（8）: 906-912.

[11] CASTINETTI, F. Ketoconazole in Cushing's disease: is it worth a try? [J]. J Clin Endocrinol Metab, 2014, 99（5）: 1623-1630.

[12] PREDA V A, SEN J, KARAVITAKI N, et al. Etomidate in the management of hypercortisolaemia in Cushing's syndrome: a review [J]. Eur J Endocrinol, 2012, 167（2）: 137-143.

[13] 中国医学科学院北京协和医院罕见病多学科协作组. 米托坦治疗肾上腺皮质癌专家共识 [J]. 协和医学杂志, 2021, 12（5）: 10.

[14] BAUDRY C, COSTE J, BOU K R, et al. Efficiency and tolerance of mitotane in Cushing's disease in 76 patients from a single center [J]. Eur J Endocrinol, 2012, 167（4）: 473-481.

[15] FLESERIU M, BILLER B M K, FINDING J W, et al. Mifepristone, a glucocorticoid receptor antagonist, produces clinical and metabolic benefits in patients with Cushing's syndrome [J]. J Clin Endocrinol Metab, 2012, 97（6）: 2039-2049.

[16] PARTHASARATHY H K, MENARD J, WHITE W B, et al. A double-blind, randomized study comparing the antihypertensive effect of eplerenone and spironolactone in patients with hypertension and evidence of primary aldosteronism [J]. J Hypertens, 2011, 29（5）: 980-990.

第八章

肾上腺疾病外科手术的麻醉管理

与其他系统的手术不同，肾上腺疾病手术治疗的麻醉管理有其特殊性。一方面是手术相关的影响，包括手术方式、体位等；另一方面是肾上腺疾病相关特点给围麻醉期管理带来的挑战，包括血流动力学波动、气道管理、液体管理、激素水平的调控等。伴随着围手术期外科管理的进步，特别是手术方式从开腹到腔镜到机器人辅助，麻醉管理也相应从各种调控血流动力学药物以及围手术期监测手段得到了较大的拓展，使得肾上腺疾病外科治疗的麻醉管理形成了体系化。本章主要针对功能性肾上腺疾病相关麻醉管理，围手术期血流动力学监测与处理以及特殊人群的肾上腺疾病围手术期麻醉管理等方面进行阐述。

第一节 概 述

自从1855年美国医生Thomas Addison发现并命名艾迪生病（Addison disease）开始，人们逐渐认识到作为人体重要的内分泌器官，肾上腺分泌的多种激素对维持正常的生理功能起重要的调节作用。无论是肾上腺皮质或髓质都可由于增生或肿瘤而分泌过多的激素；抑或由于肿瘤或其他伴发疾病引起相关激素的分泌下降，导致肾上腺功能的异常或其他内分泌功能紊乱。腺体增生或肿瘤引起的压迫症状也会导致周围脏器出现功能异常。多种实验室检查技术和影像学技术显著提高了多种肾上腺疾病的诊断与治疗水平。自从1920年首例嗜铬细胞瘤切除术开始，大部分肾上腺疾病需要行外科手术治疗的序幕被拉开。完善和优化围手术期的多学科管理，包括麻醉相关的术前准备、术中管理及术后的强化治疗等是患者拥有良好预后的关键所在。本章各节将详细阐述肾上腺疾病患者行手术治疗的围手术期麻醉管理。

一、肾上腺疾病围手术期多学科团队综合管理

众所周知，对肾上腺疾病的认识起源于过去200年来对肾上腺的发现和皮质与髓质的解剖，以及激素分离提纯及其生理功能的认知过程。与其他外科手术相比，肾上腺疾病的外科治疗开展较晚，可能也与对疾病认知不全有关。因早期肾上腺手术死亡率和并发症发生率均较高，促进了对疾病本身及激素生理功能的进一步认识，并逐步发展了围手术期多学科团队综合管理模式。

多学科团队综合管理包括内分泌科、影像学科及检验科、麻醉科及手术团队，甚至包括重症医学科的参与等。肾上腺疾病的初发表征往往由内分泌科医师首先关注，再经过影像学的进一步诊断及相应实验室证据佐证，在得到相应的激素和对症治疗后，肾上腺疾病的诊治初步完成。需要行手术治疗的患者一方面需要在内分泌科或外科进行术前准备，其中也涉及多学科团队的共同协作诊治，以保证患者得到充足的术前准备；另一方面则需要麻醉科医师做进一步的术前评估，完善麻醉计划以降低围手术期风险。由于肾上腺疾病导致激素水平紊乱，引起血流动力学及激素相关并发症，使围手术期麻醉的管理风险增加。因此，受累患者充足的术前准备及细致的术前评估是降低围手术期并发症发生率的重要举措。当然手术技术的提高，特别是腔镜（包括机器人辅助手术等）微创手术的开展及麻醉管理的提升，也是患者得到良好预后的关键。

需行外科手术治疗的肾上腺疾病大体上可以分为功能性肿瘤及无功能性肿瘤。无功能性肿瘤虽然没有分泌功能，但肿瘤过大产生的占位效应会对肾上腺皮质或髓质造成压迫而导致分泌功能障碍。影像学检查对判断肿瘤大小、与毗邻组织关系、血供情况等至关重要，同时也为手术风险判断提供重要依据。需要特别关注的是，患者可能已经在内分泌科经过了相应的治疗。由于手术后肿物的压迫解除，肾上腺原有的分泌功能逐步恢复，若术前进行了相应的激素补充甚至替代治

疗，可能在术后会产生"过分泌"效应，进而导致激素水平紊乱，增加麻醉期间的血流动力学管理难度及术后生命体征的不稳定因素。因此不能简单地轻视无功能性肿瘤而忽视该类患者的围手术期多学科团队综合管理。

多学科团队综合管理对于具有分泌功能的肾上腺疾病更显重要。其疾病的复杂程度需要多学科的智慧共享才能给患者带来更多的益处。国内外的经验表明，从患者的收治入院、治疗方案的优化、术前评估，到手术方案的制订、术后重症管理及病理或基因治疗的参与，需要团队定期的线上或线下会诊。病例的累积会促使一个多学科诊疗数据库的建立，并基于此形成诊疗共识或指南。以嗜铬细胞瘤为例，术前常规的血尿儿茶酚胺检查已经为外科所熟悉，但往往提示预后和复发等的特殊指标（如嗜铬粒蛋白A、3-甲氧酪胺）则需要遵循内分泌医师的建议。一些头颈部的副神经节瘤通常没有儿茶酚胺的分泌，因此需要影像学科医师行CT或MRI后会诊甄别。核医学科的功能影像有助于肿瘤的分期或者制订放疗计划等，分子影像利于检测出传统影像学检查难以发现的病灶。对于麻醉科来说，嗜铬细胞瘤患者术前完善的评估非常重要。基于高血压和心律失常的控制及血容量的扩容治疗，麻醉科医师必须与外科及内分泌科医师沟通掌握术前准备的用药情况，了解心内科对患者心脏的评估，包括伴发心肌病的可能。虽然不是所有的嗜铬细胞瘤患者均需要术后的重症监护，但重症医学科医师同样需要参与多学科综合管理团队。术后严重并发症的治疗管理是重症医学科的强项，特别是术后血流

动力学的调控及内环境的稳定维持往往决定患者预后。

尽管多学科团队综合管理模式已经得到广泛认可，但不容乐观的是，限于不同医院的条件，在组织或治疗上往往会出现降维。因此坚持不懈地提高多学科团队综合管理水平应该是相关学科的努力方向。

二、外科手术技术的飞速发展对围手术期麻醉管理的促进作用

随着对肾上腺疾病的不断认识，以肿瘤性或占位为主的病变的肾上腺外科治疗出现了良好契机。首例报道成功行肾上腺切除是1890年Thornton给一位36岁女性患者行"T"形切口切除了包含左侧肾的约20磅的肾上腺肿物。嗜铬细胞瘤的首次外科切除是1920年由法国Roux和美国Mayo诊所的两位医师报道的。1934年，Walters在Mayo诊所实施了第一例肾上腺次全切。1957年，邝安堃教授报道我国原发性醛固酮增多症的首例手术治疗，吴阶平教授在国际上首先提出肾上腺髓质增生为独立疾病，王植柔教授在吻合血管的肾上腺移植手术技术等方面的创新，我国学者在肾上腺疾病治疗中做出了重要贡献，特别是20世纪70年代后对嗜铬细胞瘤围手术期多学科团队综合管理使患者的手术死亡率大大降低。腹腔镜手术的开展为微创化肾上腺手术打开了新的局面。Gagner于1992年报道了首例腹腔镜肾上腺切除术，之后多种微创术式不断涌现，目前腹膜后入路逐渐成为主流。1999年开展了首例机器人辅助肾上腺切除术。微创手术的优势

已经显而易见，包括出血少、恢复快，并成为快速康复外科（enhanced recovery after surgery, ERAS）的重要部分。

诚然，腹腔镜手术的开展让患者得到更多的获益，但腔镜手术对麻醉管理的要求也更高，也必然增加了麻醉管理的风险。主要表现在以下几方面：①由于气腹的形成，腹腔压力增大导致膈肌上抬，气道压力增大，回心血量减少引起呼吸循环的负担加重，对于血流动力学管理要求较高的手术（如嗜铬细胞瘤等）术中可能会发生剧烈的血流动力学波动，甚至导致高血压危象、脑血管意外、心衰及恶性心律失常等。因此麻醉管理的压力陡增，特别是瘤体在狭小空间被反复拨动刺激，如果再加上手术出血等意外，必然给患者生命风险带来挑战。随着麻醉监测和管理技术的不断发展，围手术期患者已经进入综合管理模式，包括术中血流动力学的精确调控、目标导向性液体管理，以及术后多模式镇痛等，均大大增加了患者围手术期的手术安全性。②腹膜后入路手术时，由于空间狭小，需要的气腹压力更高（往往超过18mmHg）。长时间的CO_2弥散会导致皮下气肿，严重时引起内环境紊乱。③气栓的形成虽然罕见，但往往是致命并发症。这些都需要麻醉医师围手术期精密监测与调控，必要时也需要重症监护科的进一步治疗。④腹腔镜手术往往需要提供深度肌松，特别是机器人辅助手术，机械臂需要稳定固化以获得良好操作反馈等，深度肌松可以提供更佳的手术视野并减少高气腹压的危害。因此术后麻醉医师必须完全拮抗肌松才能保证呼吸功能的充分恢复及减少肺部并发症。目前，新的肌松拮抗剂已经在国内上市并使用，使麻醉医师对术中肌松管理更加有的放矢。⑤近年，腔镜下保留肾上腺手术（laparoscopic adrenal-sparing surgery），如肾上腺部分切除术越来越得到关注，围手术期如何进行激素水平调控，避免肾上腺功能减退或亢进也是对麻醉管理的挑战，需要麻醉医师进一步熟悉围手术期激素调整治疗方案。总之，熟悉手术操作、时刻掌握手术进程并有预见性地处理相关风险是对麻醉医师的考验。除了术前仔细评估患者的状况外，必须做好充分的麻醉准备，完善麻醉计划，这在后面的章节将会具体阐述。

目前，腹腔镜手术的利弊依然有争议，对于一些恶性肿瘤如肾上腺皮质癌，腹腔镜手术是否会增加肿瘤的远处转移需要特别关注，尤其是肿瘤与周围组织或血管关系紧密时，腹腔镜手术的风险需要综合考量。

三、麻醉管理的革新保障了围手术期患者的安全和良好预后

如果仅从配合肾区域的手术来说，无论是麻醉方式的选择，还是监测技术及围手术期管理等并没有太复杂的要求。但正是由于肾上腺功能的紊乱及其分泌的激素对生理病理的影响，极大地挑战了麻醉管理的方方面面。随着麻醉方式的革新、监测技术的进展，肾上腺疾病手术的麻醉管理更加安全，进一步促进了患者的良好预后。

（一）围手术期心血管功能的精准评估

在嗜铬细胞瘤/副神经节瘤的手术中，由于

长期儿茶酚胺的作用，导致冠脉挛缩、动脉阻力增加、心律失常及心肌受累等。除了从心电图（electrocardiogram，ECG）上显示非特异性的ST-T波改变、左室肥大等，更重要的是超声心动图对心脏结构与功能的全面评估。特别是术中超声心动图监测，能够提供血容量、心肌收缩功能、前后负荷的信息，以及早期监测心脏相关的并发症等，因此术中经食管超声心动图（transesophageal echocardiography，TEE）越来越得到重视。而且随着麻醉医师对此技术的掌握，更有利于随时进行术中血流动力学的精准评估。相关内容将在本章第三节详细阐述。

（二）液体管理更趋向于目标导向

目标导向的液体管理是以保证微循环、关注维持组织氧合为目标的液体管理模式。近年来，目标导向的液体管理已经为广大麻醉医师所认可，并逐渐摒弃了以中心静脉压和肺动脉楔压为指导的围手术期液体管理模式。而对于嗜铬细胞瘤/副神经节瘤手术，围手术期需要给予充足的液体灌注以抵抗术中的低血压，但对于一些特殊的患者，如肾功能受损、心肌受累等，无目标地大量补液往往会使循环管理更加困难。因此，基于动脉监测波形的血流动力学监测如脉搏指示连续心排血量监测技术（pulse indicator continuous cardiac output，PiCCO）、Flotrac等，以及基于TEE的液体管理指标备受关注并逐步在临床应用。

（三）肺保护性通气策略的应用减少肺部并发症

随着腹腔镜肾上腺外科手术的流行，患者术中肺保护的理念越来越得到重视。腹腔镜肾上腺手术主要操作主要位于后腹膜肾区域，狭小的操作空间往往需要更高的气腹压，加上体位对呼吸的影响、机械通气造成的肺损伤等众多因素，术后肺部并发症不容忽视。因此近年来，保护性肺通气策略的实施，包括低吸入氧浓度、低潮气量和适度呼气末正压（positive end expiratory pressure，PEEP）加上间断肺复张已经成为术中呼吸管理的共识。虽然有关肺保护性通气策略在肾上腺手术中的特异性研究并不多，但复合血流动力学的波动或激素变化带来的内环境的影响，为确保组织的正常氧合实施肺保护性通气策略，减少术后肺部并发症应该能为患者带来更多的益处。

（四）超声引导下区域阻滞完善多模式镇痛

相比开放手术，腹腔镜包括机器人辅助手术所带来的伤害性刺激已经微创化。因此，传统的硬膜外镇痛模式也逐渐被其他镇痛模式所替代。随着超声技术在麻醉科的广泛应用，超声引导的椎旁阻滞、肌筋膜平面阻滞为肾上腺手术后镇痛提供更多的组合，同时静脉患者自控镇痛给予非甾体抗炎药复合弱阿片镇痛药的综合使用，为腔镜手术提供了较为完善的术后镇痛方案，助力患者术后的快速康复。

总之，肾上腺疾病的手术治疗离不开麻醉等学科的团队协作，无论从术前评估和准备、术中优化管理到术后快速康复等，多学科团队综合管理模式是必要的，同时也必须关注各学科中的细节管理。后面的章节将详细阐述肾上腺疾病手术的围手术期麻醉管理。

第二节　功能性肾上腺疾病相关麻醉管理

一、肾上腺髓质病变手术的麻醉管理

嗜铬细胞瘤手术的麻醉管理

起源于肾上腺髓质嗜铬细胞的肿瘤称为嗜铬细胞瘤，起源于肾上腺外交感神经链嗜铬细胞的肿瘤称为副神经节瘤。嗜铬细胞瘤在高血压患者中的发生率为0.2%～0.6%，5%～10%的嗜铬细胞瘤是多发性的，约10%是恶性的，10%～20%是家族性的，约10%发生于儿童。嗜铬细胞瘤主要合成、分泌大量儿茶酚胺类物质，如去甲肾上腺素、肾上腺素和多巴胺，可引起患者血压升高和代谢性改变等一系列临床症状，并造成心、脑、肾、血管等严重并发症。嗜铬细胞瘤的一线治疗方案是手术切除，因此大多数患者都需要接受麻醉，但嗜铬细胞瘤患者易出现围手术期血流动力学剧烈波动，包括高血压危象、恶性心律失常，故麻醉风险极高。近年来，随着人们对其病理生理变化的认识，注重术前准备、术中管理、术后监护各个环节，嗜铬细胞瘤患者围手术期死亡率、并发症发生率和临床预后已经得到了极大的改善。

1.术前准备　嗜铬细胞瘤的术前准备，旨在通过内科治疗最大限度降低儿茶酚胺的生理影响，目标是控制高血压和使血容量正常化。

（1）药物准备：可用选择性 α_1 受体阻滞剂或非选择性 α 受体阻滞剂控制血压，如治疗后血压未能控制，再加用钙通道阻滞剂。使用 α 受体阻滞剂后，如患者发生心动过速，则加用 β 受体阻滞剂。绝对不能在未用 α 受体阻滞剂之前先用 β 受体阻滞剂，以免发生急性心功能不全和血压进一步升高。钙通道阻滞剂可作为 α 与 β 受体联合阻滞的辅助用药，或用作不耐受其他方案不良反应患者的备选方案。

1) α 受体阻滞剂：推荐至少术前14天开始使用 α 受体阻滞剂；对于近期发生心肌梗死、儿茶酚胺性心肌病、难治性高血压及儿茶酚胺诱导性血管炎的患者，可适当延长术前用药时间。首选药物为酚苄明，该药物为非选择性 α 受体阻滞剂，对 α_1 受体的阻断作用较 α_2 受体要强近百倍，口服后吸收缓慢，半衰期12小时，作用时间长，控制血压较平稳。初始剂量为5～10mg，每天2次，随后根据需要，可每2～3天增加10～20mg/d，最终剂量通常在40～80mg/d。应充分告知患者酚苄明可能导致的直立性低血压、鼻塞、反射性心动过速、明显疲劳感等不良反应。同时，由于该药的长效性，术后患者的正常肾上腺功能恢复可能会延迟。其他可以选择的药物包括哌唑嗪、特拉唑嗪、多沙唑嗪及乌拉地尔，这些药物均为选择性 α_1 受体阻滞剂，作用短效且可逆，常见不良反应为眩晕和消化道症状。

2) β 受体阻滞剂：使用 α 受体阻滞剂后，β 肾上腺素能相对增强会导致心动过速、心肌收缩力增强、心肌耗氧量增加。在使用 α 受体阻滞剂后血压未得到控制的患者中，可以使用 β 受体阻滞剂。合并未控制的哮喘或充血性心力衰竭的患者应慎用。在 α 受体未被完全抑制的情况下给

予β受体阻滞剂，可导致血压进一步升高，诱发急性肺水肿和左心衰竭，故推荐使用α受体阻滞剂3～4天后再开始使用β受体阻滞剂。β受体阻滞剂应从短效、小剂量起始应用，后可调整至每天1次的长效制剂，并逐渐增加剂量至目标心率。

3) 钙离子通道阻滞剂：单独使用钙离子通道阻滞剂不能预防嗜铬细胞瘤所有可能的血流动力学变化，目前主要作为α与β受体联合阻滞的辅助用药，或用作不耐受其他方案不良反应的患者的备选方案，优先选择缓释长效制剂，如尼卡地平、硝苯地平等。

（2）饮食准备：高钠饮食和增加液体摄入可以帮助减轻α受体阻滞相关的直立性低血压，恢复血管内容量，防止肿瘤切除后引起严重低血压，可在使用α受体阻滞剂的第2～3天开始高钠饮食（＞5000mg/d），但慎用于充血性心衰或肾功能不全者。

2. 术前评估　对于嗜铬细胞瘤患者，术前评估的重点包括可能影响麻醉管理的终末器官损伤，术前内科治疗是否已经达标，即高血压控制和血容量恢复正常。

（1）临床评估：嗜铬细胞瘤的经典三联征包括阵发性头痛、心悸、大汗，但是并非所有患者都会出现这三种症状，其他少见症状及体征包括直立性低血压、视物模糊、视盘水肿、体重减轻、多尿、烦渴、便秘和惊恐发作等。仅分泌肾上腺素的肿瘤患者可表现为阵发性低血压或高血压与低血压的快速周期性波动；而选择性多巴胺高分泌型肿瘤患者，血压可正常。儿茶酚胺性心肌病

患者可出现呼吸困难等肺水肿表现，伴有继发性红细胞增多症的患者可出现呼吸急促、发绀、慢性咳嗽、嗜睡等表现。嗜铬细胞瘤患者也易合并心脑血管疾病、糖耐量减低等。

（2）靶器官受累情况的评估：嗜铬细胞分泌的大量儿茶酚胺可能会引起心血管系统、肾和脑等终末器官损伤，其中心血管系统的损伤最可能影响麻醉结局。

1）心血管系统：儿茶酚胺分泌过量可造成容量不足、直立性低血压、器官或肢体缺血、主动脉夹层、心绞痛、心肌梗死、急性或慢性心肌病、充血性心力衰竭和心律失常。心电图可以评估潜在的缺血和心律失常，心肌酶可以反映有无心肌损伤和心肌缺血，必要时可以进一步完善冠脉CT血管成像。超声心动图和脑钠肽（brain natriuretic peptide，BNP）有利于儿茶酚胺性心肌病的评估，可疑主动脉夹层患者需要完善主动脉CT血管成像。

2）肾：肾受累可表现为血尿、蛋白尿和肾衰竭等，24小时尿蛋白定量、肾功能及肾血流图有助于评估肾受累情况。

3）脑：对于可疑脑血管病、癫痫病史者，可完善头颅磁共振检查。

（3）术前准备是否充分的评估：术前药物准备时间存在个体差异，一般为2～4周，伴严重并发症的患者，术前准备时间应相应延长。术前准备充分的标准如下。

1）血压和心率达标：一般认为，坐位血压≤120/80mmHg，立位收缩压高于90mmHg，坐位心率为60～70次/分，立位心率为70～80次/分；

可根据患者年龄及基础病做出适当调整。

2）术前1周心电图无ST-T改变，室性期前收缩＜1次/5分钟。

3）血容量恢复：血细胞比容降低，体重增加，肢端温暖，出汗减少，有鼻塞症状，微循环改善，无明显直立性低血压。

4）高代谢综合征及糖代谢异常改善。

（4）实验室检查

1）常规检查：血细胞比容和红细胞沉降速率可以帮助评估血液浓缩情况，反映血管内容量状态；血糖和糖耐量检测可反映糖代谢情况。

2）儿茶酚胺相关检查：首选24小时尿甲氧基肾上腺素类物质（metanephrines，MNs）或血浆游离MNs测定，MNs为儿茶酚胺在肿瘤中的代谢产物；其次为血或尿儿茶酚胺测定，其相关检查有助于明确肿瘤分泌儿茶酚胺的类型，指导后续儿茶酚胺补充治疗。

（5）影像学检查：首选CT评估肿瘤大小及其与周围结构关系。^{131}I-间碘苄胍（MIBG）放射性核素显像可用于评估恶性可能性大的肿瘤，并有助于发现肾上腺外、多发或复发肿瘤。部分嗜铬细胞瘤有生长抑素受体高表达，故标记的生长抑素类似物可用于高灵敏度的分子影像学诊断。^{99m}Tc-OCT-SPECT可对^{131}I-MIBG显影阴性的嗜铬细胞瘤进行互补检查而帮助确诊，或筛查转移灶。

3．术中麻醉管理

（1）麻醉方法的选择：目前嗜铬细胞瘤切除术的麻醉方式主要采用全身麻醉。硬膜外麻醉可能会阻断交感神经，导致血管扩张，从而加重嗜铬细胞瘤切除后的低血压。但术前提前放置硬膜外导管可以用于术后镇痛，减少阿片类药物用量，促进患者术后早期康复。

（2）全麻药物的选择

1）吸入麻醉药中，七氟醚没有致心律失常作用，且相比氧化亚氮、地氟醚及异氟醚而言，对循环影响更小。地氟烷可能引起心动过速和高血压，尤其是在高浓度或浓度迅速上升期，因此不推荐使用。

2）静脉麻醉药中，丙泊酚是目前嗜铬细胞瘤手术麻醉中最常用的静脉麻醉药物。对于术前准备不佳、存在低血容量风险或心功能不全的患者，也可考虑使用依托咪酯进行麻醉诱导。

3）阿片类药物中可以选择瑞芬太尼、芬太尼、舒芬太尼，应尽量避免使用吗啡，因为其可能导致组胺释放。

4）肌松药中，罗库溴铵、顺式阿曲库铵和维库溴铵在嗜铬细胞瘤手术麻醉中应用较多，琥珀酰胆碱会导致肌肉束颤及自主神经节刺激，可能引起瘤体释放儿茶酚胺，导致高血压、心动过速及心律失常，因此应尽量避免使用。另外，阿曲库铵可导致组胺释放，泮库溴铵会抑制迷走神经导致儿茶酚胺释放增加，因此需要避免使用。

5）避免使用的药物：①多巴胺受体阻滞剂，甲氧氯普胺禁用于嗜铬细胞瘤患者，因为甲氧氯普胺抑制了多巴胺能受体对突触前去甲肾上腺素释放的抑制作用，也可直接刺激嗜铬细胞瘤释放儿茶酚胺。氟哌利多在嗜铬细胞瘤患者中也应慎用，在未经α-受体阻滞剂准备的嗜铬细胞瘤患者中使用氟哌利多会发生高血压危象。氯丙嗪也不能应用于嗜铬细胞瘤患者。②拟交感神经药，氯胺酮和可卡因有拟交感作用，可能会加重高血压和心律失常。麻黄碱也会促进儿茶酚胺的释放，在嗜铬细胞瘤切除之前应避免使用。③促组胺释放药物，对于嗜铬细胞瘤患者，应避免使用促进组胺释放的药物，包括吗啡和阿曲库铵。

（3）术中监测：嗜铬细胞瘤手术应该按照美国麻醉医师学会监测标准执行，包括血压、体温、心电图、血氧饱和度、呼气末二氧化碳监测。同时应建立大孔径的静脉通路。由于嗜铬细胞瘤术中血流动力学波动剧烈，可增加其他的监测和静脉通路。

1）有创动脉血压：建议对所有嗜铬细胞瘤手术患者进行有创动脉血压监测。有创动脉血压可以即时监测患者血压变化，从而指导术中血管活性药物的应用。而且由于嗜铬细胞瘤手术患者在诱导插管期间循环易剧烈波动，建议在全麻诱导前完成动脉置管。另外，儿茶酚胺分泌过多会激活α_2受体抑制胰岛素的分泌，从而导致术前及术中血糖升高，而在切除嗜铬细胞瘤后儿茶酚胺迅速减少，10%～15%的患者会出现低血糖，表现为全麻后苏醒延迟、嗜睡、出汗、癫痫发作等。因此，有创动脉置管也便于术中抽取血样监测血糖。

2）中心静脉置管：中心静脉置管可以用于术中快速补液及泵注血管活性药物，从中心静脉泵注血管活性药物，可以使药物迅速进入患者体内发挥作用，因此建议行嗜铬细胞瘤手术患者进行中心静脉穿刺置管。

3）肺动脉导管和经食管超声心动图（TEE）检查：肺动脉导管和TEE可用于心功能不全、合并基础心脏病、肺动脉高压及可疑儿茶酚胺性心肌病的患者。TEE可以即时监测心室前负荷、心肌收缩功能、瓣膜功能，肺动脉导管可以监测肺动脉压、肺动脉楔压及心排血量。不过这两项监测项目不作为嗜铬细胞瘤手术患者的常规监测，临床实际需要的情况很少。

4）麻醉深度：心排血量变化可以改变吸入麻醉药和静脉麻醉药的血药浓度，因此嗜铬细胞瘤手术操作期间的麻醉需求可能会随心排血量变动而改变。脑电双频指数监测等麻醉深度监测可以帮助管理麻醉药物用量。

（4）术中血流动力学管理：根据对肿瘤血供的结扎，可以将嗜铬细胞瘤的血流动力学管理分为两个阶段，第一阶段为麻醉诱导至结扎流出静脉之前，第二阶段为流出静脉夹闭之后。

1）第一阶段：在夹闭流出静脉之前，气管插管、气腹及肿瘤操作会导致儿茶酚胺释放，从而导致严重的阵发性高血压及心律失常。麻醉诱导时为了防止气管插管引起的血流动力学波动，必须保证足够的麻醉深度，即肌松药物充分起效，使用阿片类药物抑制插管反射。气管插管后正压通气、手术体位改变、切皮、建立气腹及手术探查均可能导致儿茶酚胺大量释放，引起血流动力学剧烈波动，如高血压、严重心动过速或心动过缓、快速型心律失常、心排血量急剧下降、左室收缩和舒张功能失代偿，除了保证足够的麻醉深度以外，也需要使用血管活性药物维持血流动力学稳定（表8-1）。

表8-1 术中常用降压药物

药物	起始剂量	维持剂量	药代动力学	特点
酚妥拉明	静脉单次给药2.5～5.0mg，1mg/min，每3～5分钟重复1次	0.5～1mg/min	2分钟达峰，持续15～30分钟，半衰期约为19分钟	非选择性短效α₁受体阻滞剂
尼卡地平	输注起始剂量5mg/h，每5分钟可提高2.5mg/h	最大剂量不超过15mg/h	半衰期约为20分钟	钙通道阻滞剂，二线用药
硝普钠	0.5～5.0µg/（kg·min）	若输注10分钟后降压效果不明显可停止使用	静脉输注后立即达峰，停止后维持1～10分钟	通过血管内皮细胞产生一氧化氮，对动脉和静脉均有扩张作用，代谢物氰化物有毒
硫酸镁	负荷量40～60mg/kg，输注速度1～2g/h	—	静脉输注后立即起效，作用持续30分钟	强效的钙通道阻滞剂，潜在的抑制儿茶酚胺释放作用，注意镁离子浓度，防止中毒
乌拉地尔	静脉单次给药25～50mg	10～15mg/h	消除半衰期短，2～4h	竞争性选择性短效α₁受体阻滞剂，较酚苄明更安全
艾司洛尔	静脉推注10～50mg	25～250µg/（kg·min），不超过0.3mg/（kg·min）	2分钟达峰，消除半衰期9分钟	短效β₁受体阻滞剂，必须先应用α受体阻滞剂，出现心动过速后再考虑加用β受体阻滞剂

2）第二阶段：夹闭流出静脉之后，患者体内内源性儿茶酚胺水平骤降，α受体长期下调、α受体阻滞药物及血容量不足的多重作用之下，容易发生低血压。因此在此之前需要保证患者有足够的循环血容量，并及时减少或停用扩血管药物，如果发生持续低血压，可使用血管活性药物支持，维持血流动力学稳定（表8-2）。

（5）特殊类型嗜铬细胞瘤的麻醉管理

1）嗜铬细胞瘤合并儿茶酚胺性心肌病：儿茶酚胺及其氧化产物除了通过激动肾上腺素能受体影响心脏功能外，对心肌还存在直接毒性。患者血液中大量儿茶酚胺长期刺激心肌，可导致心肌细胞内钙离子浓度过高，心肌长期过度收缩，心肌纤维化，最终导致儿茶酚胺性心肌病。儿茶酚胺性心肌病的诊断标准：①存在嗜铬细胞瘤或副神经节瘤。②患者存在急性胸痛或需住院的心

力衰竭。③心肌酶检查、ECG、超声心动图显示存在心肌缺血、左室收缩功能异常的证据。④不存在冠状动脉阻塞性疾病。

儿茶酚胺性心肌病的患者可伴发心律失常、Takotsubo心肌病，有的患者可发生心绞痛、急性冠状动脉缺血综合征、心肌梗死、休克等。尸检发现58%的嗜铬细胞瘤患者存在儿茶酚胺性心肌损害，除了长期严重的高血压能导致心室肥厚外，高儿茶酚胺血症可导致心肌损伤及心肌纤维化、心肌缺血和心律失常等。如明确诊断的嗜铬细胞瘤患者有胸痛、心力衰竭的症状和体征，心电图提示持续3个或3个以上导联T波低平或倒置、ST段异常或心律失常，超声心动图提示心肌肥厚、左室舒张功能减低、左室射血分数降低，室壁运动异常，且肿瘤切除后上述病变明显改善或消失，则可考虑儿茶酚胺性心肌病的诊断。

表8-2 术中常用升压药物

药物	起始剂量	维持剂量	药代动力学	特点
去甲肾上腺素	8～12μg/min	2～80μg/min	立即起效，维持1～2分钟	肾上腺素受体激动剂，同时激动α受体和β受体
肾上腺素	2～8μg/min	1～40μg/min	立即起效，迅速被血液和组织中的儿茶酚胺氧位甲基转移酶（COMT）和单胺氧化酶（MAO）代谢失活	当嗜铬细胞瘤主要分泌肾上腺素时首选
多巴胺	1～2mg	2～10μg/（kg·min）	静注5分钟内起效，持续5～10分钟	当嗜铬细胞瘤主要分泌多巴胺时首选
去氧肾上腺素	静脉输注50～100μg	20～400μg/min	立即起效，维持15～20分钟	纯α受体激动剂可作为升压首选，效果不好换用其他血管活性药物
垂体后叶素	0.01～0.03U/min	0.03～0.04U/min	半衰期6分钟，持续时间30～60分钟	适用于顽固性低血压患者
亚甲蓝	1mg/kg缓慢静脉滴注	—	立即起效，不经过代谢随尿排出	通过抑制环鸟苷酸在血管麻痹综合征中起到重要作用，所有药物效果不佳时，可考虑使用

Takotsubo心肌病（又称"短暂性左心室心尖球样综合征"）是极罕见的嗜铬细胞瘤心肌病变，临床表现及心电图与急性心肌梗死相似，左室造影显示室壁运动异常（心尖部及心室中部运动障碍和心底部的过度收缩）而无冠状动脉异常。

大多数儿茶酚胺性心肌病在进行针对嗜铬细胞瘤的药物治疗后6周至16个月可完全或部分逆转，心肌纤维化水平也有所恢复，但仍有部分心肌功能无法完全恢复，残留不同程度的心肌功能不全。因此，对于合并儿茶酚胺性心肌病的嗜铬细胞瘤患者，术前充分的药物治疗至关重要。

推荐对所有嗜铬细胞瘤患者在术前访视时询问有无心肌缺血、心律失常和心力衰竭等症状及体征，常规行心电图检测，若怀疑儿茶酚胺性心肌病，可进一步检查心肌酶、超声心动图、心肌核素显像及冠状动脉造影。术前准备方面，应用α和β受体阻滞剂对儿茶酚胺性心肌病有一定的治疗作用，但是需要在术前3天换用短效α和β受体阻滞剂，防止肿瘤切除术后心肌受药物影响，出现心功能不全。对于已有心功能不全的患者，可以考虑使用利尿剂和强心药改善心脏功能。术中管理方面，应维持合适的心脏前负荷，避免低血容量；避免血压过高，防止后负荷过高增加心肌耗氧量；尽量维持窦性心律，发生房颤等心律失常时及时电复律，维持心室率70～90次/分；避免使用抑制心肌收缩力的药物，必要时可泵注米力农等强心药增加心肌收缩力。

2）术前未诊断的嗜铬细胞瘤：若在麻醉期间怀疑嗜铬细胞瘤，出现高血压危象，应进行以下处理。①加深麻醉：加深麻醉可以在一定程度上降低血压，大剂量输注瑞芬太尼有助于控制血压。②应用短效降压药物：长效血管活性药物对于血流动力学影响过大，因此推荐在此类患者中应用短效血管活性药物，如酚妥拉明或硝普钠。

③停止手术：如上述处理无法将血压控制在相对平稳的状态，则应考虑停止手术，在充分的术前准备后再次安排手术。

4. 术后管理　大部分嗜铬细胞瘤患者可在手术结束后正常苏醒并拔除气管导管，但若患者需要血管活性药物的持续治疗，可以转至重症监护病房进一步监护。

（1）血流动力学不稳定：推荐在嗜铬细胞瘤术后24～48小时密切监测患者的血压与心率。嗜铬细胞瘤患者术后血液儿茶酚胺水平迅速下降，体内α受体下调，致α受体阻滞剂的残留效应及低血容量，使术后低血压很常见。患者常需要持续泵注血管活性药物维持血压，保证重要脏器灌注。另外，也有50%的患者仍会持续1～3天的高血压。75%的患者会在术后10天恢复正常血压。若患者高血压持续超过1周，可能由于容量负荷过大、肿瘤未切除干净、原发性或肾性高血压或医源性原因（如意外结扎肾动脉）所致。

（2）低血糖：嗜铬细胞瘤术后有4%患者会发生反射性低血糖，且主要发生于术后早期。一方面由于肿瘤切除后儿茶酚胺分泌量急剧减少，糖原和脂肪的分解随之下降；另一方面胰岛素分泌增多，导致严重的低血糖性休克，多发生在术后数小时内。如患者清醒，可表现为心悸、大汗、低血压等，如患者仍处于全麻恢复期，则主观症状较少，多表现为循环抑制，且对一般处理反应迟钝，一经补充葡萄糖，症状立即改善。因此，建议术后48小时内密切监测患者血糖，出现低血糖时应及时补充葡萄糖。对于2型糖尿病患者，也应及时根据血糖情况调整胰岛素或口服降糖药物的用量。

（3）脑血管意外：对于高龄、术前准备不充分及术中循环波动较大的患者，如果患者术后苏醒延迟，需要考虑脑血管意外的可能性，必要时可行头颅CT或MRI等影像学检查。

（4）肾上腺功能减退：双侧肾上腺切除的患者有发生术后急性肾上腺功能减退的风险，表现为心悸、胸闷、呼吸急促、血压下降、四肢酸痛甚至嗜睡等症状。肾上腺危象是嗜铬细胞瘤较为危险的并发症，一般发生于术后24小时，因此需要糖皮质激素替代治疗，可以考虑下述方案：在进行麻醉诱导的同时，静脉给予氢化可的松100mg，术后每8小时静脉给予一次氢化可的松100mg，持续24小时，3天后逐渐减量至维持剂量。双侧肾上腺切除的患者需要终身类固醇补充治疗。

（5）肾衰竭：急性肾衰竭是嗜铬细胞瘤术后的罕见并发症。肾衰竭的机制可能是大量儿茶酚胺释放引起肾素活性升高和高血压危象，进而引起肾灌注不足和缺血。另外，低血压也可能导致急性肾损伤。

5. 术后镇痛与加速康复

（1）术后镇痛：目前嗜铬细胞瘤的术后镇痛主要采用区域阻滞技术联合术后多模式镇痛的方式，常用的区域阻滞方法包括硬膜外镇痛、腹横肌平面阻滞和腹直肌后鞘阻滞。多模式镇痛方案包括非甾体抗炎药物、曲马多和阿片类药物，可以根据患者实际情况进行选择。

（2）术后加速康复：嗜铬细胞瘤手术对胃肠

功能影响较小，术后可鼓励患者尽早进食促进胃肠功能恢复。术后若患者生命体征平稳，应尽早拔除各类导管，降低感染风险，鼓励患者早期下床活动。

二、肾上腺皮质病变手术的麻醉管理

肾上腺皮质由外层向内层依次为球状带、束状带和网状带，分别约占整个肾上腺的15%、50%和7%。各带区的细胞能够合成不同的皮质激素，球状带细胞分泌盐皮质激素，束状带细胞主要分泌糖皮质激素，网状带细胞分泌性激素。由肾上腺皮质病变导致的皮质激素分泌异常通常会引起全身多系统的功能改变，此类患者如果拟行肾上腺手术，术前需进行充分的评估与优化。下面将主要讨论肾上腺皮质病变患者的围手术期麻醉管理。

（一）原发性醛固酮增多症手术的麻醉管理

肾上腺皮质球状带细胞分泌的盐皮质激素主要为醛固酮，对体内钠离子和钾离子的平衡起非常重要的作用。在高钾血症或低钠血症时，醛固酮分泌增加，血管紧张素Ⅱ和促肾上腺皮质激素也能促进醛固酮的释放。醛固酮作用于肾髓袢升支粗段、远曲小管的主细胞和集合管，增加钠的主动重吸收和水的被动重吸收，增加血容量。

当机体内醛固酮分泌异常增多时，可出现高血压、低血钾、肌无力、肾功能异常、心脏功能改变等一系列症状和体征，临床上称为原发性醛固酮增多症。由肾上腺肿瘤或肾上腺增生引起的原发性醛固酮增多症，绝大部分需要接受手术治疗。

1. 麻醉前准备　拟行手术的原发性醛固酮增多症患者术前应作充分准备，主要目的是纠正电解质紊乱，尽可能使血钾恢复到正常水平，并适当控制高血压。

（1）药物治疗：术前药物首选醛固酮受体阻滞剂，代表药物为螺内酯。螺内酯与醛固酮有相似的化学结构，能够与醛固酮竞争性结合盐皮质激素受体，作用于远曲小管和集合管，使钠离子和氯离子排出增加，起利尿作用。螺内酯起效较慢，需连续使用一周以上，初始剂量为每天200～400mg，待症状控制后可降至维持量，每天40～60mg。对于不能耐受醛固酮受体阻滞剂的患者，术前也可选择氨苯蝶啶或阿米洛利，均可保钾排钠。

（2）限钠补钾：药物治疗的同时，还应注意补钾，每天分次口服氯化钾4～6g。保持低钠饮食（每天钠摄入量限制在80mmol以内）也是必要的治疗方法。

（3）控制高血压：长期的高血压可使血管弹性降低，给心脏带来额外负荷，为手术麻醉带来风险，因此术前应适当控制高血压。多数情况下，醛固酮受体阻滞剂可将血压降至正常水平，若单用螺内酯等药物未能取得良好的降压效果，可联合应用其他降压药物，如钙通道阻滞剂硝苯地平或血管紧张素转换酶抑制剂，目标是维持血压在正常范围内。

2. 术中麻醉管理

（1）麻醉方法的选择：全身麻醉和硬膜外麻醉均可以满足原发性醛固酮增多症患者肾上腺手

术的需求，两者可单独应用，也可联合应用。对低钾血症得到纠正、高血压得到良好控制的患者，如无相关禁忌，可以选择硬膜外麻醉方式，但需注意硬膜外麻醉可阻滞交感神经，通常会导致不同程度的血压下降，并伴心率减慢。对于原发性醛固酮增多症患者，需密切关注循环情况，及时适当地补充血容量，合理使用血管活性药物，维持循环稳定，避免剧烈的循环波动。全身麻醉的优势在于术中气道管理方便，肌松程度可准确调控。近年来腹腔镜手术在良性肾上腺疾病中应用增多，建立二氧化碳气腹对于循环和呼吸常存在一定影响，为了更安全地控制气道，满足手术需要的肌松条件，临床上更多使用全身麻醉来完成此类患者的手术。

（2）术中关注要点：对于全身麻醉来说，充分的术前准备是术中麻醉管理的基础，对于术前准备不足或药物效果不佳的患者，术中需要特别关注心电图的情况，术中心电图的变化多是由电解质紊乱引起，特别是术前低钾血症没有得到彻底纠正的患者，术中需警惕心律失常的风险，必要时需复查电解质情况，及时给予对症处理。术中的循环管理以保持稳定为主要目标，术前血压未控制至正常范围的患者在手术中也不必刻意强调降压至正常水平，保证血压维持在术前基础水平±20%以内较为合适。在手术探查肾上腺过程中一过性的高血压一般也不需要特殊的降压处理，对于高龄、合并有其他心脑血管疾病或一般状况较差的患者，根据实际情况进行循环和容量管理。如手术中行双侧肾上腺切除，还需注意补充皮质激素。

（二）皮质醇增多症手术的麻醉管理

肾上腺皮质束状带细胞分泌的激素主要是糖皮质激素，包括皮质醇和皮质酮，以皮质醇为主。糖皮质激素调节人体内三大营养物质的代谢，参与炎症、免疫、应激等重要生理过程，对儿茶酚胺有允许作用，是维持人体正常生理功能的重要激素。当人体内肾上腺皮质功能亢进，导致糖皮质激素长期过度增加时，可引起蛋白质、脂肪、糖类、电解质代谢紊乱和心血管、血液、神经系统的功能改变，称为皮质醇增多症，又称为库欣综合征（Cushing综合征），临床上主要表现为向心性肥胖、满月脸、水牛背、皮肤紫纹、多血质外貌、高血压、继发性糖尿病、月经紊乱和骨质疏松等多系统的改变。

肾上腺源性库欣综合征也称为非ACTH依赖性库欣综合征，包括单侧性肾上腺病变（腺瘤和腺癌）和双侧性病变（原发性色素结节性肾上腺皮质病、McCune-Albright综合征和巨大结节性肾上腺病等）。一旦定位诊断明确，首选手术治疗，治疗目的是尽可能恢复人体正常的血浆皮质醇水平，同时尽可能保留病变以外的其他正常肾上腺组织，最低限度干扰垂体-肾上腺轴的平衡。

1. 麻醉前准备　皮质醇增多症的围手术期麻醉管理较为复杂，这类患者由于代谢及电解质紊乱，对应激耐受性差，肾上腺病变切除后皮质醇功能剧烈波动，由亢进急速转为减退或不足，机体生理状况变化较大，给麻醉管理带来困难。由于异常增高的皮质醇对于人体的影响是多方面的，临床症状涵盖了心血管、血液、肌肉骨骼、神经精神等多个系统的功能改变，因此对准备行手术治疗的皮质醇增多症患者，需要进行全面、充分的术前评估，针对各系统的病变进行对症处理，并掌握各系统病变的控制情况，目的是使患者平稳地度过围手术期。麻醉前评估与准备的具体内容如下。

（1）控制血压：皮质醇与醛固酮受体能够发生交叉结合，因此也具有一定的保钠、排钾、保水作用，使血容量增加，同时大量的皮质醇增强心血管系统对血管活性物质（包括儿茶酚胺、血管升压素和血管紧张素Ⅱ等）的反应性，使血压进一步升高。术前继发性高血压如不及时控制，可能导致血管和心脏问题，进一步加重围手术期风险。术前应密切监测患者血压，评估心脏情况，合并有高血压者应尽早进行降压治疗，目标是将血压控制在相对正常、稳定的水平。

（2）控制血糖：皮质醇能够促进糖原合成和糖异生，使血糖升高，严重者可发展为类固醇性糖尿病。术前需要监测患者的血糖水平，对于已有糖尿病者需同时评估糖尿病靶器官损害情况。由于皮质醇可以拮抗胰岛素的作用，类固醇性糖尿病患者对胰岛素治疗多数不敏感，因此治疗多以控制饮食为主要措施，必要时可以增加口服降糖药物，目标是将血糖控制在合理范围以内。

（3）纠正负氮平衡：皮质醇增多症的患者由于蛋白质分解加速、合成减少，长期处于负氮平衡状态，皮肤菲薄，皮下组织减少，四肢肌肉萎缩无力，骨量丢失导致骨质疏松，从而更易发生出血和病理性骨折。这使得血管穿刺及术中体位保护更加有挑战性。对于严重负氮平衡的患者，尽量予以纠正，必要时可考虑给予丙酸睾丸酮或苯丙酸诺龙以促进体内蛋白质的合成。

（4）纠正水电解质与酸碱平衡紊乱：由于皮质醇存在拟醛固酮作用，此类患者最常出现的电解质紊乱类型是低钾血症。低钾血症可加重患者的肌肉无力症状，并且增加心律失常的风险，一旦发现，需尽早对症处理。术前密切监测患者血钾水平，低钾血症者适当口服补钾，部分患者可能还需要加用螺内酯治疗。同时皮质醇增多症患者还可能并发碱中毒、钙丢失过多等，均应予以纠正。

（5）控制感染：异常增高的皮质醇可抑制免疫功能，使患者抵抗力下降，易发生皮肤真菌感染，严重者可发展为菌血症和败血症，术前应积极治疗感染，合理使用抗菌药物。

（6）补充激素：皮质醇增多症患者围手术期常发生剧烈的激素水平波动，切除肾上腺病变后可能出现皮质功能减退甚至肾上腺皮质危象，因此术前适当补充皮质激素更有利于增加患者对应激的耐受性，降低此类风险，可于术前3～4天开始补充皮质激素，必要时术前1天和手术当天早晨静脉补充氢化可的松100mg。

（7）药物治疗：肾上腺皮质激素合成抑制剂米托坦、曲洛司坦、酮康唑、氨鲁米特和米替拉酮等可通过抑制类固醇激素生物合成中的酶促步骤而降低皮质醇的产生，有相应指征的患者可持续使用至术前，术后根据实际情况决定停药时机。

（8）气道评估：皮质醇增多症的患者因其特殊体貌而使困难气道发生的概率增加，术前需要进行全面的气道评估。患者常存在面颊部肥胖、颈部短粗，颞颌关节和寰枕关节活动受限，因存在胸壁脂肪垫，下颌与胸壁间的距离缩短，张口度和颈部活动度减少，此类患者的氧储备能力下降，更造成面罩通气和气管插管进一步困难。术前需与患者详细交代插管困难可能及插管损伤的风险（如牙齿脱落、口咽软组织损伤、环杓关节脱位等），通气时使用口咽通气道以保持呼吸道通畅，充分准备气道工具，制定紧急插管方案。

2．术中麻醉管理

（1）麻醉方式的选择：根据临床经验，单侧肾上腺肿瘤切除的患者可考虑硬膜外麻醉下进行手术。硬膜外麻醉对于呼吸系统及水电解质和酸碱平衡干扰较小，对垂体－肾上腺轴功能的影响较全身麻醉小，肌松程度一般也可以满足手术要求，术后并发症少，患者恢复较快。但是皮质醇增多症患者行硬膜外麻醉也有其特殊的困难之处，患者常伴有肥胖，椎间隙定位比较困难，使用超声可以辅助定位，同时患者皮肤菲薄，出血倾向增加，骨质疏松造成椎体破坏，穿刺损伤风险较高，穿刺过程需小心谨慎，尽量避免对血管神经的损伤。手术过程中可辅助使用小剂量镇静药，观察患者呼吸情况，常规吸氧。对合并有精神系统症状不能配合、穿刺部位感染、合并严重心血管疾病的患者不宜使用硬膜外麻醉方式。

全身麻醉是目前更为常用的麻醉方法，临床上多采用静脉诱导，经气管插管建立气道，吸入麻醉药维持下进行手术。全身麻醉可消除特殊体位下患者的不适感，保证术中气道通畅，便于呼吸和循环系统的管理。全身麻醉药物可对肾上腺皮质功能产生不同程度的影响。在常用吸入麻醉药中，氟烷对肾上腺皮质的抑制作用最强，甲氧氟烷次之，异氟烷、恩氟烷基本没有影响，而乙醚、氧化亚氮可能使皮质醇浓度增高。在静脉麻醉药中，依托咪酯能够抑制体内 11β-羟化酶的活性，从而抑制皮质醇的合成，因此不适合长期使用，丙泊酚对肾上腺皮质功能也有一定程度的抑制作用，苯二氮䓬类和阿片类药对肾上腺皮质功能无明显影响，而氯胺酮、γ-羟基丁酸钠可使血浆皮质醇浓度增高。总体而言，大多数麻醉药在短时间应用于皮质醇增多症的患者时没有绝对禁忌证。

（2）术中关注要点：皮质醇增多症患者应激能力差，对麻醉药物和手术的耐受性均降低，虽然多伴有肥胖，但给药时不能按照实际体重计算，麻醉药、肌松药和术中辅助药物用量一般较正常患者减少。术前给予小剂量镇静药可以减轻患者的焦虑、紧张和恐惧情绪，有利于降低皮质醇的分泌，但对于病情严重者使用术前镇静药需慎重。由于皮质醇增多症患者术前可合并有肌肉萎缩无力，部分患者同时伴有低钾血症，均影响肌松药的效果，在麻醉诱导时肌松药首次量需酌情减少，术中追加肌松药间隔时间可适当延长，以免影响手术结束后肌力的恢复。

手术中激素水平的急剧变化可引起循环系统的波动，需要引起麻醉医师的高度关注。术前患者体内皮质醇水平维持在高位，在手术切除肾上腺病变后体内皮质醇浓度急剧下降，严重时可造成皮质醇危象甚至危及生命。皮质醇增多症患者对于低血压的耐受性较差，术中建议进行血流动力学监测，当血压急剧下降时，需及时补液，必要时使用血管活性药，同时应注意补充皮质激素，一般需要术中每8小时补充氢化可的松100mg。术中还应监测心电图的变化，对于重症患者需监测血气，及时处理高血糖、低钾血症及其他电解质酸碱平衡紊乱。

部分肿瘤血供丰富，切除肿瘤时可有快速失血的风险，皮质醇增多症患者对失血的耐受性很差，少量出血即可引发血压降低，加上体位导致回心血量减少，需快速判断失血程度，及时补充血容量。

皮质醇增多症患者在麻醉诱导和苏醒期需警惕反流误吸等严重呼吸系统并发症，拔除气管插管后因患者易出现呼吸道梗阻、肌力恢复延迟、氧储备能力下降，需要密切关注患者呼吸和氧合情况，及时予以对症处理，在麻醉复苏室完全恢复后再返回病房。

3. 术后管理　患者术后可能出现一过性的肾上腺皮质功能减退，需及时补充糖皮质激素，一般术后每8～12小时静脉应用氢化可的松100～200mg，3～6天后用量递减直至维持量。双侧肾上腺切除的患者需终身使用激素治疗。

（三）多发性内分泌腺瘤病手术的麻醉管理

多发性内分泌腺瘤病（multiple endocrine neoplasia，MEN）是在同一个患者身上同时或先后出现两个或两个以上内分泌腺体肿瘤或增生而产生的一种综合征，常染色体显性遗传，呈家族性发病。该综合征分为Ⅰ型（Wermer综合征）、Ⅱ型（也称为Ⅱa型、Sipple综合征）和Ⅲ型（也称为Ⅱb型、黏膜神经瘤），相应的受累腺体和临床表现如表8-3所示。

表8-3　多发性内分泌肿瘤综合征的分型及受累内分泌腺体

分型	受累腺体	临床表现
MEN-Ⅰ型	甲状旁腺	甲状旁腺功能亢进症
	胰腺	胃泌素瘤、胰岛素瘤
	腺垂体	垂体腺瘤
	肾上腺皮质	肾上腺皮质腺瘤或增生
MEN-Ⅱ型	甲状腺	甲状腺髓样癌
	肾上腺髓质	嗜铬细胞瘤
	甲状旁腺	甲状旁腺功能亢进症
MEN-Ⅲ型	甲状腺	甲状腺髓样癌
	肾上腺髓质	嗜铬细胞瘤
	神经系统	黏膜神经瘤

1. 麻醉前准备　术前需要对患者的病情进行全面的评估，MEN患者的临床表现多样，这也为术前评估和准备带来挑战。

对于MEN-Ⅰ型患者，涉及的手术类型可能为甲状旁腺肿瘤切除、胰腺内分泌肿瘤切除或垂体瘤切除术等，术前需要综合评估患者受累腺体病变的严重程度，尽可能优化患者的一般情况。甲状旁腺方面，需注意高钙血症和低磷血症引起的肌无力、多尿、关节痛等症状和体征，术前尽量纠正高钙血症并控制相应症状，给予低钙饮食、多饮水，充分评估肾功能储备。胰腺方面，胃泌素瘤分泌的大量胃泌素可刺激胃酸分泌增多，出现消化性溃疡、水样泻、体重减轻等，需警惕反流误吸风险，术前给予营养支持。胰岛素瘤可造成反复严重低血糖发作，术前需密切监测血糖水平，合理加餐，维持血糖在合理范围内。垂体方面，无功能的腺瘤一般无需特殊准备，若为功能性腺瘤如肢端肥大症，首先需注意因局部解剖变异造成的困难气道风险，另外还需充分评估异常增高的激素对各脏器的影响，如高血压、左心室肥厚、心律失常和冠脉病变等心血管系统病变。

MEN-Ⅱ型和MEN-Ⅲ型患者的甲状腺和肾上腺病变相同，它们的不同在于MEN-Ⅱ型患者还可合并甲状旁腺功能亢进，而MEN-Ⅲ型患者的主要特征是多发性黏膜神经瘤。对于MEN-Ⅱ型和MEN-Ⅲ型患者，在所有腺体病变中首先应考虑切除嗜铬细胞瘤，否则嗜铬细胞瘤引起的强烈循环波动将使其他手术难以安全进行，随后应迅速行甲状腺髓样癌手术。嗜铬细胞瘤的麻醉前准备可详见"肾上腺髓质病变手术的麻醉管理"。甲状腺髓样癌具有内分泌功能，主要分泌降钙素，还可分泌前列腺素、5-羟色胺、生长抑素、ACTH等其他生物活性物质，常见临床表现有面部潮红、腹泻、库欣综合征和皮肤淀粉样变等，术前可根据相关症状的严重程度决定是否需要对症处理。多发性黏膜神经瘤可表现为口唇粗厚、肠道运动异常、局部或全身性肌无力、感觉异常和类马方综合征体型（体型瘦长、脊柱侧弯或后凸畸形、蜘蛛样手足、关节活动伸展过度）等，一般不需特殊治疗，术前需仔细评估插管条件。

2. 术中麻醉管理　术中麻醉管理的基础是熟知MEN术前病理生理变化、累及的内分泌腺体及相应的临床表现，在MEN患者接受某一类型的手术时，不局限于手术本身，而是从疾病的角度全面考虑患者的麻醉管理，预判术中可能出现的各种情况。MEN的麻醉管理基本可涵盖大部分内分泌系统疾病的管理内容，应从受累腺体所分泌的活性物质对各靶器官的影响及其引起的全身内环境紊乱两方面去综合判断。

术中探查、切除病变及切除病变后的整个过程是人体内激素波动最为剧烈的时期，由此可能带来一系列生理变化，麻醉管理的首要目标是维持患者的循环稳定，以保证心、脑、肾等重要脏器的灌注。对于危重患者，建议行有创动脉监测，合理补液与输血，必要时使用血管活性药。

MEN患者多伴有电解质和酸碱平衡紊乱，严重的水和电解质失衡可迅速影响心血管系统、神经系统和神经肌肉功能，术中应密切监测血气，尽量纠正低钾血症、高钙血症、碱中毒等相应内环境紊乱。术中决定行双侧肾上腺切除的患者，还应在术中及术后补充皮质激素。

总体而言，临床上需根据不同类型MEN患者的具体临床表现综合考虑，制定相应的麻醉管理方案。

第三节　肾上腺手术围手术期血流动力学监测与处理

一、无创监测

（一）心电图

术中心电图监测有助于发现和诊断术中心律失常、心肌缺血和电解质紊乱等异常情况。常用的有三导联监测系统和五导联监测系统。

1. 三导联监测系统　标准的12导联心电图的肢体导联分别放置于四肢的手腕和脚踝位置，连续心电监护的三导联监测系统是将三个肢体导联分别放置在躯干靠近肢体的位置，以降低肢体运动带来的干扰，并减少患者的束缚感。记录两个电极之间的电位差，把第三个导联作为地线，可以分别得到 I、II、III 三个肢体导联（图8-1）。常用的 II 导联是左下肢和右上肢之间的电位差，方向大致与心房和心室的电轴平行，P 波与 QRS 波的电压最高，最容易诊断出心律失常。如果出现室上性心动过速需要实施同步直流电复律时，通常也选择 R 波最高的 II 导联。部分心电监护系统还包括加压肢体导联。其中某个电极作为探测电极，与另外两个电极的中点作为零电位的电位差，从而形成额面三个电轴（aVR、aVL、aVF）。II、III、aVF 导联可以监测下壁心肌缺血，通常是右冠脉支配的区域。I、aVL 导联可以监测侧壁心肌缺血，通常是左冠脉回旋支支配的区域。三导联监测系统无法发现由左冠状动脉前降支供血的左室前壁心肌缺血。通过改变标准三肢体导联电极的位置，将右臂导联放置在右侧锁骨下区域，将左臂导联放置到 V5 的位置（第5肋间腋前线），当监护仪显示的是 I 导联时，实际显示的是改良的 V5 导联（CS5），此位置是监测前壁和侧壁心肌缺血较好的折中点（表8-4）。

2. 五导联监测系统　包括四个肢体导联和一个心前区导联，监测围手术期心肌缺血更加全面和准确（图8-2）。所有的四个肢体导联作为心前区单极导联的共同地线，单极导联根据需要，可以放置在 V1～V6 的任何位置，也可以放

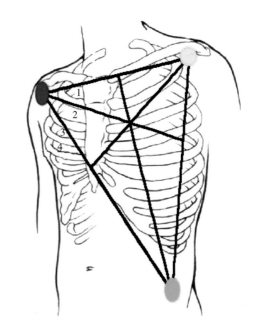

图8-1　三导联监测系统电极片的位置和 Einthoven 三角

表8-4　导联类型和电极位置

导联类型	正极	负极
I	左臂	右臂
II	左腿	右臂
III	左腿	左臂
aVR	右臂	左臂加左腿
aVL	左臂	右臂加左腿
aVF	左腿	右臂加左臂
CS5	左侧第5肋间腋前线	右侧锁骨下

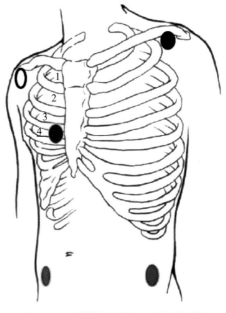

图8-2　五导联监测系统电极片的位置

在右侧胸前区监测右心室心肌缺血，或者放在V7～V9的位置监测后壁心肌缺血。单极导联放置在V1位置时，有助于诊断心律失常，如鉴别右束支传导阻滞和左束支传导阻滞。需要监测心肌缺血时，心前区单极导联通常放置在V5位置，即第5肋间腋前线。同时监测Ⅱ导联和V5导联，可发现80%的围手术期心肌缺血。对于合并冠心病，或者围手术期有心肌缺血风险的患者，使用五导联监测系统代替三导联监测系统，是一种简单易行的发现围手术期心肌缺血的方法。

3．计算机辅助ECG分析　目前使用的绝大部分心电监护设备均能够实时自动分析心律失常和心肌缺血。部分监护仪还可以把患者麻醉前的心电图波形存贮或冻结，以便于和麻醉后的术中心电图进行实时比较。ECG监测的诊断模式工作频率为0.05～100Hz，获取的心电图形与12导联心电图大致相同。而监护模式的工作频率范围更窄，为0.5～40Hz，可以使ECG过滤掉大部分干扰信号，特别是50～60Hz的其他电力设备的干扰。不过在监护模式下，心电图的ST段有失真，不容易发现心肌缺血。较为公认的心肌缺血诊断标准是，在诊断模式下，J点（QRS复合波的末端）后80ms处的ST段水平或下斜型压低超过0.1mV，特别是伴有T波倒置的时候。ST段抬高伴T波高尖也提示心肌缺血。心内膜下心肌缺血导致ST段压低，透壁性心肌缺血导致ST段抬高（图8-3）。需要注意，预激综合征、束支传导阻滞、心室起搏心律及洋地黄类药物中毒等可影响ST段的分析。电刀等设备的干扰，可能使监护仪显示的心率数字是错误的，并且影响心律失常

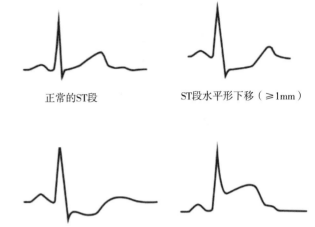

正常的ST段　　　　ST段水平形下移（≥1mm）

ST段下斜形下移（≥1mm）　　　ST段抬高（≥1mm）

图8-3　心肌缺血的心电图改变

和ST段自动分析的准确性。此外，临床还常见因T波较高而被监护仪错误识别为R波，从而导致心率识别不准。

4．电解质紊乱对心电图的影响　高钾血症可引起心电图特征性的改变。轻度高钾血症可以表现为T波窄而高尖和QT间期缩短。严重的高钾血症可表现为P波波幅减小，QRS波群增宽，PR间期延长，甚至出现二度或三度房室传导阻滞。

低钾血症可导致ST段压低、T波低平和明显的U波，U波的波幅有时可超过T波。低钾血症延长心肌复极时间导致长QT综合征，易引发尖端扭转型室速。

（二）脉率监测

脉搏氧饱和度仪除了可以无创监测动脉血氧饱和度之外，还可以监测脉率。脉搏氧饱和度仪包含光源和信号接收检测装置，可以夹在手指、脚趾、耳垂，或者其他可以透光的有血流灌注的组织。血氧测定的原理是通过氧合血红蛋白和还原血红蛋白对红光和红外线吸收率的不同计算。同时用体积描计法的原理显示出动脉搏动。心率

和脉率的区别在于，前者是心脏的电活动，后者是检测到的外周动脉搏动。通常情况下心率和脉率是相等的，如果脉率小于心率，称为脉搏短绌，可见于心房纤颤，此时较短R-R间期使得心脏充盈很差，收缩期射血产生的每搏量也较小，以至于在肢体末梢无法探测到相应动脉搏动。脉搏短绌最极端的例子是电机械分离和无脉性电活动，可见于心脏压塞和极度低血容量等情况。

现代化的监护仪可以同时显示心率和脉率，前者来自心电图波形，后者来自脉搏氧饱和度波形或有创动脉血压监测。同时监测心率和脉率可以提高监测的准确度，并减少信号干扰和假报警的影响。

（三）袖带血压

左心室有节律的收缩，将血液射入动脉血管系统产生搏动性的动脉血压。没有左室流出道和主动脉瓣狭窄时，左心室收缩末期产生的压力峰值近似于动脉收缩压（systolic blood pressure，SBP），心室舒张期的最低动脉压力称为舒张压（diastolic blood pressure，DBP）。脉压是收缩压和舒张压的差值。平均动脉压（mean arterial pressure，MAP）是动脉压力的时间加权平均值。MAP可以用下面的公式来估算：*MAP ＝ (SBP+2DBP) /3*。

动脉压数值受到测量位置的影响。从靠近心脏的主动脉到外周动脉，收缩压逐渐升高，舒张压逐渐降低，脉压增大，原因是动脉压力波从主动脉向外周传播，波的反射造成压力波形的改变（图8-4）。患有严重外周血管疾病时，如一侧锁骨下动脉狭窄，四肢血压可以有很大差异，此时应

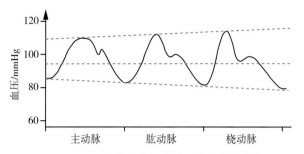

图8-4　不同部位动脉压力波形和数值的变化

以血压测量值较高的一侧肢体为准。

临床上广泛使用自动无创血压监护仪，监护仪内置的气泵自动按照设定的时间间隔给袖带气囊充气，能够定时、重复测量血压，并且可以提供声音报警和存贮数据。大多数自动无创血压监护仪是基于振荡技术。原理是动脉搏动能够引起袖带内压力震荡。袖带充气压力超过收缩压时，这种震荡的幅度很小，随着袖带压力下降至收缩压水平时，震荡幅度明显增加，袖带压力降至平均动脉压时振幅最大，之后随着袖带压力继续降低，振幅逐渐减弱。在这种情况下，能够检测到最大限度振幅时的袖带压力被确定为MAP。再根据监护仪内置的不同算法计算出收缩压和舒张压，因此它们不如平均动脉压数值可靠。这种血压检测方法要求有相同连续的脉搏波才能准确测量血压，在有心律失常，如心房纤颤时测出的结果可能并不可靠。

袖带大小会影响血压测量的准确性，必须注意选择合适的袖带。过小的袖带需要更大的压力才能完全阻断动脉血流，因而测得的收缩压偏高；反之，过大的袖带测得的收缩压会偏低。此外，由于重力作用的影响，袖带测量位置与心脏的水平高度不一致，也会影响血压测量值。对于

197

侧卧位手术，袖带在上面一侧肢体测量，会低估患者的血压，在下面一侧肢体测量，会高估患者的血压（图8-5）。两个不同位置测得的血压差值，等于垂直水柱高度产生的静水压，换算关系：$1cmH_2O = 0.74mmHg$。侧卧位无创血压（NIBP）差异由手臂高于或低于心脏水平决定，等于心脏和各臂间水平的静水压差。垂直高度相差20cm产生约15mmHg的压差。

二、有创血压监测

（一）适应证

直接动脉内置管行有创动脉压监测的适应证：麻醉期间可能发生明显血压波动，间断动脉血压测量不准确或者不及时，需要连续、实时的血压监测，脏器疾病需要精确调整血压，以及需要反复多次采集血样等情况。

（二）动脉置管位置的选择

1. 桡动脉　位置表浅且侧支循环丰富，是最常用的动脉穿刺部位。Allen试验常用于评估桡动脉置管是否安全，但并不可靠。Allen试验方

法：患者握拳将手部血液驱出，试验者用双手手指分别压住患者桡动脉和尺动脉阻断血流，然后让患者伸开已经变苍白的手掌，试验者松开尺动脉，观察手部血流恢复情况。如果5秒内拇指迅速恢复红润，说明侧支循环丰富；5～10秒恢复提示结果可疑；超过10秒恢复提示侧支循环不充分。实际上Allen试验的可靠性存疑，很多发生缺血性并发症的患者动脉置管前Allen试验的结果正常，相反，有许多Allen试验异常的患者桡动脉置管并没有出现并发症。因此，很多临床医师在桡动脉置管前并不常规实施Allen试验。

2. 其他动脉置管位置　尺动脉的位置较桡动脉更深，且走行中有更多弯曲，穿刺置管较困难。如果同侧桡动脉已经被穿刺，应该尽量避免穿刺同侧尺动脉，以免影响手部血供。肱动脉较桡动脉粗大，也是常用的穿刺部位，但是因为靠近肘窝，动脉导管容易打折。股动脉穿刺的成功率高，但是容易发生感染、假性动脉瘤和腹膜后血肿等严重并发症。足背动脉和胫后动脉距离心脏最远，动脉压力波形失真程度最大，而且成人

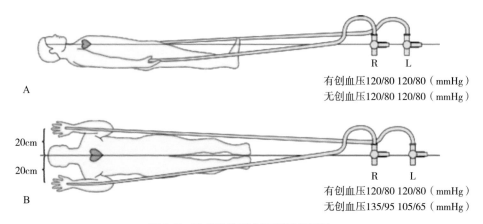

有创血压120/80 120/80（mmHg）
无创血压120/80 120/80（mmHg）

有创血压120/80 120/80（mmHg）
无创血压135/95 105/65（mmHg）

图8-5　手术体位对血压测量的影响

注：A.仰卧位患者，两种技术在右侧（R）或左侧（L）手臂所测的压力相同。B.右侧卧位患者，只要各自的压力传感器保持在心脏水平，由右侧和左侧桡动脉直接记录的有创血压保持不变。侧卧位时，下方的手臂无创血压较高，上方的手臂无创血压较低。

胫后动脉穿刺置管较困难，通常需要超声引导。腋动脉周围包绕着神经丛，穿刺损伤或者血肿可能导致神经损伤。腋动脉置管用盐水冲洗时有可能使气泡反流进入颈动脉，导致中枢神经系统气栓。

（三）经皮桡动脉穿刺置管技术

掌心向上，手腕轻度背屈位，手腕处可垫一个软垫并用胶带固定拇指和其他手指，使桡动脉获得最佳暴露。提前准备压力传感器导管系统，并用含有肝素的生理盐水预充后放置在手边备用。用手指指尖触诊或超声定位桡动脉搏动，皮肤消毒后用细针和1%利多卡因在动脉上方及两侧的皮内和皮下做局部浸润麻醉。局麻可以减轻穿刺置管时的疼痛，并可预防出现动脉痉挛。穿刺时可以使用直入法、穿透法，或者使用导丝辅助。套管完全置入动脉后连接压力换能器导管，然后用无菌透明敷贴覆盖粘贴，并用胶带固定。超声引导的动脉穿刺能提高首次置管的成功率，但并不缩短操作时间，熟练使用超声的操作者可以考虑使用，特别是作为盲穿失败后的补救方法。

（四）设定压力传感器：调零和定位

压力传感器使用前必须调零，打开传感器三通联通大气，并在监护仪上执行调零操作。监护仪上所显示压力的零点就是当地当时的大气压，也就是说三通水平的气液平面是压力零点的位置。偶尔传感器会出现零点基线漂移，如室温发生变化时，基线漂移时动脉压力波形和脉压并不改变，或者当所显示的压力出现特别反常的数值时，可以打开三通观察监护仪上显示的数值是否仍然为零，必要时可以重新调零。

习惯上血流动力学监测各种压力零点的参考平面是右心房，平卧位时对应腋中线的高度。调零后监测压力时，应将换能器置于右心房的水平高度。如果换能器的位置过高或过低，会使测得的压力偏低或偏高，特别是在监测生理值较小的指标，如中心静脉压（central venous pressure，CVP）时影响更加明显。如患者的CVP是10mmHg，换能器的高度偏低7cm时，产生的测量偏差约5mmHg（1cmH_2O = 0.74mmHg），此时监护仪显示的CVP为15mmHg，测量值较实际值产生50%的偏差。当压力传感器固定于静脉输液架，调整手术床高度时，必须随时调整换能器的垂直高度，使得换能器始终处于右心房水平的高度。换能器高度移动时，无需重新归零，因为几厘米到几十厘米范围的高度调整，大气压变化可以忽略。

当患者处于侧卧位时，需要了解无创和有创血压测量间的差别，并能够正确解读血压测量的结果。侧卧位时，双侧手臂必定一侧位于心脏高度的上方，一侧位于心脏高度的下方。只要压力传感器仍固定于心脏水平，手臂的位置高度或测压导管留置于哪一侧手臂对测定的动脉压没有影响。但是双上肢无创袖带的压力测量有所不同，位于下方的手臂袖带测量值较高，位于上方的手臂袖带测量值较低（图8-5）。需要检查袖带测压是否准确时，可以将压力传感器暂时移至袖带的水平高度。

（五）正常动脉压力波形分析

动脉压力波形包含很多血流动力学信息。正常桡动脉压力波形如图8-6所示，包括上升支和下降支，下降支的重搏切迹代表主动脉瓣关闭，是收缩期和舒张期的分界点。需要注意收缩期上升支始于R波开始后120～180ms。该时间延迟包括了心室肌去极化、左心室等容收缩、主动脉瓣开放、左心室射血、主动脉压力波传播和最终信号传递至压力传感器所需的时间总和。监护仪显示的收缩压和舒张压数值分别代表压力波形的最高点和最低点。平均动脉压等于动脉压力曲线下面积除以时间，一般取多个心动周期的平均值（图8-7）。

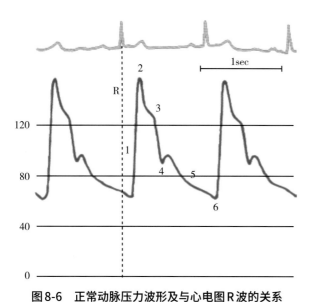

图8-6 正常动脉压力波形及与心电图R波的关系

注：1. 收缩期上升支；2. 收缩期峰压；3. 收缩期下降支；4. 重搏切迹；5. 舒张期径流；6. 舒张末压。

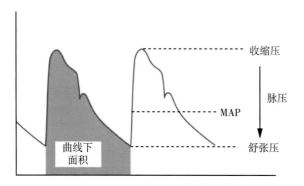

图8-7 收缩压、舒张压、平均动脉压和压力波形曲线下面积

1. 心率和节律　可以通过动脉压力波形判断心率，特别是心电图受到电刀等的干扰时。出现心律失常时，动脉压力波形会变得不规律，观察动脉波形可以帮助判断心律失常，以及异位心律是否产生有效心脏射血和组织灌注。

2. 脉压　脉压的变化可以反映容量状态和瓣膜功能。低血容量和心脏压塞时脉压变小，主动脉瓣反流时脉压增大。

3. 血流动力学指标的定性评估　动脉压力波形可以反映心肌收缩力、外周血管阻力和每搏量。上升支的斜率，也就是动脉压随着时间的变化率dP/dt，能够反映心室的收缩功能。每搏量与动脉压力波形从上升支开始到重搏切迹的曲线下面积有关。而重搏切迹的位置与外周血管阻力有关。切迹出现在压力曲线下降支的高位提示血管阻力高，低位提示血管阻力低。动脉压力波形的特征还可以用于计算心排血量，后文将再详细讨论。

4. 呼吸变异度和容量状态　正压通气时在吸气相胸压升高，静脉回流减少，低血容量时这种减少静脉回流的效应更加明显。动脉收缩压、每搏量和脉压随着呼吸的变化程度，可以作为评估患者容量反应性的指标，用于目标导向的液体治疗。

（六）异常动脉压力波形

观察动脉压力波形的形态特征可以帮助诊断心脏相关异常。主动脉瓣狭窄时左室射血产生固定梗阻，导致每搏量降低和射血速率减慢。因此，脉压变小，且动脉压力波形的上升支缓慢升高，达峰时间延迟。主动脉瓣反流时动脉压力波形主要表现为舒张压降低，脉压增大，同时伴有快速升高的收缩压。肥厚型心肌病伴左室流出道梗阻时动脉压力波形可以表现为典型的双峰，原因是收缩中期左室流出道梗阻阻碍射血动脉压骤降，产生第一峰，随后在收缩晚期因周围血管反射波到达而产生第二峰。奇脉是吸气时脉搏明显减弱甚至消失，常见于心脏压塞的患者，也可发生于心包缩窄、严重气道梗阻、支气管痉挛、呼吸困难或涉及胸压大幅波动的任何状况。一旦发现奇脉，必须迅速检查患者的其他生命体征。

（七）基于有创动脉血压监测的循环血容量反应性监测

基于有创动脉压力监测的一些衍生指标，包括收缩压变异度（systolic blood pressure variatin，SPV）、脉压变异度（pulse pressure variatin，PPV）和每搏量变异度（stroke volume variation，SVV），可用于低血容量患者液体治疗的目标导向评估，与容量反应的相关性较中心静脉压更好（图8-8）。这三个指标的检测原理均是基于呼吸导致的胸压改变，引起收缩压、脉压和每搏量的变化。全身麻醉正压通气在吸气相时胸压升高，回心血量减少，左室每搏量下降，收缩压减低；反之，在呼气相时，胸压降低，回心血量增加，收缩压升高。

SPV是一个机械通气周期内吸气相SBP最高值和呼气相SBP最低值之间的差值。血压正常，潮气量为8ml/kg的机械通气患者收缩压变异度通常为8～10mmHg。如果SPV超过10mmHg，说明患者对补液治疗有反应。

PPV是一个机械通气周期内，脉压（收缩压－舒张压）的变化程度，正常值<13%。在机械通气相关指标中，PPV被认为是最准确、最常用的评价容量反应性的指标。PPV＞13%意味着患者对容量治疗有反应。

SVV是一个机械通气周期内，每搏量（stroke volume，SV）的变化程度，正常值<10%。SVV可以由监护仪内置的程序实时连续测量，但由于脉搏波描计法测量SV的局限性，SVV预测容量反应性的准确性要低于PPV。

一般来说，心律整齐是准确测量SPV、PPV和SVV的前提，而且这些容量反应性指标均依赖于呼吸相关的心肺交互作用，因此，对于开胸手术或心律失常如心房纤颤时并不适用。此外，评估机械通气的容量反应性研究通常使用的潮气量在8～10ml/kg，并不适用于目前常规使用低潮气量（6ml/kg）的保护性肺通气策略的场景。还有，如果PPV高，但同时伴有心率显著增快（如麻醉深度不够或镇痛不足），只能代表当前容量相对于较快的心率不足，如果心率降下来，则PPV可能恢复正常。

收缩压变异度	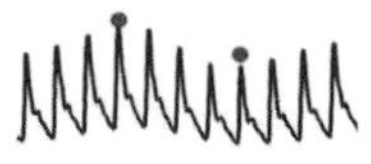	$SPV_{max}-SPV_{min}$
脉压变异度	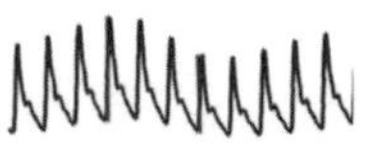	$(PPV_{max}-PPV_{min})/[(PPV_{max}+PPV_{min})/2]$
每搏量变异度	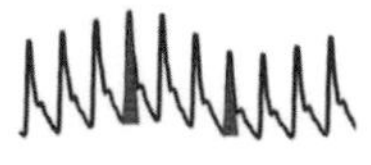	$(SVV_{max}-SVV_{min})/SVV_{mean}$

图8-8　基于有创动脉压力监测的衍生指标

引自：Perel A. Using dynamic variables to guide perioperative fluid management［J］. Anesthesiology，2020，133（4）：929-935.

三、中心静脉置管和测压

（一）适应证和禁忌证

中心静脉置管主要用于需监测CVP、低血容量和休克的液体治疗、输注对外周静脉有刺激性的药物、放置临时起搏电极等。中心静脉置管还可用于监测中心静脉血氧饱和度（central venous blood oxygen saturation，ScvO$_2$），反映大脑和上肢静脉回血的情况，可作为评估氧供是否充分的指标。ScvO$_2$正常应＞65%，如果降低提示可能有组织供氧不足（如低心排血量、贫血、动脉血氧饱和度低）或氧耗增加。穿刺部位存在感染、目标血管有血栓、凝血功能障碍为相对禁忌证。

（二）中心静脉置管技术和并发症

中心静脉穿刺有多个点可供选择，常用部位有颈内静脉、锁骨下静脉和股静脉，各有优缺点。

右侧颈内静脉穿刺较容易且安全，从穿刺点到右心房呈直线，导管尖端到位率高，临床上最为常用。目前绝大部分穿刺置管都采用Seldinger法。穿刺时患者取头低脚高位，可以使颈内静脉更加充盈，并且降低气栓的风险。要使用最大化无菌防护屏障，推荐有条件时使用超声引导穿刺或超声定位。颈内静脉的穿刺点位于胸锁乳突肌前缘中点，触诊颈动脉搏动的外侧；或者胸锁乳突肌胸骨头与锁骨头所形成的颈动脉三角顶点。使用超声引导时，轻压探头，静脉管腔受压变小，动脉血管内径基本保持不变。也可以使用彩色多普勒帮助区分动静脉。定位后可以先用细针试穿，穿刺针指向同侧乳头方向，边进针边回抽，一般

进针2～3cm即可见到回血，如未见回血，则保持负压将穿刺针缓慢后退，有时在退针过程中可见回血。试穿成功后确认方向、角度和进针深度，再用穿刺针按原方向刺入颈内静脉。回血通畅后置入导丝，导丝一般放置15～20cm深即可，过深有可能引起心律失常。固定导丝退出穿刺针。顺导丝放入扩张管扩张皮下。退出扩张管，沿导丝置入导管，成人一般置管深度12cm左右。退出导丝，盐水注射器回抽导管排气。缝合固定导管，贴无菌透明贴膜。

锁骨下静脉置管患者舒适度最高，特别适合需要长期带管的患者，但是穿刺气胸发生率高，如果一侧锁骨下静脉穿刺失败，避免穿刺对侧锁骨下静脉，以防出现双侧气胸。股静脉穿刺置管发生感染的风险较高。

中心静脉导管尖端最好位于上腔静脉和右房连接处以上，不超过心包反折。胸部X线片或超声均可用于确认导管位置。

（三）中心静脉压（CVP）监测的意义

正常CVP波形包括3个正向波，分别称为a波、c波和v波，以及x降支和y降支（图8-9）。a波代表右房收缩，c波代表心室收缩早期三尖瓣

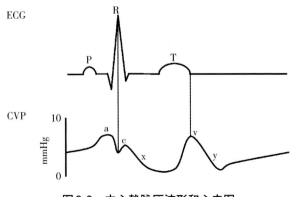

图8-9　中心静脉压波形和心电图

关闭，v波代表右房充盈。x降支代表心房持续舒张及收缩期三尖瓣瓣环下移，y降支代表三尖瓣开放。c波总是紧随着心电图的R波，这有助于分析CVP波形。CVP直接反映右心室充盈压，用于估计左心室充盈压的时候受到很多因素的影响，如左心室功能、左心室顺应性降低、肺高压和二尖瓣病变等。除了CVP的绝对值之外，观察CVP变化趋势和机械通气时的周期性变化，也有助于指导液体治疗。

（四）异常CVP波形

a波是心房收缩形成的，心房纤颤时a波会消失。a波增大可见于右心室充盈受限的情况，如三尖瓣狭窄、右心衰竭等。交界区心律时，心房心室顺序收缩消失，而是同步收缩，心房收缩时三尖瓣关闭，a波和c波融合并显著增大，称为大炮波。三尖瓣反流时，v波升高。

四、肺动脉导管

肺动脉导管（pulmonary artery catheter，PAC）又称为"Swan-Ganz导管"，最早于20世纪70年代引入临床，可以提供很多常规监测无法得到的重要参数，用于危重症患者的血流动力学评估。到20世纪90年代，肺动脉导管的使用率达到峰值，但是至今仍然缺乏能够改善患者预后的证据，并且随着超声技术逐渐普及，目前肺动脉导管的使用率逐渐降低，仅用于需要测量肺动脉压（pulmonary arterial pressure，PAP）、心排血量（cardiac output，CO）、混合静脉血氧饱和度（oxygen saturation in mixed venous blood，SvO_2）等的重症患者或者有特定适应证

的患者，如心衰、低血容量、高危患者术中和术后管理、高危产科、大型腹部手术等。

肺动脉导管的禁忌证：左束支传导阻滞，因为置管过程中有可能发生右束支传导阻滞，从而引起完全性心脏传导阻滞，在这种情况下，具有临时起搏功能的导管更加合适；还有高凝状态、置管通路有梗阻，或者存在右心不稳定血栓等情况。

（一）肺动脉导管置管技术和并发症

肺动脉导管需要从中心静脉置入，首先用Seldinger技术置入一个中心静脉鞘管，再从鞘管内置入肺动脉导管。

置管前应检查气囊，并用盐水冲洗所有管腔。连通导管端孔的管腔要连接压力换能器并调零，以便在置入导管过程中实时观察端孔处的压力变化。

经鞘管置入肺动脉导管约15cm后，端孔应进入右房，可观察到中心静脉压波形，给气囊充气（通常是1.5ml），导管尖端随着血流方向前进。继续送入导管，端孔监测到的收缩压突然升高，提示导管尖端进入右心室。继续送入导管，如果监测到的舒张压突然抬高，提示导管尖端进入肺动脉，此时一般导管深度约40cm。到达肺动脉后再稍微送入导管即可出现肺动脉楔压（pulmonary arterial wedge pressure，PAWP）波形（图8-10），当气囊放气之后又重新出现肺动脉压力波形。导管到位后可以稍微退管，以防自发嵌顿。

肺动脉置管有很多并发症，包括中心静脉置管相关并发症，菌血症、心内膜炎、血栓形成、

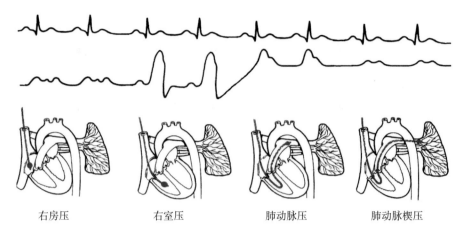

右房压 　　右室压 　　肺动脉压 　　肺动脉楔压

图8-10　肺动脉导管置入过程压力变化

肺栓塞、肺动脉破裂、出血、导管打折、心律失常和瓣膜损伤等。随着留置时间延迟，并发症的风险也随之增加，通常留置时间不超过72小时。

（二）肺动脉导管监测参数

中心静脉压（CVP）和肺动脉压（PAP）：肺动脉导管的侧孔位于右心房，可以测量中心静脉压；端孔可以测量肺动脉压。肺动脉压能够反映右心室功能、肺血管阻力和左房充盈压。

肺动脉导管气囊充气并嵌入肺动脉远端分支时测得的压力是肺动脉楔压（PAWP），能够更直观地反映左心房充盈压。

心排血量（CO）：肺动脉导管可以通过热稀释法测量右心室的心排血量，在没有心内分流的情况下，等于左心的心排血量。在距离导管尖端15～25cm处有可加热的金属丝加热血液，再通过远端热敏电阻感受肺动脉血液温度的细微变化，然后计算出心排血量，目前快反应的热敏电阻可以进行近似连续的心排血量监测（每20～30秒更新一次）。

血温：热敏探头可以实时监测血液温度，精确反映身体核心温度。

混合静脉血氧饱和度（SvO₂）：带有氧饱和度电极的肺动脉导管可以实时监测肺动脉内混合静脉血的氧饱和度。也可以经导管端孔抽取血标本，用血气机单次测定SvO_2。

右心室射血分数（right ventricular ejection fraction，RVEF）：反应更快的高端肺动脉导管还可以计算右心室射血分数，从而评估右心室功能。

部分高端肺动脉导管还带有心内膜临时起搏功能，必要时可通过PAC实施心脏起搏。

衍生参数：循环功能和氧合作用的多个参数可以通过肺动脉导管测量的参数推算出来，常用的有体循环阻力（systemic vascular resistance，SVR）、肺血管阻力（pulmonary vascular resistance，PVR）、心指数（cardiac index，CI）和每搏量指数（stroke volume index，SVI）等。

（三）肺动脉导管的作用

评估容量状态：CVP和PCWP可以分别反映右心室和左心室的前负荷，可用于评估患者的容量状态。

诊断心室功能衰竭：右心室功能衰竭时表现为CVP高，CVP与肺动脉平均压（mean

pulmonary artery pressure，MPAP）的差值减小和低心排血量。左心功能衰竭表现为肺动脉压和PCWP升高，以及体循环低血压和低心排血量。

诊断心肌缺血：ECG、肺动脉导管和TEE都可用于围手术期心肌缺血的诊断。显著的心肌缺血常引起心室顺应性下降，表现为肺动脉压和PCWP升高。此外，乳头肌缺血可能出现病理性v波（图8-11）。

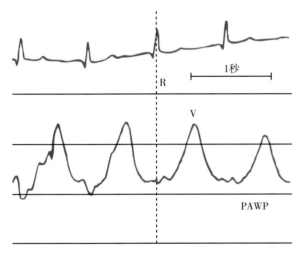

图8-11 二尖瓣反流时PAWP波形可见增大的v波

评估瓣膜病变：肺动脉压和PCWP压力波形可反映二尖瓣病变，二尖瓣关闭不全时，表现为肺动脉压升高和增大的v波。

混合静脉血氧饱和度（SvO_2）是肺动脉导管监测的另一个重要指标。SvO_2的正常值是75%，升高或降低超过5%～10%有意义。引起SvO_2降低的原因有氧供降低和氧耗增加，具体的机制：心排血量降低、血红蛋白浓度降低、血氧饱和度降低和机体氧耗增加。SvO_2的改变通常在血流动力学改变发生之前，具有一定的时间优势，围手术期可用于监测心肌缺血。

肺动脉导管可以提供丰富的血流动力学信息，从PAC获取的数据需要临床医师进行正确的解读，并做出相应的治疗决策，但是目前尚缺乏足够的证据支持PAC能够改善重症患者的预后。另一方面，有越来越多的微创方法能够获得同PAC相似的数据，特别是TEE的广泛使用，使得围手术期PAC的重要性降低，未来甚至有可能完全被取代。

五、微创心排血量监测：PiCCO和FloTrac

除肺动脉导管之外，目前已有许多种微创的方法用于监测心排血量（CO），其中临床上较常用的有脉搏波形分析法、多普勒超声技术等。

动脉压力波形在心室收缩期部分的曲线下面积与每搏量相关，并且脉压与每搏量成比例且与主动脉的顺应性成负相关，根据这一原理，通过分析动脉波形能够进行连续心排血量监测。常用的动脉压力波形分析系统有脉搏指示连续心排血量监测技术（pulse indicator continuous cardiac output，PiCCO）和FloTrac系统等。

PiCCO实际上联合使用了脉搏波形分析法和跨肺热稀释法，前者用于连续计算心排血量（每搏量×心率），后者用来人工校准心排血量。PiCCO的跨肺热稀释法同肺动脉导管的热稀释法原理一样，只是不需要在肺动脉置管，而是使用一根中心静脉导管和一个安装有热敏电阻的股动脉导管。从中心静脉导管注入一定量的冰盐水，随后位于股动脉的热敏电阻记录到温度的细微变化，从而估算出心排血量。跨肺热稀释法获得的心排血量数据用来校准动脉压力波形分析得到的心排血量，从而可以连续监测心排血量。PiCCO除了心排血量之外，还可以获得全心舒张末容积（global end-diastolic volume，GEDV）、血管外肺水（extravascular lung water，EVLW），以及每搏量变异度（SVV）等指标。

FloTrac系统通过人口统计学资料和波形分析等自动校正血管张力的变化，不需要人工校正，因而可以不用中心静脉置管，动脉置管部位可选择桡动脉等任意位置，只需连接动脉压力监测之后，监护仪根据内置的算法计算出心排血量，数据约每20秒更新一次。FloTrac系统也可以计算出SVV。

SVV是评估机械通气患者容量反应性的良好指标。由于机械通气引起胸压改变，动脉血压在吸气时降低、呼气时增高。SVV是一个呼吸周期内SV的最大值减去SV的最小值，再除以SV的平均值。SVV的正常值＜10%～15%，通常把SVV＜13%作为指导液体治疗的目标。

六、围手术期超声心动图

随着设备和技术的普及推广，经胸超声心动图（transthoracic echocardiography，TTE）和经食管超声心动图（TEE）在诊断和评估围手术期心脏和血流动力学异常方面的作用越来越大。TTE的优点是完全无创，但是有时候获取清晰的图像较为困难，目前广泛应用于重症监护病房等场景。床旁TTE检查（如FAST/FATE方案）可以帮助进行血流动力学诊断，识别围手术期各种常见的心脏病理改变。在手术室环境下，因为消毒铺单使得TTE使用受限，TEE成为更理想的选择，而且食管紧挨着心脏的左房，声窗更好，可以观察到更多心脏的细节。

围手术期超声心动图的作用非常广泛，包括诊断血流动力学不稳定的原因（如心肌缺血、收缩或舒张功能减低、瓣膜功能异常、低血容量、心脏压塞等），估算血流动力学参数（如每搏量、心排血量和心腔内压力），诊断心脏结构性疾病（如瓣膜疾病、心内分流、主动脉疾病），和指导心外科手术等。

常用的心脏超声工作模式有M型、二维、脉冲和连续多普勒，彩色血流多普勒、组织多普勒和三维多普勒等。M型超声的时间分辨率非常高，能够精确定位心动周期内的事件。二维超声最常使用，具有优秀的空间分辨率，帮助诊断心脏的结构和功能异常。多普勒超声主要用于测量心内血流的位置、时间，以及方向和速度。

TEE检查的适应证：①术中出现难以解释的低血压、低血氧、低CO_2分压，且难以纠正者。②血流动力学监测，观察前负荷、心肌收缩功能、心肌舒张功能、后负荷。③循环功能障碍，如休克类型的鉴别诊断。④心源性梗死诊疗决策所需的直接和间接征象。⑤急诊手术胸痛的鉴别诊断，如夹层动脉瘤、肺栓塞、心肌梗死的鉴别。⑥创伤急诊手术麻醉，需要排除心脏和大血管的并发症，如心脏破裂、主动脉横断等。⑦心脏瓣膜功能检查。⑧经胸超声心动图检查显像困难，难以明确各种心脏大血管形态和功能异常。

TEE检查的绝对禁忌证：患者拒绝、活动性上消化道出血、食管梗阻或狭窄、食管占位性病变、食管撕裂和穿孔、食管憩室、食管裂孔疝、先天性食管畸形、食管手术后不久。相对禁忌证：食管静脉曲张、凝血功能障碍、纵隔放疗史、颈椎疾病、咽部脓肿、咽部占位性病变。相对禁忌证需要比较 TEE 检查的收益和风险决定是否行 TEE 监测。

1996 年，美国心脏超声学会（American Society of Echocardiography，ASE）和美国心血管麻醉医师学会（Society of Cardiovascular Anesthesiologists，SCA）指南定义了 20 个 TEE 的标准切面（图 8-12）。2013 年，中国麻醉医师

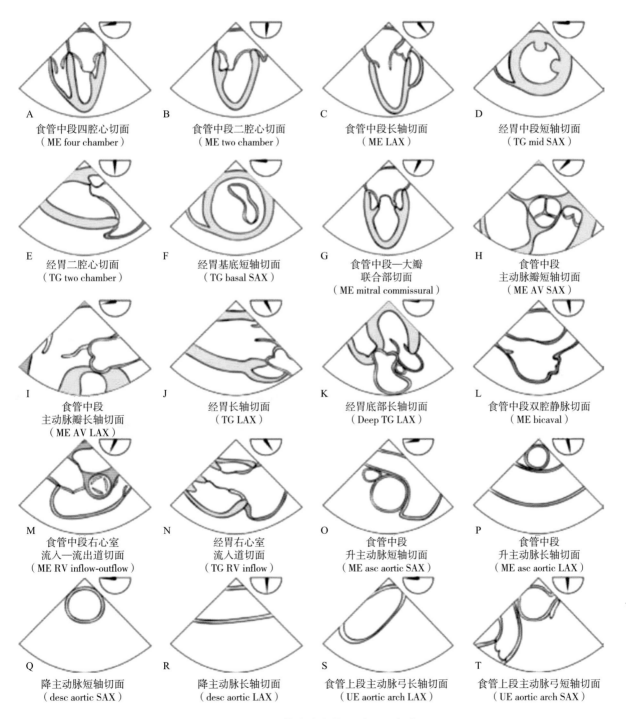

A 食管中段四腔心切面（ME four chamber）

B 食管中段二腔心切面（ME two chamber）

C 食管中段长轴切面（ME LAX）

D 经胃中段短轴切面（TG mid SAX）

E 经胃二腔心切面（TG two chamber）

F 经胃基底短轴切面（TG basal SAX）

G 食管中段—大瓣联合部切面（ME mitral commissural）

H 食管中段主动脉瓣短轴切面（ME AV SAX）

I 食管中段主动脉瓣长轴切面（ME AV LAX）

J 经胃长轴切面（TG LAX）

K 经胃底部长轴切面（Deep TG LAX）

L 食管中段双腔静脉切面（ME bicaval）

M 食管中段右心室流入—流出道切面（ME RV inflow-outflow）

N 经胃右心室流入道切面（TG RV inflow）

O 食管中段升主动脉短轴切面（ME asc aortic SAX）

P 食管中段升主动脉长轴切面（ME asc aortic LAX）

Q 降主动脉短轴切面（desc aortic SAX）

R 降主动脉长轴切面（desc aortic LAX）

S 食管上段主动脉弓长轴切面（UE aortic arch LAX）

T 食管上段主动脉弓短轴切面（UE aortic arch SAX）

图 8-12　ASE/SCA 指南定义的 20 个 TEE 标准切面

术中TEE推广培训协作组提出了适用于麻醉急诊和术中循环监测的TEE-FOCUS的概念，包含6个基本切面，其中有4个关于心脏的基本切面和2个关于大血管的基本切面：①左心室长轴切面。②右心室流入流出道切面。③经胃底心室短轴切面。④食管中段四腔心切面。⑤降主动脉短轴切面。⑥升主动脉长轴切面。

（一）TEE监测容量

评估前负荷最直接的指标是左室舒张末容积（left ventricular end-diastolic volume，LVEDV），TEE检查的经胃底左室短轴舒张末面积，可以用来评估左室舒张末容积。TEE评估左室前负荷比中心静脉压和肺动脉楔压更可靠，并且左室舒张末容积和心排血量之间的相关性也优于肺动脉楔压和心排血量之间的相关性。

（二）TEE监测心室收缩和舒张功能

常用于测量左心室整体功能的指标是左心室射血分数（left ventricular ejection fraction LVEF），LVEF等于左室舒张末容积（LVEDV）和收缩末容积（left ventricular end-systolic volume，LVESV）之差再除以LVEDV所得的百分数。尽管用TEE定量测定心室收缩功能已广泛应用，但术中实施操作烦琐不实用。更多时候医师可以凭经验主观评估左心室充盈和收缩功能。

右心室的几何形状比左心室更加复杂，因而右心室收缩功能的测定比左心室更困难，但是出现严重的右心室功能不全时并不难识别，超声表现有右心室游离壁严重收缩无力或不收缩、右心室扩大和右心室形态由月牙形变为圆形。当合并有肺动脉高压时，室间隔会向左室一侧偏

倚。常用于定量评估右心室收缩功能的指标之一是三尖瓣环收缩期位移（tricuspid annular plane systolic excursion，TAPSE）。TAPSE正常值≥15mm，＜15mm时提示右心室收缩功能障碍（图8-13）。

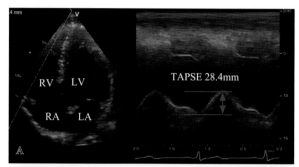

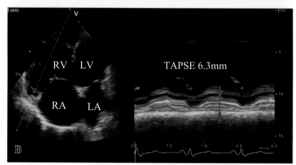

图8-13　正常情况及右心室收缩功能障碍时TAPSE表现

注：A.TAPSE正常；B.右心收缩功能下降时TAPSE减低。

约1/3的症状性心力衰竭患者心室收缩功能正常，这类心力衰竭是由于心室舒张功能不全引起，TEE是评价心室舒张功能的理想工具。使用多普勒测量流经二尖瓣的舒张期正常血流频谱一般包括两个成分：一是心室舒张产生的早期高速成分（E波）和心房收缩产生的后期低速成分（A波）。正常情况下，E波速度为60～80cm/s，A波速度为40～60cm/s，E波大于A波。通过二尖瓣和肺静脉的血流频谱相结合可诊断舒张功能不全的三种情况（图8-14）。严重程度最小的

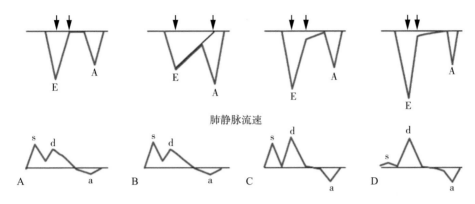

图8-14　二尖瓣口和肺静脉血流频谱
注：A.正常；B.受损；C.假性正常；D.限制性左室舒张功能。

为"舒张受损"，其特点为E波速度降低，减速时间（E波下降支的斜率）下降和A波速度的增加超过E波，从而使E/A＜1。此时左心房压仍正常，因此肺静脉流量图保持不变：S波大于D波。第二种是较重度的舒张功能不全，称为"假性正常"，其特点是因为左心房压升高E/A恢复正常，但出现异常的肺静脉血流频谱：D波大于S波。确定二尖瓣血流频谱是正常还是假性正常的一个简单方法是通过Valsalva动作减少回心血量，从而在短时间内降低左房压，如果舒张功能为假性正常，A波将大于E波，E/A＜1。如果舒张功能正常，E波和A波同时都降低，E/A仍然大于1。第三种最重度的舒张功能不全称为"限制性舒张功能不全"，其特点为E波的速度很快、减速时间短和A波速度低。在限制性舒张功能不全中，左心房压非常高，导致肺静脉的S波很小，D波较大。这一类的患者不管心室收缩功能如何，充血性心力衰竭的症状都很明显，通常预后较差。

（三）TEE监测围手术期心肌缺血

在心肌缺血发生后的数秒钟内受影响的心肌节段收缩功能就会出现异常，并且能够被TEE发现，TEE监测围手术期心肌缺血在时间上优于心电监测上的ST段改变。根据冠脉分支和心肌节段的对应关系，可以通过出现节段性室壁运动异常（segmental wall motion abnormality，SWMA）的心肌节段，诊断相应的冠脉分支血管出现病变（图8-15）。TEE监测心肌缺血也有一定的局限性，如束支传导阻滞或心室起搏致收缩不协调时，左心室各个室壁收缩运动不同步，此时较难判断是否出现SWMA。

（四）TEE测量心内压力

使用多普勒超声测量心内血流速度并应用伯努利方程（$p = 4v^2$）可以计算出不同心腔之间的压差。最常用到的技术是通过测量三尖瓣反流的流速来估测肺动脉收缩压（SPAP）。用连续波多普勒（continuous wave Doppler，CWD）测量收缩期三尖瓣反流的峰值流速V_{TR}，则右心室和右心房之间的压差为$4V_{TR}^2$，此压差再加上右心房压力（即中心静脉压CVP），就是右心室的收缩压。如果没有肺动脉狭窄，右心室的收缩压等于肺动脉收缩压，即SPAP＝CVP+$4V_{TR}^2$。

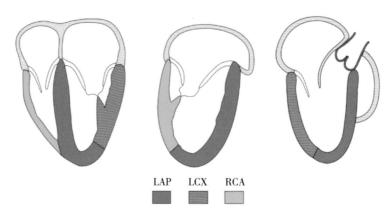

图 8-15　心肌节段和冠脉分支分布的对应关系

注：LAD.前降支；LCX.回旋支；RCA.右冠状动脉。

LAP　LCX　RCA

（五）TEE 测量心排血量

超声也可用来估算每搏量和心排血量（图 8-16）。假设每次心脏收缩通过左室流出道排出的血流为一段圆柱体，圆柱体的底面积可以通过测量左室流出道直径计算出来：面积＝π×$(D/2)^2$＝0.785×D^2。然后使用脉冲波多普勒（pulsed wave Doppler，PWD）或 CWD 测量左室流出道的血流频谱，通过超声描计速度时间积分（velocity time integral，VTI）来确定血流流经的距离，也就是假定的圆柱体高度。

每搏量（SV）＝面积×高度＝0.785×D2×VTI

心排血量（CO）＝SV×心率（HR）

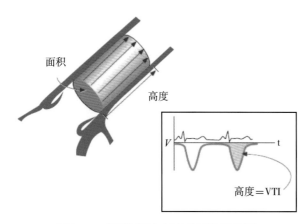

面积

高度

V　　　　　　　t

高度=VTI

图 8-16　超声测量每搏量的原理示意图

（六）TEE 在危及生命低血压期间的应用

围手术期低血压常由于心排血量不足或体循环阻力极度低下造成。TEE 非常适合用于鉴别诊断围手术期低血压的原因，TEE 定性评估心室充盈状态和收缩功能可以指导输液治疗、强心药和升压药的使用。有经验的操作者能够使用 TEE 区分严重心室功能不全、低血容量、心脏压塞、左室流出道梗阻、大量气栓和其他危及生命的引起低血压的原因。严重左心收缩功能衰竭时，心室充盈增加，收缩运动减低，而体循环阻力低下时的心室充盈通常是正常的或轻度降低，射血分数显著增加。严重的低血容量时，心室充盈显著降低的同时射血分数通常也显著增加。引起患者血流动力学不稳定的另外两个重要的可能诊断为心脏压塞和左室流出道动态梗阻。心包积液，特别是急性心包积液时，即使少量的液体也可能对心脏产生明显的压迫，使得心腔充盈受限，心排血量显著降低。左室流出道动态梗阻可在左心室向心性肥厚和相对低血容量的患者中观察到。肥厚的左室心肌自堵了来自左心室的射血，导致低心排血量和严重的二尖瓣偏心性反流。

七、嗜铬细胞瘤手术的血流动力学管理

（一）血流动力学监测

与其他全身麻醉手术一样，嗜铬细胞瘤手术期间同样需进行美国麻醉医师学会（American Society of Anesthesiologists，ASA）推荐的标准监测，包括血压、心电图、脉搏氧饱和度、呼气末二氧化碳及体温。

嗜铬细胞瘤手术伴随着血流动力学剧烈波动的风险，有创动脉血压监测可即时监测患者血压变化，以更迅速地依据血压变化指导术中血管活性药物的应用，同时，动脉置管也便于术中抽血，测量血气、血糖等指标。因此，建议对于所有嗜铬细胞瘤手术患者均应进行有创动脉血压监测。此外，由于嗜铬细胞瘤患者，尤其是控制不佳的嗜铬细胞瘤患者在全麻诱导及气管插管期间即可能出现较大的血流动力学波动，因此建议在进行全麻诱导前完成动脉置管。

中心静脉置管可以在术中进行快速补液；从该通路泵注血管活性药物，可以使药物迅速进入体内，发挥相应作用；同时该通路还可以用来在结扎瘤体静脉后补充去甲肾上腺素。因此，建议在进行嗜铬细胞瘤手术时，对所有患者均进行中心静脉穿刺置管，监测中心静脉压（CVP），并将其作为术中主要血管活性药物的给药通路。

肿瘤切除前血液中大量儿茶酚胺会导致患者血管持续收缩和低有效循环血量。而左右心室充盈压可能并不相同，尤其在术中刺激瘤体、结扎瘤体静脉及快速补液、应用血管活性药物时，这一差异可能更加明显，此时CVP可能无法准确地

反映左心室前负荷。此外，部分嗜铬细胞瘤患者心功能储备较差，合并基础心脏疾病、肺动脉高压、充血性心力衰竭或可疑儿茶酚胺性心肌病。对于这些患者，有条件的医疗机构可考虑进行术中置入经食管超声心动图（TEE）探头，进行TEE监测；或置入肺动脉导管，监测肺动脉压及肺动脉楔压（PAWP），用以评估患者术中容量状态及心室收缩功能。前者能够即时监测术中心室前负荷、心肌收缩功能、瓣膜功能，并有助于及时发现心室肌运动异常，早期诊断心肌缺血；后者可即时监测左室前负荷及心排血量（CO）。但TEE与肺动脉导管无需作为嗜铬细胞瘤麻醉监测的常规项目。

为了解术中出入量，对于嗜铬细胞瘤手术患者，均建议置入导尿管，并监测尿量变化。

（二）术中血流动力学调控

1. 麻醉诱导

（1）为了防止直视喉镜下引起的血流动力学波动，必须保证足够的麻醉深度才能进行气管操作。

（2）气管插管操作前肌肉松弛药充分起效极为重要。

（3）使用阿片类药物抑制插管反射是麻醉诱导中很重要的一方面。

（4）在有足够麻醉深度的前提下，此类患者仍可能因为正压通气挤压肿瘤导致儿茶酚胺释放等原因，在诱导期间发生血流动力学波动，可选择短效的血管活性药物控制血压和心率。

2. 外科手术相关操作引起的血流动力学变化

（1）手术体位：此类患者在体位改变时可

挤压肿瘤，导致儿茶酚胺释放，引起血流动力学波动，可选择短效的血管活性药物控制血压和心率。

（2）手术切皮：切皮前需确保患者具备足够的麻醉深度。

（3）气腹：如行腹腔镜手术，气腹导致的腹压增高可压迫肿瘤，引起儿茶酚胺释放，从而发生血流动力学改变，需给予血管活性药物纠正，具体选择及用法见表8-1。

（4）肿瘤探查：手术医师对肿瘤的操作等机械刺激会导致血浆中去甲肾上腺素和肾上腺素的急剧升高，引起血流动力学的极度不稳定，如高血压、严重心动过速或心动过缓、快速性心律失常、心排血量的急剧下降，左室收缩和舒张功能失代偿等。如进行术中TEE监测，还可以发现因心肌缺血导致的室壁运动异常。此时需使用血管活性药物以维持血流动力学稳定，具体选择及用法见表8-1。

（5）肿瘤切除后：肿瘤静脉结扎后，血浆中的儿茶酚胺释放突然中止，术前血容量欠缺、手术出血及麻醉药引起的血管扩张均会引起持续的低血压状态。麻醉医师需密切关注手术进程，在此之前需尽可能保证患者有足够的循环血容量，并及时减少或停止使用扩血管药物。如果患者术中持续低血压，可以使用血管活性药，以维持血流动力学稳定。

（三）术中液体治疗

嗜铬细胞瘤手术术中补液问题一直没有标准的指南进行指导。在术前扩血管及充分补液后，有条件的情况下建议进行术中目标导向的液体治疗，在监测血流动力学的同时对补液进行指导。传统术中监测的方法包括肺动脉导管、PiCCO、经食管超声心动图（TEE）等。目前也可以选择基于有创动脉压的容量监测方法，包括FloTrac/Vigileo监测及LIDCO监测。通过对前负荷（SVV）、心肌收缩力（CO）及后负荷（SVR）的综合分析，来指导液体治疗及维持血流动力学的平稳。如不具备以上条件，可进行补液实验，根据血压及CVP等监测指标的反应来决定下一步补液方案。

第四节　特殊人群的肾上腺疾病围手术期麻醉管理

一、肾上腺功能减低

术前患者管理重点：围手术期给予外源性皮质类固醇激素补充，及时的支持治疗和对症治疗。围手术期内应经常监测血糖和血电解质浓度。

当患者使用≥20mg泼尼松（或等效其他激素）≥5天时，或当患者提示有肾上腺功能减低时（低钠血症、高钾血症、低血压、嗜酸性粒细胞增多），考虑患者会出现围手术期肾上腺功能抑制，将他们列为肾上腺功能减低的高危患者。即使术前皮质功能正常，术中一旦出现持续低血压或不明原因的低血压，要考虑到肿瘤切除后对侧肾上腺皮质功能相对不足而致危象发生。

在麻醉期间和围手术期，肾上腺危象的主要特征是低血压，对液体或血管升压药治疗反应不佳。血管收缩张力的进行性丧失和α-受体对去甲肾上腺素的反应受损，如果不迅速纠正可导致休克，甚至可能会致命。手术应激是下丘脑－垂体－肾上腺轴（HPAA）激活的诱因之一，手术的侵袭性决定了反应的程度，需根据手术类型和大小补充激素。

肾上腺功能减低症患者的围手术期糖皮质激素应用见表8-5。

二、儿童患者围手术期麻醉管理

儿童肾上腺肿瘤可能因激素异常分泌或皮质功能减退而致各器官系统功能紊乱甚至衰竭，因此儿童肾上腺肿瘤手术的麻醉需要完善的术前准备、严密的术中监测和正确的麻醉处理。首先明确肿瘤是皮质肿瘤还是嗜铬细胞瘤，以及皮质肿瘤患儿的皮质功能状况。皮质功能减退患儿按上文进行围手术期糖皮质激素补充（表8-5）。

肾上腺位于后腹膜较深的部位，选择全身麻醉安全，也利于术野暴露和手术的操作。全身麻醉联合硬膜外阻滞麻醉利用阻滞麻醉的优点，减少手术创伤的刺激，减少全麻用药量，对嗜铬细胞瘤患儿起到控制性降压、容量贮备作用。对于嗜铬细胞瘤患儿，持续动脉压的监测极为重要，尤其术中探查、操作挤压及肿瘤血管结扎后血压波动起伏很大，动态监测血流动力学变化，及时调整好血管活性药物的应用，尽可能保持麻醉的平稳。肾上腺肿瘤位置深，周围有重要血管和脏器，且儿童全身血容量少，术中对失血的耐受性较差，术前需建立能快速补液的外周静脉通路，甚至建立中心静脉通路，保证术中输血输液的进行。

（一）儿童嗜铬细胞瘤

嗜铬细胞瘤/副神经节瘤的发病率估计为每年0.3例/100万人，其中约20%的病例在儿童

表8-5　肾上腺功能减低症患者围手术期糖皮质激素的应用

手术细节		推荐
全麻大手术（成人）	即将麻醉诱导前，快速给予氢化可的松100mg静脉注射，然后持续输注氢化可的松200mg/d（或者每6小时予氢化可的松50mg，静脉注射或肌内注射）	次日，给药剂量为患者平常替代治疗剂量的3～4倍，如果临床稳定，可口服；如果临床不稳定，则以恒定速率静脉输注，或分4次静脉注射、每6小时1次。若患者有明显低血压或电解质异常，可给予额外剂量的氢化可的松
全麻大手术（儿童）	即将麻醉诱导前，可按体表面积计算，快速给予氢化可的松50mg/m^{2}静脉注射，然后持续输注氢化可的松50～100mg/（m^2·d），或分次给药、每6小时1次	应激剂量给药通常持续至患者可耐受口服、无发热且血流动力学稳定。调整用法用量的时机取决于外科手术的性质和预期的恢复时间
轻至中度手术应激（成人）	氢化可的松25～75mg/d	如果患者在手术后住院，则在初始静脉给药后，应以恒定速率24小时给予相同剂量，或将相同剂量分为4次在24小时内给予。氢化可的松的应激剂量可根据临床改善的速度快速减量，通常在1～2天内减至生理替代治疗剂量
轻至中度手术应激（儿童）	氢化可的松50mg/m^{2}肌内注射，或平常替代治疗剂量的2～3倍	

注：1.儿童给药方案中的氢化可的松剂量50mg/m^2，可采用以下简化的基于年龄或体重的给药方案：①0～3岁或体重0～10kg，氢化可的松25mg，静脉给药。②3～12岁或体重11～20kg，氢化可的松50mg，静脉给药。③12岁及以上或体重>20kg，氢化可的松100mg，静脉给药。2.小手术：局部麻醉下进行，或在手术持续时间短于1小时的手术。3.中手术：包括大多数血管外科手术或骨科手术。4.大手术：持续时间较长的手术，如食管切除术或使用心肺转流的手术。

期确诊。高血压儿童中，经手术证实的嗜铬细胞瘤或儿茶酚胺分泌型副神经节瘤的发生率为 0.8%～1.7%。儿童和成人儿茶酚胺分泌瘤大约 80% 为嗜铬细胞瘤，20% 为副神经节瘤。与成人相比，儿童患者中具有以下特征的病例占比均高于成人：肾上腺外、家族性、多发性（包含双侧肾上腺肿瘤）、转移性和复发性。儿童中这些肿瘤多达一半为恶性；初始诊断时可能已发生转移，也可能在多年后才出现转移。患者需要终生监测是否复发和转移。

儿童嗜铬细胞瘤最常见的症状和体征为高血压、阵发性大汗、心动过速或心悸、头痛、腹痛或腹部膨隆或背痛（由肿瘤占位效应引起）。其他较少出现的症状和体征包括惊恐发作或其他精神障碍、直立性低血压（反映血容量低）、苍白、便秘、视物模糊、视盘水肿、体重减轻、多尿、烦渴、血尿和扩张型心肌病。值得注意的是，嗜铬细胞瘤和副神经节瘤患儿相比一般人群更常出现注意缺陷多动障碍（attention deficit and hyperactive disorder，ADHD）。对于有高血压和 ADHD 症状的患儿，需进行评估来排除嗜铬细胞瘤或副神经节瘤后，方可使用兴奋剂治疗，因为这些药物可能加重高血压危象。

儿童嗜铬细胞瘤最好是在具有丰富经验的中心由多学科团队协作治疗。多学科团队成员通常包括具有罕见肿瘤相关专业知识的儿科医师和内科医师、内分泌外科医师、放射科医师、遗传学医师和麻醉科医师。手术切除是一线治疗方法。推荐对所有患者在手术前进行药物治疗，以降低儿茶酚胺释放导致围手术期并发症的风险。在未做药物准备的情况下进行手术可能会引发高血压危象或恶性心律失常。

目前没有公认的儿童嗜铬细胞瘤术前准备方法，但一种常见的方法是首先进行 α 受体阻滞，必要时再进行 β 受体阻滞。

1. α 受体阻滞剂　在临床实践中，如果没有心肺功能方面的禁忌证，通常用酚苄明（盐酸酚苄明）进行 α 受体阻滞。儿童使用酚苄明的起始剂量为 $0.25～1.0mg/(kg \cdot d)$ 或一次 10mg、每天 1 次；每隔几天增加 1 次剂量，直到患者的症状和血压得到控制。由于酚苄明费用较高，一些临床医师可能会使用选择性 α_1 受体阻滞剂（如多沙唑嗪、特拉唑嗪或哌唑嗪）。一般在术前 7～14 天开始应用 α 受体阻滞剂。治疗目标包括缓解阵发性症状、使收缩压处于相应年龄正常范围的低值。由于儿茶酚胺可引起容量降低及 α- 受体阻滞可导致直立性低血压，所以在给予 α 受体阻滞剂的第 2～3 天，应鼓励患者开始高钠饮食，扩张血管内容量，这在存在心力衰竭或肾功能不全的患者中可能是禁忌。

2. β 受体阻滞剂　在达到充分的 α 受体阻滞后（通常在术前 2～3 天），若需要通过 β 受体阻滞来控制心动过速，则开始该治疗。绝不应首先启用 β 受体阻滞剂，因为舒张外周血管的 β 受体受到阻滞而 α 受体兴奋不受阻滞，血压有可能进一步升高。如果患者有哮喘或心力衰竭，则临床医师应谨慎使用这类药物。慢性儿茶酚胺过量可引起心肌病，在开始应用 β 受体阻滞剂后可能变得明显，导致急性肺水肿。因此，应以小剂量谨慎使用 β 受体阻滞剂，然后根据需要增加剂量以控制心动过速。

3. 甲酪氨酸（α-甲基–对-酪氨酸）　通过阻断酪氨酸羟化酶抑制儿茶酚胺的合成。只有在其他药物无效，预计会行重大肿瘤操作，或不耐受、存在心肺问题而不能应用α、β受体联合阻滞方案治疗的患者中，才可谨慎使用甲酪氨酸。儿童使用甲酪氨酸的起始剂量为125mg，每天1次或2次，根据需要或根据分馏甲氧肾上腺素和儿茶酚胺的目标下降值增加剂量。甲酪氨酸的使用也因其费用较高而受到限制。

（二）儿童腹腔镜手术特点及术中注意事项

随着腹腔镜技术的进展，以及儿童腹腔镜器械的不断改进，越来越多的儿童肾上腺肿瘤患者采用腹腔镜切除肿瘤。基于儿童解剖生理特点及儿童腹腔镜手术的特点，儿童腹腔镜手术的麻醉已成为麻醉医师所面临的一个重要课题。

儿童肝、脾偏低，膀胱偏高，而后腹壁与前腹壁之间的距离小，插入气腹针和Trocar时要加倍小心，避免意外损伤。

新生儿心排血量为成人的2～3倍，由于其心肌收缩性组织较少，而纤维结缔组织较多，故心室顺应性较差、每搏量小，只有靠增加心率来增加心排血量，心率过慢可引起严重低血压。在一些儿童腔镜手术患者中，腹壁扩张会导致显著的迷走神经张力增加，并伴有心动过缓，需密切监测，及时干预。

儿童腹壁薄，只要肌肉松弛满意，较低的气腹压力（6～10mmHg）就可以使腹腔隆起。儿童腹腔容积小，对于2～12岁的平均身高儿

童，我们通常使用2～4L/min的CO_2流速建立气腹，然后根据需要进行调整。低流速对婴儿来说更为重要，尤其是有心脏病的婴儿。对于这些患者，较高的流速可能会导致意外的高充气压力。儿童以腹式呼吸为主，血压低，术中CO_2气腹压力不宜超过15mmHg，婴幼儿应在10mmHg以下。新生儿及4个月以下的婴幼儿如果气腹压力超过15mmHg，会因为腔静脉受压、左心室的收缩性和顺应性严重受损等原因，导致心排血量明显下降。当腹压增加时，胚胎时期残留的腹腔、胸腔和心包腔之间潜在的通道会被开放，气体可以通过横膈膜的缺损或主动脉的薄弱点及食管裂孔进入胸腔，造成纵隔气肿、单侧或双侧气胸，以及心包气肿，导致呼吸和循环障碍。术中需密切关注呼吸、循环参数的变化，并及时鉴别处理。

儿童腹壁薄，切口处易漏气，对漏气切口要及时处理，否则，过快的气体循环会带走患儿的热量，导致低体温并发症。腹腔镜手术保持在一个密闭的空间，体温随着CO_2气腹时间的延长会略有上升，钠石灰中吸收呼出的CO_2也有轻度的产热作用，同时术者使用腹腔镜热光源的操作影响，以及儿童的体温中枢发育调节不完善，会使体温有所升高。术中需密切监测患儿体温变化，及时干预处理。

儿童毛细血管和腹膜之间的距离较短，以及腹膜的吸收面积相对于体重的增加，较成人更容易通过腹膜吸收二氧化碳，因此，高碳酸血症更可能发生在儿童腹腔镜手术中，术中应及时调整呼吸参数以免发生严重高碳酸血症。

215

三、妊娠期患者围手术期麻醉管理

肾细胞癌是最常见的妊娠期泌尿系统癌症，其次是膀胱癌和肾上腺肿瘤，尤其需要关注的是妊娠期嗜铬细胞瘤。腰痛、血尿、高血压、体重增加和高血糖是常见妊娠相关疾病的症状；然而，它们也可能由潜在的泌尿系统恶性肿瘤引起。妊娠期肾上腺肿瘤可表现为偶发瘤、嗜铬细胞瘤或功能性皮质腺瘤。根据肾上腺肿瘤的类型、患者诊断肾上腺肿物时孕周的不同，治疗策略有所差异（表8-6）。如需在妊娠期行肾上腺手术治疗，最佳手术时机是妊娠中期的早期。2016年，美国FDA发布警告：对妊娠晚期女性和3岁以下儿童应用麻醉药和镇静药存在对发育中的大脑有不良影响的潜在风险，特别是重复暴露或手术持续3小时以上时。对于耗时3小时以上且需麻醉的手术，美国FDA推荐医护人员与孕妇讨论手术的利弊及恰当的手术时机。

在妊娠期24～34周时，于术前24～48小时给予1个疗程产前糖皮质激素，能降低早产时的新生儿围产期并发症发生率/死亡率。该决策取决于手术是否紧急，以及经产科医师评估患者的基础疾病或计划的手术是否会增加早产风险。

术中应调整机械通气，以维持妊娠期正常的生理性慢性呼吸性碱中毒。由于通气/灌注匹配的改善，相比非妊娠患者，孕妇的呼气末二氧化碳分压（partial pressure of end-tidal carbon dioxide，$ETCO_2$）能更准确地反映动脉血二氧化碳分压（arterial partial pressure of carbon dioxide，$PaCO_2$）。在妊娠后半阶段，机械通气期间，$ETCO_2$的目标值应为30～32mmHg。CO_2相对容易穿过胎盘，因此母亲CO_2水平较高可导致胎儿酸中毒和心肌抑制。通过避免母亲低血压、低氧血症、高碳酸血症或低碳酸血症，尽量不影响胎儿稳态。过度通气伴母体二氧化碳分压极低和严重呼吸性碱中毒（$PaCO_2 < 23$mmHg，pH > 7.5），可损害子宫血流和胎儿氧合。

妊娠女性进行非产科手术的一般抗凝治疗原则：手术时长很可能>45分钟时，建议使用低分子量肝素；而时间较短的手术可选择机械性血栓预防措施。

目前已广泛研究了行剖宫产女性的妊娠期血压目标和血管升压药使用情况；其生理参数目标也适用于妊娠期进行其他类型手术的女性。通

表8-6 妊娠期间肾上腺肿瘤的治疗策略推荐

临床诊断	治疗方案		
	妊娠早期	妊娠中期	妊娠晚期
偶发瘤（无功能，<3cm）	密切监测，分娩后重新评估	密切监测，分娩后重新评估	密切监测，分娩后重新评估
嗜铬细胞瘤、原发性醛固酮增多症、库欣综合征患者的肾上腺占位（非增生）	内科治疗	肾上腺手术治疗	内科治疗 分娩时或分娩后行肾上腺手术治疗
肾上腺皮质癌（占位大，可能有坏死，功能性或无功能性）	终止妊娠，立即行肾上腺手术治疗	终止妊娠，立即行肾上腺手术治疗	个体化治疗决策

常推荐将收缩压维持在≥100mmHg或≥基线的80%。在血压下降超过基线的20%，伴有恶心、呕吐或头晕目眩症状的清醒患者，或胎儿出现窘迫征象但没有其他可识别的原因时，推荐使用血管升压药。

如果发生胎儿心动过缓、心动过速或反复减速，进行调整以优化子宫胎盘供氧和血流可能有益：子宫左移、升高母体血压、优化氧合，以及维持动脉血二氧化碳分压正常。

孕妇对麻醉药物的敏感性可能高于非妊娠患者。例如，挥发性麻醉药的最低肺泡有效浓度在妊娠期降低。我们通常不会对孕妇改变麻醉药的选择或剂量，但会尽量监测并逐步调整至麻醉起效，如使用肌松监测仪、脑电双频指数（bispectral index，BIS）等监测指导术中药物的使用。

应避免使用非甾体抗炎药，特别是妊娠32周后的患者，因为用药时间超过48小时可导致胎儿动脉导管过早闭合。药理模拟研究显示，舒更葡糖可结合孕激素（子宫内膜蜕膜化和妊娠初期的子宫增长，以及妊娠后期维持子宫肌层静止和宫颈结构完整性都需要孕激素），从而降低游离孕激素水平。美国产科麻醉和围产学学会推荐妊娠期需避免常规使用舒更葡糖，并用其他拮抗剂代替。氧化亚氮可抑制甲硫氨酸合成酶并破坏DNA生成，在有合理替代药物的情况下，在妊娠早期应避免使用。

所有孕妇均需在术前和术后记录胎心率。在某些情况下，手术期间也可能需间断或持续地监测胎心率。手术后不久全麻药的抗宫缩作用逐渐消失，最有可能发生宫缩，需密切监测。

（一）妊娠期嗜铬细胞瘤患者围手术期麻醉管理

在妊娠期，嗜铬细胞瘤的发生更为罕见，据估计在54 000例妊娠中有1例。产前诊断非常重要，未诊断及未经治疗的产妇和胎儿死亡率高达40%～50%。而适当的治疗后，孕产妇死亡率下降到＜5%，胎儿死亡率为＜15%。妊娠期嗜铬细胞瘤可能很难与子痫前期鉴别，因为这两种疾病都会出现高血压和头痛。有助于鉴别的嗜铬细胞瘤症状包括全身出汗、心悸、震颤、苍白、呼吸困难、全身无力和惊恐发作样症状。部分嗜铬细胞瘤女性患者还会出现血糖升高（空腹血糖受损、显性2型糖尿病）。妊娠期仰卧位可能使子宫压迫肿瘤，导致仰卧位高血压而坐位或站立位血压正常的反常情况。

与非妊娠女性一样，诊断通常根据24小时尿分馏甲氧肾上腺素类物质和儿茶酚胺，以及血浆分馏甲氧肾上腺素类物质的检查结果来做出。妊娠女性的影像学检查首选不用钆增强的MRI。激发试验和[123]I-MIBG闪烁成像在妊娠期使用不安全。当肿瘤在妊娠的前24周被诊断时，应在药物准备10～14天后，行肾上腺肿瘤切除术。

妊娠期嗜铬细胞瘤的最佳内科治疗暂未明确。目前认为，应当以α受体阻滞剂（通常为酚苄明）开始内科治疗，如有必要，之后再给予β受体阻滞剂。酚苄明可以通过胎盘，并且已有其导致围生期抑郁和一过性低血压的报道。然而，一般认为酚苄明对胎儿是安全的。

镁剂是一种血管扩张药，可抑制肾上腺髓质

释放儿茶酚胺、阻滞α受体，并且是一种钙通道阻滞剂。此外，镁剂还是一种抗心律失常药，具有心肌膜稳定作用。理论上，对于不耐受β受体阻滞剂，且发生了嗜铬细胞瘤相关性心律失常的患者，镁剂可能是有用的。在进行嗜铬细胞瘤切除时，不会常规给予镁剂，而是将其仅用于血压控制尤其困难的患者。但镁剂的安全性较好，因此对于接受嗜铬细胞瘤切除术的孕妇，可用作术中管理的一线抗高血压药物。镁剂可以以单次快速给药的形式和输注的形式用于嗜铬细胞瘤切除期间的血压稳定。在麻醉诱导和气管内插管后，通常先单次静脉给予硫酸镁 $2 \sim 4g$，20分钟完成，然后以 $1 \sim 2g/h$ 的剂量进行静脉输注，并根据血浆浓度对输注进行调整。一旦结扎了肿瘤的静脉回流血管或切除了肿瘤，就停止输注。由于镁会增强肌松药的效果，故肌松的给药和逆转应在外周神经刺激器的引导下进行。

硝普钠可能导致胎儿氰化物中毒，但输注量 $<1mg/(kg \cdot min)$ 应该是安全的。妊娠期经常使用的镇吐药物，如甲氧氯普胺，也应避免使用，以免增加肿瘤释放儿茶酚胺，甚至导致嗜铬细胞瘤危象。

胎儿风险主要取决于儿茶酚胺对子宫胎盘的血管收缩作用，可能导致胎盘早剥和宫内缺氧，从而给胎儿带来严重风险。子宫的增大、胎儿的运动、子宫收缩和腹部触诊、平躺都可能增加儿茶酚胺的释放。

（二）妊娠期腹腔镜手术术中注意事项

一旦确定需进行手术，手术方法（开腹手术 vs 腹腔镜手术）取决于外科医师的技能及能否利用到恰当的工作人员和设备。腹腔镜手术与开腹手术相比，术中通常更少进行子宫操作。在腹腔镜手术过程中，母亲的多项生理改变都会影响胎儿。气腹时由于机体吸收 CO_2，母体的血流动力学、动脉血氧合和酸碱平衡会发生改变。子宫胎盘血管受到压迫会减少子宫血流，而横膈的被迫上抬又进一步减少了母体肺残气量和功能残气量。血流动力学改变包括心脏指数下降，以及平均动脉压和体循环阻力增加。血流动力学不稳定是使用腹腔镜的一项禁忌证。

尽管需要足够的气腹压力以充分显示术野，但考虑到腹腔内 CO_2 压力升高可能对妊娠患者的血流动力学和呼吸生理产生不良影响，必须要维持低压状态。应保持气腹压力介于 $8 \sim 12mmHg$，不能超过 15mmHg。

四、肾上腺肿瘤相关遗传综合征患者围手术期麻醉管理

有几种家族性疾病与肾上腺嗜铬细胞瘤有关，它们都是常染色体显性遗传疾病，包括 von Hippel-Lindau（VHL）综合征、多发性内分泌腺瘤病2型（multiple endocrine neoplasia type 2，MEN2），少数情况下还包括1型神经纤维瘤病（neurofibromatosis type 1，NF1）。

（一）von Hippel-Lindau（VHL）综合征

$10\% \sim 20\%$ 的VHL综合征患者有嗜铬细胞瘤/副神经节瘤。血管母细胞瘤是与VHL综合征相关的最常见病变，累及 $60\% \sim 84\%$ 的患者，通常发生于小脑、脊髓或视网膜。血管母细胞瘤是边界清楚、富含毛细血管的良性肿瘤，不发生局

部侵犯或转移。然而，由于血管母细胞瘤自身或病变周围囊肿形成，使邻近结构受压及发生出血，患者可出现症状。行嗜铬细胞瘤切除术的VHL综合征患者，如合并有血管母细胞瘤，需警惕术中血压升高导致的重要部位血管母细胞瘤出血。

（二）多发性内分泌腺瘤病2型

约50%的MEN2患者存在嗜铬细胞瘤。行嗜铬细胞瘤切除术的MEN2患者，术前需检测血清钙水平，以排查甲状旁腺功能亢进症，确诊甲状旁腺功能亢进症后，需密切关注及干预，以维持围手术期电解质平衡。

（三）1型神经纤维瘤病

约3%的疾病相关NF1致病性变异患者出现儿茶酚胺分泌瘤，可能是肾上腺嗜铬细胞瘤或腹部副神经节瘤。在同时有胃肠道间质瘤的患者中，嗜铬细胞瘤/副神经节瘤的发生率大大增加。NF1患者常合并骨骼异常，10%～25%的NF1患者会发生脊柱侧弯，脊柱侧弯常在6～10岁或青春期早期变得明显，NF1患儿的脊柱侧弯最常累及胸椎，围手术期需注意评估是否影响肺部发育。NF1患者的骨密度比同龄一般人群对照者更低。骨密度下降的严重程度不一，轻则骨质减少，重则达骨质疏松程度，警惕围手术期体位摆放等过程中发生骨折。NF1患者的先天性心脏病（congenital heart disease，CHD）发病率增加。一项研究纳入493例接受基因分型的NF1患者，结果发现62例（12.6%）患者存在某种形式的CHD。最常见的是肺动脉口狭窄（21例），其次是二尖瓣异常（20例）和间隔缺损（10例）。

其他一些CHD较少见，包括法洛四联症和心室壁增厚，围手术期需排查心脏超声。NF1患者偶尔可能因纵隔神经纤维瘤或恶性外周神经鞘瘤（malignant peripheral nerve sheath tumor，MPNST）转移至心肺而导致心血管问题或气道损害。肺高压、肺动脉狭窄、间质性肺疾病和大疱性肺疾病也已有报道，这些表现更常见于成人，但影像学表现可见于儿童。其他血管病变可能导致主要血管（包括颈内动脉）狭窄，从而引起烟雾病。偶尔可发生动脉夹层，有时会导致危及生命的出血。NF1患者肺部并发症包括神经纤维瘤、囊肿、肺气肿改变及纤维化，术前需要进行相关评估。

参考文献

[1] 陈嗣星，王玲珑. 肾上腺外科发展简史 [J]. 中华医史杂志，2002，32（1）：15-17.

[2] 围手术期经食道超声心动图监测专家共识工作组，刘进，宋海波. 围手术期经食管超声心动图监测操作专家共识（2020）[J]. 中华麻醉学杂志，2020，40（12）：1409-1417.

[3] PAPADAKIS M, MANIOS A, SCHORETSANITIS G, et al. Landmarks in the history of adrenal surgery [J]. Hormones (Athens), 2016, 15 (1)：136-141.

[4] FANG F, DING L, HE Q, et al. Preoperative Management of Pheochromocytoma and Paraganglioma [J]. Front Endocrinol (Lausanne), 2020, 11: 586-795.

[5] DOMI R, SULA H, KACI M, et al. Anesthetic

considerations on adrenal gland surgery [J]. J Clin Med Res, 2015, 7 (1) : 1-7.

[6] CHREINER F, ANAND G, BEUSCHLEIN F. Perioperative Management of Endocrine Active Adrenal Tumors [J]. Exp Clin Endocrinol Diabetes, 2019, 127 (2-3) : 137-146.

[7] NEUMANN HPH, YOUNG WF, ENG Ch. Pheochromocytoma and Paraganglioma [J]. N Engl J Med, 2019, 381: 552.

[8] NARANJO J, DODD S, MARTIN YN. Perioperative Management of Pheochromocytoma [J]. J Cardiothorac Vasc Anesth, 2017, 31 (4) : 14-27.

[9] MAMILLA D, ARAQUE KA, BROFFERIO A, et al. Postoperative Management in Patients with Pheochromocytoma and Paraganglioma [J]. Cancers (Basel), 2019, 11 (7) : 936.

[10] YOUND WF. Diagnosis and treatment of primary aldosteronism: practical clinical perspectives [J]. J Intern Med, 2019, 285 (2) : 126-148.

[11] NIEMAN LK. Hypertension and Cardiovascular Mortality in Patients with Cushing Syndrome [J]. Endocrinol Metab Clin North Am, 2019, 48 (4) : 717-725.

[12] AI-SALAMEH A, CADIOT G, CALENDER A, et al. Clinical aspects of multiple endocrine neoplasia type I [J]. Nat Rev Endocrinol, 2021, 17 (4) : 207-224.

[13] Ronald E. Miller, et al. Miller's anesthesia [M]. 9th ed. Philadelphia, USA: Saunders Elsevier, 2020.

[14] PEREL A. Using dynamic variables to guide perioperative fluid management [J]. Anesthesiology, 2020, 133 (4) : 929-935.

[15] CHLOE HEATH, ARIS SIAFARIKAS, AINE SOMMERFIELD, et al. Peri-operative steroid management in the paediatric population [J]. Acta Anaesthesiologica Scandinavica, 2021, 65 (9) : 1187-1194.

[16] BATSIS M, DAGALAKIS U, STRATAKIS CA, et al. Attention deficit hyperactivity disorder in pediatric patients with pheochromocytoma and paraganglioma [J]. Horm Metab Res, 2016, 48 (8) : 509-513.

第九章

肾上腺外科疾病危重症处理

由于肾上腺激素的变化，一些特殊肾上腺疾病患者在围手术期会发生特有的病理生理变化，包括皮质功能不全和髓质功能亢进、低下等。为了应对这些变化，治疗策略主要涉及补充皮质醇、支持循环功能、控制交感神经过度活跃和处理炎症反应等。补充皮质醇能改善炎症反应和糖代谢，而副神经节瘤患者还需要使用血管活性药物维持血压稳定。个体化治疗方案和密切监测对于优化重症患者的生存和康复至关重要。本章节主要从肾上腺疾病重症患者围手术期相关的病理生理、疾病评估及特殊治疗等方面进行阐述。

第一节　肾上腺外科围手术期患者相对肾上腺功能不全

一、下丘脑-垂体-肾上腺轴围手术期的应激反应

生命稳态的维持取决于机体的动态调节，即通过不断变化实现动态稳定，这依赖于机体应激时调整机体反应的三大调节系统：中枢神经系统（CNS）、内分泌系统和免疫系统。这三个系统密切相关，协调机体应激反应。重要的是，激活下丘脑-垂体-肾上腺（HPA）轴释放皮质醇是应激反应的基础。

1. 应激反应　应激反应的性质和程度方面取决于应激源的性质和严重程度，并具有时间依赖性。在轻度到中度的短期应激中，中枢神经系统、内分泌系统和免疫系统会被适度激活，以试图恢复体内平衡。然而，在严重和/或长期的压力下，这种协调的适应反应可能会失败，并最终导致机体死亡。从目的性上讲，应激反应可以被视为一种使人类免于遭受疾病和打击等不良刺激的机制。然而，正是这些反应也代表了在重症监护室接受治疗的患者在试图"逃避死亡"。

2. 下丘脑-垂体-肾上腺轴　皮质醇是人体中主要的糖皮质激素，由肾上腺皮质分泌。在健康、无压力的人群中，皮质醇在垂体释放的促肾上腺皮质激素（ACTH）的影响下以昼夜节律模式分泌。ACTH的分泌受下丘脑促肾上腺皮质激素释放激素（CRH）的影响，而这两种激素都受到皮质醇的负反馈调节。醛固酮是体内主要的盐皮质激素，也是由肾上腺髓质分泌的。醛固酮的分泌主要是由肾素-血管紧张素-醛固酮系统、交感神经系统及血液钠离子浓度水平调节。循环中的皮质醇与皮质类固醇结合球蛋白结合，其游离物的可利用量不足10%。当急性压力以感染、手术、创伤、烧伤或疾病的形式出现时，随着压力的严重程度增加，CRH和ACTH分泌增加，肾上腺合成和分泌皮质醇增加，最终导致皮质醇分泌的昼夜节律消失。肾素-血管紧张素和醛固酮之间的分离可能代表了一种额外的适应机制，旨在促进危重患者皮质醇的产生。持续高水平的ACTH可以解释这一发现，在正常受试者中，ACTH引起双向的醛固酮反应，最初增加随后又减少。

糖皮质激素通过结合并激活细胞内90kda的糖皮质激素受体（GR）蛋白发挥作用。所有细胞似乎都有相当水平的GR。GR定位于细胞的细胞质中，通过配体结合易位到细胞核中。在缺乏糖皮质激素的情况下，细胞质GR与包括热休克蛋白90（HSP-90）的大型蛋白复合物结合，相关该蛋白复合体的功能是维持GR处于能与糖皮质激素结合的非激活构象。当被配体激活时，GRs以二聚体的形式与靶基因中的糖皮质激素反应元件（GREs）结合，然后激活或抑制相关基因的转录。通过这种机制，糖皮质激素调节细胞相关基因转录。此外，在应激过程中，GRs的数量可能会急剧上调，皮质醇可能通过正反馈路径直接增加自身受体的合成。肾上腺皮质适应严重应激的综合结果是细胞糖皮质激素活性显著增加。这种激活

是对疾病和应激的一般适应的一个基本组成部分，有助于维持细胞和器官的稳态。切除肾上腺素的动物很快就会死于失血性休克和感染性休克的应激反应，而类固醇激素替代可以保护动物免受这些应激改变。

二、重症患者肾上腺功能不全的评估

（一）肾上腺功能不全的定义

1. 原发性肾上腺功能不全　原发性肾上腺功能不全是指即使垂体ACTH刺激充足或增加，但肾上腺仍不能产生足够的类固醇激素。每10万人中有4～6人患有原发性肾上腺功能不全，这种疾病可以在任何年龄发生，在30～50岁达到高峰，男性和女性的发病率大致相同。在70%的病例中，病因是自身免疫反应（典型的艾迪生病或自身免疫肾上腺炎）引起的肾上腺原发破坏，约40%的患者有相关的内分泌疾病史。大多数成人患者都有抗类固醇原化酶21-羟化酶的抗体，但它们在自身免疫性肾上腺炎发病机制中的作用尚不确定。在其他30%的患者中，肾上腺功能不全的病因可能是肾上腺癌症、淀粉样变、抗磷脂综合征、肾上腺髓神经病变、获得性免疫缺陷综合征（艾滋病）、感染（如肺结核、巨细胞症、真菌感染）或其他疾病所破坏。在这些病例中，典型的肾上腺皮质形态学改变是萎缩、炎症和/或坏死，病变范围甚至累及整个肾上腺皮质，导致糖皮质激素、盐皮质激素和性激素的缺乏。

2. 继发性肾上腺功能不全　继发性肾上腺功能不全以缺少垂体ACTH或下丘脑CRH而引起的肾上腺皮质功能减退为主要特征。可引起继发性肾上腺功能不全的包括垂体疾病，如前叶肿瘤（如颅咽管瘤、腺瘤）、梗死（如希恩综合征、创伤）、肉芽肿病（如肺结核、结节病）、垂体切除术和垂体感染等病因；也包括下丘脑损伤，如放疗术后或手术后。由于醛固酮分泌对血管紧张素II的依赖性大于ACTH，因此在继发性肾上腺功能不全中醛固酮缺乏并不是主要问题。选择性醛固酮缺乏可由于肾素分泌和血管紧张素II形成的抑制而发生。罕见患者有孤立性CRH、孤立性ACTH缺乏症和淋巴细胞垂体炎继发肾上腺功能不全的报道。

3. 三发性肾上腺功能不全　所谓的三发性肾上腺功能不全（tertiary adrenal insufficiency），常与继发性肾上腺功能不全合并存在，多见于停用外源性糖皮质激素后。这些患者中的许多人一般情况良好，但无法对应激产生适当的糖皮质激素反应。这种效果取决于替代性激素治疗的剂量和持续时间，而且个体化差异性很大。常见于每天服用氢化可的松30mg以上（或每天服用泼尼松7.5mg或每天服用地塞米松0.75mg）并持续3周以上的任何患者。如果给患者使用超生理剂量的糖皮质激素超过1～2周后，原发病条件允许的情况下应尽可能缓慢减量激素，避免对肾上腺皮质功能的长期抑制。长期使用外源性糖皮质激素后，肾上腺可能需要6～12个月才能完全恢复。由于ACTH不是盐皮质激素产生的主要决定因素，肾上腺功能不全的核心问题是缺乏糖皮质激素。重要的是，无论是应用糖皮质激素的剂量、治疗的时间，还是基础血浆皮质醇水平，都不能充分评估下丘脑轴的功能。一些药物可引起肾上腺功能不全，其间接或直接影响肾上腺皮质类固醇释放（如氟康唑、依咪酯），或通过增强皮质醇的肝脏代谢（如利福平、苯妥英）发挥作用。

4. 孤立性低醛固酮症 孤立性低醛固酮症非常罕见，在没有肾功能不全的高钾血症病例中应怀疑为低醛固酮症。单纯醛固酮分泌缺乏的主要原因是先天醛固酮合成酶缺乏，肾小球旁器官缺陷导致的低肾素血症，以及使用血管紧张素转换酶抑制剂治疗导致的血管紧张素刺激丧失。其他形式的低醛固酮增多症通常发生在慢性肾脏疾病或糖尿病患者或两者兼有的患者。

（二）相对肾上腺功能不全

肾上腺功能不全导致皮质醇的绝对缺乏，这种情况在危重患者中很少见（0～3%）。在急性重症患者中可存在皮质醇产生异常但HPA轴没有明显结构缺陷的情况，我们将其称为功能性肾上腺功能不全。功能性肾上腺功能不全通常表现为糖皮质激素水平下降，可在病程中发生，通常是暂时性的，因急危重症患者处于应激状态，对糖皮质激素需求量大，即使糖皮质激素水平处于正常值范围，仍不足以使机体应对应激，糖皮质激素水平下降与预后更差有关，这就引出了相对肾上腺功能不全的概念。

危重症患者中相对肾上腺功能不全的发生率从0到77%不等，在感染性休克中高达50%～75%。相对肾上腺功能不全的主要原因是垂体ACTH释放受损、肾上腺对ACTH反应减弱、皮质醇合成减少，机制涉及细胞功能障碍导致的皮质醇合成不足、靶细胞对糖皮质激素的外周抵抗等。与绝对性肾上腺功能不全相比，相对性肾上腺功

能不全的形态学改变较小，有时仅表现为肾上腺皮质内细胞增生。

在严重急性呼吸窘迫综合征（ARDS）患者中，甲强龙治疗可通过增加糖皮质激素GC受体亲和力和减少NF-kb介导的DNA结合和促炎细胞因子的转录，改善外周糖皮质激素反应性。因此，针对危重症相关的相对肾上腺功能不全，皮质类固醇治疗可能是有益的。

（三）肾上腺功能不全的评估

危重患者激素分泌的昼夜节律消失，因此在临床实践中进行肾上腺功能的评估较困难。正常情况下，早晨（8点）血清皮质醇浓度低于80nmol/L强烈提示绝对肾上腺功能不全，而低于275nmol/L则可能诊断为肾上腺功能不全。在低皮质醇病例中，为了区分原发性、继发性和三发性肾上腺功能不全，建议同时测定血浆ACTH浓度。血清皮质醇浓度过低但ACTH浓度升高，则提示原发性肾上腺功能不全，而低皮质醇合并低ACTH浓度提示继发性或三发性肾上腺功能不全。然而，这一结论应该通过外源性ACTH刺激试验来证实，在继发性或三发性肾上腺功能不全时，肾上腺释放皮质醇，但在原发性肾上腺功能不全时，肾上腺部分或完全受损，对ACTH无反应。

1. 大剂量ACTH刺激试验 所谓的大剂量ACTH刺激试验是指予250μg（40IU）的ACTH进行刺激后来评估皮质醇的反应性。长程刺激试验是指输注ACTH 250μg超过8小时或超过2天，在输注前后测定血清皮质醇、24小时尿皮质醇和24小时17-羟基皮质类固醇（17-OHCS）浓度，该检查有助于鉴别原发性、继发性和三发性肾上腺

功能不全。在正常受试者中，24小时尿17-OHCS的排泄量比基线增加3～5倍。血清皮质醇浓度在30～60分钟达到550nmol/L，在注射后6～8小时超过690nmol/L。在原发性肾上腺功能不全时，ACTH刺激后血浆或尿中皮质醇和尿中17-OHCS无反应或仅有最低反应。而检查后2～3天这些值的增加表明是继发性或者三发性肾上腺功能不全。由于肾上腺功能不全的临床表现结合基础皮质醇水平、短期ACTH刺激试验结果和CRH试验通常能提供足够的信息，因此该试验目前并不常用。

2. CRH刺激试验　为了进一步区分继发性和三发性肾上腺功能不全，可能需要进行实验室检查包括CRH刺激试验。在这两种情况下，皮质醇水平在基线时都很低，在CRH刺激后仍然很低。在继发性肾上腺功能不全的患者中，CRH刺激后ACTH几乎无反应，而在三发性肾上腺功能不全中ACTH对CRH刺激的反应时间延长，而紧随其后并没有恰当的皮质醇反应。以前，HPA轴也通过刺激性低血糖试验进行测试。在每千克体重给予0.1IU胰岛素后，导致低血糖状态，血糖小于2.22mmol/L（40mg/dl），一个完整的HPA轴诱导血清皮质醇浓度大于20μg/dl。现在，这种方法被认为是过时的，因为低血糖的高风险并不能被接受。

3. 危重症患者肾上腺功能评估　在危重患者中，绝对或相对肾上腺功能不全的主要原因是多重存在的，甚至往往无法被检测到。脓毒性休克时仅仅容量复苏不足以证明有血管张力的需求，以及其他任何形式的危及生命的低血压，如果随

着儿茶酚胺需求的增加，仍出现无法解释的血管张力明显下降，这时就有必要评估肾上腺功能。既往以血清皮质醇值低于552nmol/L（20μg/dl）为诊断依据。现在，人们普遍意识到重症患者的下丘脑轴的复杂变化是由多因素共同介导的。

所有疑似肾上腺功能不全的危重患者，在可能的情况下，均应进行短期ACTH刺激试验。在大多数患者中，存在相对的肾上腺功能不全，特别是感染性休克的患者。然而，相对肾上腺功能不全缺乏明确的定义，且其病理生理学相当复杂，因此很难确定基础和短期ACTH刺激试验后的血清皮质醇浓度参考范围。建议的阈值点可能取决于测量皮质醇的方法，与作为参考方法的高效液相色谱（HPLC）相比存在差异。此外，从健康人或HPA障碍患者获得的参考值推断诊断可能具有误导性，因为感染性休克中正常或比正常水平还高的皮质醇浓度可能仍然有肾上腺对应激反应不足的问题。

在许多患者中，短期ACTH刺激试验中，当刺激后增加值小于248.4nmol/L（9μg/dl）时，ROC分析检测无反应者的灵敏度（68%）和特异度（65%）达到最高。基础皮质醇为938.4nmol/L（34μg/dl），刺激后逐渐增加248.4nmol/L（9μg/dl）是区分生存者和非生存者的最佳阈值点。基础血浆皮质醇水平越高，皮质醇对ACTH的反应越弱，死亡风险越高。一些研究者质疑皮质醇基础值高的患者在刺激后皮质醇增加的辨别能力，因为皮质醇增加可能更多地反映了肾上腺储备能力而不是肾上腺功能。因此，有研究认为当随机测定皮质醇浓度小于690nmol/L（25μg/dl）时，根据血

流动力学反应来定义相对肾上腺功能不全。

目前还不能推荐危重患者常规使用低剂量ACTH刺激试验，虽然它是首选的继发性或三发性肾上腺功能不全的诊断方法。经250μg ACTH刺激后，应激时，循环ACTH浓度通常为40～200pg/ml，但也可能高达60 000pg/ml，低剂量ACTH（1μg）刺激肾上腺可增加检测HPA轴障碍患者肾上腺功能不全的灵敏性和特异性。通过在静脉注射ACTH［剂量为1.0μg（160mIU）/1.73m^2］前和30分钟后测量血清皮质醇浓度来分析该剂量在注射后30分钟内刺激肾上腺皮质最大分泌，正常人血浆ACTH浓度峰值约为胰岛素诱导的低血糖的两倍，在试验过程中任何时候值在500nmol/L或以上均表示肾上腺功能正常。该试验的优点是可以检测标准高剂量试验可能遗漏的部分肾上腺功能不全。

临床上可以使用1μg ACTH刺激试验更准确地发现感染性休克中相对肾上腺功能不全的患者。然而，在危重患者或感染性休克患者中，1μg刺激试验还没有得到很好的验证。此外，评估感染性休克中低剂量和高剂量ACTH刺激试验的研究可能存在方法学问题。目前，在感染性休克患者中经过精心设计的随机研究获得进一步数据之前，尚不能推荐1μg促肾上腺皮质激素刺激试验作为常规使用。在三发性相对肾上腺功能不全的治疗指南中有推荐。随机的基础皮质醇值低于414nmol/L（15μg/dl）的患者可能从低剂量皮质醇治疗中获益，而如果基础皮质醇浓度大于938.4nmol/L（34μg/dl），皮质醇替代疗法不太可能有帮助。如果随机的皮质醇基础值在

414～938.4nmol/L（15～34μg/dl），250μg ACTH肾上腺皮质刺激应区分是否有反应［增加增量248.4nmol/L（9μg/dl）或更高］和无反应［增加＜248.4nmol/L（9μg/dl）］。

三、重症患者急性HPA轴功能不全的血流动力学及代谢改变

1. 血流动力学改变　大约25%的肾上腺功能不全患者存在肾上腺皮质危象，但是症状并不典型，包括突然头晕、虚弱、低血容量、低血压和休克。在许多病例中，由于血管内液体容量的减少，其临床表现与休克难以区分。其他症状，如恶心、呕吐、腹泻、腹痛和谵妄，可能存在但症状并非肾上腺危象所特有的。因此，不能依靠这些症状诊断肾上腺皮质危象，而且往往造成误导。低血糖在急性肾上腺功能不全时很少见，但在继发性肾上腺功能不全时则较为常见。根据临床症状识别急性、绝对肾上腺功能不全仍然是极其困难的，特别是在ICU的重症患者。但是，如果漏诊，患者很可能会死亡。因此，对于无法解释的儿茶酚胺耐药性低血压病例，应该积极进行评估。值得注意的是，急性肾上腺皮质危象的发作并不一定意味着原发病急性发病，原发病通常是渐进性的，可能遇到急性应激而加重。

2. 代谢改变　在大多数情况下，原发性肾上腺功能不全有典型症状，如色素沉着、腋毛和阴毛稀少、低钠血症或高钾血症需怀疑。如果患者盐皮质激素需求没有得到满足，在接受了适当剂量糖皮质激素的患者可发生肾上腺危象。自发性事件（如出血、梗死、肾上腺静脉血栓形成）

后，这些体征消失。如果怀疑是急性肾上腺危象，应获取血液样本以确认诊断。主要的临床问题是低血压和休克，这是由急性盐皮质激素缺乏引起的。这是继发性肾上腺功能不全后发生急性肾上腺危象的一个原因。然而，糖皮质激素缺乏也可能通过降低血管对血管紧张素II、去甲肾上腺素和其他血管收缩激素的反应性，减少肾素底物的合成，增加前列环素和其他血管舒张激素的产生和作用而导致低血压。全垂体功能减退症可能仅与ACTH缺乏引起的症状有关，但也可能与TSH、促性腺激素和GHs缺乏引起的症状有关。

慢性肾上腺功能不全可出现典型临床特征，如果肾上腺功能不全持续时间过长，也可能无典型临床表现。有一个时期的特征是基线类固醇分泌正常，但不能对应激压力作出足够反应，在这种情况下，患者可能无症状。在其他情况下，也可能出现提示其他激素缺乏的体征和症状，如甲状腺和性腺功能减退。

在原发性肾上腺功能不全中，因为ACTH浓度增加，典型的表现包括色素沉着和自身免疫性表现（白癜风），这些情况在二级或三级肾上腺功能不全中是看不到的。在疾病发展后不久，皮肤就会变黑，这可能看起来类似于晒黑，但在太阳曝晒和非曝晒的区域都会出现。额头、脸和肩膀上出现黑色斑点，嘴唇、嘴、直肠、阴囊或阴道周围可能出现蓝黑色变色。原发性肾上腺功能不全的另一特殊症状是对盐的需求，典型的实验室异常有低钠血症、高钾血症、酸中毒、轻度肌酐升高、轻度正细胞性贫血，以及罕见的高钙血症。

继发性肾上腺功能不全时，由于肾上腺皮质

球状带产生的盐皮质激素大部分保留，不存在脱水和高钾血症，低血压较原发性疾病不明显。特别是在疾病的早期阶段，慢性肾上腺功能不全症状往往是潜伏的，诊断可能是困难的。部分患者最初表现为恶心、呕吐、腹泻、腹部绞痛等胃肠道症状。低钠血症和血管内容量增加可能是抗利尿激素分泌增加的结果。低血糖在继发性肾上腺功能不全更常见，可能是由于伴随的生长激素不足，和孤立性促肾上腺皮质激素缺乏。垂体或下丘脑肿瘤的临床表现，如其他腺垂体激素缺乏、头痛或视野缺损的症状和体征也可能存在。最后，在疑似肾上腺功能不全、任何年龄的患者也存在头痛、视力障碍或尿崩症。慢性肾上腺功能不全患者的实验室筛查通常显示低钠血症、低血糖、淋巴细胞增多和嗜酸性粒细胞增多等。

四、肾上腺功能不全的重症患者治疗策略

1. 急性期的激素替代治疗　肾上腺功能不全的治疗包括根除诱发原因（如肿瘤、感染）和激素替代。对于急性患者，如果怀疑诊断为肾上腺皮质功能不全相关危重症，应采血测量皮质醇浓度，然后对病史未知的患者给予250μg ACTH。在等待检查结果的同时，对绝对肾上腺功能不全的治疗应独立于诊断而立即开始地塞米松（每6小时1mg）可作为糖皮质激素的初始替代，因为在进行肾上腺素测试时，地塞米松与血浆中的皮质醇没有交叉反应。患者通常以等渗盐水的形式静脉输液，以恢复血管内容量和补充尿钠损失；补充葡萄糖可预防低血糖。氢化可的松（100mg

静脉＞30分钟，推注，序贯10mg/h泵入，或50mg每4小时，或每6小时75～100mg，每日总剂量240～300mg的氢化可的松），这是针对平时就有激素替代治疗的患者；也可使用等量的糖皮质激素甲基泼尼松龙或地塞米松。一般来说，只要患者接受等渗盐水治疗，肾上腺危象不需要盐皮质激素替代治疗。预防性使用抗生素是没有好处的，但是对于特定的感染，应该用适当的抗生素积极治疗。

一旦患者病情稳定，或出现慢性肾上腺功能不全，糖皮质激素可逐渐减少，以维持剂量。长期替代剂量包括：氢化可的松30mg/d，上午给予2/3（20mg），晚上给予1/3（10mg），或在类似的方案中泼尼松7.5mg（分别为5mg和2.5mg）。只要患者身体健康，体力没有下降，每日剂量可减少到20mg或15mg氢化可的松。目标应该是使用能减轻患者症状的最小剂量，以防止体重增加和骨质疏松的副作用。

如果患者持续出现糖皮质激素缺乏的其他症状，则可增加剂量。应避免过多的糖皮质激素治疗，以尽量减少并发症。此外，氟氢化可的松（50～100mg/d，口服）可起到盐皮质激素的作用，以防止钠流失、血管内容量耗竭和高钾血症，特别是当氢化可的松的剂量减少到少于100mg/d时，治疗可以通过测量血压、血钾和血浆肾素活性来指导，这些应在正常的上限内。然而，临床反应是替代治疗充分性的最好指标。

盐皮质激素的最佳剂量应在长时间内保持稳定。过量的盐皮质激素替代可导致充血性心力衰竭、碱中毒、低钾血症或高血压。接受泼尼松或地塞米松治疗的患者可能需要较高剂量的氟氢化可的松，以降低血浆肾素活性至正常范围的上限值，而接受具有一定盐皮质激素活性的氢化可的松治疗的患者可能需要较低剂量。夏季可能需要增加盐皮质激素的剂量，特别是当患者周围环境温度高于29°C（85°F）时。对于孤立性醛固酮过低症，治疗包括自由钠摄入量和每日氟氢化可的松的使用。整体垂体功能减退引起继发性肾上腺功能不全的患者，也可能需要用其他激素替代。在女性中，肾上腺皮质是雄激素的主要来源，以脱氢表雄酮和硫酸脱氢表雄酮的形式存在。虽然这些雄激素在女性中的生理作用尚未完全阐明，但它们的正被越来越多地考虑用于肾上腺不足的治疗中。

2. 稳定期的激素替代治疗　若患者病情稳定并接受维持剂量的类固醇治疗，可重复进行ACTH检测以证明肾上腺素恢复。原发性肾上腺功能不全患者需要终生使用糖皮质激素和盐皮质激素替代治疗，并应携带包含当前治疗信息的卡片，以及带有紧急情况治疗建议的某种类型的手镯或项链。慢性原发性肾上腺功能不全的治疗的一个重要方面是耐心的教育。患者应了解终身替代治疗的原因，在轻微或严重应激时需要增加糖皮质激素的剂量，紧急情况下需要注射氢化可的松、甲基泼尼松龙或地塞米松。患者还应该准备地塞米松磷酸钠，并应该接受教育如何和何时使用它们。慢性原发性肾上腺功能不全患者的存活率从使用类固醇替代药物前的2年或更短时间上升到现在使用糖皮质激素时，接近正常人群的存活率。在急性肾上腺功能不全的情况下，及时发现和治疗通常会有良好的结果，前提是疾病能够得到治疗。

五、嗜铬细胞瘤危象围手术期管理策略

1. 嗜铬细胞瘤　嗜铬细胞瘤（PCC）是一种非常罕见的肿瘤，通常发生于肾上腺，但也可能表现为肾上腺外的副神经节瘤（PGL）。高血压筛查患者的PCC为0.1%～0.6%，其中大约85%的病例起源于肾上腺的嗜铬细胞，只有15%的病例为PGL。这些肿瘤没有性别偏好，在已确定遗传起源的肿瘤中，有30%可以确定遗传起源。在90%以上的病例中，高血压是最常见的表现形式。典型的临床三联征包括头痛、出汗和心悸，这在出现时很有意义，但并不常见。48%的病例发生阵发性高血压，30%的病例持续高血压，13%的病例血压正常。85%的PCC产生去甲肾上腺素或肾上腺素，它们分别与持续和发作性高血压的存在有关。很少PCC产生多巴胺，可表现为低血压。PCC可分泌其他活性激素，包括生长抑素、血管活性肠多肽和利钠因子。

PCC可出现在：①多发内分泌瘤（MEN）2a综合征伴甲状腺髓样癌、甲状旁腺增生或腺瘤引起甲状旁腺功能亢进和皮肤性淀粉样变；②MEN 2b综合征甲状腺髓样癌及多发性黏膜神经瘤和肠神经节神经瘤；③Von Hippel Lindau（VHL）病；④1型神经纤维瘤病（NF-1）；⑤副神经节瘤综合征1型（PGL 1）；⑥PGL 4。

MEN-2综合征是由染色体10q11.2中的RET原癌基因突变引起的，该基因参与细胞增殖和凋亡的调控。VHL疾病是由染色体3p25.5上的VHL肿瘤抑制基因突变引起的，该基因编码参与血管生成的VHL蛋白。它通常与其他血管肿瘤，包括肾细胞癌和大脑内的血管母细胞瘤。NF-1是由17q11.2号染色体上的*NF-1*基因的肿瘤抑制基因突变引起的。PGL综合征是由琥珀酸脱氢酶（SDH）复合物编码的基因突变引起的，导致氧和自由基产物增加，导致模拟慢性缺氧的情况，刺激细胞增殖。PGL综合征通常有交感性肾上腺外PGL。

2. 嗜铬细胞瘤危象　持续性和阵发性高血压的全身影响可导致充血性心力衰竭、急性冠状动脉综合征、肾衰竭等。PCC的神经系统并发症是由高血压引起的，即缺血性或出血性卒中和高血压脑病，其临床和影像学表现称为后可逆性脑病综合征（PRES），表现为头痛、意识混乱、意识水平下降和癫痫发作。有报道称PRES主要累及脑干。高血压危象的相关症状可以通过β受体阻滞剂、抗抑郁药、阿片类药物和拟交感神经药物、镇静麻醉等处理来缓解。

PCC的诊断需要高度的慎重以便于更精准地控制嗜铬细胞瘤危象。诊断的第一步包括确认血浆游离甲肾上腺素或24小时尿甲肾上腺素和儿茶酚胺增加。下一步是肿瘤的定位，实际上，85%的有分泌功能肿瘤位于肾上腺。MRI和CT扫描是影像学的基石，分别能识别98%和90%的肿瘤。当MRI或CT不能识别肿瘤时，可能需要依靠PET扫描的放射性同位素成像、^{131}I-间碘苄胺（MIBG）闪烁扫描、PET显像或生长抑素受体成像。明确的治疗需要手术切除肿瘤，但最初的医疗目标是控制围手术期血压，这是至关重要的，以避免手

术中出现高血压危象。建议先用苯氧苄胺或哌唑嗪等药物阻断 α1治疗。一旦血压得到控制，可以添加 β-阻滞剂，以避免高血压危象。目标是使血压达到或低于 130/80mmHg。添加钙通道阻滞剂，以更好地控制血压。

3. 心脏并发症与血流动力学治疗 嗜铬细胞瘤和PPGL占高血压病例的0.5%，而其中10%～20%的人表现为心功能不全。PPGL的典型表现为高肾上腺素能期（高血压、颤抖、出汗和头痛），仅在少数病例中存在。持续性全身性高血压是最常见的表现，而与之相比射血分数下降的心衰（HFrEF）和保留射血分数的心衰（HFpEF）也不罕见。一篇病例报道和系列回顾将PPGL心衰分为以下几类：扩张型心肌病38.7%，应激型（Takotsubo）心肌病23.3%，反应激型（Takotsubo）心肌病19.6%，梗阻性肥厚型心肌病（HOCM）6.1%，心肌炎4.9%，未定性的心肌病8.6%。对以急性应激性心肌病或慢性儿茶酚胺诱发心肌病为表现的PPGL患者的回顾性分析显示，两组LVEF术前医疗改善（69.4% *vs* 40.8%）和术后恢复（97.7% *vs* 73.3%）均较好。总之，儿茶酚胺超负荷剂量可引起小动脉血管痉挛，并可直接对心肌产生高肾上腺素能毒性作用，发作史、严重高血压或心源性猝死的家族史以及相关遗传综合征的临床特征可能有助于筛查PPGL。在少数病例中，肾上腺偶发瘤可有在发现心力衰竭后才导向临床诊断嗜铬细胞瘤。如有临床怀疑，应筛查血浆儿茶酚胺或24小时尿儿茶酚胺。在心力衰竭的情况下，这些都需要尽可能排除。这些生化参数的轻微升高（可达正常上限的2～3倍）在心衰中可以发生，这是由于机体交感神经反应的增强和用于治疗心衰的某些药物所致。但在生化指标明显升高的可疑病例中，骨盆和腹部（包括肾上腺切面）的计算机断层扫描（CT）可以用来确定诊断，因为这些方式对嗜铬细胞瘤和副神经节瘤很敏感，而且最安全。后者可表现为纵隔、颈动脉、颈静脉或膀胱肿瘤。腹部和骨盆的磁共振成像（MRI）提供了类似的诊断效果，甚至可以替代CT。有时，需要通过功能性影像学寻找多发性PPGL、综合征性嗜铬细胞瘤、大的或疑似恶性PPGL。有时，如果儿茶酚胺/甲肾上腺素水平轻度至中度升高的结构显像不确定，也需要确认PPGL的诊断。

当PPGL患者有心力衰竭和多系统危象症状，且无冠心病、瓣膜病或病因不明时，应怀疑儿茶酚胺危象。儿茶酚胺危象引起心功能不全是一种急性可逆性心力衰竭综合征。儿茶酚胺诱导的心肌病的机制包括 β_1 肾上腺素受体脱敏、细胞内钙超载、氧化应激和线粒体功能障碍。患者常伴有心电图异常和心肌酶升高，如果有条件行心血管造影，也常不能发现除外冠状动脉明显异常。这可能是由于儿茶酚胺诱导的可逆性冠状动脉血管收缩导致心肌缺血所致。但我们要注意儿茶酚胺危象可以导致的致命性的心脏功能障碍。当合并儿茶酚胺危象时，血流动力学治疗刻不容缓。

巨大嗜铬细胞瘤、副神经节瘤合并儿茶酚胺危象，经适当治疗后，多数患者的心肌改变可得到改善，结合 α和β肾上腺素能阻滞是嗜铬细胞瘤患者的标准治疗，以防止术中高血压危象。由于巨大的副神经节瘤及儿茶酚胺危象导致的心脏变化可能需要少则1～2周多则几个月的时间。患者儿茶酚胺过量不仅可导致左室肥厚（在治疗性手术干预后是可逆的），还可导致收缩期左室功能损害和舒张期左室功能的亚临床改变。糖尿病在嗜铬细胞瘤患者中很常见，与儿茶酚胺诱导胰岛素抵抗有关。

第二节　特殊重症患者的糖皮质激素替代治疗

一、感染性休克

在感染性休克的患者中，每个患者的临床病程是迥异的。受原发病的影响，以及免疫因素（细胞因子）、HPA轴功能的影响，肾上腺功能不全是普遍存在且严重的。感染性休克早期，肾上腺皮质醇释放可能正常，但存在相对肾上腺功能不全，类固醇绝对水平接近甚至高于正常范围。在难治性感染性休克中，相对肾上腺功能不全的发生率可高达50%～75%。此外，ICU中并不总是可以进行动态检测，这使得医生很难考虑使用激素替代疗法，因为在严重的感染性休克中，必须在数小时内做出决定，以改善预后。在感染性休克中使用糖皮质激素的基本原理可以归因于几十年来公认的明确定义的抗炎和血流动力学作用。提出的保护机制包括改善血流动力学、代谢、内分泌和免疫功能，从而维持组织的正常形态和功能状态，包括大脑、肝脏、心脏、肾脏和肾上腺。此外，糖皮质激素抑制炎症的关键特征：内皮细胞激活和损伤、毛细血管渗漏、粒细胞激活、黏附和聚集、补体激活、二十烷类代谢物、氧自由基和溶酶体酶的形成和释放等。

1. 大剂量糖皮质激素治疗　然而，基于人群的研究成果中，仅有一个长期的前瞻性研究中，高剂量的甲基泼尼松龙（30～60mg/kg）或地塞米松（2～4mg/kg）给179名感染休克患者随访8年的死亡率从38%下降到10%。另一项研究提供的证据表明，延长治疗可能是有益的，因为早期应用糖皮质激素临时给药，可使休克状态逆转并提高生存率，但效用在几天后消失。两项荟萃分析包括9～10个随机试验，涉及感染性休克患者，并得出革兰阴性细菌感染患者可能有获益的结论，但大剂量皮质类固醇增加继发性感染及病死率，并且增加了肝肾功能障碍的发病率。综上所述，这些研究表明，长期来看，大剂量糖皮质激素对感染性休克无效，很可能是由于对免疫系统的负面影响。

2. 小剂量糖皮质激素治疗　与大剂量糖皮质激素治疗一样，在感染性休克患者中使用低剂量糖皮质激素的大量随机对照试验也证实了大多数患者在开始治疗后几天内休克逆转和血管活性药物支持减少。很多研究证实，在低剂量氢化可的松治疗期间，平均动脉压和全身血管阻力增加，心率、心脏指数和去甲肾上腺素需求显著降低。所有这些作用在停用氢化可的松后是可逆的。有研究表明，相对肾上腺功能不全的患者与没有肾上腺功能不全的患者相比，皮质醇诱导的去甲肾上腺素敏感性增加更为明显。皮质醇影响血管张力的可能的机制有很多，大量证据表明，细胞因子诱导的一氧化氮（NO）的形成在血管舒张、儿茶酚胺抵抗、血流分布不均、线粒体和器官功能障碍中起着重要作用，并且NO的产生量与休克的严重程度和结果相关。在一项交叉试验中，低剂量氢化可的松可以在1～2天降低几乎所有患者对去甲肾上腺素的需求。氢化可的松治疗还导致患者体内亚硝酸盐/硝酸盐水平显著和长期下降，这与输注氢化可的松期间去甲肾上腺素需求的减少显著相关。考虑到糖皮质激素复杂的基因组和非基因组行为，可能NO并不是唯一的目标。然而，氢化可的松抑制NO合成至少有助于休克逆转。

3. 糖皮质激素的免疫调节作用　人们认识到糖皮质激素以一种非常复杂的方式调节应激反应，不仅包括抗炎和免疫抑制作用，以保护宿主免受压倒性的炎症，还包括免疫增强作用。糖皮质激素的最终效果可能取决于多种因素，如剂量、细胞或组织类型、作用时间点以及促炎和抗炎辅助因子的平衡。炎症反应标志物；抗炎反应；粒细胞、单核细胞和内皮细胞的活化；抗基因呈现能力；并对感染性休克患者的先天免疫反应进行了研究，总之，氢化可的松可显著减弱感染性休克患者炎症和抗炎反应，以及粒细胞、单核细胞和内皮细胞的活化。人单核细胞白细胞抗原HLA-DR表达降低，但受体下调受限，停药后呈反弹上升。总之，低剂量氢化可的松治疗感染性休克的免疫作用可能是免疫调节而不是免疫抑制。在不引起严重免疫抑制的情况下削弱广谱的炎症反应可能是一种有前途的治疗方法，该方法的益处远不止稳定血流动力学。

尽管关于感染性休克患者低剂量皮质类固醇治疗后的预后数据有限，但给予高达200～300mg/d的氢化可的松似乎可以改善生存。在使用低剂量皮质类固醇的大多数试验中，28天的全因死亡率降低，而在高剂量试验中几乎没有什么作用，没有显著的影响。在一项涉及300名难治性感染性休克患者的多中心试验中，相对肾上腺功能不全但对ACTH刺激试验无反应的患者生存时间显著增加。ICU和住院死亡率也有相似的结果，但1年随访中没有。在低剂量氢化可的松治疗期间，严重不良事件的发生率的增加尚未有报道。胃肠道出血、重复感染或高血糖的发生率在皮质类固醇或安慰剂治疗的患者中没有差别，伤口感染在低剂量氢化可的松治疗的患者中更少发生。使用低剂量氢化可的松治疗可在几天内引起血钠水平的升高，在长期治疗期间，曾有报道出现高于155mmol/L的高钠血症，然而，低剂量皮质类固醇的适应证应该与可能的风险相权衡，治疗应该限制在尽可能短的时间内。

4. 氢化可的松在感染性休克治疗中的作用　感染性休克持续使用血管活性药物患者推荐静脉使用皮质醇。［去甲肾上腺素≥0.2μg/（kg·min），且持续时间大于4小时］，可使用氢化可的松200mg持续泵入或者50mg q6h。感染性休克患者初始使用氢化可的松的剂量与肾上腺危象时使用的剂量相似（初始100mg，随后200～300mg/d），待病情稳定后逐渐减小剂量。在感染性休克中氢化可的松是首选的皮质类固醇，因为大多数低剂量皮质类固醇治疗感染性休克的经验来自使用氢化可的松的研究。此外，氢化可的松是合成的等效于最终的生理活性化合物——皮质醇。所以治疗与氢化可的松直接替代皮质醇，不依赖于代谢转化。最后，与地塞米松相比，氢化可的松具有内在的盐皮质激素活性。如果糖皮质激素没有盐皮质激素活性，可能需要配合氟氢化可的松使用。体重调整方案 ［如0.18mg/k·h］是否优于固定方案尚未确定，到目前为止，尚未推荐。

患者停用低剂量氢化可的松前几天，应警惕血流动力学和免疫反弹效应。在脓毒性休克患者中，突然停用低剂量氢化可的松后，在皮质类固醇治疗期间观察到的许多血流动力学和免疫效应出现显著逆转，即使在短短的3天治疗后也是如此。250μg ACTH可用于感染性休克患者的肾上腺功能试验；然而，目前还不推荐将有反应者或随机高皮质醇值的患者从低剂量皮质类固醇治疗中排除。如果脓毒性休克患者基础血清皮质醇浓度低于414nmol/L（15μg/dl），建议低剂量氢化可的松替代；水平大于938.4nmol/L（34μg/dl）被认为是足够的。在414～938.4nmol/L（15～34μg/dl）之间，血清皮质醇增量增加低于248.4nmol/L（9μg/dl），有可能导致相对肾上腺功能不全，可根据临床情况考虑治疗其他人建议随机分配690nmol/L（25μg/dl）的血清皮质醇临界值。在感染性休克患者中，在得到进一步数据之前，不能推荐常规使用低ACTH刺激试验（1μg ACTH）。

最重要的是，必须意识到所有上述的研究都是在儿茶酚胺耐药的感染性休克患者中进行的。到目前为止，还没有数据证明在所有感染患者中使用低剂量类固醇是合理的，只有在收缩压＜90mmHg的患者，尽管进行了一定剂量的血管活性药物治疗，才对预后有显著影响。目前尚不清楚低剂量皮质类固醇是否对休克不严重的患者也有效。最后，关于糖皮质激素在脓毒症患者中的剂量－反应特征仍缺乏足够的数据，目前推荐的每天使用200～300mg氢化可的松的策略是基于经验建议的，需要进一步的研究。

二、急性呼吸窘迫综合征（ARDS）

1. 肾上腺耗竭综合征　慢性重症患者在ICU期间可发生肾上腺功能不全。虽然没有在前瞻性试验中进行评估，但我们观察到一些患者入院时肾上腺功能正常，但后来逐渐出现肾上腺功能不全（例如，长期机械通气的急性呼吸窘迫综合征患者）。唯一明显的原因是长期的全身炎症反应。肾上腺功能不全可能是由于全身细胞因子和其他HPA轴抑制物质的慢性分泌所致。与皮质醇水平维持在适当水平的患者相比，这些患者的死亡率较高，说明了长期危重患者肾上腺功能连续评估的重要性。

长期糖皮质激素治疗急性呼吸窘迫综合征（ARDS）安全有效，尽管其病因和严重程度存在异质性。GCs是一种激动剂化合物，它与糖皮质激素受体（GR）的配体结合域结合，产生生物（或药理学）反应。GCs的抗炎作用最强是通过GRa亚型介导急性呼吸窘迫综合征的GC治疗原理与新型冠状病毒（COVID-19）感染的治疗原理相似。延长（＞7天）低至中剂量GC治疗是一种干预针对ARDS的核心发病机制，对疾病过程的细胞生物学、组织学和生理学产生积极影响,改善短期和长期结果。

由于缺乏明确定义的GC治疗关键成分的基本原理,导致随机对照试验中研究的方案存在相当大的异质性。但我们认为,在影响反应方面,给药方式比特定的分子更重要。剂量(初始、随时间推移和根据反应的调整)、开始时间、给药方式、持续时间、逐渐减少和支持GRa功能的联合干预都是实现最佳治疗反应的必要因素。我们总结了指导ARDS患者GC治疗的药理学原则,基于RCT的结果,不同给药方案的浓度-时间分布,以及药效学研究。

2. 临床疗效的决定因素 临床疗效取决于药效学(即药效)和药代动力学〔即药物在受体部位的暴露(即剂量和持续时间)〕。两者共同决定疗效:效价+受体部位存在→瞬时效应过程(效应持续时间)→瞬时效应总和→临床疗效。在数学上,药代动力学/药效学模型可以用于描述瞬时效应-时间过程的来源特定的GC给药方案。这个作用时间以效应的持续时间(即效应下降到指定值以下的时间)以及峰值幅度为特征。瞬时效应-时间过程可归纳为效应时间曲线下面积(AUETC或AUEC)或基线与效应曲线间面积(ABEC),驱动临床效果。达到药代动力学稳定状态的时间取决于药物半衰期的消除。

各种GC和给药方案已被用于治疗ARDS。有10项随机对照试验对早期(<72小时)或晚期(>7天)ARDS患者进行了延长GC治疗。对甲基泼尼松龙($n=322$)、氢化可的松($n=494$)和地塞米松($n=277$)进行了为期7~32天的治疗。这些RCT结果显示,GC治疗与系统性炎症标志物和氧合指数的持续改善有关,并显著缩短了机械通气(MV)和重症监护病房住院时间。这表明不同的GC剂量方案在GC血清暴露方面有很大的差异。事实上,低频率给药(给药间隔为8或24小时)会导致大量的时间没有相关的GC血清暴露,目标器官和组织中GC效应的维持有赖于那些效应部位的持续的GC局部暴露,或研究GC效应在相关效应部位暴露后的时间持续机制。相反,通过输液持续给药维持高暴露水平一整天。输注时出现的高暴露的潜在缺点可以通过预先给予适当的负荷剂量(例如,甲基泼尼松龙1mg/kg负荷剂量,随后每日输注1mg/kg)加以纠正。

对于危重症中使用的GC剂量的定量尚无明确的定义。在大多数重症监护研究中,每天使用相当于400~500mg(甲基泼尼松龙80~100mg,地塞米松15~18.8mg)的氢化可的松来区分低剂量和中等剂量。每日氢化可的松当量1500mg(甲基泼尼松300mg,地塞米松56.3mg)可视为高剂量,500~1500mg氢化可的松当量为中等剂量。但接受类似GC剂量的ARDS患者,由于患者间的差异,其血浆浓度存在显著差异;这可能会影响对治疗的天然炎症反应。

危重病医学协会和欧洲重症监护医学多专业工作组2017年指南推荐早期ARDS患者可延长甲基泼尼松龙治疗方案。按理想体重剂量调整,四舍五入到最接近的10mg(例如,计算出77mg四舍五入到80mg)。对于理想体重为77kg的患者来说,应给80mg。第0日,静脉滴注(80mg/50ml生理盐水)超过30分钟。第0

日至ICU出院：加每日剂量240ml生理盐水，以10ml/h速度输注。如有必要，可改为每6小时一次（1/4日剂量）或在最后6天内改为每12小时一次（1/2日剂量）。如果3～5天没有改善，甚至氧合指数恶化，则被认为是"未解决的ARDS"。在这种情况下，采用类似治疗时间的方案，但开始时甲基泼尼松龙每日剂量加倍（起始剂量为160mg/d）。如果患者在14天前拔管，甲基泼尼松龙输注将提前到药物治疗的第15天，并根据时间表逐渐减少。口服应推迟到拔管后5天，因为甲基泼尼松龙和其他可能的GCs的肠内吸收在拔管后几天受到影响。在肾上腺功能抑制、肺生理恶化和死亡风险增加的情况下，快速收缩可能与反复性全身炎症有关。如果患者病情明显恶化，则应再次启动GC治疗，并在改善后缓慢减少治疗。

早期启动GC治疗（最好是在诊断后6小时内），对于减少在重要器官支持期间施加的适应负荷的急性和长期负面影响至关重要。在IPDMA中，早期阶段，当纤维增生仍处于早期发展以细胞为主的Ⅲ型前胶原为主时，与甲基泼尼松龙治疗晚期（7天）相比，与疾病更快缓解相关，这取决于拔管时间。值得注意的是，在早期的ARDS随机对照试验中，甲基泼尼松龙被作为持续输注。延迟治疗和仅给那些在ARDS第三天没有改善的患者，如一些研究者所建议的，可能会错过治疗效益最大化这个重要的窗口期。

3. 初始剂量 需要足够的初始剂量，特别是当糖皮质激素连续输注时，在细胞质和细胞膜上实现血浆GC水平的迅速升高和GC受体（约100mg甲基泼尼松龙当量）的最大饱和，早期急性呼吸窘迫综合征（ARDS）的甲基泼尼松龙用量为1mg/（kg·d），与其他类型间质性肺病中常用的剂量相似，DEXA-ARDS RCT中使用的地塞米松剂量（20mg）相近。实验性和临床研究表明，bolus剂量甲基泼尼松龙（1000mg/d）对ARDS无益处。

在人单核细胞中，用分级浓度的脂多糖（LPS）激活，然后暴露于增加浓度的甲基泼尼松龙，炎症细胞因子基因（TNF-a，IL-1β和IL-6）转录的减少（不论基线炎症的严重程度）最初是适度的。然后达到一个拐点，随后迅速下降，很可能与达到接近最大药物受体饱和。因此，适当的剂量选择在实现GRa饱和与最佳结果相关。

4. 维持剂量 GC的持续时间和逐渐减少是治疗效果的主要决定因素。GC治疗ARDS和危重症的作用是支持被激活的GRα在疾病的急性期（抗炎作用）和整个基本的缓解期的重要调节功能。分解阶段与多种生化途径相关，包括从促炎症介质转换为促分解介质，同时也产生抗纤维化和抗氧化蛋白，限制组织损伤和纤维化，以实现解剖和功能的最佳恢复。

在干预过程中监测对治疗的反应是必要的，每天评估肺损伤和分钟通气量、多器官功能SOFA分数，以及全身炎症标志物C反应蛋白（CRP）。有时需要两天才能观察到CRP下降，因为最初GCs增强先天免疫。重要的是，接受类似GC剂量的ARDS患者，由于患者间的差异和其他疾病对GC药代动力学的影响，其血浆浓度存在显著差异，这可能会影响临床疗效。两项随机对照试验根据患者的反应制定治疗的剂量和持续时间。如果在第5天没有观察到改善或在此之前病情恶化，治疗重置到第1天，每日剂量加倍（即甲基泼尼松龙从80mg增至160mg），包括一个新的负荷剂量。相反，如果患者成功拔管，治疗提前至15天。拔管后，对氧的依赖程度提供了一个简单的方法来评估肺功能的恢复。一项药代动力学研究报道，拔管后5天左右，肠道甲基泼尼松龙的吸收受到影响，这就是为什么在拔管后5天改用口服给药可能是一个合理的过程。

地塞米松是一种有效的治疗ARDS的药物，在最近发表的DSA-ARDS RCT中可以看到检查了中重度ARDS和康复RCT评估covid-19相关ARDS患者。地塞米松的潜在优势超过另一种GC是单一的日常管理。DEXA-ARDS治疗方案是甲基泼尼松龙治疗方案的一个令人满意的替代方案。然而，我们认为拔管后继续使用地塞米松治疗，并增加6～8天逐渐减少治疗方案可能有潜在的好处。同样，使用氢化可的松的试验也表明，成人ARDS患者的生存期显著提高。

5. 感染监测　在MV期间无发热的情况下，必须监测感染证据。在一项随机对照试验中，感染监测在无发热症状的患者中发现了56%的医院感染。降钙素原是一种细菌感染的生物标志物，不受GC治疗的影响，有助于早期发现感染，但目前尚无ARDS患者接受GC治疗的研究。其他感染监测参数包括无法解释的通气分钟增加（＞30%）或LIS或SOFA评分恶化。除非有禁忌，监测支气管镜或非支气管镜支气管肺泡灌洗（BAL）对于呼吸机相关性肺炎的早期识别和监测

肺部炎症（中性粒细胞）是有用的。

6. 剂量降阶梯　尽管GCs在支持稳态校正方面发挥了关键作用，但这是以可逆抑制下丘脑-垂体-肾上腺（HPA）轴为代价的。不幸的是，GC治疗相关的风险：系统性炎症异常的危重患者肾上腺抑制未被充分认识。如果GC治疗持续少于3周，HPA轴抑制是不可能的，这只适用于门诊，而不是危重患者。总剂量、最高剂量或GC治疗时间都不是HPA轴恢复的显著预测因子。重症医学的RCT研究表明，在治疗3～14天后突然终止GC，约1/3的患者会迅速出现炎症反应反弹并出现严重的临床复发，这是死亡率增加的潜在信号。在Steinberg试验中，拔管成功后48小时内停药（间断给药）与1/4的甲基泼尼松龙治疗患者临床复发相关。这导致了较差的预后，如MV的使用时间增加，60天死亡率的风险增加了9倍。在有或没有ARDS的脓毒症患者中，停止使用糖皮质激素而不减少剂量后出现临床显著反弹的证据缺失。逐步缩减可以：①保持GC期间管理实现改进。②维持组织稳态的持续消退和恢复。③实现HPA轴的逐渐恢复。④防止疾病全身炎症复发反弹。⑤符合美国FDA的警示建议。

7. 治疗指数　治疗性指数是衡量药物安全性的一个指标。除了短暂性高血糖（大多在首次给药后36小时内），GC治疗与神经肌肉无力、胃肠道出血或医院感染的高风险无关。此外，与GC治疗相关的系统性和肺部炎症的下调可能通过以下措施：①减少MV持续时间。②频繁获得不利于病原菌胞内和胞外生长的炎症环境，从而降低ARDS患者发生院内感染的风险中（常见金黄

色葡萄球菌、铜绿假单胞菌和不动杆菌）。③改善调节依赖的吞噬中性粒细胞功能和细胞内杀伤。炎症对院内病原菌的生长具有双向作用；低水平的炎症细胞因子（与ARDS存活者相似）可抑制生长，而高水平的炎症细胞因子（与ARDS非存活者相似）可促进细菌生长，且呈剂量依赖性。LPS-活化免疫细胞暴露于分级剂量甲强龙，类似于等离子体浓度水平（150～250μg/ml）在ARDS患者注入甲基泼尼松龙 [1mg/(kg·d)] 与最重要的有关减少细胞内细菌生长和肿瘤坏死因子-α，IL-1β，和IL-6基因表达。内皮细胞GRα是血管稳态校正的关键调节因子，对恢复血脑屏障的完整性至关重要。

我们认为不同GC剂量和治疗时间如何影响炎症和氧合的实验室标志物、机械通气时间、短期和长期发病率和死亡率的随机对照试验值得进一步研究。目前正在努力对ARDS的亚表型进行最好的描述，以确定哪些患者更有可能从干预中受益。基于这些药理原则的方法可能有助于最终根据患者的临床和实验室特点，通过生理和实验室标记物的测量指导纵向调整，制定个性化的GC治疗方案。

三、外科重症患者围手术期处理

1. 围手术期激素的应用 对于肾上腺储备不足的患者，大手术应激可导致急性肾上腺功能不全（即肾上腺危象）。这在使用外源性糖皮质激素导致的继发性肾上腺功能不全的患者中尤其如此。前瞻性随机试验未能确定不同围手术期所需糖皮质激素的剂量。因此，糖皮质激素覆盖的

建议是基于风险效益评估、文献中发表的研究和临床经验。重要的是，接受手术的肾上腺功能不全患者应在术前和术后给予适当应激剂量的糖皮质激素。如果手术时间延长（即＞6小时），我们建议在手术中增加糖皮质激素的剂量。胃排空功能受损或肠道吸收受损可能性高的患者应通过静脉途径补充糖皮质激素，直到肠道功能恢复到相对正常的水平。我们对肌注糖皮质激素制剂的使用提出了警告，因为肌注糖皮质激素制剂可能存在肌肉灌注不足的情况。患者还应接受足够的类固醇以控制其基础疾病（如哮喘、自身免疫性疾病）。对于疑似肾上腺功能不全的患者，根据手术类型给予糖皮质激素的最小剂量治疗如下：第一，接受小手术（如疝修补术、腹腔镜的患者、胆囊切除术，膝关节手术）应在术前和术后8小时接受最小剂量的氢化可的松当量。如果肠道功能完好，可以口服或静脉注射。如果患者表现出正常的恢复，他们可能会很快停止使用类固醇或恢复到维持水平。第二，中度手术应激的患者（如开腹胆囊切除术、结肠部分切除术、无并发症的背部手术、髋关节置换术）应每8小时静脉给予25～50mg氢化可的松等量，持续1～2天。然后，剂量可根据临床反应逐渐减少到基线水平。第三，手术压力较大的患者（如胰十二指肠切除术、食管切除术、全结肠切除术、肠穿孔修补术、体外循环），每8小时静脉注射氢化可的松50～100mg，持续2～3天。然后，剂量可以根据临床反应逐渐减少到基线剂量。重要的是，对于术后低血压或病情恶化的患者，应增加剂量至最大应激剂量（每8小时静脉滴注100mg氢化可

的松当量)。

2. 怀疑肾上腺功能不全的患者的治疗 对于严重应激(如低血压、低氧血症、极度疼痛)的患者,应获得随机(应激)血清皮质醇水平。患者应根据经验开始使用氢化可的松(100mg IV,每8小时)。如果血清皮质醇水平低于690nmol/L(25μg/dl),则应继续使用氢化可的松。此外,如果患者临床使用氢化可的松有所改善,且皮质醇水平大于690nmol/L(25μg/dl),我们建议继续使用氢化可的松几天(除非有明确的用药禁忌)。随着患者临床状况的改善,氢化可的松的剂量应逐渐降低至维持剂量。

3. 发生肾上腺危象 肾上腺功能不全分为原发性、继发性(如肿瘤相关的垂体功能低下、垂体卒中)或糖皮质激素诱发(继发于长期使用类固醇)。肾上腺危象指的是已有肾上腺功能不全的患者的急性恶化。据估计,肾上腺功能不全患者发生肾上腺危象的风险为每100例患者年6~10例。在多达50%的患者中,肾上腺危象可能是肾上腺功能不全的第一表现。肾上腺危象的死亡率估计为每年0.5例/100例患者。

肾上腺功能不全的最初症状往往不具有特异性,这种疾病可能直到危急关头才被诊断出来。症状包括疲劳、厌食、恶心、呕吐和腹痛。肾上腺危象则主要表现为是对液体和升压药无效的难治性低血压。患者也可能出现低血糖。低钠血症是常见的,通常继发于抗利尿激素抑制的缺乏,在原发性肾功能不全的患者中,经常出现盐皮质激素缺乏伴过度钠尿,这也会导致高钾血症。重要的是,90%的肾上腺危象确实有诱发因素,包括胃肠道疾病、感染、手术和身体压力,以及突然停止糖皮质激素治疗等。

治疗必须尽快开始,不应延迟等待完成诊断试验结果,但重要的是在给药前抽血检测血清皮质醇、ACTH、醛固酮、硫酸脱氢表雄酮和肾素。皮质醇水平>552nmol/L(20μg/dl)排除诊断,而早晨或危重时皮质醇水平<138nmol/L(5μg/dl)则支持诊断。原发性肾上腺功能不全的患者可能出现高水平的ACTH。氢化可的松是肾上腺危象的主要治疗药物,初始剂量建议100mg静脉输注,继之100mg每6~8小时静脉输注。已知肾上腺功能不全的患者,推荐手术前进行氢化可的松输注,避免诱发肾上腺危象。

4. 未来的挑战 手术应激使血清皮质醇水平增加5~6倍,在24小时后恢复正常,除非应激持续。服用相当于30mg/d的糖皮质激素超过3周的患者可能会出现这种应激反应障碍,应考虑补充类固醇。然而,对不同的重症患者的短期治疗存在争议,超生理剂量的糖皮质激素治疗是无益的,甚至可能有害。因此,在已证实有益的外部情况下,重症患者不适用超生理剂量糖皮质激素。然而,一些情况已经证实可能需要应用糖皮质激素,对于尚未缓解的ARDS患者,甲基泼尼松龙[2mg/(kg·d)]可降低死亡率并改善器官功能;早期使用地塞米松治疗可改善细菌性脑膜炎的预后。类固醇治疗对糖皮质激素的组织特异性耐药性的积极纠正作用已经被提及,经常有人认为不明原因的术中低血压甚至死亡反映了未被确认的低皮质醇血症,只是没有证据表明原发性肾上腺功能不全可能是这种反应的原因。

尽管没有随机试验的数据，已知慢性肾上腺功能不全的患者，一旦出现严重感染性疾病或创伤，建议他们在应激的情况下暂时使用两倍或三倍剂量的氢化可的松，例如在重大手术、创伤、烧伤或医疗疾病期间，以避免肾上腺危象。每小时持续输注10mg氢化可的松，或等量的地塞米松或泼尼松龙，可明显改善糖皮质激素缺乏。该剂量可在术后第2天减半，第3天恢复维持剂量。然而，重要的是，考虑到可能的有害影响和对感染抵抗力下降的可能性，在没有糖皮质激素不足的证据的情况下，这种治疗不应长期使用。一般围手术期管理皮质类固醇的不足患者应包括避免使用依托咪酯作为麻醉药物；尽可能选择任何麻醉药物的最小剂量，以避免增加对药物诱导的心肌抑制的易感性；精细化血流动力学监测，监测葡萄糖和电解质；减少肌肉松弛剂的初始剂量，并使用周围神经刺激器监测肌松效果。特别是，如果发现危重患者不明原因出现急性肾上腺功能不全，即使在症状改善后，也需要进行彻底的诊断。

如果怀疑绝对或相对肾上腺功能不全，药物对下丘脑轴的影响应被考虑。在肝功能障碍的患者中，糖皮质激素的剂量应逐渐减少，特别是泼尼松，因为活性成分的羟基化需要肝脏进行代谢。需要特别关注的还有糖皮质激素和其他药物潜在的相互作用，例如糖皮质激素可降低阿司匹林、香豆素抗凝血剂、胰岛素、异烟肼和口服降糖剂但增加环磷酰胺和环孢素的药物血浓度。相反，抗酸剂、卡马西平、消胆胺、麻黄碱、米托坦、苯巴比妥、苯妥英和利福平会降低糖皮质激素的血药浓度，但环孢素、红霉素、口服避孕药会增加糖皮质激素的血药浓度。此外，外源性糖皮质激素与两性霉素B、洋地黄苷或排钾利尿剂联合使用可诱发或加重低钾血症；需要经常监测钾水平。最后，需要警惕的是糖皮质激素具有免疫抑制的风险，应禁止合并使用任何减毒病毒疫苗，以避免严重的全身性感染。

参考文献

[1] Téblick A, Peeters B, Langouche L, Van den Berghe G. Adrenal function and dysfunction in critically ill patients. Nat Rev Endocrinol. 2019. 15 (7)：417-427.

[2] Van den Berghe G, Téblick A, Langouche L, Gunst J. The hypothalamus-pituitary-adrenal axis in sepsis- and hyperinflammation-induced critical illness: Gaps in current knowledge and future translational research directions. EBioMedicine. 2022. 84: 104284.

[3] Van den Berghe G. Adrenal function/dysfunction in critically ill patients: a concise narrative review of recent novel insights. J Anesth. 2021. 35 (6)：903-910.

[4] [4] Dequin PF, Meziani F, Quenot JP, et al. Hydrocortisone in Severe Community-Acquired Pneumonia. N Engl J Med. 2023. 388 (21)：1931-1941.

[5] Liu B, Zhang TN, Knight JK, Goodwin JE. The Glucocorticoid Receptor in

Cardiovascular Health and Disease. Cells. 2019. 8（10）.

［6］ Fujii T, Salanti G, Belletti A, et al. Effect of adjunctive vitamin C, glucocorticoids, and vitamin B1 on longer-term mortality in adults with sepsis or septic shock: a systematic review and a component network meta-analysis. Intensive Care Med. 2022. 48（1）: 16-24.

［7］ Villar J, Ferrando C, Martínez D, et al. Dexamethasone treatment for the acute respiratory distress syndrome: a multicentre, randomised controlled trial. Lancet Respir Med. 2020. 8（3）: 267-276.

［8］ Fang F, Zhang Y, Tang J, et al. Association of Corticosteroid Treatment With Outcomes in Adult Patients With Sepsis: A Systematic Review and Meta-analysis. JAMA Intern Med. 2019. 179（2）: 213-223.

［9］ Fowler C, Raoof N, Pastores SM. Sepsis and Adrenal Insufficiency. J Intensive Care Med. 2023. 38（11）: 987-996.

［10］ Téblick A, Gunst J, Van den Berghe G. Critical Illness-induced Corticosteroid Insufficiency: What It Is Not and What It Could Be. J Clin Endocrinol Metab. 2022. 107（7）: 2057-2064.

［11］ Meduri GU, Annane D, Confalonieri M, et al. Pharmacological principles guiding prolonged glucocorticoid treatment in ARDS. Intensive Care Med. 2020. 46（12）: 2284-2296.

第十章

肾上腺外科疾病

　　肾上腺外科疾病主要为肿瘤，其他类型还包括增生、出血、结核、囊肿等。肾上腺皮质来源的肿瘤通常为良性腺瘤，恶性的皮质腺癌较为罕见。肾上腺皮质疾病又根据内分泌功能不同分为原发性醛固酮增多症、库欣综合征、性征异常、无功能肿瘤等；肾上腺髓质来源的肿瘤主要为嗜铬细胞瘤，其他部位副神经节来源的肿瘤称为副神经节瘤，由于两者共同表现为儿茶酚胺增多症，所以均纳入肾上腺外科疾病介绍。本章将系统介绍这些常见肾上腺外科疾病的病因、流行病学、诊断、治疗及预后随访等内容，使读者了解肾上腺外科疾病系统化、标准化的诊疗流程。

10

第一节　醛固酮增多症

原发性醛固酮增多症（primary aldosteronism，PA）是由肾上腺皮质不依赖肾素和血管紧张素 II 而过度分泌醛固酮引起的一组临床综合征。典型表现为高血压和低血钾，心、脑、肾、血管疾病风险增加。

一、流行病学及临床分型

（一）流行病学

PA 于 1954 年由 Jerome Conn 首次描述，曾被认为是罕见疾病，随着认识的深入和检测手段的进步，现在认为是最常见的导致高血压的内分泌疾病。多数研究显示 PA 的患病率在 5%～15%，且血钾多可正常。不同研究报道的患病率有所差异，可能与诊断方法和诊断切点及选择的人群不同有关。

PA 在高血压患者中的患病率可能比目前研究显示的更高。在我国新诊断的高血压患者中至少有 4% 的 PA 患者。随着血压水平的升高，PA 的患病率增加。国外研究显示，在 1、2、3 级高血压患者中，PA 患病率分别为 1.99%、8.02% 和 13.2%；国内相关研究报道较少。国外研究显示，在顽固性高血压患者中，PA 患病率在 11.3%～29.1%；国内研究显示，顽固性高血压患者中 PA 患病率为 7.1%。

（二）临床分型

PA 可分为 6 型，即醛固酮腺瘤、特发性醛固酮增多症（表现为双侧肾上腺皮质球状带增生）、单侧肾上腺增生（又称"原发性肾上腺皮质增生"）、家族性醛固酮增多症和分泌醛固酮的肾上腺皮质癌，以及异位醛固酮分泌瘤。家族性醛固酮增多症又分为 I 型（即糖皮质激素治疗敏感性 PA，glucocorticoid-remediable aldosteronism，GRA）、II 型、III 型、IV 型和 PA 伴癫痫发作和神经系统异常（primary aldosteronism with seizures and neurologic abnormalities，PASNA）。醛固酮腺瘤和特发性醛固酮增多症临床常见，分别约占 PA 的 35% 和 60%，单侧肾上腺增生少见，约占 PA 的 2%，家族性醛固酮增多症和分泌醛固酮的肾上腺皮质癌则更为少见。异位醛固酮分泌瘤十分罕见，占 PA 的 0.1% 以下。

PA 大体上可分为单侧 PA 和双侧 PA，但两者并非完全分离，双侧 PA 伴一侧优势是常见的。2021 年《国际单侧原发性醛固酮增多症病理诊断共识》结合形态学和功能，将单侧 PA 分为经典型和非经典型。经典型包括单发醛固酮腺瘤或显性产生醛固酮的结节；非经典型包括产生醛固酮的结节或小结节、产生醛固酮的肾上腺皮质弥漫性增生。

二、临床表现

1. 自主分泌的过多醛固酮导致体内水钠潴留、血管内血容量增加，可导致高血压。偶有血压正常而存在低钾血症者。

2. 醛固酮的排钾作用可导致低钾血症，但据估计，仅有 9%～37% 的 PA 患者出现低血钾，也可能与较早诊断有关。血钾正常的 PA 患者在高盐饮食或服用排钾利尿剂后易诱发低钾血症。低血钾可表现为疲乏无力、心律失常等，长期低钾可导致肾小管空泡变性致夜尿增多。

3．与原发性高血压相比，PA患者由于过多醛固酮的作用，心、脑、肾等靶器官损害和心血管疾病的风险更高、程度更重。通过手术和/或盐皮质激素受体阻滞剂对PA进行特异性治疗，可以成功逆转心、脑、肾等靶器官损害和心血管疾病的额外风险。

4．醛固酮过量及低钾血症还与胰岛素敏感性降低、分泌减少有关，可导致糖耐量受损。

5．睡眠呼吸暂停的严重程度可能因醛固酮介导的液体潴留而加重，经PA治疗可改善。

6．PA患者甲状旁腺激素分泌增加，尿钙排泄高，血钙低，骨质疏松和骨折的风险增加，经PA治疗后可好转。

三、诊断与鉴别诊断

（一）PA的筛查

1．筛查对象　建议对以下人群进行PA筛查。

（1）新诊断的高血压患者。

（2）持续性高血压（＞150/100mmHg），使用三种常规降压药物（包括利尿剂）血压仍≥140/90mmHg或需使用四种及以上降压药物才能使血压＜140/90mmHg。

（3）高血压合并自发性或利尿剂引起的低钾血症。

（4）肾上腺偶发瘤。

（5）有早发高血压或早发卒中（＜40岁）家族史。

（6）PA患者一级亲属中合并高血压者。

（7）高血压合并阻塞性睡眠呼吸暂停者。

考虑到PA的高患病率和针对性治疗的益处，有学者建议对所有高血压患者进行PA筛查。在使用抗高血压药物之前进行筛查，可以避免这些药物对肾素和醛固酮浓度的潜在混淆效应，并能更早地开始针对性治疗。

2．筛查前准备　测定血浆醛固酮-肾素活性比值（aldosterone-to-renin ratio，ARR）是目前筛查PA最常用的方法，也可使用血浆醛固酮-直接肾素浓度比值（aldosterone to direct renin concentration ratio，ADRR）作为筛查指标。各种生理、病理和药物因素可引起肾素和醛固酮的变化，导致ARR假阳性和假阴性（表10-1），故建议在进行PA筛查前停用对肾素和醛固酮影响较大的药物，如利尿剂（包括排钾利尿剂、保钾利尿剂）停用至少4周，β受体阻滞剂、中枢α$_2$受体阻滞剂、非甾体类抗炎药、血管紧张素转换酶抑制剂（angiotensin converting enzyme inhibitor，ACEI）、血管紧张素受体阻滞剂（angiotensin receptor blocker，ARB）及二氢吡啶类钙离子通道阻滞剂（calcium channel blocker，CCB）停用至少2周；维持正常钠盐摄入；尽量将血钾纠正至正常范围。如血压过高，在药物洗脱期间可使用α受体阻滞剂和非二氢吡啶类钙离子通道阻滞剂。

对于怀疑PA但血压很高、无法控制的患者，停用降压药物可能导致高血压急症、高血压亚急症的发生，给患者带来危险，此时不应盲目停药，可以在不停用降压药物的情况下对患者进行PA筛查。

表10-1　影响ARR的常见因素

因素	对醛固酮的影响	对肾素的影响	对ARR的影响
药物因素			
β受体阻滞剂	↓	↓↓	↑（假阳性）
中枢α₂受体阻滞剂	↓	↓↓	↑（假阳性）
非甾体类抗炎药	↓	↓↓	↑（假阳性）
排钾利尿剂	→↑	↑↑	↓（假阴性）
保钾利尿剂	↑	↑↑	↓（假阴性）
ACEI	↓	↑↑	↓（假阴性）
ARB	↓	↑↑	↓（假阴性）
二氢吡啶CCB	→↓	↑	↓（假阴性）
血钾状态			
低血钾	↓	→↑	↓（假阴性）
高血钾	↑	→↓	↑（假阳性）
钠盐摄入			
低钠饮食	↑	↑↑	↓（假阴性）
高钠饮食	↓	↓↓	↑（假阳性）
其他因素			
年龄增长	↓	↓↓	↑（假阳性）
肾功能不全	→	↓	↑（假阳性）
假性醛固酮减少	→	↓	↑（假阳性）
妊娠	↑	↑↑	↓（假阴性）
肾血管性高血压	↑	↑↑	↓（假阴性）
恶性高血压	↑	↑↑	↓（假阴性）

3.筛查方法　患者清晨起床保持非卧位状态（坐位、站立或行走）至少2小时，继之静坐5～15分钟后采血，检测醛固酮和肾素，计算ARR。如检测指标为血浆肾素活性，不要将采血管冰浴送检，以免使无活性肾素转换为活性肾素；如果检测指标为直接肾素浓度，则将采血管冰浴送检。

4．结果判读　不同中心的研究得到的ARR切点各异。如果以免疫测定法检测，血浆肾素活性以ng/（ml·h）为单位，醛固酮以ng/dl为单位，ARR切点值一般为20～30。如果以免疫测定法测定，直接肾素浓度单位为mU/L，醛固酮单位为pmol/L，ADRR切点值主要在55～100。根据2016年国际《原发性醛固酮增多症的临床诊疗指南》和2020年中国《原发性醛固酮增多症诊断治疗的专家共识》，当肾素活性和醛固酮浓度单位分别ng/（ml·h）和ng/dl时，最常用的ARR切点为30；当肾素浓度和醛固酮浓度单位分别是

mU/L和ng/dl时，最常用的ADRR切点为3.7。使用ARR切点为30筛查PA，灵敏度为95%，特异度为60%。

在肾素活性很低的情况下，即使血浆醛固酮水平也很低，ARR也会升高，这明显与PA不一致。一些研究者建议将血浆醛固酮＞414nmol/L（15ng/dl）和ARR升高同时纳入筛选标准，但也有研究发现该浓度排除了随后被证实为PA的患者。如果醛固酮浓度＜165.6nmol/L（6ng/dl），血钾正常，则几乎肯定没有PA，醛固酮浓度＜10ng/dl的患者不太可能存在单侧醛固酮增多症。

如果患者在接受干扰性药物时检测肾素与醛固酮，ARR仍然可以提供一些诊断信息。如ACEI、ARB、利尿剂等药物主要引起肾素水平升高，如果仅使用这些药物时，肾素被抑制、ARR升高，则高度提示PA。β受体阻滞剂直接抑制肾素分泌，常导致ARR假阳性，如果仅使用β受体阻滞剂，检测ARR正常，则提示PA可能性小。

ARR仅为筛查试验，且醛固酮浓度易波动，在决定是否进行PA确诊试验之前，应多次测量。

（二）PA的确诊

ARR作为一个筛选指标特异度很低，这是为确保高灵敏度所需要的。通过筛查试验发现ARR升高而怀疑PA的患者，应进行一项或多项确诊试验以诊断或排除PA。由于ARR不仅被认为是定性测试，也被认为是定量测试，因此ARR越高，患者存在PA的可能性越高。故有学者建议对存在低钾血症、血浆肾素在检测范围以下、血浆醛固酮浓度＞20ng/dl的患者，或不伴低血钾但血浆肾素低且血浆醛固酮浓度＞30ng/dl的患者，可以不进行确诊试验而直接诊断。

目前主要有四种确诊试验，氟氢可的松抑制试验、口服高钠饮食负荷试验、静脉生理盐水滴注试验和卡托普利试验，详见表10-2。这些确诊试验是基于非PA人群的醛固酮产生受肾素、血管紧张素Ⅱ的调控，因此抑制肾素（容量增加或盐皮质激素负反馈抑制）或阻断血管紧张素Ⅱ（卡

表10-2 PA确诊试验

	氟氢可的松抑制试验	口服高钠饮食负荷试验	静脉生理盐水滴注试验	卡托普利试验
方法	氟氢可的松口服每次0.1mg，每6小时1次，连续4天，同时补钾（使血钾达到4mmol/L）、高钠饮食（每天三餐分别补充30mmol，每天尿钠排出至少3mmol/kg），第4天上午10点采血测醛固酮、血浆肾素活性，上午7点及上午10点采血测血皮质醇	第1～3天，每天盐摄入量大于200mmol（相当于氯化钠6g），同时补钾治疗使血钾维持在正常范围，收集第3～4天24小时尿液测定尿醛固酮	试验前必须卧床休息1小时，4小时静脉滴注2L 0.9%生理盐水，试验在早上8点至9点之间开始，整个过程需监测血压和心率变化，在输注前及输注后分别采血测血浆肾素活性、血醛固酮、皮质醇及血钾	坐位或站位至少1小时后口服50mg卡托普利，服药前及服用后2小时测定血浆肾素活性、血醛固酮、皮质醇，试验期间患者需始终保持坐位
结果判断	第4天上午10点血醛固酮浓度＞6ng/dl诊断PA	尿醛固酮＜10μg/24h排除PA，＞12μg/24h（梅奥诊所标准）或14μg/24h（克里夫兰医学中心标准）诊断PA	试验后血醛固酮＜5ng/dl排除PA，＞10ng/dl诊断PA	正常人试验后血醛固酮浓度下降＞30%，PA患者服用卡托普利2小时后血醛固酮＞11ng/dl或ARR＞46诊断PA

托普利试验）产生应降低醛固酮产生的假设。

氟氢可的松抑制试验被一些研究者认为是最可靠的试验，因为它更接近PA的病理生理改变。在一项纳入59例PA患者的研究中，受试者使用4天氟氢可的松，第5天的醛固酮水平>5.35ng/dl被认为是最优的诊断PA的切点，灵敏度为87%，特异度为94.7%。但是氟氢可的松抑制试验操作复杂，存在一定风险，且研究数量较少，限制了其临床应用。

与氟氢可的松抑制试验一样，口服高钠饮食负荷试验也因为操作复杂，目前临床少用。一项纳入80例PA患者的前瞻性研究中，将诊断PA的切点定为盐负荷3天后24小时尿醛固酮排泄>14μg，灵敏度和特异度分别为96%、93%。另外两项研究得出的盐负荷后尿醛固酮的切点分别是5μg/24h和13μg/24h，使用这些切点的特异度较差（20% ～ 50%），灵敏度中高等（85% ～ 100%）。

静脉生理盐水滴注试验大多数研究均使用了类似的方案，但在切点值上也有差异。在一项前瞻性研究中，对317例患者进行静脉生理盐水滴注试验，得出的最佳醛固酮切点值为6.8ng/dl，灵敏度和特异度分别为83%和75%。来自国内的研究认为，静脉生理盐水滴注试验的最佳切点是醛固酮11.2ng/dl，灵敏度为90.4%，特异度为95.9%。坐位静脉生理盐水滴注试验较卧位静脉生理盐水滴注试验的灵敏度更高。口服或静脉钠负荷均有容量过载诱发心血管疾病的风险，在选择确诊试验时临床医师应谨慎，对于血压难以控制、心功能不全、严重低血钾、有心律失常风险

的患者不应行此试验。

卡托普利试验操作简便，无明显严重不良反应，临床常用。美国指南认为正常人卡托普利抑制后醛固酮下降>30%，但醛固酮抑制率对于诊断PA的灵敏度和特异度均较低。来自国内的研究纳入115例PA和49例原发性高血压患者，进行卡托普利试验，结果显示服用卡托普利后PA组醛固酮浓度下降14.2%，而原发性高血压组也仅下降17.7%，醛固酮的抑制程度在2组之间没有显著差异。因此，一些研究建议以卡托普利抑制后醛固酮浓度或ARR为诊断PA的指标。以卡托普利抑制后醛固酮>11ng/dl作为诊断PA的切点，灵敏度为73.25%，特异度为79.02%。以卡托普利后ARR>46.2为诊断PA的切点，灵敏度为88.7%，特异度为84.8%。

对于PA确诊试验的不同研究，灵敏度和特异度存在很大的差异，主要是由于研究设计、试验方法、诊断切点等方面存在很大差异。目前仍然缺乏确定的证据证明单一的测试是最佳的，仍然没有足够的直接证据证明哪一种试验优于其他的诊断方式。选择哪种或哪几种确诊试验通常要考虑患者病情、测试成本、患者依从性、实验室常规等。

（三）PA的分型

分型的目的是确定下一步治疗方案，应结合人口学特征、临床特点、生化检查结果和影像学特征综合考虑。

1. 肾上腺CT和MRI成像　建议对每位诊断PA的患者首先进行肾上腺CT检查以评估PA亚型。MRI的空间分辨率较低，因此是次选。

第十章　肾上腺外科疾病

　　醛固酮腺瘤在CT上常表现为肾上腺单侧直径<2cm的圆形或椭圆形占位，边界清楚、轮廓光滑，周边环状强化，中央密度较低。

　　特发性醛固酮增多症在CT上的表现各异，可表现为双侧或单侧肾上腺多个小结节，双侧或单侧肾上腺增厚、密度不均，肾上腺密度稍增大，也可看起来正常。

　　形状不规则，直径>4cm，密度不均的占位，要高度警惕分泌醛固酮的肾上腺皮质癌。肾上腺皮质癌的平扫CT值通常>20Hu。肾上腺增强洗脱百分率可帮助鉴别肾上腺皮质癌。

　　2. 双侧肾上腺静脉取血　对于有手术治疗意愿且可行手术，肾上腺CT提示有单侧或双侧形态异常者，应行双侧肾上腺静脉取血（adrenal vein sampling，AVS）明确有无优势侧。

　　由于肾上腺腺瘤随着年龄的增长而变得越来越普遍，其在年轻人中不常见，年轻的PA患者发现单侧肾上腺腺瘤，常提示单侧疾病。因此年龄<40岁，单侧腺瘤、对侧肾上腺正常的PA患者可以不行AVS，直接行手术治疗。

　　AVS采用经皮股静脉入路，于双侧肾上腺静脉同时或相继置管采血。左侧肾上腺静脉直接流入左肾静脉，而右侧肾上腺静脉通常流入下腔静脉，因此插管较困难。通过肾上腺静脉中皮质醇与外周静脉中皮质醇的比例来判断是否插管成功，术中快速皮质醇测量可提高插管成功率，如果结果提示插管失败，可立即重新采样。

　　在进行AVS期间还可同时输注促肾上腺皮质激素（ACTH）$_{1\text{-}24}$，可以减少应激诱导的醛固酮分泌变化，提高AVS的插管成功率，并且可以最大化醛固酮腺瘤的醛固酮分泌。但是ACTH$_{1\text{-}24}$的使用可能降低优势侧与非优势侧醛固酮的比例，从而降低了特异度。

　　使用各种AVS评价插管成功及有无优势侧分泌的方法与标准见表10-3。

　　3. 功能成像　在一些小型研究中，^{11}C-美托咪酯PET已被用于原发性醛固酮增多症的诊断。但是由于^{11}C-美托咪酯对CYP11B2（醛固酮合成酶）的选择性较低，需要使用地塞米松进行预处理，且由于^{11}C的寿命较短，能够进行该试验的中心数量较少。有研究显示，^{11}C-美托咪酯PET与AVS结果的一致性仅为51%。

　　醛固酮腺瘤中CXC趋化因子受体4（CXCR4）的高表达与CYP11B2的表达相关。在一项由9

表10-3　双侧肾上腺静脉取血方法及评价标准

	非同步双侧肾上腺静脉取血	ACTH$_{1\text{-}24}$持续静脉输注下，非同步双侧肾上腺静脉取血	负荷剂量ACTH$_{1\text{-}24}$注入后，非同步双侧肾上腺静脉取血
方法	无ACTH	插管开始前30分钟注入ACTH$_{1\text{-}24}$，注速为50μg/h，持续整个操作过程	插管开始前，静脉推注250μg ACTH$_{1\text{-}24}$后进行双侧肾上腺静脉取血
评价标准	（1）SI≥2∶1插管成功 （2）LI≥2∶1有优势侧分泌 （3）CI<1∶1对侧被抑制	（1）SI≥3∶1插管成功 （2）LI≥4∶1有优势侧分泌	（1）SI≥3∶1插管成功 （2）LI≥4∶1有优势侧分泌

注：SI.肾上腺静脉与下腔静脉皮质醇比值；LI.优势侧醛固酮皮质醇比值与非优势侧醛固酮皮质醇比值之比；CI.非优势侧醛固酮皮质醇比值与下腔静脉醛固酮皮质醇比值之比。

247

名患者参与的初步小研究中，CXCR4配体^{68}Ga-pentixafor PET 成功检测出原发性醛固酮增多症。在一项36例患者的研究中，^{68}Ga-pentixafor PET 用于诊断 PA 的灵敏度为88%，特异度为100%。

在引入临床实践之前，需要更大规模的研究来验证这些检查方式。

4. 基因分型　20岁以下 PA 患者，或有 PA、早发脑卒中家族史的患者，应做基因检测以确诊或排除家族性醛固酮增多症。

家族性醛固酮增多症的亚型均是常染色体显性遗传的。家族性醛固酮增多症1型是由编码 11ß-羟化酶（参与皮质醇合成）的基因 *CYP11B1* 和编码醛固酮合酶的基因 *CYP11B2* 之间的交叉融合引起。家族性醛固酮增多症2型是 *CLCN2* 基因的生殖系突变，该基因编码氯离子通道。家族性醛固酮增多症3型包括 *KCNJ5* 基因生殖系突变的患者，该基因编码内向整流钾离子通道。家族性醛固酮增多症4型是由编码 T 型钙离子通道的 *CACNA1H* 基因的种系突变引起，突变直接增加钙信号转导。PA 伴癫痫发作和神经系统异常（PASNA）与编码 l 型钙通道的 *CACNA1D* 基因的新生生殖细胞功能获得突变有关。

分泌醛固酮的腺瘤和分泌醛固酮的微结节的体细胞突变基因与家族性醛固酮增多症有部分重叠。大约90%的分泌醛固酮的腺瘤携带已知疾病基因的体细胞突变。最常见的突变基因为 *KCNJ5*，其次为 *CACNA1D*。

四、治疗

醛固酮增多症一旦确诊，应该选择手术或药物治疗。治疗的总体原则和目的是预防醛固酮所致的高血压、低血钾、肾毒性，减低心血管损害的发病率和死亡率。

（一）手术治疗

1. 手术指征

（1）醛固酮腺瘤（APA）。

（2）单侧肾上腺皮质增生（unilateral adrenal cortical hyperplasia，UNAH）。

（3）分泌醛固酮的肾上腺皮质癌或异位肿瘤。

（4）由于药物不良反应不能耐受长期药物治疗的特发性醛固酮增多症（IHA）患者。

2. 手术方法

（1）APA：首选腹腔镜肾上腺肿瘤切除术，或腹腔镜优势侧肾上腺全切术。目前研究显示两种术式可达到同等的治疗效果。与开放手术相比，腹腔镜手术具有手术时间短、创伤小、术后恢复时间快、手术并发症少等特点。对疑似多发性 APA 或伴有结节样增生可能者，推荐行优势侧肾上腺全切除术，对于直径≤6cm 的肾上腺瘤来说，腹腔镜单侧肾上腺全切除术已经成为"金标准"，绝大多数患者术后血浆醛固酮及血钾可恢复至正常范围内，血压恢复正常及显著改善患者能够达到80%～99%。

（2）UNAH：推荐醛固酮优势分泌侧腹腔镜肾上腺全切。

（3）ACC：肿瘤已经严重侵犯周围组织、肿瘤血管较难控制、分离困难、出血严重的患者可选择开放手术。其余应首选腹腔镜手术。

（4）IHA、GRA：以药物治疗为主。双侧肾上腺全切仍难控制高血压和低血钾，不推荐手术，但当患者因药物不良反应无法坚持内科治疗时可考虑手术，切除醛固酮分泌较多侧和体积较大侧肾上腺。单侧或双侧肾上腺切除术后高血压治愈率仅19%。

（二）围手术期处理

1. 术前准备　注意心、肾、脑和血管系统的评估。纠正高血压、低血钾。肾功能正常者，推荐螺内酯术前准备，剂量100～400mg，每天分2～4次口服。如果低血钾严重，应该口服或静脉补钾。一般准备2～4周，在此期间，注意监测患者血压和血钾的变化。肾功能不全者，螺内酯用量酌减，以防止高血钾。血压控制不理想者可加其他降压药物。肾上腺全切后血压降至正常的比例与醛固酮腺瘤解决评分（aldosteronoma resolution score，ARS）相关。0～1分为27%；2～3分为46%；4～5分为75%（表10-4）。

表10-4　肾上腺切除术后血压恢复正常的
醛固酮腺瘤解决评分（ARS）

指标	评分/分
≤2种降压药	2
BMI≤25kg/m^2	1
高血压持续时间≤6年	1
女性	1

2. 术后处理　术后需监测血醛固酮、血钾，术前肾功能不全患者术后需监测肾功能。术后第1天停钾盐、螺内酯和降压药物，如血压波动可调整药物。静脉补液应有适量生理盐水，无须补充氯化钾（除非血钾＜3mmol/L）。术后最初几周推荐钠盐丰富的饮食，以免对侧肾上腺被长期抑制，醛固酮分泌不足导致高血钾。如有明显持续性低醛固酮血症表现，需暂时采用盐皮质激素替代疗法（氟氢可的松）。罕见情况可能需要糖皮质激素的补充。

（三）药物治疗

主要是盐皮质激素受体组织剂，钙通道阻滞剂、血管紧张素转换酶抑制剂（ACEI）等也有一定疗效，醛固酮合成酶抑制剂可能是将来的方向。

1. 治疗指征　①IHA。②GRA。③不能耐受手术或不愿手术的APA患者。④ARR阳性且不愿或不能接受进一步检查者。

2. 药物选择

（1）螺内酯（安体舒通）：推荐首选。原理是结合盐皮质激素受体，拮抗醛固酮。初始剂量12.5～25mg/d，逐渐递增，最大100mg/d，以维持血钾在正常值上限内为度。可使48%的患者血压＜140/90mmHg，其中50%可单药控制。如血压控制欠佳，可联用其他降压药物如噻嗪类。主要不良反应多因其与孕激素受体、雄激素受体结合，痛性男性乳腺发育、阳痿、性欲减退，女性月经不调等，发生率为剂量依赖性，＜50mg/d时为6.9%；＞150mg/d时为52%。

（2）依普利酮：推荐用于不能耐受螺内酯者。原理是高选择性醛固酮受体阻滞剂。与雄激素受体和黄体酮受体的亲和力分别为螺内酯的0.1%和1%，性相关不良反应发生率显著降低。但阻滞活性仅螺内酯的50%。50～200mg/d，分2次口服，初始剂量25mg/d。

（3）钠通道阻滞剂：阿米洛利。保钾排钠利尿药，初始剂量为每天 $10 \sim 40mg$，分次口服，能较好控制血压和血钾。其作用相对螺内酯较弱，但没有螺内酯的不良反应。

（4）钙通道阻滞剂：主要用于降低血压，对螺内酯分泌、醛固酮分泌并无明显抑制作用。常用药硝苯地平、氨氯地平、尼卡地平等，可联合螺内酯使用控制血压。

（5）ACEI 和 ARB：可能对部分血管紧张素 II 敏感的 IHA 有一定治疗效果。常用卡托普利、依那普利等，可联合螺内酯使用控制血压。

（6）糖皮质激素：推荐用于 GRA。初始剂量，成人地塞米松 $0.125 \sim 0.25mg/d$，或泼尼松 $2.5 \sim 5mg/d$，睡前口服，以维持正常血压、血钾和 ACTH 水平的最小剂量为佳，通常小于生理替代剂量，血压控制不满意者加用螺内酯或依普利酮。对于儿童来说，可能需要优先使用依普利酮，或辅以最少剂量糖皮质激素来治疗，以减少糖皮质激素对其生长发育及螺内酯抗雄激素的影响。

3. 注意事项　药物治疗需监测血压、血钾、肾功能。螺内酯和依普利酮在肾功能受损者 $[(GFR < 60ml/(min \cdot 1.73m^2))]$ 慎用，肾功能不全者禁用，以免出现高钾血症。

五、预后及随访

（一）预后

APA 和单侧肾上腺皮质增生者术后 100% 血钾恢复正常、血压改善，$35\% \sim 60\%$ 高血压治愈（血压 < 140/90mmHg，不需服用降压药物）。

80% 的患者于 1 个月内血压正常或最大幅下降并稳定，其余的也多不超过 6 个月，但也有在 1 年内可继续下降者。

服用螺内酯等药物的 IHA 患者 $19\% \sim 71\%$ 血压能够控制，87% 的血压有所改善，术后血压改善显著的预后因素：①高血压病史 < 5 年。②术前螺内酯治疗有效。③术前 < 2 种降压药物控制血压满意。④次数高 ARR 比值。⑤没有高血压家族史。

反之，则术后高血压缓解不明显。肾上腺手术后血压持续升高的原因尚不清楚，可能与诊断时年龄过大或者高血压病史过长有关，也可能是诊断和手术适应证选择不当，但最常见原因是 PHA 合并原发性高血压。

（二）随访

1. 随访目的　①了解治疗效果、判断治疗方案是否合理。②发现可能的多发性醛固酮腺瘤。③了解药物治疗不良反应。

2. 随访内容　①临床症状。②血压的评估。③常规血生化检查：电解质、肝肾功能（尤其螺内酯等药物治疗者）。④内分泌学检查：血、尿醛固酮，血浆肾素活性水平。⑤腹部 CT 检查：了解对侧肾上腺和/或患侧残留腺体的情况；药物治疗者需与治疗前的肾上腺对比评估。

3. 随访方案　①术后短期内即可复查肾素活性和醛固酮，了解早期生化变化。②第 1 次随访为术后 $4 \sim 6$ 周，主要评估血压、血电解质及有无手术并发症。③术后 3 个月待对侧肾上腺正常功能恢复后，可根据情况行氟氢可的松试验等生化方法了解 PHA 是否治愈。④6 个月 1 次，连续 2 年以上，药物治疗者长期随访。

第二节　皮质醇增多症

库欣综合征（Cushing syndrome，CS）又称为"皮质醇增多症"，是指多种原因导致体内皮质醇水平升高，而导致一系列代谢紊乱的症状和体征。可分为外源性皮质醇增多（即医源性高皮质醇血症）和内源性皮质醇增多症。内源性皮质醇增多症主要是由于肾上腺长期继发或者自主分泌过多皮质醇，从而引起一系列临床表现的综合征。本节所说的 CS 为内源性 CS。

一、流行病学、病因及分类

（一）流行病学

CS 总体的发病率缺乏流行病学资料，其中垂体促肾上腺皮质激素（ACTH）腺瘤导致的库欣病（Cushing disease，CD）的发病率为（2～5）/（100万·年），有研究报告单侧肾上腺腺瘤导致的 CS 的发病率约为 2/（100万·年）。不同人群中 CS 的患病率为（39～79）/100万。

CS 的诊断中位年龄约为 41.4 岁，女性更常见，男女比例约为 1:3，其中库欣病男女比例高达 1:8，肾上腺腺瘤约 1:4，肾上腺皮质癌约1:2。

（二）病因及分类

根据 ACTH 是否升高，内源性 CS 的病因分为 ACTH 依赖性（约占80%）和 ACTH 非依赖性（约占20%）两大类（表 10-5）。

表 10-5　库欣综合征的病因分布

病因	相对占比/%
ACTH 依赖性	
垂体 ACTH 腺瘤/腺癌	60～70
异位 ACTH 综合征	15
异位 CRH 综合征	罕见
ACTH 非依赖性	
肾上腺皮质腺瘤	8～10
肾上腺皮质癌	5
原发性双侧肾上腺大结节增生	罕见
原发性色素结节性肾上腺皮质病	罕见
糖皮质激素过敏感综合征	非常罕见

注：ALTH. 垂体促肾上腺皮质激素；CRH. 促肾上腺皮质激素释放激素。

在 ACTH 依赖性 CS 中，垂体 ACTH 腺瘤，即库欣病最常见，占所有 CS 的 60%～70%。目前库欣病的发病机制尚不明确。研究显示，*MEN1*、*AIP*、*CDKN1B*、*CDKI* 等基因胚系突变可导致库欣病，但很少见；*MEN1*、*PRKAR1A* 或 *AIP* 等基因的体细胞突变在散发性库欣病少见。有些研究提示糖皮质激素受体基因的体细胞突变及受体功能相关蛋白的功能障碍可导致库欣病。垂体 ACTH 腺瘤中还被发现睾丸孤儿受体 4（testicular orphan receptor 4，TR4）、垂体转化基因（pituitary transforming gene，PTTG）和表皮生长因子受体（epidermal growth factor receptor，EGFR）高表达，而抑制 PTTG 或 EGFR 高表达可抑制 ACTH 腺瘤生长，改善库欣病的临床症状和生化指标。在体细胞层面上 *USP8* 失活突变（35%～62%），可导致 EGFR 去泛素化增强，抑制其下调，增加表皮生长因子信号转导和阿黑皮素原（pro-opiomelanocortin，POMC）与 ACTH 的合成，临床特点为肿瘤较小，而内分泌功能更活跃。

异位分泌ACTH的神经内分泌肿瘤约占CS病因的15%。垂体以外神经内分泌肿瘤导致异位ACTH分泌的分子机制尚不明确。当垂体外组织细胞中POMC基因表达增加，作为ACTH的前体物质POMC被释放入血，同时释放的还有少量具有生物活性的ACTH。*MEN1*或*RET*基因突变导致的多发性内分泌腺瘤病中的组分，如胸腺类癌、胰腺神经内分泌肿瘤、嗜铬细胞瘤和甲状腺髓样癌等可产生过多ACTH而导致异位ACTH综合征，少部分患者产生过多CRH引起异位CRH综合征。

在ACTH非依赖性CS中，肾上腺皮质腺瘤最常见，占所有CS病因的8%～10%（图10-1、图10-2）。分泌皮质醇的肾上腺皮质腺瘤的发

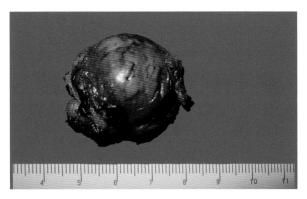

图10-1　肾上腺皮质腺瘤大体标本照片

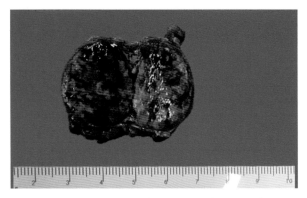

图10-2　肾上腺皮质腺瘤大体标本剖面照片

生与cAMP依赖或β-catenin信号通路的突变/激活、多种G蛋白偶联受体的异常表达/异常功能有关。35%～65%的显性CS的肾上腺腺瘤中存在*PRKACA*体细胞突变，这在亚临床CS腺瘤中很少见。亚临床CS腺瘤中最常见的突变是p.Leu206Arg，可导致蛋白激酶A活性增加。*PDE11A*或*PDE8B*基因突变可导致肾上腺腺瘤、肾上腺皮质癌或原发性双侧肾上腺大结节增生。肾上腺皮质癌约占CS的5%，可表现为无功能，也可表现为高皮质醇血症，或伴有肾上腺来源的雄激素、雄激素前体、醛固酮等分泌过多。由于肿瘤组织中部分类固醇合成酶活性降低，肾上腺皮质癌患者常有雄激素或肾上腺皮质激素前体物质的代谢产物增加。

原发性双侧肾上腺大结节增生（primary bilateral macronodular adrenal hyperplasia，PBMAH）是CS中的罕见病因（图10-3、图10-4）。*ARMC5*胚系突变是导致PBMAH的常见病因，存在于大型家系及约50%的散发性PBMAH患者。*ARMC5*是一种肿瘤抑制基因，存在于多种人体组织中；体外试验将*ARMC5*失活后可减少类固醇激素的生成，而过表达可诱导细胞凋亡和死亡。*ARMC5*突变将导致肾上腺体积增大至正常肾上腺的4～24倍，尽管单个细胞的类固醇激素合成减少，但整个肾上腺累积产生的肾上腺皮质激素增加。*DOTL1*、*HDAC9*、*PRUNE2*等其他基因的体细胞突变也可能在PBMAH结节生长中发挥作用。PBMAH肾上腺结节中类固醇激素的生成受到G蛋白偶联受体异常表达的调节，包括葡萄糖依赖的促胰岛素多肽、β肾上腺素能受

体、血管加压素和5-羟色胺的异位受体表达增加等。虽然PBMAH患者的外周血ACTH浓度很低，但在局部组织中，上述G蛋白偶联受体的配体可刺激ACTH受体，也就是黑皮质素受体2（melanocortin 2 receptor，MC2R），进一步刺激肾上腺组织中POMC的合成和ACTH旁分泌，从而使肾上腺皮质激素合成增加，使用MC2R阻滞剂可降低皮质醇升高幅度约40%。

原发性色素结节性肾上腺皮质病（primary pigmented nodular adrenocortical disease，PPNAD）也是ACTH非依赖性CS的罕见病因，是Carney复合征最常合并的内分泌疾病（图10-5、10-6）。Carney复合征是以黏液瘤、皮肤色素沉着和内分泌疾病为主要特征的常染色体显性遗传性疾病。PRKAR1A基因突变是导致PPNAD和Carney复合征最常见的遗传缺陷，目前已发现超

过120种PRKAR1A突变。PRKAR1A基因突变的表型受到青春期或性别的影响：青春期后，女性的患病率高于男性；到40岁时，超过70%的女性PRKAR1A突变携带者出现PPNAD，而男性发生概率只有45%。PDE11A、PDE8B和MYH8等基因突变也与PPNAD的发生有关。

二、临床表现

皮质醇增多是导致CS患者出现一系列临床表现的主要原因，ACTH水平升高、雄激素及其前体物质水平升高，以及异位ACTH分泌性肿瘤等也可导致相应的临床表现。

1. 特殊体型　由于脂肪分解酶及糖皮质激素受体分布不平衡，四肢与躯干对皮质醇的敏感性不同，CS患者可出现特征性的向心性肥胖，如"满月脸""水牛背"、锁骨上窝脂肪垫、悬垂腹、

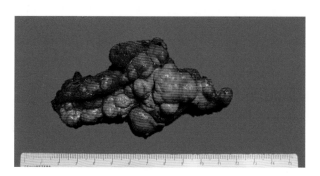

图10-3　1例PBMAH切除肾上腺大体标本，重量40g

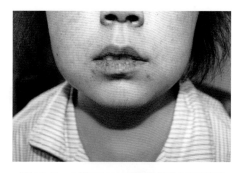

图10-5　1例PPNAD患者多发口唇黑子

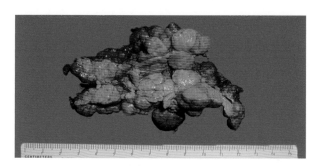

图10-4　1例PBMAH切除肾上腺大体标本剖面照片，可见多个大小不等的金黄色结节

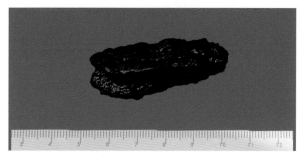

图10-6　1例PPNAD切除肾上腺大体标本可见多个大小不等的黑色结节

四肢纤细等（图10-7、图10-8）。

2．负氮平衡　皮质醇增多可导致负氮平衡，引起皮肤变薄、皮肤紫纹、淤斑、伤口不易愈合、近端肌无力等（图10-9、图10-10）。

3．糖脂代谢异常　皮质醇增加导致糖脂代谢异常；糖尿病或糖耐量受损，高脂血症。

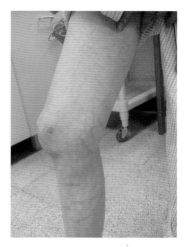

图10-10　下肢肌肉萎缩

4．水盐代谢紊乱　增多的皮质醇会与盐皮质激素受体结合，导致水钠潴留，尿钾排出增多，此外，交感神经系统活性增加，上述改变会导致高血压、低血钾和水肿等。

5．心血管疾病　因高血压、高血脂和糖代谢的异常发生率增加，以及皮质醇的直接作用，CS患者发生冠心病、心功能不全、脑卒中等心血管疾病的风险明显增加。

6．消化系统异常　因高皮质醇促进胃酸分泌，CS患者更易出现消化性溃疡，甚至消化道出血和穿孔。

7．骨质疏松　皮质醇过多使骨钙动员增加，骨质减少，甚至表现为严重的骨质疏松。尿钙排泄增加，加之低钾血症带来的碱中毒，使得泌尿系结石高发。

8．身高增长缓慢　皮质醇可抑制生长激素的作用，故生长期儿童身高增长缓慢，甚至身高增长停滞。

9．性腺轴的影响　皮质醇增加抑制下丘脑-垂体-性腺轴，女性可出现月经稀发、闭经、性欲下降，男性可出现性功能下降、阳痿等异常，

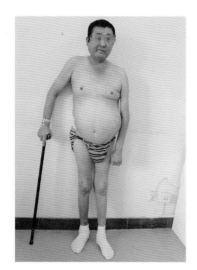

图10-7　典型库欣综合征体型

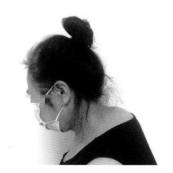

图10-8　"水牛背"

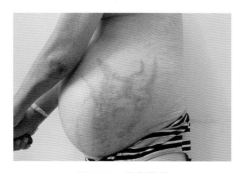

图10-9　腹部紫纹

儿童的青春期发育也会受到影响。CS，尤其是ACTH依赖性CS可能合并的雄激素及其前体物质增加可导致患者出现痤疮、多毛症等。

10．情绪改变　皮质醇过多可引起易怒、睡眠障碍和注意力不集中，甚至幻觉、妄想等不同程度的精神症状。

11．易感染　虽然糖皮质激素具有强效的抗炎作用，但长期过量暴露于糖皮质激素反而会加剧全身炎症，患者更易出现各种感染甚至致命性机会性感染，但感染症状常不明显。

12．眼部改变　高皮质醇导致球结膜水肿、球后脂肪堆积，可引起突眼。

13．皮肤色素沉着　ACTH依赖性CS患者在POMC裂解生成过多ACTH的同时，也产生了过多的促黑素，从而导致皮肤色素沉着。

14．引起异位ACTH分泌的肿瘤　肺小细胞癌、支气管类癌、胸腺类癌、胰腺类癌等可有肿瘤的相应表现，严重者可见恶病质的表现。

CS患者的典型表现见图10-11～图10-14。

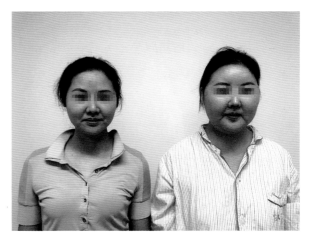

图10-12　双胞胎姐妹之一发病后"满月脸"表现（右侧为患者）

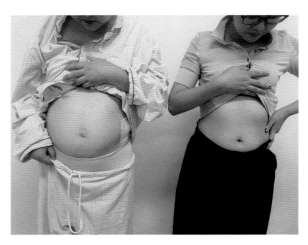

图10-13　双胞胎姐妹之一发病后蛙状腹表现（左侧为患者）

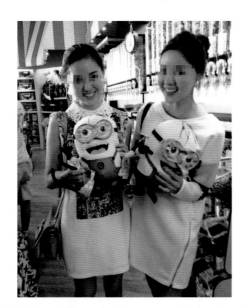

图10-11　双胞胎姐妹发病前照片（右侧为患者）

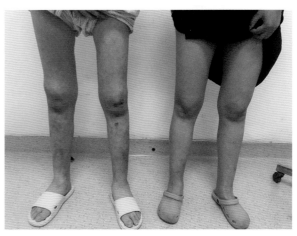

图10-14　双胞胎姐妹之一发病后下肢萎缩，皮肤菲薄表现（左侧为患者）

三、诊断及鉴别诊断

对于出现向心性肥胖、高血压、糖尿病、痤疮、多毛等典型表现者，无论年龄大小，都应进行CS的评估。但临床上患者的表现有时不典型，对于近期体重增加，特别是伴有高血压和/或糖尿病者等不完全表现者，或青壮年出现高血压、糖尿病、骨质疏松、泌尿系结石，儿童生长速度下降或者身高增长停滞等与年龄不匹配的特征的患者，也应提高警惕。肾上腺意外瘤患者均推荐进行CS筛查。对拟进行CS筛查的患者应首先排除外源性糖皮质激素的使用，包括口服、吸入、皮肤、经直肠等使用途径。

（一）定性诊断

肥胖、抑郁、紧张或长期酗酒者也可出现皮质醇水平升高，即假性CS，又称作"类CS"，故首先要明确CS是否存在，即CS的定性诊断。

1. 尿游离皮质醇 24小时尿游离皮质醇（urinary free cortisol，UFC）水平的测定反映了患者全天皮质醇分泌的整体情况。当血浆皮质醇超过皮质醇结合球蛋白的最大结合能力（约690nmol/L）时，血浆游离皮质醇和尿游离皮质醇的增加快于皮质醇的产生。由于皮质醇分泌每天都有变化，为了提高准确率，建议至少测定2次24小时UFC。采用高效液相色谱法检测尿游离皮质醇对CS诊断的灵敏度为95%～100%，特异度为94%～98%。

压力、抑郁、肥胖症、长期酗酒和多囊卵巢综合征等假性CS患者也会出现24小时UFC水平升高，需要仔细鉴别。亚临床CS患者，由于血浆皮质醇水平的升高并不严重，UFC水平可能正常。值得注意的是，如果患者肾小球滤过率＜30ml/min，尽管存在CS，但24小时UFC可能正常。

2. 血浆皮质醇昼夜节律——午夜血浆皮质醇 CS患者清晨血皮质醇浓度常在正常范围内或略高于正常范围，但缺乏正常的昼夜节律，住院期间夜间睡眠时血浆皮质醇水平高于50nmol/L（1.8μg/dl）。但午夜皮质醇水平受患者入睡情况和取血刺激等影响较大。如将夜间血浆皮质醇水平＞207nmol/L（7.5μg/dl）作为诊断CS的切点，该值在鉴别CS和假库欣状态时的灵敏度为96%，特异度为100%。

3. 唾液皮质醇 唾液皮质醇水平与血浆游离皮质醇水平高度相关，不依赖于唾液流速，在室温下可稳定达1周。午夜11点采集的唾液皮质醇水平高于正常（4.3nmol/L），诊断CS的灵敏度为92%，特异度为95%。尤其适用于周期性CS患者，需要监测皮质醇变化情况。

4. 小剂量地塞米松抑制试验 过夜小剂量地塞米松抑制试验（夜间11点至午夜0点口服1mg地塞米松）次日上午8点血皮质醇水平＞50nmol/L（1.8μg/dl）提示有可能为CS，灵敏度为100%，特异度为91%。

48小时经典小剂量地塞米松抑制试验（连续口服地塞米松每次0.5mg，每6小时1次，共8次），正常人服药第2天24小时UFC为＜27nmol（10μg）或＜正常值下限，或第3天清晨血浆皮质醇为＜50nmol/L（1.8μg/dl），如高于上述标准提示为CS。灵敏度为79%～98%，特异度为

74%～90%。

地塞米松吸收减少、使用会增强地塞米松肝代谢的药物、皮质醇结合球蛋白水平升高和假性CS可出现小剂量地塞米松抑制试验假阳性。

5. 地塞米松抑制联合CRH兴奋试验 试验方法：从第一天中午12点开始口服地塞米松每次0.5mg，每6小时1次，共8次，最后1次服用地塞米松后2小时（第三天上午8点）静脉注射CRH 1μg/kg。测定CRH注射后15分钟的血浆皮质醇水平。CS患者血浆皮质醇值＞38nmol/L（1.4μg/dl）。该试验的灵敏度为98%～100%，特异度为88%～100%。如果血浆皮质醇在小剂量地塞米松给药48小时后＞38nmol/L，则注射CRH没有额外的诊断价值。

6. 去氨加压素兴奋试验（DDAVP兴奋试验）该试验有助于鉴别库欣病和假性CS。静脉输注去氨加压素（DDAVP）10μg，在给药的-15、0、15、30、45、60、90和120分钟采血测ACTH和皮质醇。真CS患者DDAVP兴奋后ACTH浓度升高至少4～6pmol/L（18～27pg/ml），升高幅度不足则提示为假性CS，假阳性率和假阴性率均约10%。DDAVP兴奋试验鉴别库欣病和假性CS的特异度为90%，灵敏度为82%。

（二）定位诊断

1. 清晨ACTH测定 当清晨血ACTH水平＜2.2pmol/L（10pg/ml），提示为ACTH非依赖性CS；如ACTH＞4.4pmol/L（20pg/ml），提示为ACTH依赖性CS；如ACTH介于1.1～2.2pmol/L（10～20pg/ml）之间，则可考虑进行CRH兴奋试验。

CRH兴奋后，ACTH依赖性CS患者的ACTH通常在4.4pmol/L（20pg/ml）以上，而ACTH非依赖性CS患者的ACTH最大值很少在此之上。

2. 大剂量地塞米松抑制试验 多数垂体ACTH腺瘤（80%）可被大剂量地塞米松部分抑制其ACTH分泌，而低分化的异位ACTH分泌肿瘤对地塞米松的抑制有抵抗作用，但类癌（支气管、胸腺、胰腺）也可被大剂量地塞米松抑制其ACTH分泌。在罕见的异位CRH综合征中，大剂量地塞米松抑制试验可以抑制ACTH和皮质醇的分泌。在原发性肾上腺疾病导致的CS中，ACTH已经受到抑制，不再被大剂量地塞米松进一步抑制。

标准48小时大剂量地塞米松抑制试验（连续口服地塞米松每次2mg，每6小时1次，共8次）中，如24小时UFC在大剂量地塞米松抑制试验后下降50%以上，则支持库欣病诊断，灵敏度为69%～70%，特异度为60%～80%。但如将24小时UFC下降90%以上作为判断标准，灵敏度为69%～70%，特异度为100%。简化的过夜大剂量地塞米松抑制试验（晚上11点口服地塞米松8mg），第二天清晨血浆皮质醇下降≥50%支持库欣病诊断，其诊断的灵敏度和特异度尚缺乏大规模的临床观察。

3. CRH兴奋试验 大部分垂体ACTH腺瘤（86%～93%）和少数异位ACTH分泌性肿瘤存在CRH受体，使用CRH后可导致ACTH和皮质醇水平升高。使用合成绵羊CRH 1μg/kg（最高100μg）静脉注射，库欣病患者平均ACTH值（注射后15分钟和30分钟）增加至少35%，特异度为100%，灵敏度为93%。一项荟萃分析表明，皮质醇水平高于基线水平20%或以上，ACTH水平高于基线水平50%或以上，提示库欣病。

4. DDAVP兴奋试验　静脉输注10μgDDAVP可使80%～90%的库欣病患者ACTH分泌增加＞35%，皮质醇分泌增加＞20%。但是，约20%的异位ACTH分泌性肿瘤在DDAVP兴奋后也会出现ACTH和皮质醇分泌增加。

5. 双侧岩下窦静脉采血　岩下窦静脉采血是一种介入操作，可能出现并发症，需要具有完善的设备，由有经验的介入科医师进行操作。经股静脉插管，将导管置于双侧岩下窦，静脉注射羊CRH（1μg/kg）或DDAVP（10μg）后0、3、5分钟和10分钟，同时检测双侧岩下窦静脉和外周静脉中的血浆ACTH水平。基线状态下，岩下窦静脉/外周静脉ACTH比值≥2.0；CRH/DDAVP兴奋后，岩下窦静脉/外周静脉ACTH比值≥3.0，提示ACTH来源于垂体病变，反之则考虑异位ACTH综合征，灵敏度为95%～97%，特异度为90%～100%。双侧岩下窦静脉血ACTH差异大于1.4倍，提示垂体ACTH腺瘤的定位侧别，但准确率仅为68%，即使经过CRH/DDAVP兴奋后准确率也仅为71%。因此，双侧岩下窦静脉采血对于肿瘤的侧别定位价值有限。

6. 双侧肾上腺静脉取血　在合并双侧肾上腺病灶的ACTH非依赖性CS患者中，往往难以确定过量皮质醇来源于哪一侧，可通过双侧肾上腺静脉取血（AVS）进行定位。

但是目前对于AVS结果的解释还存在争议。Young等提出，肾上腺静脉中肾上腺素浓度超过外周静脉中肾上腺素浓度100pg/ml，表明插管成功；肾上腺静脉皮质醇/外周静脉皮质醇＞6.5，提示为分泌皮质醇的肾上腺病变；肾上腺静脉优势侧皮质醇/非优势侧皮质醇≥2.3，表明优势侧肾上腺过多分泌皮质醇。

7. 肾上腺异常受体表达检测　在ACTH非依赖性CS中，PBMAH的皮质醇合成与分泌可受多种异常表达受体所调节，包括葡萄糖依赖性促胰岛素多肽、血管升压素、β-受体、促黄体素/人绒毛膜促性腺激素、5-羟色胺等配体的受体，因此可以对所有ACTH非依赖性PBMAH患者进行系统的兴奋和抑制功能试验。

检测方法是在各种兴奋和抑制试验中，每30～60分钟检测一次血浆ACTH、皮质醇，持续2～3小时。例如，进行卧立位试验评估血管紧张素Ⅱ、血管加压素或儿茶酚胺对潜在相应异常受体的调节；采用标准混合餐试验来评估抑胃肽（GIP）或其他胃肠激素对潜在相应异常受体的调节；相继给予促性腺激素释放激素和促甲状腺激素释放激素评估卵泡刺激素、促黄体素、促甲状腺激素对潜在异常受体的调节。通过试验中血浆皮质醇较基线变化的幅度来判断其对相应配体激素的反应，升高峰值幅度＜25%为无反应，25%～49%为部分反应，≥50%为阳性反应。

有研究纳入20例原发性肾上腺疾病导致的CS患者，结果发现6/6例PBMAH患者存在至少一个异常受体（1例为GIP受体异常，1例促黄体素/人绒毛膜促性腺激素和5-羟色胺受体异常，1例β受体异常，1例血管加压素V_1受体异常，1例β受体和血管加压素V_1受体异常），3/13例单侧肾上腺腺瘤患者的血皮质醇水平对立位、混合餐或血管加压素有反应。

8．影像学检查　影像学检查应该在定性诊断明确为CS后再进行。

（1）垂体影像学：垂体增强磁共振成像（MRI）能显示出50%～60%的ACTH腺瘤，但在约10%的健康人中也可发现直径≤6mm的垂体病灶，因此不能可靠地确定其是CS的病因。垂体动态增强MRI可进一步增加病灶的检出率，达到70%～90%。

（2）肾上腺影像学：高分辨率肾上腺CT可以用来确定是否存在单侧或双侧肾上腺病变，其对周围解剖结构显示清晰（图10-15～图10-21）。

MRI在帮助鉴别良性和恶性肿瘤方面更有优势。如病灶较大和/或合并雄激素或雌激素水平升高，常提示肾上腺皮质癌可能。

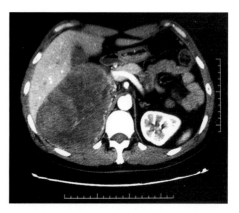

图10-17　右侧肾上腺皮质癌的CT横断面影像

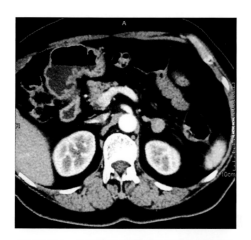

图10-15　左侧肾上腺腺瘤CT横断面影像

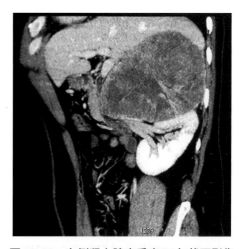

图10-18　右侧肾上腺皮质癌CT矢状面影像

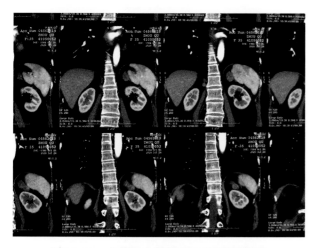

图10-16　左侧肾上腺腺瘤CT冠状面影像

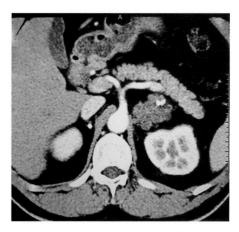

图10-19　PBMAH的CT横断面影像

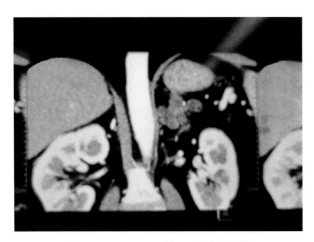

图10-20　PBMAH的CT冠状面影像

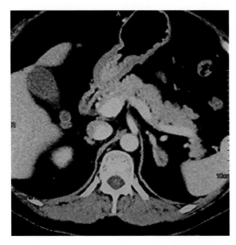

图10-21　PPNAD的CT横断面影像

（3）异位病灶的影像学检查：①怀疑有异位ACTH综合征的患者常规行胸腹部CT或MRI检查。②奥曲肽显像。此外，大多数异位ACTH分泌性肿瘤是神经内分泌来源，表达生长抑素受体，因此奥曲肽显像可用于识别异位ACTH分泌性肿瘤。但是奥曲肽对神经内分泌肿瘤不是特异性的，它也被其他肿瘤、淋巴瘤和一些炎性病变所摄取。增高的皮质醇可抑制肿瘤生长抑素2亚型受体表达，可导致假阴性结果。根据奥曲肽使用剂量和单光子发射断层扫描、CT的联合使用，奥曲肽显像的灵敏度可达到25%～80%不等。与^{18}F-FDG

PET联合使用，可以增加部分患者异位ACTH肿瘤的检出率。③^{68}Ga标记生长抑素的PET/CT。^{68}Ga-DOTA生长抑素标记PET/CT是检测神经内分泌肿瘤可选择的一种先进影像学检查，所使用的不同显像剂对不同的生长抑素受体亚型有不同的亲和力。例如，^{68}Ga -DOTA TATE对生长抑素受体亚型2亲和力较高，^{68}Ga-DOTA NOC和^{68}Ga-DOTA TOC对生长抑素受体亚型5亲和力较高。SadowskiSM等纳入131例临床检查考虑为胃肠胰腺神经内分泌肿瘤的患者，分别进行^{68}Ga-DOTA TATE PET/CT、^{111}In-pentetreotide SPECT/CT和多层CT断层扫描和／或MRI检查。结果显示，^{68}Ga-DOTA TATE PET/CT检测出了95.1%（95% CI 92.4%～96.8%）的病灶，显著高于CT/MRI（45.3%，95%CI 37.9%～52.9%）和^{111}In SPECT/CT（30.9%，95%CI 25.0%～37.5%）。在有类癌症状但生化检查为阴性的患者中，^{68}Ga-DOTA TATE PET/CT检测出了65.2%的病灶，其中40%未被CT/MRI及^{111}In SPECT/CT发现。因此，^{68}Ga-DOTA PET/CT对于病灶小、解剖结构相对复杂的异位ACTH综合征责任病灶检出具有一定的优势。

四、治疗

CS诊断一旦成立，应该立即进行手术治疗。CS的病因复杂，治疗方法多样，但针对病因的手术治疗为首选方案。CS治疗的总体原则和方案：①切除导致CS的病灶。②将皮质醇降至正常水平，以有效控制临床症状和并发症。③治疗方案简单，并发症少，一旦CS复发，首选再次手术治疗，如不能手术，可行放疗和药物治疗。

（一）手术治疗

1．ACTH依赖性CS的治疗

（1）库欣病：首选神经内镜或显微镜下经鼻蝶窦垂体瘤切除术。切除后初始缓解率60%～80%，长期完全缓解率50%～60%，复发率20%。如为复发患者，可考虑再次手术治疗，其缓解率可达到50%左右，若垂体手术效果不好或者无法再次手术时，可考虑鞍区放疗。对一些有严重合并症，无法短时间内去除原发病灶的患者，应考虑行双侧肾上腺靶腺切除术。

（2）异位ACTH综合征：首选治疗方法是手术切除原发病灶。体积小、恶性程度低的神经内分泌肿瘤如肺类癌，如果手术可完全切除肿瘤，术后可根治。如果肿瘤较大，且合并周围组织侵犯，或局部淋巴结转移，需尽可能切除肿瘤及转移病灶，术后行辅助放疗、化疗或者靶向治疗，可缓解患者症状，延长寿命。一些小细胞肺癌患者，恶性程度高，自然病程短，常常来不及采取进一步措施，疾病即出现进展导致患者死亡。对于此类患者，首先应治疗原发肺癌，同时使用药物控制CS。

靶腺切除即双侧肾上腺切除，一般作为治疗ACTH依赖性CS的最后手段，目的在于快速缓解高皮质醇血症。适应证：①库欣病患者垂体腺瘤术后复发或放疗、药物治疗失败。②异位ACTH综合征无法找到原发肿瘤，或原发肿瘤切除困难。③药物治疗控制不满意者。推荐双侧肾上腺切除，术后终身补充糖皮质激素，8.3%～47%的库欣病者术后，因肾上腺反馈抑制消失，导致垂体ACTH分泌增多，会出现Nelson综合征。目前，

国内指南推荐的手术方式为腹腔镜肾上腺切除术，根据病情行双侧一期或分期切除。

2．ACTH非依赖性CS的治疗

（1）肾上腺肿瘤：治疗方案为肾上腺肿瘤切除术。一般采用腹腔镜肾上腺肿瘤切除术，保留正常肾上腺组织。肾上腺皮质癌首选治疗方案也是手术切除，对于无远处转移的肾上腺皮质癌，应行根治性切除，将肿瘤、肾上腺，肾上腺周围脂肪、淋巴结一并切除。如果已经有远处转移，要尽可能将原发病灶及可切除的转移病灶切除，降低患者的肿瘤负荷，提高随后进行的辅助治疗效果。

（2）PBMAH和PPNAD：手术方式主要为腹腔镜肾上腺切除术。曾经认为双侧肾上腺切除术是治愈的主要方案，但患者术后需终身补充皮质激素。但考虑到PBMAH和PPNAD均为良性疾病，治疗的目的在于控制高皮质醇血症，改善患者生活质量，因此先切除一侧肾上腺，根据患者术后CS缓解情况决定是否行对侧肾上腺切除，可能更为合理。虽然术后可能需要二次手术切除对侧的肾上腺，但有可能避免患者终身服用糖皮质激素，给予患者拥有更高生活质量的机会。

具体的手术方式选择如下：对UFC中等程度升高、影像学检查提示双侧肾上腺体积相差较大的患者，可先切除增生明显侧的肾上腺，术后观察患者的病情变化，监测UFC，根据情况决定是否行对侧手术切除。UFC显著升高者，推荐一侧全切、对侧次全切，双侧手术可一期或分期完成。因右侧肾上腺周围结构复杂，与下腔静脉、肝、胆总管、十二指肠等重要器官关系密切，手术较

左侧复杂，如果复发，二次手术切除困难。所以通常先行右侧肾上腺全切术，左侧行次全切除术（切除90%～95%），保留肾上腺静脉附近大约1cm腺体，相当于双侧肾上腺组织的10%左右。肾上腺次全切除术的优点是既能较好地控制患者的临床症状，术后又不需要终身补充激素。缺点是存在复发可能，复发率约为30%，部分患者会出现肾上腺皮质分泌功能不足，可能与保留组织量过少，或者残余组织血供破坏有关，可根据情况补充糖皮质激素。对个别不能手术的PBMAH患者，可考虑药物治疗。

（二）放疗

1. 垂体放疗　垂体放疗为库欣病的二线治疗，库欣病患者在垂体术后疗效不理想，但无法或者不愿接受二次手术时，可考虑行垂体放射治疗，术后缓解率为83%，但可能出现长期垂体功能减退。随技术进步，目前放疗大多采用立体定向放疗。该技术为三维适形调强技术，目的是更精确地定位和破坏病灶，同时减少周围正常组织的损害。放疗过程中，数百个放射源射线通道打开，射线整合成狭窄聚焦的射线束，即所谓的射线"刀"，按照术前的设计方案对病灶进行放射治疗。根据使用的放射源不同，有γ刀、X刀和质子刀等。这种放疗方法操作方便、疗效肯定、不良反应小。

2. 肾上腺皮质癌的放疗　为缓解皮质癌局部晚期或远处转移病灶的症状，可进行姑息性放疗。现有数据表明，对于引起局部症状的不可切除局部肿瘤，以及有症状的远处转移灶，进行姑息性放疗对患者有益，临床获益率为57%，包括

疼痛缓解、感觉异常或麻痹减轻等。若患者体能状态良好，且仅存在脑、肺或肝的有限转移病灶，采用立体定向放疗可能有益。

（三）药物治疗

药物治疗是CS的重要辅助治疗方法。适应证：①手术前药物准备。②患者存在手术或者放疗禁忌，或者治疗失败，或不愿手术。③异位ACTH综合征患者无法找到原发病灶。④严重CS或恶性肿瘤相关CS的姑息性治疗。

根据药物作用可主要分为三类，第一类作用于肾上腺，通过阻断肾上腺糖皮质激素合成发挥作用；第二类作用于垂体，通过抑制ACTH合成发挥作用；第三类是外周糖皮质激素受体阻断剂。

1. 肾上腺类固醇激素合成阻断剂　主要有美替拉酮、酮康唑、左旋酮康唑、米托坦、依托咪酯、Osilodrostat等。既往临床中最常用的是美替拉酮和酮康唑。各种药物的作用途径见图10-22。

（1）美替拉酮：通过抑制11β-羟化酶和醛固酮合成酶阻断皮质激素的合成。该药物未被美国FDA批准用于CS的治疗，但被批准用于肾上腺皮质功能减退的检测。该药被欧洲批准用于治疗CS。由于它的半衰期较短，患者通常需要每天服药4次，总剂量为500～6000mg/d。

目前尚缺乏前瞻性研究对美替拉酮的有效性和安全性进行评估。回顾性研究显示，该药对高皮质醇血症的控制率在43%～100%。目前规模最大的一项回顾性研究中，164例CS患者入组，中位随访时间8个月，用药后43%的患者UFC得到控制。中位用药剂量，在库欣病、异位ACTH

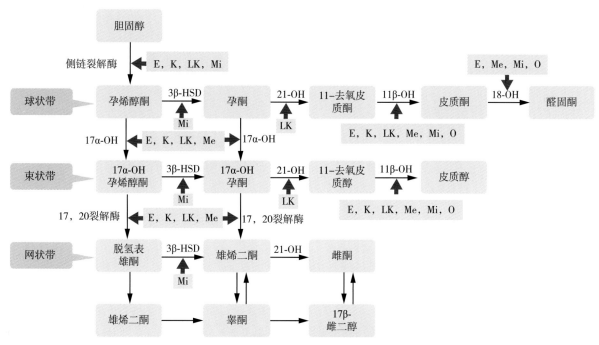

图10-22　肾上腺糖皮质激素合成阻断剂的作用机制

注：依托咪酯（etomidate，E）；酮康唑（ketoconazole，K）；左旋酮康唑（levoketoconazole，LK）；美替拉酮（metyrapone，Me）；米妥坦（mitotane，Mi）；3β-羟基类固醇脱氢酶（3β-hydroxysteroid dehydrogenase，3β-HSD）；21-羟化酶（21-hydroxylase，21-OH）；11β-羟化酶（11β-hydroxylase，11β-OH）；18-羟化酶（18-hydroxylase，18-OH）；17α-羟化酶（17α-hydroxylase，17α-OH）。

综合征和肾上腺肿瘤组分别为1375mg、1500mg和750mg。多个研究报道使用美替拉酮后患者临床症状得到改善，包括血压、血糖、肌力和精神症状等。

药物的不良反应包括低钾血症（6.7%～13.6%）、水肿（8%～20%）、高血压（48%）。女性患者中，多毛症发病率明显升高，为4.5%～71%，因此该药物对女性为二线治疗方案。胃肠道不适发生率为5.5%～23%，肾上腺功能减退发生率为7%～13.3%，疲劳发生率为13%～13.6%，头晕发生率为16%～44.4%。

有报道使用该药物治疗妊娠期CS患者，未发现孕妇及胎儿出现显著并发症。但应注意美替拉酮可以穿过胎盘并导致动物和人类的胎儿肾上腺皮质功能抑制，且由于11-脱氧皮质醇积累，可

以导致孕妇相关的高血压和先兆子痫。

（2）酮康唑：酮康唑是一种抗真菌药，可以在多个水平上抑制肾上腺皮质激素的合成。美国FDA未批准该药物治疗CS，但欧洲批准了使用该药物治疗CS。酮康唑的半衰期为3.3小时，每天口服药物2～3次。初始剂量为200～600mg/d。通常药物剂量达到600～800mg/d时，UFC可正常。对于严重的高皮质醇血症，用药剂量可＞1200mg/d。

一项法国回顾性研究（FReSKO）入组了200例CS患者，使用酮康唑治疗，随访中（24.1～135个月）发现49%的患者UFC正常，26%的患者UFC至少下降50%。但15%的患者在治疗2年后复发。因此早期生化参数（UFC、ACTH）和初始UFC的下降不能预测长期控制率。同时发现

酮康唑可以改善患者的血压、血糖和低血钾症。50%的患者经过术前短期治疗或＞24个月的长期治疗后，血压及血糖均有相似的改善。药物治疗后患者可出现体重下降、肌肉力量恢复、月经周期恢复及多毛症改善。

药物的主要不良反应为肝转氨酶升高（18.4%），85%的患者转氨酶升高＜5倍，减少用药量或停止用药后1～2周，患者的转氨酶可恢复正常。11.4%的患者转氨酶可升高5～10倍，个别患者的转氨酶可升高40倍，当停药后，所有患者的转氨酶均在1～3个月恢复正常。有研究报道，酮康唑可以导致致死性的肝损害，因此当联合使用有肝功能损害的药物时，要严密监测肝功能受损情况。值得注意的是，几项研究结果显示肝功能受损大多发生在用药早期药物剂量逐渐增加阶段，且肝损害不是剂量依赖性的。因此用药的第一个月应该每周监测转氨酶，以后每月监测转氨酶。CS患者基线转氨酶异常很常见，因此很多研究不建议给转氨酶水平在正常上限2～3倍的患者使用酮康唑。

其他不良反应包括胃肠不适（13%）、肾上腺皮质功能受损和瘙痒。酮康唑可以导致男性雄激素合成减少和男性乳房发育症，因此通常不是男性患者的首选。雄激素过多的女性患者可以选择使用酮康唑。此外，酮康唑可延长QT间期，建议治疗期间进行心电图监测。

由于酮康唑有以上的不良反应，应避免酮康唑与延长QT间期、有肝毒性的药物联合使用。此外，质子泵抑制剂可通过降低胃酸浓度显著降低酮康唑的生物利用度，临床使用中应注意调整剂量。

（3）左旋酮康唑：左旋酮康唑是酮康唑的异构体，在体外研究中发现它比酮康唑有更高的阻断效力。一项Ⅲ期多中心开放单臂研究中，94例CS的患者，经过2～21周的药物加量期后，77例患者进入6个月持续用药期。6个月后，31%（29/94）的患者UFC正常，血糖、胆固醇和体重均改善。此外，痤疮、多毛症、外周水肿及生活质量和抑郁症状在最初几个月即开始出现改善，并持续到6个月。常见的不良反应包括恶心（32%）、头痛（28%）和可逆性ALT升高＞3倍正常高限（11%）。观察到2名患者的QT显著延长至＞500毫秒，3名患者出现肾上腺皮质功能减退。

使用酮康唑或左旋酮康唑之前，应该检查患者的转氨酶、心电图及既往用药情况。患者症状不太严重时，可以从200mg/d开始用药。对于症状严重的患者，剂量可适当增加，直到600～800mg/d。治疗过程中注意监测患者的血清皮质醇、UFC。用药第一个月每周监测转氨酶、心电图。之后可以每月监测转氨酶、心电图、血糖、血压，并告知患者心悸时及时就诊。如果转氨酶升高超过正常上限3倍，可减量或停药。治疗过程中应注意肾上腺皮质功能减退、黄疸、胃肠不适、皮疹、性腺功能减退和男性乳房发育等。告知患者肾上腺皮质激素不足时可能出现的临床表现，提前给予患者备用的糖皮质激素类药物，当患者出现肾上腺皮质功能减退时可及时补充激素。定期监测肿瘤大小的变化。

（4）依托咪酯：主要用于紧急控制病情严重

且不适合立即手术或无法口服药物治疗的严重皮质醇增多症。依托咪酯一种短效镇静及麻醉诱导药物，通过静脉给药，可以抑制肾上腺皮质激素的生成。主要通过阻断11β-羟化酶、侧链裂解酶和17α-羟化酶起作用，同时它还可以阻断肾上腺皮质细胞的增殖。依托咪酯可以在12～24小时快速降低体内皮质醇浓度，因此常常用于急症的处理或者严重患者的术前准备。因该药物通过静脉给药，当患者无法耐受口服药物时，可选择该药物。

10～15秒给予患者0.3mg/kg的负荷剂量依托咪酯可导致患者麻醉。如果用于抑制肾上腺皮质激素生成时，可给予患者0.01～0.10mg/（kg·h）。治疗方案有如下几种：①轻度阻断法，依托咪酯逐渐加量至0.02～0.10mg/（kg·h），将血清皮质醇控制在496.8～800.4nmol/L（18～29μg/dl）。②可选方案，给予患者3～5mg负荷剂量，后以0.03～0.10mg/（kg·h）持续输注，每6小时增加0.01～0.02mg/（kg·h），维持血清皮质醇在276～552nmol/L（10～20μg/dl）。③阻断替代疗法，0.100～0.300mg/（kg·h），监测血清皮质醇，通常需要糖皮质激素替代。治疗期间最初每6小时监测1次血钾和皮质醇，然后每12～24小时监测1次。镇静评分每2小时1次，持续24小时，然后每12小时1次。依托咪酯常用的溶剂丙二醇可导致血栓性静脉炎、急性肾功能衰竭和阴离子间隙代谢性酸中毒，用药期间应注意监测。有研究报道根据患者的情况，依托咪酯静脉输注可以持续数周甚至数月，但临床中依托咪酯一般为短期使用（<7天）。

（5）osilodrostat：该药物于2020年获得美国FDA和欧洲医药管理局批准，用于治疗未通过垂体手术治愈或不适合垂体手术的成人库欣病。osilodrostat可以抑制11β-羟化酶、18-羟化酶，作用机制与美替拉酮相似，但比美替拉酮具有更高的体外抑制11β-羟化酶的能力和更长的半衰期（4小时 vs 2小时）。

对基线UFC＞1.5倍正常上限的19名患者进行的为期22周的开放性Ⅱ期试验表明，84.2%的患者在10周时达到正常UFC，22周时为78.9%。一项Ⅲ期、双盲、随机、停药期研究，对137名库欣病患者进行了进一步研究，53%的患者在第12周和第24周之间持续正常的UFC，不用增加药物剂量。患者被随机分配到继续使用osilodrostat或安慰剂组。在第34周，osilodrostat治疗组患者症状完全缓解率为86%，而安慰剂组为29%。此外，96%的患者平均UFC研究期间至少一次正常过；66%的患者UFC首次正常化后可至少保持6个月，首次UFC正常化的中位时间为41天。虽然大部分患者治疗后清晨血清皮质醇正常，而深夜唾液皮质醇虽然较基线下降，但仍高于正常值。同时血浆醛固酮水平下降，而11-脱氧皮质醇和11-脱氧皮质酮显著增加（分别为11倍和24倍）。血压、体重指数、空腹血糖、总胆固醇和低密度脂蛋白胆固醇及抑郁症状和生活质量均有改善。

osilodrostat诱导的皮质醇和醛固酮前体升高，可导致某些患者出现低钾血症、水肿和高血压。服药前需要测量血清钾和镁。如果异常，需要在用药前纠正。服药开始后，每周复查电解质，稳定后可规律复查。女性患者应注意高雄激素血症所致的症状。罕见的不良事件包括中性粒细胞减少和转氨酶轻度升高。4%的患者中观察到QT间期延长，建议在基线时、治疗开始后1周及之后定期进行心电图检查。避免或慎用已知会延长QT的药物（如胺碘酮、阿米替林、西酞普兰、阿立哌唑、利培酮、阿奇霉素和环丙沙星）。

药物使用方法：用药前应测量血清钾和镁，如果有异常应给予纠正。用药前应行心电图检查，重点注意是否有QT间期延长。osilodrostat初始剂量为每次2mg，2次/天，每2周增加1～2mg，直到最大剂量每次30mg，2次/天。用药期间注意监测血清皮质醇、UFC。用药第1个月，每周监测血钾和心电图，病情稳定后可规律监测。监测临床症状变化，包括肾上腺皮质功能减退、水肿、高血压、痤疮、多毛症等。用药前嘱咐患者出现心悸时应就诊，评估是否需要调整用药。给予患者口服或者注射的糖皮质激素，当患者出现皮质功能减退时能够及时补充。监测垂体肿瘤大小变化。监测血糖和血压，患者可能需要调整降糖药和降压药的剂量。

（6）米托坦：米托坦主要用于无法根治性切除的皮质癌和转移灶，可使皮质醇分泌减少。此外，米托坦也可用作肾上腺皮质癌手术切除后的辅助治疗。可使肾上腺皮质网状带和束状带细胞坏死。米托坦不仅能改善患者的症状和体征，而且有助于改善生存率，联合应用氟尿嘧啶可防止肿瘤转移。常用量为6～10g/d，分3次口服，服药数天后起效，停药后多数会复发。常见不良反应为胃肠道反应、头晕、头痛、皮疹等。用药过程中需要监测血药浓度。

2. 垂体靶向药物　主要包括罗格列酮、卡麦角林、奥曲肽和帕瑞肽等抑制垂体ACTH合成的药物。前三种药物的临床效果不肯定。卡麦角林是一种麦角生物碱衍生物，选择性作用于多巴胺2（D2）受体，半衰期为60～100小时，可使60%的库欣病患者的皮质醇下降，40%可降至正常，30%以上可长期控制，但该类药物可导致心脏瓣膜病变和肺纤维化，故目前临床较少使用。

新型的生长抑素类似物帕瑞肽（pasireotide）是一种能与多受体结合的生长抑素类似物，与生长抑素受体（somatostatin receptor，SSTR）亚型SSTR 1～3和SSTR 5具有高结合力而发挥药理作用，与生长抑素受体2型（SSTR2）的亲和力是奥曲肽的40倍。Ⅲ期临床试验显示帕瑞肽治疗6个月，20%的库欣病患者24小时UFC降至正常范围，平均肿瘤体积缩小44%。欧盟及美国已在2012年批准帕瑞肽用于治疗手术未治愈或无法手术的库欣病患者。

3. 糖皮质激素受体阻滞剂　最常用药物为米非司酮，能通过阻断糖皮质激素受体而抑制皮质醇的作用，有助于拮抗皮质醇发挥作用而缓解临床症状，如减轻体重、降低血糖。美国FDA批准其用于不适合接受手术治疗或手术治疗无效的有糖代谢异常的内源性库欣病成人患者。该药对垂体、肾上腺病变无作用，用药量为每天5～22mg/kg，长期应用可使ACTH升高，不良反应发生率高，可有头晕、乏力、厌食、肌肉和关节疼痛、直立性低血压等，长期使用还有神经性厌食和子宫内膜增厚的危险。

(四) CS合并妊娠的治疗

高皮质醇血症抑制垂体促性腺激素的分泌，CS合并妊娠者罕见，诊断时平均孕期18周。与非妊娠CS不同，肾上腺腺瘤为主要病因，占40%～50%，库欣病占33%。CS合并妊娠患者，母亲和胎儿风险均增加，母亲妊娠期患高血压、糖尿病、心力衰竭等的发生率约70%，胎儿发育迟缓发生率约26%，易流产，早产者为43%～60%，围生期死亡率15.4%，其中50%为死产。

妊娠的生理性改变使妊娠期CS诊断困难。正常妊娠期皮质醇会生理性增加，血浆、唾液皮质醇和小时UFC可升高2～3倍，对小剂量地塞米松抑制试验不敏感，但分泌节律仍存在。皮质醇变化始于妊娠期第11周，第12～24周达峰值并持续至分娩前，产后5周激素分泌恢复正常。血CRH、ACTH至分娩前可进行性升高3倍以上，产后2小时可降至正常。

国内指南推荐使用24小时UFC和午夜唾液皮质醇用于妊娠期CS定性诊断。血浆ACTH、8mg地塞米松抑制试验和CRH兴奋试验用于功能分型诊断，使用MRI解剖定位，检查结果矛盾者可使用BIPSS。

对于CS的积极治疗可使活产率由76%提高至89%。推荐首选手术治疗，肾上腺肿瘤术后，正常出生率可达87%，库欣病可考虑经鼻蝶窦手术。手术时机为妊娠12～24周。药物为二线选择，最常用者为美替拉酮，目前认为不影响胎儿发育，但可能引起肾上腺皮质功能减退，并加重高血压诱发先兆子痫。酮康唑为美国FDA C类推荐药物，可能致畸。禁止使用氨鲁米特和米托坦。

(五) 围手术期处理

1. 术前准备 充分术前评估，除常规检查外，尚需骨骼系统X线和骨密度检查评估骨质疏松和可能的骨折。尽可能将血压控制在正常范围，血糖控制在＜10mmol/L，纠正电解质和酸碱平衡紊乱，改善心功能。术前应用广谱抗生素预防感染。注意少数合并精神、心理障碍患者的心理治疗。

2. 糖皮质激素替代治疗 治疗指征：所有自主分泌皮质醇的肾上腺肿瘤切除后；库欣病、PBMAH、PPNAD行双侧肾上腺全切或一侧肾上腺全切、对侧次全切者；亚临床CS，肾上腺偶发瘤术后肾上腺皮质功能减低者。

糖皮质激素替代治疗目前尚无统一方案，不同医疗机构在用药习惯和经验方面可能存在差异，但应该遵循下列基本原则。手术前不需要补充激素。手术当天术中静脉给予氢化可的松。术后禁食期间可选择静脉给予氢化可的松，进食后改为口服氢化可的松。皮质激素剂量逐渐递减至停药。遇到疾病或生理应激因素或出现肾上腺皮质功能减退症状时，应及时增加剂量2～3倍，症状明显者可静脉给予氢化可的松。

3. 肾上腺危象处理 术后患者在应激情况下或者激素补充不足的情况下可能出现肾上腺危象，表现为厌食、腹胀、恶心、呕吐、精神不振、疲乏嗜睡、肌肉僵痛、腹泻、心率过快、血压下降和体温上升，严重者可导致死亡。患者一经诊断，即应严密监护、及时治疗，最初1～2小时迅速静脉滴注氢化可的松100mg，可间隔6～8

小时再次给予氢化可的松100mg，全天总量达到300～400mg，第2～3天可每天减少100mg，静脉给予氢化可的松100～200mg，逐渐过渡到口服糖皮质激素。

五、预后及随访

（一）预后

CS导致高血压、糖耐量受损、高脂血症和高凝状态等，心、脑血管疾病风险增加，并成为主要死因。重度CS患者感染发生率可达50%，严重者可致死。骨质疏松、病理性骨折、认知功能障碍等难以完全恢复。CS有效治疗后，且皮质醇恢复正常的患者，其标化死亡率可接近正常人群，但5年内仍有较高的心脑血管疾病发生率；而治疗后高皮质醇症未纠正的患者，标化死亡率是正常人群3.8～5.0倍。五年生存率肾上腺皮质腺瘤为90%，异位ACTH综合征为51%，皮质癌为10%～23%。异位ACTH综合征的患者，胸腺不典型类癌和小细胞肺癌多预后不良，肺类癌预后较好。儿童CS早期治疗可部分改善身高，但最终身高低于正常人群。

（二）随访

1. 随访目的　病灶有无残留；肿瘤有无复发；继续寻找未发现的异位ACTH肿瘤；监测下丘脑-垂体-肾上腺轴的功能状态，调整激素的替代使用剂量；监测控制并发症；发现多肿瘤综合征的其他病灶；亚临床CS的随访。

2. 随访内容　包括临床表现（图10-23、图10-24）、生化指标、肾上腺相关激素水平与功能试验（ACTH、血浆皮质醇昼夜节律、午夜血浆或唾液皮质醇、24小时UFC、小剂量地塞米松抑制试验）、垂体及肾上腺CT/MRI扫描等。

3. 随访方案　术后1周内血浆皮质醇低于49.68nmol/L（1.8μg/dl）可能是库欣病缓解的最佳指标。推荐术后1～3个月复查血尿生化及激素指标，并结合临床症状判断丘脑-垂体-肾上腺轴分泌功能恢复情况，决定糖皮质激素剂量及停用与否。对于ACTH非依赖性CS患者，激素替代治疗一般需要＞6个月，此后每6～12个月复查1次。

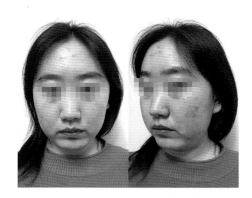

图10-23　库欣综合征患者术前面部照片

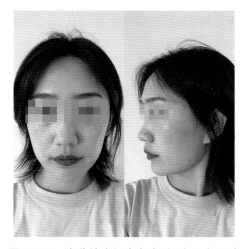

图10-24　库欣综合征患者术后1年面部照片

第三节　性激素异常相关肾上腺外科疾病

性激素异常相关肾上腺外科疾病包括分泌性激素的肾上腺肿瘤、先天性肾上腺皮质增生症（congenital adrenal hyperplasia，CAH）、促肾上腺皮质激素（ACTH）依赖性库欣综合征等。分泌性激素的肾上腺肿瘤包括肾上腺皮质腺瘤及肾上腺皮质癌（adrenocortical carcinoma，ACC）。肾上腺皮质癌除分泌性激素外，还可同时分泌皮质醇等多种类固醇激素。ACTH依赖性库欣综合征包含库欣病及异位ACTH综合征，二者责任病灶并非肾上腺，不是本书探讨内容。

一、流行病学及病因

（一）流行病学

CAH是一组由肾上腺皮质类固醇激素合成过程中任意一种催化酶缺陷引起类固醇激素合成障碍的一组遗传性疾病，为常染色体隐性遗传病。临床上以21-羟化酶缺乏症（21-hydroxylase deficiency，21-OHD）最常见，占90%以上，发病率为1/1000～1/2000。11β-羟化酶缺乏症次之，发病率约为1/10万人。17α-羟化酶缺乏症、3β-羟类固醇脱氢酶（3β-hydroxysteroid dehydrogenase，3β-HSD）缺乏症等罕见。

分泌性激素的肾上腺皮质腺瘤非常罕见，多为个案报道。国内外最大宗的报道来自梅奥诊所的11例报道，其次为中国医学科学院北京协和医院的9例报道。该病存在两个发病高峰，包括青春期前及40～50岁。女性多见，男女比例约为1:2.5。

ACC是一种高度侵袭性的恶性内分泌肿瘤，罕见，其年发病率为（1～2）/100万人。ACC可发生于任何年龄，但其发病年龄存在两个高峰，即1～4岁和30～50岁。ACC在女性中更高发，女性与男性之比为（1.5～2.5）:1。

（二）病因及致病机制

肾上腺来源的雄激素受ACTH调控，在肾上腺皮质网状带中合成。胆固醇作为类固醇激素的原材料，在胆固醇侧链裂解酶的作用下生成孕烯醇酮。孕烯醇酮在3β-羟类固醇脱氢酶（3β-HSD）的催化下转化为孕酮。孕烯醇酮和孕酮在17α-羟化酶（CYP17A1）的羟化作用下分别形成17-羟孕烯醇酮和17-羟孕酮。此外，CYP17A1还具备裂解酶活性，17-羟孕烯醇酮及17-羟孕酮在CYP17A1的裂解作用下，分别形成硫酸脱氢表雄酮和雄烯二酮。17-羟孕烯醇酮及硫酸脱氢表雄酮也可在3β-HSD的作用下转化为17-羟孕酮（17-OHP）及雄烯二酮，雄烯二酮经在肾上腺或外周脂肪、肌肉等组织进一步转化为睾酮，睾酮在外周组织经过5α-还原酶作用转化为生物活性更高的双氢睾酮。在球状带及束状带，孕酮及17-OHP在21羟化酶（CYP21A2）的作用下分别形成脱氧皮质酮（deoxycorticosterone，DOC）及17-脱氧皮质醇。两者在11β-羟化酶（CYP11B1）的作用下生成皮质酮及皮质醇。皮质酮在醛固酮合成酶的催化下，最终生成醛固酮（图10-25）。

CAH的致病机制是肾上腺皮质类固醇激素合

成过程中编码某种酶的基因突变，相应的催化酶功能下降导致产物合成不足，ACTH代偿性增多，进而引起肾上腺皮质增生。此外，堆积过多的底物在过多ACTH的刺激下向未受影响的通路转化，如雄激素通路，导致相应激素生成过多。常见的CAH包括21-羟化酶缺乏症、11β-羟化酶缺乏症、17α-羟化酶缺乏症、3β-羟类固醇脱氢酶缺乏症。21-羟化酶缺乏症最为常见，其致病机制为CYP21A2基因突变，CYP21A2缺陷使孕酮和17-OHP不能转化为DOC和11-脱氧皮质醇，造成皮质醇和醛固酮合成障碍，合成雄激素通路未受损，过多的孕酮、17-OHP等前体物质转化生成过多的雄激素（图10-25）。11β-羟化酶缺乏症由于CYP11B1基因突变，束状带中11β-羟化酶活性缺乏，阻断了DOC和11-脱氧皮质醇转化为皮质酮和皮质醇。DOC具有盐皮质激素作用，堆积的

DOC导致高血压及低血钾，同时过多的底物向雄激素方向转化，导致高雄激素血症（图10-25）。17α-羟化酶缺乏症由于CYP17A1基因突变引起肾上腺来源性激素合成不足，ACTH分泌增多，促使过多的底物生成过多的盐皮质激素，进而导致高血压及低血钾（图10-25）。3β-HSD缺乏症由于3β-HSD基因缺陷导致所有的类固醇激素合成均受阻（图10-25）。

分泌雄激素的肾上腺皮质腺瘤致病机制尚未明确，肾上腺来源雄激素的生成有赖于3β-HSD及CYP17A1的活性，特别是CYP17A1作为侧链裂解酶的活性。有研究显示，分泌雄激素的肾上腺皮质腺瘤中3β-HSD及CYP17A1活性升高。

ACC的致病机制尚未完全阐明，部分ACC作为遗传综合征的一部分，由于胚系突变导致，包括Li-Fraumeni综合征、Beckwith-Wiedemann

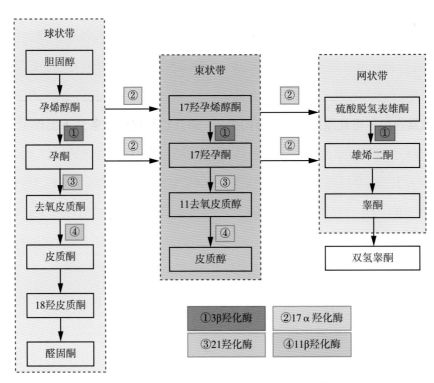

图10-25 肾上腺部分类固醇激素合成网络

综合征、1型多发性内分泌腺瘤病等。散发性ACC的致病机制包括抑癌基因 *TP53* 异常、胰岛素样生长因子2过度表达和Wnt/β-连环蛋白通路持续激活等，具体发病机制详见第十章第六节。

二、临床表现

性激素异常相关肾上腺外科疾病主要表现与高雄激素血症相关，如部分CAH（21-羟化酶缺乏症、11β-羟化酶缺乏症）、分泌雄激素的肾上腺皮质腺瘤及皮质癌。此外，部分CAH（17α-羟化酶缺乏症、3β-羟类固醇脱氢酶缺乏症）表现为肾上腺来源性激素不足相关表现。此外，CAH还可有糖皮质激素、盐皮质激素分泌不足及ACTH分泌过多导致皮肤黏膜色素沉着等相关表现。除雄激素外，ACC可同时分泌皮质醇等其他激素，出现库欣综合征相关临床表现，具体可见相关章节。

（一）高雄激素相关临床表现

高雄激素血症临床表现随患者的发病年龄及性别而不同。

1. 胎儿时期 女性患儿在外生殖器分化的窗口期受高雄激素作用，可使原始生殖结节向男性分化，导致性分化异常，即出生时外阴不同程度男性化，轻者仅表现为阴蒂肥大，严重者阴唇阴囊皱襞可完全融合，形成阴囊样结构，酷似尿道下裂伴隐睾的男性，但性腺及内生殖器正常发育，无睾丸。男性患儿可基本正常，部分可表现为阴茎增大，阴囊色素沉着。

2. 青春期前及青春期 主要表现为外周性性早熟，所有患儿均可出现身高增长加速，骨骺过早闭合导致终身高矮。男性患儿过早出现阴茎

增大，阴毛、腋毛生长，嗓音低沉等第二性征发育表现。女性患儿呈现男性化表现，如多毛症、痤疮、声音低沉、肌肉发达、阴蒂肥大、长胡须等。此外，还可表现为乳房不发育、原发性或继发性闭经。

3. 成人 对于成年男性，肾上腺雄激素过多会抑制促性腺激素的分泌，因此可能导致睾丸体积缩小、睾丸睾酮分泌减少及精子发生减少。对于成年女性，肾上腺雄激素生成增加会导致多毛症、痤疮、男性型秃发、月经不规则、月经稀发或闭经、不孕，甚至是明显男性化表现。

（二）CAH其他表现

1. 21-羟化酶缺乏症 由于基因的缺陷程度不一，临床表现差异较大，可分为经典型（包括单纯男性化型、失盐型）和非经典型。经典失盐型：由于21-羟化酶完全缺乏，醛固酮和皮质醇合成均明显减少，本型除高雄激素血症表现外，失盐症状显著，表现为失钠、失氯、失水、高钾，血压下降、低血糖等肾上腺皮质功能减退症状，严重者可因为盐皮质激素缺乏导致的脱水死亡，患儿也可在应激条件下出现拒食、呕吐、腹泻、淡漠、脱水等肾上腺危象而危及生命。经典非失盐型（单纯男性化型）：患儿无失盐表现，皮质醇轻至中度不足，除高雄激素血症相关表现外，患儿应激条件下可出现恶心、纳差等肾上腺皮质功能减退表现。非经典型：患儿醛固酮及皮质醇分泌大致正常，仅有轻度高雄激素血症相关表现，轻症患者可无明显症状，仅表现为女性月经不规律及男性终身高偏矮。

2. 11β-羟化酶缺乏症 患者除高雄激素血

症外，DOC具有盐皮质激素作用，因而患者无失盐表现，但过多的DOC导致高血压及低血钾。此外，皮质醇合成受阻，患者可有恶心、食欲减退等肾上腺皮质功能减退表现，应激状态下还可出现肾上腺危象。

3. 17α-羟化酶缺乏症　患者性激素合成受阻，男性患者多表现为性分化异常，外生殖器为幼稚女性型，有盲端阴道，而内生殖器为男性型，睾丸小且发育不良，可位于腹腔内、腹股沟区或阴唇阴囊皱襞中。女性患者出生时正常，出生后表现为第二性征不发育和原发性闭经。患儿ACTH分泌增多，盐皮质激素特别是DOC合成增加，引起高血压及低血钾。

4. 3β-羟类固醇脱氢酶缺乏症　患者所有的类固醇激素合成均受阻。大多数患者在新生儿期或婴儿早期即出现类似于21-羟化酶缺发症相关的皮质醇和醛固酮缺乏表现。此外，肾上腺来源性激素合成不足，导致类似于17α-羟化酶缺乏症的男性性分化异常及女性第二性征不发育。

三、诊断与鉴别诊断

（一）CAH

1. 诊断　各型CAH实验室检查表现为ACTH升高，肾上腺类固醇激素谱可见相应酶的底物堆积及下游产物减少，ACTH兴奋试验有助于诊断。CAH患者典型肾上腺影像学表现为双侧弥漫性增粗。此外，亦可有其他多样表现，如结节样增生、肾上腺占位等，最终诊断依靠基因检测。此外，各型CAH还有其各自特点。

（1）21-羟化酶缺乏症：17-OHP是特异性的诊断指标，指南推荐当基础17-OHP＜200ng/dl时可除外诊断；当17-OHP＞10 000ng/dl时考虑诊断成立；当17-OHP介于200～10 000ng/dl时建议行ACTH兴奋试验，ACTH兴奋试验后17-OHP＞10 000ng/dl时诊断成立。中国医学科学院北京协和医院建立了中剂量地塞米松抑制试验方案，当试验后睾酮抑制率＞61.2%和/或17-OHP抑制率＞87.1%时支持诊断。

（2）11β-羟化酶缺乏症：当高雄激素血症患者伴随高血压及低钾血症时，应首先考虑11β-羟化酶缺乏症的诊断。基础和/或ACTH兴奋试验后11-脱氧皮质醇、17-OHP高水平，皮质醇低水平有助于诊断。

（3）17α-羟化酶缺乏症：基础和/或ACTH兴奋试验后血清中前体DOC、皮质酮、孕酮升高，而皮质醇及各种雄激素低水平。

（4）3β-羟类固醇脱氢酶缺乏症：基础和/或ACTH兴奋试验后3β-羟类固醇脱氢酶前体物质孕烯醇酮、17-羟孕烯醇酮、硫酸脱氢表雄酮升高，下游产物如皮质醇、醛固酮、雄烯二酮、睾酮等低水平。

2. 鉴别诊断　各型CAH需要相互鉴别，临床表现方面，若患者有高雄激素表现，需要考虑21-羟化酶缺乏症及11β-羟化酶缺乏症。若患者合并高血压，伴或不伴低钾血症，则需考虑11β-羟化酶缺乏症及17α-羟化酶缺乏症。最终诊断依赖于类固醇激素谱及基因检测。此外，醛固酮、皮质醇、雄激素低水平的CAH还需要跟先天性肾上腺发育不良等疾病相鉴别。合并高雄激素血症的CAH需要与其他引起高雄激素血症的病因相鉴别，如分泌雄激素的肾上腺肿瘤、卵巢来源肿瘤、多囊卵巢综合征等。

（二）分泌雄激素的肾上腺腺瘤

1. 诊断　对于存在高雄激素相关临床表现，实验室检查提示高雄激素血症，高雄激素不能被中剂量地塞米松抑制试验抑制，影像学检查提示肾上腺存在形态规则的低密度占位，需要高度警惕分泌雄激素的肾上腺腺瘤。增强CT扫描多表现为轻度强化（图10-26，单纯过量分泌雄激素的肾上腺肿瘤，术后雄激素水平恢复正常）。依据病理学检查及术后患者高雄激素血症相关临床表现及实验室检查得到缓解可确诊。

2. 鉴别诊断　主要与其他导致高雄激素血症的病因及其他肾上腺占位相鉴别。

（1）CAH：如前所述，CAH除高雄激素相关临床表现外，严重者可出现糖皮质激素/盐皮质激素缺乏相关的临床表现。此外，实验室检查方面，CAH患者ACTH升高，肾上腺类固醇激素谱可见酶底物堆积及下游产物减少，升高的雄激素可被中剂量地塞米松抑制试验抑制，CAH肾上腺影像学检查多表现为双侧肾上腺弥漫性增生，但少部分患者也可表现为单侧/双侧腺瘤，易被误诊为分泌雄激素的肾上腺腺瘤。

（2）ACC：肾上腺皮质癌可分泌雄激素，除雄激素外，还可同时分泌糖皮质激素及其他类固醇激素。此外，肾上腺皮质癌睾酮水平更高，肿瘤直径更大，生长快速。有研究曾对比11例良性ASAT及10例肾上腺皮质癌，肾上腺皮质癌患者睾酮水平更高（8.52±6.35ng/ml vs 3.25±2.77ng/ml，均为女性），肿瘤直径更大（14±5cm vs 9±5cm）。肾上腺腺瘤CT多表现为形态规则、密度均匀、边界清晰的低密度占位，CT值多低于10Hu；肾上腺皮质癌CT多表现为形态不规则，边界不清的高密度占位（CT值多高于20Hu），肿瘤内部可见坏死及钙化。两者的最终诊断依据病理学检查。

（3）其他肾上腺占位：包括其他有功能的肾上腺皮质腺瘤（皮质醇腺瘤、醛固酮腺瘤）、嗜铬细胞瘤等。皮质醇腺瘤可有典型的库欣体貌，包括满月脸、水牛背、向心性肥胖，小剂量地塞米

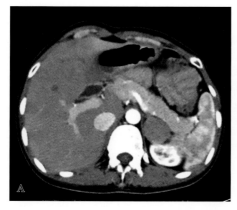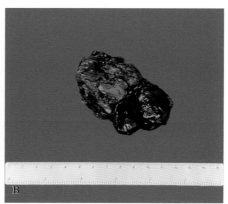

图10-26　分泌雄激素的肾上腺腺瘤CT及大体观

注：A. 左侧肾上腺一大小约3.1cm×2.6cm低密度结节，形态规则，增强扫描轻度强化；B. 左侧肾上腺及肿瘤切除标本，肿瘤剖面为暗褐色。

松抑制试验不被抑制，24小时尿游离皮质醇升高，ACTH被抑制。醛固酮腺瘤表现为高血压伴或不伴随低钾血症，通过评估肾素－血管紧张素－醛固酮系统可鉴别。典型的嗜铬细胞瘤表现为阵发性头痛、心悸、大汗，通过血尿儿茶酚胺及其代谢产物的测定可鉴别。此外，不同于肾上腺皮质腺瘤影像学中表现为低密度占位，嗜铬细胞瘤CT值多在10～20Hu以上，内部可见坏死囊变，增强扫描可见明显强化。

（三）ACC

对于直径超过4cm、形态不规则、密度不均匀的肾上腺占位，需要警惕ACC，ACC最终诊断依据病理学检查。ACC需要与嗜铬细胞瘤、淋巴瘤、肾上腺转移瘤等相鉴别，详细内容见相关章节。

四、治疗

性激素异常相关肾上腺外科疾病的治疗根据病因分为两类，第一类为CAH，第二类为肾上腺皮质腺瘤或癌。CAH的治疗以激素治疗为主，肾上腺肿瘤导致的性激素异常首选手术切除。

（一）CAH的治疗

1. 激素替代治疗

（1）糖皮质激素：糖皮质激素替代治疗是多种CAH共同的主要治疗方法。适量给予外源性糖皮质激素，可以重置多种激素的平衡，控制肾上腺源性雄激素过度分泌，从而改善症状。目前，有多种糖皮质激素制剂可以用于CAH治疗，尚无直接证据比较各种治疗方案的优劣。儿童患者优先选择氢化可的松，因为它的半衰期短，且生长抑制作用低。成人CAH患者使用的糖皮质激素治疗方案差异很大，约有2/3的患者选用长效的糖皮质激素制剂（泼尼松龙、泼尼松、地塞米松或复方制剂）（表10-6）。

因为目前可用的糖皮质激素制剂无法复制生理皮质醇昼夜节律；因此，为了抑制雄激素的过度分泌，通常需要超生理剂量的糖皮质激素治疗。一方面因为过量摄入外源性糖皮质激素造成不良反应；另一方面激素控制不足也很常见，对于经典型CAH，仅有1/3的患者血清雄烯二酮水平处

表10-6　经典CAH治疗口服糖皮质激素和盐皮质激素制剂

制剂		作用时间/小时	剂量和频率/天	备注
短效糖皮质激素	氢化可的松	6～8	儿童：10～15mg/m², 分3～4次服用。 大童和成人：15～25mg/m², 分2～3次服用	发育期儿童适用
中效糖皮质激素	泼尼松	12～36	成人：5～7.5mg, 分2次服用	无
	泼尼松龙	12～36	成人：4～6mg, 分2次服用	无
	甲泼尼龙	12～36	成人：4～6mg, 分2次服用	无
长效糖皮质激素	地塞米松	36～54	成人：0.25～0.5mg, 分1～2次服用	改善依从性；治疗肾上腺残留；可以透过胎盘，避免用于可能妊娠者
盐皮质激素	氟氢可的松	18～36	儿童和成人：通常起始剂量为0.1mg（0.05～0.2mg），分1～2次服用	新生儿肾对盐皮质激素存在生理抵抗，因此需求更高

于正常范围。

为了改善患者的预后，并尽量减少外源性糖皮质激素的摄入，新的治疗方案致力于模拟糖皮质激素的昼夜节律。例如，Plenadren（Shire Services BVBA，Belgium）采用双控释系统包裹氢化可的松，每天1次用药，着重保证日间皮质醇生理节律。Plenadren于2011年获欧洲药品管理局（European Medicines Agency，EMA）批准，用于治疗肾上腺皮质功能减退。Chronocort则采用可扩展的多层微粒子技术包裹氢化可的松，每天2次服用，模拟了日间和夜间皮质醇的动态变化。Chronocort于2021年在英国和欧盟获得了上市批准，用于12岁及以上的CAH患者。连续皮下泵入氢化可的松可用于更好地模拟糖皮质激素的昼夜节律；有限的证据表明，与口服类似剂量的糖皮质激素相比，连续皮下泵入糖皮质激素可以改善雄激素控制、血浆ACTH水平、健康相关生活质量和疲劳症状。但是，连续皮下泵入治疗对护理的要求较高，而且实际操作中可能面临设备故障，不适，局部皮肤刺激、感染，费用高昂等问题。

（2）盐皮质激素：CAH患者也需要补充盐皮质激素。经典失盐型CAH患者的醛固酮生成量极少，其水平常常不足以维持正常的有效循环容量。维持良好的水钠平衡可以降低ACTH和ADH水平，进而减少需要的糖皮质激素的剂量；儿童时期得到盐皮质激素治疗的经典型CAH患者净身高更高。因此，对于所有的经典失盐型CAH患者，特别是大多数无高血压病的经典型CAH患者，长期氟氢可的松补充治疗是有益的。

因为新生儿肾对醛固酮具有生理抵抗，早期婴儿对盐皮质激素的需求通常高于其他患者；另外需要补充钠1～2g/d（4mEq/kg），通常溶解在母乳或配方奶粉中，全天服用。使用高剂量氟氢可的松治疗的婴儿，可能不需要补充钠，但应注意高血压的风险。

所有糖皮质激素（地塞米松外）都具有盐皮质激素活性。大约40mg氢化可的松的盐皮质激素效价约等于0.1mg氟氢可的松。此外，氟氢可的松也具有一定的糖皮质激素活性，0.1mg氟氢可的松的糖皮质激素效价约等于1mg氢化可的松。在CAH控制不佳的患者中，常见17-OHP和孕酮水平升高，这些类固醇也具有抗盐皮质激素的作用。因此，在CAH的治疗中，必须考虑糖皮质激素、盐皮质激素作用与肾上腺类固醇之间的生物学效应和相互作用。

2. 抑制肾上腺雄激素分泌的药物治疗　抑制雄激素生物合成的关键酶可以解决CAH的雄激素过度分泌，进而减少需要的糖皮质激素剂量，降低糖皮质激素相关不良反应。但是性腺中性激素的合成同样会受到抑制，因此这种治疗仅可用于青春期前儿童、使用口服避孕药的成年女性或使用睾酮替代疗法的男性。这种方法可能会升高循环ACTH和孕酮的水平，对于生育和肿瘤形成造成影响。

CYP17A1是雄激素和雌激素合成中的关键酶之一。阿比特龙（abiraterone）是一种强效的CYP17A1抑制剂，可以抑制睾酮的产生，用于治疗前列腺癌。在治疗前列腺癌时，阿比特龙会导致盐皮质激素、11-脱氧皮质酮增加；然而对于经典型21-OHD CAH，因为11-脱氧皮质酮合成通路受阻，阿比特龙治疗并不会导致11-脱氧皮质酮增多。一项Ⅰ期、非随机、开放标签、剂量递增研究（100～250mg，每天1次，6天）显示，对于血清雄激素过高的经典型21-OHD女性患者，阿比特龙治疗可以让雄烯二酮等生化指标下降。针对青春期前儿童的Ⅰ期和Ⅱ期研究正在进行（NCT02574910）。

胆固醇O-酰基转移酶1（cholesterol O-acyltransferase 1，ACAT1）抑制剂Nevanimibe也是一种口服类固醇合成抑制剂，研究用于CAH治疗。ACAT1将游离胆固醇转化为胆固醇酯以储存，ACAT1抑制剂可以抑制所有肾上腺皮质类固醇的合成。在一项多中心、Ⅱ期、单盲、剂量递增、为期6周的研究中，纳入了10名CAH控制不佳（血清17-OHP水平超过正常上限4倍）的成年人（18～61岁），其中7名患者的17-OHP有所下降，2名患者治疗后17-OHP低于正常上限。该药物的长期研究在中期数据审查后终止。

3. 抑制HPA轴的新治疗　拮抗CRF1作用的小分子，一种ACTH单抗和选择性MC2R阻滞剂，也可以用于抑制雄激素的过度分泌。

美国Neurocrime Bioscience公司2016年发表了一项Ⅰb期、单盲、安慰剂对照、固定序列（安慰剂，NBI-77860 300mg及600mg）、单剂试验，纳入了8名经典型CAH女性患者（18～58岁），显示剂量依赖性的ACTH和17-OHP降低。2021年，Neurocrime Bioscience公司又发表了一项针对18名经典型CAH成年患者（18～50岁）的Ⅱ期、开放标签、序贯、剂量探索研究，显示

口服CRF1拮抗剂crinecerfont（NBI-74788）2周可以使得ACTH（54%～69%）、17-OHP（55%～75%）和雄烯二酮（21%～64%）出现剂量依赖性降低。随后，crinecerfont将进行一项全球注册的Ⅲ期、双盲、安慰剂对照研究，每天2次100mg的方案，以评估crinecerfont在成人CAH患者中的疗效、安全性和耐受性，持续24周，然后延长至1年。针对CAH儿童患者（2～17岁）的研究也在进行中，计划为期28周，延长24周（NCT04490915，NCT04806451）。

tildacerfont（SPR001；LY2371712，Spruce Biosciences，USA）是另一个在研的口服CRF1拮抗剂。在Ⅱa期、多中心、开放标签、多种剂量、剂量递增研究中，纳入了3个队列，接受每天1～2次不同剂量的治疗，所有患者（n=24，年龄19～67岁）血清17-OHP的浓度在研究开始时≥24.24nmol/L（800ng/dl）。另外，一项Ⅱb期、多中心、开放标签研究采用了tildacerfont 400mg每天1次（n=11），为期12周。在疾病控制不佳的患者中，与基线情况相比，tildacerfont治疗使得ACTH平均降低74%，17-OHP平均降低82%，雄烯二酮平均降低55%。相比之下，对于疾病控制良好的患者，ACTH和雄激素生物标志物保持稳定。两个多中心、随机、双盲、安慰剂对照，针对成年CAH患者进行的长期（52周）临床试验正在进行中，以研究tildacerfont对预后的影响（NCT04457336，NCT04544410）。此外，相关的儿科研究也在筹备之中。

美国Alder BioPharmaceuticals公司的ALD1613

是一种特异性、高亲和力、长效的人源化中和ACTH单克隆抗体。基于动物模型的药代动力学-药效学研究表明，它可以显著而持久地降低血浆糖皮质激素水平。

美国Crinetics Pharmaceutics开发了一种选择性的非肽类MC2R阻滞剂。药效学研究表明在大鼠模型中，它可以急性抑制血浆皮质酮水平，逆转ACTH过高导致的肾上腺肥大表型。据此，口服MC2R阻滞剂CRN04894正在进行双盲、随机、安慰剂对照、I期临床研究。另有多种其他MC2R阻滞剂正在临床前研发中。

4．化疗　米托坦是一种经典的化疗药物。它能下调类固醇生成，是一种具有时间依赖性和剂量依赖性效应的强效肾上皮质抑制剂。米托坦是唯一一种美国FDA和EMA批准的治疗转移性肾上腺皮质癌的一线药物。米托坦也可超适应证用于治疗CAH患者因睾丸肾上腺残基瘤（testicular adrenal rest tumours，TART）导致的生育障碍。

米托坦治疗首次应用于一名29岁的男性经典型CAH患者，他患有双侧TART伴性腺功能障碍和无精症；米托坦治疗使他恢复了生育能力。一项回顾性病例系列研究显示，5名因TART导致不育的经典型CAH患者接受了为期60个月的米托坦治疗，其中4名患者类固醇水平降低，2名患者的TART完全消失，2名患者的精子计数显著改善，得以实现精子冻存。米托坦是一种强力的CYP3A4诱导剂，会加快糖皮质激素的清除速率；而且米托坦是一种高度亲脂性的药物，可以在脂肪组织中积累，半衰期较长（中位半衰期为53天），因此CAH患者在服用米托坦时，需要注意监测并滴

定式提高糖皮质激素的剂量，以防止肾上腺皮质功能减退。另外，米托坦的治疗窗口狭窄，需要监测血药浓度维持在＜14mg/L。因为米托坦具有致畸作用，建议女性在使用后至少5年内避免妊娠。与肾上腺切除术类似，米托坦治疗也可以作为特定难治性个体的最终治疗手段。

5．手术治疗

（1）两性畸形的外科治疗：CAH患者两性畸形的手术处理，目前还没有最佳年龄和最佳方法的随机对照研究，是否及何时进行生殖器异常手术仍然是一个正在积极讨论的话题。外科治疗应尽可能达到生育潜能保护、良好性功能，恢复正常解剖和性别外观、稳定的性别特征。手术应由一个经验丰富的外科医师在有儿科内分泌学家和心理健康服务的中心进行。女性外阴成形包括阴蒂手术和阴道成形，手术方式取决于阴道、尿道开口位置及阴唇融合的程度，术后模具定期扩张避免阴道狭窄；男性外阴成形包括尿道成形、阴囊重建、睾丸复位及隐睾切除等。

（2）肾上腺切除：20世纪90年代，针对双零突变的CAH患儿提出双侧肾上腺切除术治疗CAH。有限的证据表明，肾上腺切除术可以解决CAH雄激素过多的问题，从而减少对超生理糖皮质激素替代治疗的依赖。一项纳入了32篇文献和48名患者（手术年龄0.25～56岁）的荟萃分析显示：最常见的两种手术指征是男性化和/或医源性库欣综合征（$n=30$），其次是不太常见的适应证，包括良性肾上腺肿瘤（$n=8$）。在肾上腺切除术后27个月的中位随访期间，大多数患者（$n=34$，71%）的高雄激素血症表现改善，

包括月经开始或恢复、库欣病典型特征改善、身体形象主观改善。3名因原发性不孕症而接受肾上腺切除术的患者均成功生育。术后即刻并发症发生率为10%（$n=5$）长期并发症包括肾上腺危象17%（$n=8$），异位肾上腺静默组织占10%（$n=5$）。接受肾上腺切除术的患者需要严格遵守CAH替代疗法，在急性疾病时予冲击治疗；为了避免异位肾上腺静默组织激活的风险，需要进行高雄激素血症的临床和生化监测。因这一方法的相关风险较高，所以并不是首选的治疗方案，但手术治疗可以作为特定难治性个体的最终治疗手段，特别是当患者生育意愿强烈时。

（二）肾上腺皮质肿瘤的治疗

1. 手术切除　分泌性激素的肾上腺肿瘤首选手术切除治疗。目前多采用腹腔镜肾上腺肿瘤切除术，如肿瘤直径＜3cm，术前检查无明显恶性征象，可保留正常肾上腺组织行肿瘤切除术。肾上腺皮质癌手术方式是否选用腹腔镜目前还有争议，主流观点认为直径超过5cm的肾上腺皮质癌建议开放手术切除，术中轻柔操作，避免肿瘤挤压和包膜破损，切除范围包括肿瘤、肾上腺、肾上腺周围脂肪、淋巴结。如肾上腺皮质癌局部晚期但无远处转移，充分评估能达到R0切除，建议行手术治疗，术中可行联合脏器切除。

2. 药物治疗　药物治疗主要应用于无法手术切除或有远处转移的肾上腺皮质癌，以及肾上腺皮质癌术后的辅助治疗。米托坦治疗肾上腺皮质癌最早于1959年报道，其作用机制为抑制胆固醇向孕烯醇酮的转换，以及11-脱氧皮质酮向皮质醇的转换，使肾上腺皮质肿瘤及转移灶组织坏死。米托坦口服后，60%经消化道排泄，40%聚集于肝、大脑、脂肪和肾上腺组织。在治疗初期，由于米托坦在脂肪组织聚集，延迟了血清药物水平12～14周，停止治疗后，脂肪组织继续缓慢释放米托坦，使得数月后血清中仍可检测到药物浓度。比较理想的给药方案为起始剂量1～2g/d，每1～2周增加1～2g/d，直至最大耐受剂量（6～10g/d）。长期服用米托坦的患者，每4～8周应该根据血药浓度调整剂量，以达到一个稳定的治疗剂量及可耐受的不良反应。米托坦也影响甲状腺分泌激素，因此每隔数月应监测甲状腺功能变化。米托坦治疗期间应补充糖皮质激素替代治疗。米托坦作为单一治疗方案，应用在局部进展或转移性皮质癌患者，34%～61%有可测病灶的患者肿瘤体积减小，69%～85%激素水平下降。虽然肿瘤缩小的程度不一定显著，但绝大多数医师相信米托坦可以缓解肿瘤进展，鼓励能耐受的患者继续治疗。

五、预后及随访

CAH的激素替代治疗相对于其他原因导致的肾上腺皮质功能减退的治疗更复杂，不仅要补充皮质激素，还需控制体内ACTH水平升高及雄激素分泌过多。经典型CAH的男孩通常在出生最初几周即出现肾上腺危象，如不及时干预将危及生命；在儿童期，CAH的治疗目标除了预防肾上腺危象，还要保证最佳生长及青春期发育；成人CAH患者的治疗目标是提高生育能力及减少糖皮质激素治疗带来的不良反应。因此，CAH的治疗是复杂且长期的，不同阶段的治疗预期也不尽相同，CAH治疗预后不仅取决于是否达成治疗目标，激素替代治疗相关不良反应的控制也极其重要。因此，CAH治疗过程中的定期随访十分重要，要密切监测ACTH、糖皮质激素、性激素等内分泌指标；同时未成年患者还需要定期监测生长发育参数。

肾上腺皮质肿瘤的预后取决于肿瘤的性质，良性肾上腺皮质肿瘤手术切除后大多预后良好，且术后短时间内激素水平就能恢复至正常，如单纯分泌雄激素的肾上腺肿瘤，术后一般不需补充糖皮质激素。肾上腺皮质癌预后往往较差，早期无远处转移的肾上腺皮质癌如能行R0切除，预后较好。肾上腺肿瘤随访主要包括生化、内分泌及影像学检查，其中内分泌检查主要为ACTH、血尿皮质醇及性激素水平，通过治疗后内分泌水平变化来评估治疗效果及制定激素补充方案。影像学检查在肾上腺皮质肿瘤的随访中同样重要，特别是肾上腺皮质癌治疗后的随访，需通过CT/MR来评估及监测治疗效果。另外，一部分肾上腺皮质肿瘤早期病理学检查并不能很好区分良恶性，术后的影像学定期复查显得十分重要。

第四节　副神经节瘤/嗜铬细胞瘤

一、流行病学、病因及分类

（一）定义和分类

副神经节瘤/嗜铬细胞瘤是起源于交感和副

交感神经链的神经内分泌肿瘤。肿瘤可分泌过量的儿茶酚胺（去甲肾上腺素、肾上腺素和多巴胺）引起一系列临床症状。

2022年WHO病理分类提出，将嗜铬细胞瘤（pheochromocytoma，PCC）和副神经节瘤（paraganglioma，PGL）统称为副神经节瘤。按照新分类，副神经节瘤分为交感神经副神经节瘤和副交感神经副神经节瘤，嗜铬细胞瘤属于位于肾上腺的交感神经副神经节瘤。除嗜铬细胞瘤外，交感神经副神经节瘤还包括胸腹盆脊柱旁和头颈部交感神经副神经节瘤。副交感神经副神经节瘤主要位于头颈部，常根据其解剖部位命名，如颈动脉体瘤、迷走神经副神经节瘤等（图10-27）。在本章节中，为便于理解，将发生于肾上腺的副神经节瘤仍沿袭传统命名为嗜铬细胞瘤。

副神经节瘤/嗜铬细胞瘤的可能发生部位

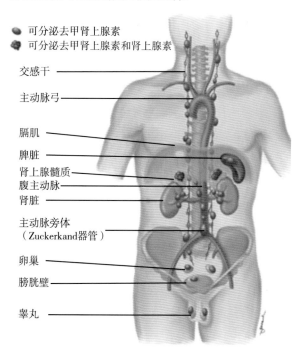

可分泌去甲肾上腺素
可分泌去甲肾上腺素和肾上腺素

交感干
主动脉弓
膈肌
脾脏
肾上腺髓质
腹主动脉
肾脏
主动脉旁体
（Zuckerkand器管）
卵巢
膀胱壁
睾丸

图10-27　副神经节瘤/嗜铬细胞瘤的可能发生部位

（二）流行病学

副神经节瘤/嗜铬细胞瘤是罕见的神经内分泌肿瘤。国外报道，年发病率大约为 0.8/100 000，国内尚无流行病学数据。副神经节瘤/嗜铬细胞瘤在高血压患者中占 0.2% ～ 0.6%，儿童高血压患者中发生率约 1.7%。男女发病概率大致相当，各年龄均可发病，高峰发病年龄在 30 ～ 50 岁。疾病可呈散发性和遗传性，35% ～ 40% 的患者为遗传性。肿瘤大多数位于肾上腺，肾上腺外副神经节瘤占全部患者的 15% ～ 20%，可发生于自颅底至盆腔的任何部位，常见位于腹膜后，最常见于肾门及肾上腺周围、腹主动脉旁、嗜铬体（Zuckerkandl 器），也可见位于肝门、肝及下腔静脉之间，肿瘤还可位于盆腔（如骶尾区、膀胱）、胸腔（如纵膈、心脏）、头颈部（如颈动脉体和颈静脉球）等部位。

（三）病因

副神经节瘤/嗜铬细胞瘤的病因尚不明确，研究发现其与遗传性胚系基因致病性突变具有很高的相关性。高达 35% ～ 40% 的副神经节瘤/嗜铬细胞瘤与遗传易感基因有关。中国医学科学院北京协和医院对 314 例患者的研究显示，30% 的患者存在胚系致病基因突变，突变发生率在嗜铬细胞瘤中为 21%，在副神经节瘤中为 36%，在转移性副神经节瘤/嗜铬细胞瘤中高达 51%。目前已经确定的遗传性致病基因有 20 余个，最常见突变基因为 SDHB，发生率约为 10%，其次为 VHL、RET、SDHD、SDHC、SDHA、MAX 及 TMEM127 等。

除了胚系突变外，体细胞突变也参与肿瘤的发生，30% ～ 40% 的肿瘤中可以检出体系驱动基因突变。综合胚系和体系突变，根据突变基因涉及的信号通路不同可分为三类。第一类为假性缺氧通路，包括 VHL、SDHA、SDHB、SDHC、SDHD、SDHAF2、HIF2A、FH、PHD1、PHD2、MDH2 和 KIF1Bβ 等基因，突变基因通过激活缺氧诱导因子，导致血管内皮生长因子（VEGF）等基因过表达，从而肿瘤血管增加，细胞增殖增加，凋亡减少。第二类为 Wnt 信号通路，CSDE1（含有 E1 的冷休克结构域）和 MAML3（Mastermind 样转录共激活因子3）基因的体细胞突变导致 Wnt 和 Hedgehog 信号的激活，导致肿瘤，且容易转移。第三类为激酶信号通路，RET、NF1、KIF1Bβ、MAX 和 TMEM127、FGFR1、MET 等突变导致如激酶信号通路异常激活（主要包括 PI3K/AKT/mTOR 和 RAS/RAF/ERK 通路）。

此外，融合基因、拷贝数变异以及表观遗传学的异常，如基因启动子区高甲基化，也参与肿瘤的发生和转移。副神经节瘤/嗜铬细胞瘤的病因非常复杂，尚有很多未知，需要进一步的研究予以揭示。

二、临床表现

（一）临床表现

副神经节瘤/嗜铬细胞瘤起病可见于各个年龄段。临床症状多变，表现各异，主要取决于肿瘤释放儿茶酚胺的多少以及个体对儿茶酚胺的敏感性。最典型的临床表现为持续性或发作性高血压，并伴心悸、头痛、出汗和其他症状（恶心、乏力、腹痛和胸痛等）。

高血压是副神经节瘤/嗜铬细胞瘤最常见的

临床症状，发生率80%～90%。可以是持续性高血压或阵发性高血压，或持续性高血压基础上血压阵发性升高。10%～20%的患者血压正常。副神经节瘤/嗜铬细胞瘤也可能出现体位性低血压或高低血压交替发作。典型"三联征"是头痛、心悸、大汗，具备上述症状者，诊断副神经节瘤/嗜铬细胞瘤的特异性可达93.8%。

1. 高血压　阵发性高血压或持续性高血压阵发性加剧是嗜铬细胞瘤的典型症状。高血压的发作可由某些因素诱发，如外伤、手术、精神应激及腹部压迫等，也可由于某些药物（β受体阻断剂、三环类抗抑郁药、组胺、造影剂等）诱发。这些因素可刺激肿瘤短期内释放大量儿茶酚胺，导致患者血压升高，严重者伴剧烈头痛、恶心、呕吐、视力模糊、濒死感等，血压常骤升至200mmHg以上，可出现高血压危象，诱发脑出血、高血压脑病、昏迷、抽搐等。大量儿茶酚胺释放还引起的心动过速、期前收缩等心律失常，以及心绞痛等心肌缺血的表现，严重者导致急性左心衰与肺水肿。

2. 体位性低血压　持续性血压升高的患者常伴体位性低血压，部分患者体位性低血压较严重，出现随体位改变出现头晕、黑矇等。体位性低血压可能与低血容量，以及血管对儿茶酚胺的敏感性降低有关。

3. 儿茶酚胺心肌病　儿茶酚胺作用于心肌细胞，通过细胞内钙超载、激活氧化应激、诱导细胞凋亡、激活肾素-血管紧张素-醛固酮系统等作用产生直接的心肌损害；此外，儿茶酚胺还可以通过增加心肌耗氧量、诱导冠状动脉痉挛和

内皮损伤导致微循环功能障碍，造成心肌缺血，加重心肌损伤。这种心脏并发症是副神经节瘤/嗜铬细胞瘤最严重的并发症，约占死亡病例的58%。最常见的病理变化为局灶性心肌炎，心肌收缩带坏死，早期心肌细胞水肿，随后出现心肌纤维化。患者可表现为心肌肥厚，也有部分表现为扩张性心肌病。临床上患者可出现类似于心绞痛和心肌梗死的表现，并可伴有严重心律失常或心力衰竭。

4. 呼吸系统　急性肺水肿有时可作为首发症状出现，常由高血压急症诱发的急性左心衰所致。除心源性肺水肿外，副神经节瘤/嗜铬细胞瘤还可导致非心源性肺水肿，非常罕见。儿茶酚胺直接作用于肺部血管，使肺静脉收缩，毛细血管压增高，血管壁的通透性增加，肺内中性粒细胞聚集等非心源性因素导致肺水肿。

5. 消化系统　儿茶酚胺可刺激肠系膜血管痉挛，导致肠壁缺血坏死，穿孔，表现为急腹症。高血压发作时也可伴有恶心、呕吐、腹痛等症状。儿茶酚胺增加，胃肠蠕动减慢，患者会出现便秘，严重者出现肠梗阻。肿瘤如果异位分泌血管活性肠肽可引起腹泻和低钾血症。

6. 泌尿系统　长期严重的高血压产生肾损害，患者出现蛋白尿、肾功能不全；肿瘤较大并与肾脏紧邻时会推压肾脏，腹膜后肿瘤还可包绕肾动脉致肾动脉狭窄。

7. 内分泌系统　由于儿茶酚胺增加胰岛素抵抗且使胰岛素释放减少，部分患者出现糖耐量异常或糖尿病。又由于儿茶酚胺增加脂肪分解，部分患者出现体重下降。极少数肿瘤能异位分泌

ACTH，患者可有库欣综合征的表现；分泌生长激素可表现为肢端肥大症。

8. 其他　部分患者可有基础代谢率增高、电解质紊乱等代谢紊乱，也有表现为发热、白细胞增加等炎症反应。另外，部分副神经节瘤/嗜铬细胞瘤为影像学检查偶然发现，没有症状。

（二）基因型－临床表型的关系

不同的基因突变患者的临床表型不同，基因型与肿瘤发生部位、儿茶酚胺分泌类型以及肿瘤转移风险等相关。*SDHB* 突变与肿瘤转移密切相关，43% 的转移患者存在 *SDHB* 突变，而在 *SDHB* 突变的患者中约一半会出现肿瘤转移，除 *SDHB* 外，*FH* 突变患者也容易发生转移。在肿瘤发生部位方面，*SDHB* 突变肿瘤最常位于腹膜后，其次位于头颈部和肾上腺，*SDHC*、*SDHD* 突变的肿瘤最常见于头颈部，而 *VHL*、*RET*、*NF1* 和 *MAX* 突变的肿瘤多位于肾上腺。儿茶酚胺分泌方面，*RET*、*NF1* 基因突变的肿瘤分泌肾上腺素和去甲肾上腺素，但 *SDHB*、*VHL* 突变的肿瘤主要分泌去甲肾上腺素，几乎不分泌肾上腺素。

（三）遗传综合征

部分基因突变患者表现为家族性遗传综合征，这些遗传综合征均为常染色体显性遗传。

1. 多发性内分泌腺瘤病2型（multiple endocrine neoplasm type 2，MEN2）　最具代表性，致病基因是 *RET* 基因突变，主要引起甲状腺髓样癌（外显率近100%）和嗜铬细胞瘤（外显率为40%～50%），其双侧嗜铬细胞瘤的发生率约70%，但少有肾上腺外和转移病灶。MEN2分为 MEN2A 和 MEN2B 两型，MEN2A 还可出现原发性甲状旁腺功能亢进症（发生率10%～20%），而 MEN2B 患者可有多发性黏膜神经瘤和类马凡体型等表现。

2. von Hippel-Lindau 病（VHL 病）　由 *VHL* 基因突变或缺失所致，表现为家族性多发性良恶性肿瘤和囊肿。典型的临床表现包括视网膜、小脑及脊髓的血管母细胞瘤、胰腺肿瘤或囊肿、肾透明细胞癌或囊肿，10%～20% 的患者出现嗜铬细胞瘤，常为双侧肾上腺嗜铬细胞瘤，小部分患者肿瘤位于肾上腺外及发生转移。

3. 神经纤维瘤病1型（Neurofibromatosis type 1，NF1）　由 *NF1* 基因突变或缺失所致，临床表现包括皮肤牛奶咖啡斑、多发性神经纤维瘤、腋窝与腹股沟雀斑、虹膜错构瘤（Lisch 结节）、视神经胶质瘤、骨发育不良，其中，＜5% 的患者出现嗜铬细胞瘤。NF1 突变的嗜铬细胞瘤患者中40% 的患者累及双侧肾上腺，9% 发生转移。

4. 家族性副神经节瘤（Familial paraganglioma type 1-5，PGL1～5）　是由 *SDHx* 基因突变导致。患者除了表现为副神经节瘤/嗜铬细胞瘤外，还可出现胃肠道基质肿瘤（GIST）、垂体瘤和肾透明细胞癌等。

三、诊断与鉴别诊断

1. 定性诊断　血浆和尿液儿茶酚胺及其代谢产物的生化检测是目前定性诊断的主要方法。肿瘤中儿茶酚胺呈间歇性释放入血，浓度不稳定，直接检测易出现假阴性。但肾上腺素（epinephrine，E）或去甲肾上腺素（norepinephrine，NE）在嗜铬细胞瘤内经儿茶酚胺－氧位-甲基转移酶分别代谢为甲氧基肾上腺素（metanephrine，MN）和甲氧基去甲肾上腺素（normetanephrine，NMN），呈持续释放入血，诊断敏感性优于儿茶酚胺的测定。

（1）血/尿MN和NMN（合称MNs）：是E和NE的甲氧基代谢产物，多巴胺的甲氧基产物是甲氧酪胺（methoxytyramine）。血浆游离MNs诊断PPGL的敏感性97%～99%，特异性82%～96%，适于高危人群的筛查和监测，阴性者见于小肿瘤或仅分泌多巴胺者。由于MNs直接反映了嗜铬细胞瘤内儿茶酚胺的代谢水平，并且比儿茶酚胺的半衰期更长，敏感性和特异性均高于尿儿茶酚胺，目前为首选的筛查方法。并且，联合检测可提高诊断准确率，血浆游离MNs（MN+NMN）和24小时尿MNs大于等于正常上限值4倍时，诊断副神经节瘤/嗜铬细胞瘤的准确性接近于100%。

（2）24小时尿儿茶酚胺：正常值各实验室因测试方法不同而各异，中国医学科学院北京协和医院采用高效液相色谱电化学检测法（HPLC）测定24小时尿儿茶酚胺的正常值为NE（28.67±11.98）μg/24h，E（4.08±2.34）μg/24h，DA（225.76±104.83）μg/24h。尿儿茶酚胺诊断PPGL的敏感性为79%～91%，特异性为75%～96%。结果阴性而临床高度可疑者建议重复多次和/或高血压发作时留尿测定。检测结果受多种因素影响，以下情况可增加尿儿茶酚胺：创伤、寒冷、焦虑、疼痛、重症疾病等应激反应，尼古丁、巧克力、咖啡等饮食因素，α受体阻滞剂、左旋多巴、拉贝洛尔、三环类抗抑郁等药物

因素等。留取尿液标本时注意避免。

（3）血浆儿茶酚胺浓度：由于儿茶酚胺在血中的半衰期短（10～100秒），容易受生理、病理因素及药物影响，且仅代表一个点的分泌情况，难以反映肿瘤的真实分泌状态，实际临床应用价值不大。

（4）尿VMA：尿VMA对诊断副神经节瘤/嗜铬细胞瘤的敏感性和特异性分别为46%～77%和86%～99%。由于VMA敏感性低，容易漏诊，目前较少使用。

（5）嗜铬粒蛋白A（chromogranin，CgA）和神经元特异性烯醇化酶（neuronspecific enolase，NSE）：均储存在嗜铬颗粒中，随儿茶酚胺分泌到循环中，因此在PPGL患者，尤其是转移患者的血清中可检测到CgA和NSE升高。由于其他神经内分泌肿瘤也分泌CgA和NSE，因此它们对副神经节瘤/嗜铬细胞瘤的诊断并不特异性。

（6）药物试验：分为激发试验和抑制试验两类。由于目前定性诊断方法准确性高，药物试验现已基本被摒弃。

2．定位诊断　定位诊断包括解剖影像学和功能影像学。

（1）超声检查：超声诊断副神经节瘤/嗜铬细胞瘤的敏感性83%～89%，但特异性差，仅约60%。易受胃肠道气体等影响，对腹部多发副神经节瘤的显示不佳。而对颈动脉体瘤的诊断敏感性较高。

（2）CT与MRI：CT和MRI在副神经节瘤/嗜铬细胞瘤患者的诊断、分期和治疗反应评估中发挥重要作用。目前的指南建议在生化阳性患者的

定位中首选增强CT。MRI更适合儿科患者等需要避免放射暴露的患者。

CT优点是扫描时间短、敏感性高、价格适中。典型表现为卵圆形边界清楚的软组织密度肿物，多位于肾上腺或腹膜后下腔静脉与腹主动脉之间肾门至嗜铬体水平，平扫CT值类似于肝脏或肌肉，＞10Hu（40～50Hu），显著增强是其特点，提示血供极其丰富。大多数（96%）具有低密度坏死或囊性变区。平均肿瘤直径5cm，肿瘤多＞3cm，甚至20cm以上，但也可＜1cm，小的肿瘤密度多均匀，而体积较大者则不均（图10-28、图10-29）。

MRI优点是敏感性与CT相仿、无电离辐射、对于头颈部副神经节瘤的显示MRI有优势，但价格较为昂贵。其典型表现是T1W低信号、T2W高信号、迅速持久的显著强化为其典型表现。副神经节瘤/嗜铬细胞瘤丰富的血供和高密度的毛细血管网使得T2W信号增加，呈现特征性的"电灯泡"样高信号，高于肝肾甚至脂肪。最近报道量化的T2W信号强度（signal intensity，SI）比率能够有效区分嗜铬细胞瘤和肾上腺腺瘤，肾上腺/肌肉的T2SI≥3.95，其诊断副神经节瘤/嗜铬细胞瘤的敏感性81%，特异性88%（需排除肾上腺囊肿）。

转移性疾病患者接受全身CT或MRI以对副神经节瘤/嗜铬细胞瘤进行分期和术前评估，并评估疾病进展和治疗反应。尽管如此，由于转移常为多发，功能成像通常对多发性转移病灶的检测具有更高的灵敏度，而且骨转移和小的软组织病变可能难以用CT或RI检测。

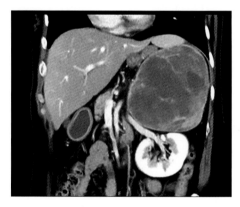

图10-28　副神经节瘤/嗜铬细胞瘤CT影像

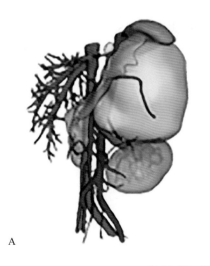
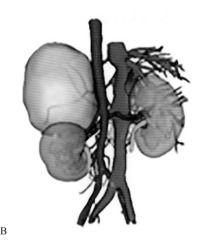

A　　　　　　　　　　　　B

图10-29　3D可视化重建影像

（3）间碘苄胍（metaiodobenzylguanidine，MIBG）显像：MIBG是人工合成的去甲肾上腺素类似物，可被嗜铬细胞的囊泡摄取，^{131}I或^{123}I标记的MIBG可使摄取组织显影，正常情况下交感神经分布丰富的组织器官也会显影，正常组织显影包括心肌、脾、肝、肺、腮腺以及肾盂、输尿管、膀胱等。MIBG检测的总体敏感性较低，^{123}I-MIBG检测嗜铬细胞瘤的灵敏度高于检测副神经节瘤，分别为88%和67%，对转移性、复发性肿瘤，位于头颈部、胸腔、膀胱副神经节瘤，以及与SDHx基因相关肿瘤的检出敏感性较低。随着新的放射性药物的出现，放射性标记的MIBG这个曾经在副神经节瘤/嗜铬细胞瘤成像中起关键作用的核素检查的应用价值逐渐减弱，指南推荐用于准备做^{131}I-MIBG治疗前的显像，如显像阳性，则可行^{131}I-MIBG治疗。

（4）生长抑素受体显像：生长抑素受体是一种G蛋白偶联跨膜蛋白，有5种亚型。1、2、5型广泛表达于不同的神经内分泌肿瘤，副神经节瘤/嗜铬细胞瘤表达生长抑素受体。与MIBG显像不同，生长抑素受体显像对副神经节瘤敏感性（80%～96%）高于嗜铬细胞瘤（50%～60%），对头颈副神经节瘤敏感性高达89%～100%，明显优于MIBG。因此，生长抑素受体显像对筛查肾上腺外病灶，尤其是头颈部病灶及多发病灶具有优势。

（5）PET-CT：传统PET成像使用示踪剂FDG来检测副神经节瘤/嗜铬细胞瘤患者中的高代谢性肿瘤，敏感性高。近期研究表明，^{18}F-FDG-PET/CT检测非转移性肿瘤的敏感性与MIBG成像

相似，但对转移灶的检出率明显优于MIBG，对转移性病灶的敏感性为85%。

现已出现了多种正电子发射放射性核素标记的生长抑素类似物（如^{68}Ga-DOTATATE、^{68}Ga-DOTATOC）、^{18}F-氟多巴（^{18}F-FDOPA），这些与高分辨率PET/CT结合使用，可以改善多种神经内分泌肿瘤（包括副神经节瘤/嗜铬细胞瘤）的检出率。研究显示，^{18}F-FDOPA-PET/CT对肾上腺嗜铬细胞瘤的诊断敏感性优于^{68}Ga-DOTATATE-PET/CT（100% vs 84%）。而^{68}Ga-DOTATATE-PET/CT对于转移性副神经节瘤/嗜铬细胞瘤诊断效能在所有PET/CT中最高，一项前瞻性研究显示^{68}Ga-DOTATATE-PET/CT可检测到98%的转移灶，优于^{18}F-FDG-PET/CT（49.2%）、^{18}F-FDOPA（74.8%）和CT/MRI（81.6%）。

3. 基因诊断　由于副神经节瘤/嗜铬细胞瘤遗传发生率高，且基因型和临床表型明显相关，对患者进行遗传学检测非常必要。检测方法主要有以下两种。①Sanger测序法：对有明确遗传综合征表现的患者进行靶基因检测，对转移性PPGL患者检测SDHB基因。②二代测序法：对于无遗传综合征的患者建议用二代测序法，高通量筛查突变基因。如果患者存在遗传性致病基因突变，还需要对其血缘亲属进行检测，以便发现基因突变的携带者。

4. 鉴别诊断　尽管诊断副神经节瘤/嗜铬细胞瘤的方法不断进步，但其诊断仍常被延误。最主要的原因是症状往往是非特异性的，虽然头痛、心悸、出汗三联征同时出现时诊断特异性可达90%，但是多种疾病均可有与副神经节瘤/嗜铬

细胞瘤类似的特点，而且，诊断时需要鉴别的因素复杂多样。主要包括以下几个方面。

(1) 药物因素：服用苯丙胺、可卡因、麻黄碱、异丙肾上腺素、间羟胺、单胺氧化酶抑制剂等均可导致儿茶酚胺分泌增多。

(2) 引起交感神经兴奋和高血压的疾病：甲状腺功能亢进症、蛛网膜下腔出血、癫痫发作、更年期综合征等。

(3) 原发性高血压：有些原发性高血压患者可伴有心悸、多汗、焦虑等交感神经兴奋的症状。

(4) 嗜铬细胞瘤其他系统表现：急性心力衰竭、肺水肿、心律失常、冠心病、消化系统急症、甲状腺髓样癌、甲状旁腺功能亢进症、糖尿病等。

(5) 腹腔或腹膜后其他肿瘤：肝癌、胰尾部肿瘤、肾上腺皮质癌以及其他神经性肿瘤等。

对于上述情况，临床上在鉴别时关键是要想到副神经节瘤／嗜铬细胞瘤的可能，通过详细的病史询问、仔细的查体、儿茶酚胺及其代谢产物检测以及影像学检查等多可鉴别。

四、治疗

手术切除是副神经节瘤／嗜铬细胞瘤的基本治疗方法。妥善的围手术期管理是手术成功的保障。

1. 术前管理　在对副神经节瘤／嗜铬细胞瘤的病理生理学和血流动力学有充分认识以前，这类肿瘤切除是风险极高的手术，围手术期死亡率可高达24%～50%，而自从应用α受体阻滞剂、β受体阻滞剂及有效血容量补充的术前充分

准备后，手术死亡率低于3%。所有的副神经节瘤／嗜铬细胞瘤都需要进行术前准备，α受体阻滞剂为首选药物，α受体阻滞剂可使血压下降，血管床扩张、血容量逐渐增加。可以选择长效非选择性α受体阻滞剂酚苄明或选择性 α_1 受体阻滞剂如特拉唑嗪、多沙唑嗪等。如果单用α受体阻滞剂血压控制不满意者，可联合应用钙拮抗剂控制血压。对于使用α受体阻滞剂后出现的心动过速（＞100～120次／分）或室上性心律失常等需加用β受体阻滞剂。由于患者容量不足，在术前需要增加液体摄入量。

上述药物应用后可拮抗过量儿茶酚胺的作用，扩张血管，增加有效循环血容量，控制血压，纠正心律失常，改善心肺和其他脏器的功能，以减少术中及术后血压的剧烈波动，减少心衰、肺水肿、低血容量休克等致命性并发症的发生。药物准备充分的标准为：①血压控制在130/80mmHg左右，血压平稳，原有体位性低血压减轻；②心率＜80次／分，无心悸、多汗等现象；③高代谢症状改善或消失；④血容量恢复，末梢循环改善，表现为患者体重增加，肢端皮肤温暖，微循环改善。一般术前准备2～4周，有脏器功能损害的患者需要更长时间的术前准备，待脏器功能恢复正常后才能接受手术。

高浓度儿茶酚胺对心肌损害造成的儿茶酚胺心肌病在使用α受体阻滞剂及保护心脏治疗后通常可以缓解，心律失常、心力衰竭并肺水肿、心肌梗死及心脏彩超显示的广泛或局灶性室壁运动异常可能得到改善。此类患者术前应准备3～6

个月，待心肌损害恢复至较好状态后，再接受手术治疗。儿茶酚胺分泌水平很高的副神经节瘤/嗜铬细胞瘤在儿茶酚胺心肌病发病时、介入治疗过程中、手术麻醉诱导中、术后容量不足致循环不稳等情况下，发生危及生命的病例屡见不鲜，需要慎重对待。

另外，术前需要建立多学科讨论机制，包括泌尿外科、内分泌科、基本外科、麻醉科、ICU、放射科、病理科等在内的多学科协作团队，通过缜密的术前讨论，反复推演复杂副神经节瘤/嗜铬细胞瘤术中术后可能出现的各种情况，才能够成功处理和救治疑难、高危的副神经节瘤/嗜铬细胞瘤瘤患者。充分的术前药物准备和妥善的围手术期处理是降低手术风险、使手术获得成功的关键。

2. 手术治疗　手术切除是副神经节瘤/嗜铬细胞瘤的根治手段，但具有较高的手术和麻醉风险，充分的术前准备可有效减少围手术期各类并发症的发生。中国医学科学院北京协和医院泌尿外科从20世纪90年代起，在国内率先开展腹腔镜肾上腺肿瘤切除术。2003年以来，中国医学科学院北京协和医院着重于腹腔镜手术切除副神经节瘤/嗜铬细胞瘤的临床实践，总结了211例腹腔镜手术切除副神经节瘤/嗜铬细胞瘤的成功经验。重点探讨该技术的安全性和可行性，为进一步的工作奠定了基础。2012年12月以来，中国医学科学院北京协和医院陆续引进3D腹腔镜及达芬奇机器人手术系统，对副神经节瘤/嗜铬细胞瘤周围的血管及脏器辨识、解剖有优势，取得了满意疗效。

副神经节瘤/嗜铬细胞瘤血运丰富，体积越大的肿瘤越易出现血流动力学不稳定的问题，因此手术难度和围手术期死亡率高。一些新技术如图像重建技术和机器人腹腔镜技术的应用，减少了肿瘤挤压、避免了大血管和重要脏器的损伤，大大提高了手术的成功率，值得推广使用。腹腔镜手术可减少术中出血量，对双侧、多发病灶和位置深在的肿瘤有明显的优势，术中应尽量避免反复挤压瘤体。

3D腹腔镜或机器人手术对血管辨识、缝合有优势，能够尽可能保持残余正常肾上腺的血供，也能够缩短手术时间。一些巨大肿瘤与下腔静脉、腹主动脉、胰腺、十二指肠等相互嵌入，需要开放手术，或腹腔镜手术中转开放手术，因此术者也要具备扎实的开放手术功底。复杂疑难病例涉及儿茶酚胺心肌病的识别和心脏功能改善、血压管理、血糖调控、电解质紊乱调整、麻醉配合、血管活性药物使用等诸多方面，需要做到百密而无一疏。

如果术前怀疑是局部复发的晚期肿瘤，或者是能够通过手术切除转移灶的晚期肿瘤，应选择联合脏器切除术，这会降低儿茶酚胺对心血管系统的影响和降低死亡率。

3. 术后管理　由于副神经节瘤/嗜铬细胞瘤手术的高风险性，患者术后应于重症监护病房监控和处理血压、心率和血糖波动。在原发性肿瘤完全切除后，有肿瘤局部复发和转移的风险，对于形态不规则、体积巨大、*SDHx*基因突变、免疫组化染色提示增殖活跃的患者，复发及转移风险较高。术后每年检测血浆或尿液儿茶酚胺，并进行影像学检查以筛查局部复发或转移性病灶，以及新发肿瘤。对于双侧嗜铬细胞瘤术后患者，除监测血压外，还要注意肾上腺皮质激素的检测，必要时主动补充糖皮质激素的生理需要量。

转移性副神经节瘤/嗜铬细胞瘤治疗非常棘手，如果转移病灶摄取核素可以进行核素治疗，如 ^{131}I-MIBG 或 ^{177}Lu-DOTATATE 治疗。化疗多采用环磷酰胺、长春新碱、达卡巴嗪（CVD）方案或替莫唑胺单药治疗。此外，多靶点酪氨酸激酶抑制剂，如舒尼替尼、安罗替尼对部分患者治疗有效。

五、预后与随访

副神经节瘤/嗜铬细胞瘤的预后与原发灶大小、是否转移、患者的年龄、是否遗传性等有关。一般手术后1周儿茶酚胺恢复正常，多数患者1个月内血压降至正常。未转移患者五年生存率＞95%，但约50%患者仍可持续高血压。复发率为6.5%～17%。转移性副神经节瘤/嗜铬细胞瘤的预后较差，五年生存率约50%。肝、肺等内脏转移较骨转移者预后差，部分患者死于诊断后1～3年，也有患者可存活20年以上。术后随访应该严密监测血压；儿茶酚胺及其代谢产物检测在术后第1年每3～12个月1次，术后1～3年每6～12个月，此后每年1次；影像学检查至少每年1次。推荐对所有患者术后进行终生随访，尤其对存在 SDHB 突变、肿瘤巨大、家族遗传性副神经节瘤/嗜铬细胞瘤等高危群体。

第五节　肾上腺无功能肿瘤

一、流行病学及病因

（一）流行病学

肾上腺偶发瘤（aderenal incidentaloma，AI）是指在影像学检查时偶然发现的、直径＞1cm的包块病变。Cawood回顾了1980—2008年间发表的关于肾上腺偶发瘤的文章，共有1800例患者有充分的数据，其中无功能肿瘤占全部病例的89.7%。大多数肾上腺偶发瘤是无功能肾上腺腺瘤（nonfunctioning adrenocortical adenoma）。

CT扫描的研究报道，肾上腺偶发瘤患病率为4.4%。尸检数据显示，AI患病率随年龄而变化：年轻人＜1%，中年人3%，70岁以上人群＞15%。儿童期，肾上腺偶发瘤极为罕见。另外，肾上腺偶发瘤很少见于30岁以下的患者，如存在，则应排除肾上腺皮质癌或功能性病变的可能。尽管大多数肾上腺偶发瘤是单侧肿瘤，但发现15%的肾上腺瘤偶发瘤是双侧病变。在一般人群中，双侧AI的患病率可估计为0.3%～0.6%。另外，女性肾上腺偶发瘤的检出率是男性的2.5倍。

（二）病因

近年来，肾上腺肿瘤在发病机制的研究方面取得了相当大的进展，但主要集中在恶性肿瘤（肾上腺皮质癌）和具有内分泌功能的肾上腺皮质肿瘤（Cushing腺瘤和醛固酮腺瘤）方面，而针对无功能性肾上腺腺瘤发病机制的相关研究较少。

目前认为，大多数肾上腺肿瘤为单克隆起

源。环磷酸腺苷（cyclic adenosine monophosphate，cAMP）-蛋白激酶A（protein kinase A，PKA）通路在肾上腺皮质细胞发育的调控中起重要作用。ACTH与肾上腺皮质细胞中的ACTH受体（一种由MCR2基因编码的G蛋白偶联受体）结合，从而激活腺苷酸环化酶、cAMP合成和激活蛋白激酶A（PKA）。cAMP-PKA信号异常活化被认为是大多数肾上腺皮质良性肿瘤发生的关键机制。

Wnt信号通路中β-连环蛋白的组成性激活为肾上腺皮质肿瘤的一种常见改变。该通路是肾上腺胚胎发育所必须的，其异位组成性激活与多种组织中癌症的发生相关。一项纳入了100例手术切除的肾上腺皮质腺瘤的大型研究发现，其中36%存在CTNNB1突变，大多数突变发生在较大的无功能性腺瘤中，提示Wnt/β-连环蛋白通路的激活与低分化肿瘤的发生有关。对于肾上腺皮质肿瘤，CTNNB1体细胞突变仅可解释其中约50%的β连环蛋白贮积病例，表明Wnt通路的其他组分可能也有参与。

胰岛素样生长因子2（IGF2）被认为是肾上腺肿瘤发生过程中与Wnt/β-catenin信号通路相互作用的一个途径。有研究发现，在散发性成人肾上腺腺瘤的患者中，11.7%的患者会出现IGF2的过表达。

CYP21A2基因突变目前被认为可能是导致无功能性肾上腺腺瘤发病的一种机制。其中，Patocs等人发现，在单侧和双侧无功能性肾上腺腺瘤中，CYP21A2基因突变分别占16.1%和21.1%。

二、诊断

CT是发现肾上腺偶发瘤的主要手段。大多数肾上腺皮质腺瘤的直径＜4cm，而大多数肾上腺皮质癌（ACC）在发现时直径＞4cm。所以，如果肾上腺肿块直径＞4cm，则ACC的可能性较高。腺瘤的脂肪成分在CT上衰减较低，而非腺瘤在CT上衰减较高。典型平扫CT值（hounsfield unit，Hu）：脂肪组织为-20 ～ -150Hu。在平扫CT中，良性腺瘤的CT值通常＜10Hu（即含有脂肪密度），提示为良性腺瘤的可能性接近100%。ACC的CT值较高。不过，30%的腺瘤不含大量的脂质，因而在平扫CT上可能无法与非腺瘤鉴别，这部分肾上腺皮质腺瘤称乏脂性腺瘤。研究发现，肾上腺皮质腺瘤的平均CT值[均数±标准差]明显低于肾上腺皮质癌、转移瘤和嗜铬细胞瘤[分别为（16.2±13.6）Hu、（36.9±4.1）Hu、（39.2±15.2）Hu和（38.6±8.2）Hu]。非腺瘤组织有髓样脂肪瘤患者的CT值＜10Hu（其CT值均＜-40Hu，因此容易区分）。非增强CT值≤10Hu，或者肿瘤最大径≤4cm且CT值≤20Hu可100%排除非腺瘤。在延迟增强CT中，肾上腺腺瘤通常表现为快速的造影剂洗脱，而非腺瘤呈延迟的造影剂洗脱。有研究报道，肾上腺腺瘤与肾上腺皮质癌、嗜铬细胞瘤及肾上腺转移瘤相比，静脉注射造影剂后10分钟，造影剂洗脱率超过50%作为诊断腺瘤的灵敏度和特异度均可达到100%。肾上腺皮质腺瘤的典型影像学特征为：圆形、密度均匀、轮廓光滑且边界清晰；直径＜4cm，单侧病变；非增强CT衰减值低（≤10Hu）；造影剂快速廓清（给予造影剂后10分钟，造影剂洗脱率超过50%。

以18F-FDG作为显像剂的PET，可以用来鉴别肾上腺皮质腺瘤与ACC。组织内18F浓度的定量测量提供了最常用的临床测量指标——标准摄取值（standard uptake value，SUV），用以比较肾上腺病灶内18F的摄取强度与全身平均摄取强度。通过SUV值来区分良性和恶性的肾上腺病变。

双侧的肾上腺偶发瘤，特别是体积较大的肾上腺肿瘤，尤其需要与转移性肿瘤相鉴别。在CT上肾上腺转移瘤的特点表现为：具有双侧病变的倾向性，多质地不均匀；平扫CT值＞20Hu，增强后可见强化；增强CT扫描的洗脱率（注射造影剂后10分钟）＜50%；FDG-PET扫描显示SUV升高。

虽然大多数肾上腺偶发瘤为无功能性，但10%～15%的肿瘤可分泌过量的激素。需要注意的是，影像学特征不能可靠地区分功能性和非功能性肿瘤。因此，无论有无临床症状，所有肾上腺偶发瘤的患者都应通过内分泌生化检测系统地评估其内分泌功能，以排除醛固酮腺瘤、分泌过量皮质醇的腺瘤以及嗜铬细胞瘤。另外，有报道发现部分双侧肾上腺肿瘤的病例，一侧为无功能性皮质腺瘤，而对侧为具有内分泌功能的肾上腺肿瘤。对于影像学或临床特征提示为ACC的患者中测量性激素和类固醇前体，但不建议在肾上腺偶发瘤患者中常规检测这些激素。

三、治疗

有研究发现以4cm为切点值检出肾上腺皮质癌的灵敏度为93%，不过特异度有限（直径超过4cm的肾上腺肿瘤有76%为良性）。因此，最大径＞4cm的单侧肾上腺偶发瘤应该考虑手术切除，以免漏掉肾上腺癌，尤其是对于较年轻的患者。然而，无论肾上腺偶发瘤直径是大于还是小于4cm，最终都需要根据患者具体的临床、影像学特征和年龄来综合决定个体化的治疗方案。例如，对于围手术期风险低的年轻患者，如果肾上腺肿瘤直径＞3cm时，可考虑行肾上腺切除术；而对于老年合并疾病的患者，肿瘤直径＞5cm可考虑进行手术。如果单侧肾上腺肿瘤直径≤6cm，建议行腹腔镜肾上腺切除术或腹腔镜肾上腺肿瘤切除术，腹腔镜手术有助于减轻手术相关的疼痛并缩短住院时间。对双侧肾上腺偶发瘤患者，在手术指征方面的建议与单侧肾上腺偶发瘤患者相同。

对于影像学检查呈良性表现的偶发瘤，应在12个月后重复影像学检查以再次确认良性肾上腺包块的诊断。对于无恶性肿瘤史且直径较小（＜2cm）、质地均匀且平扫CT值低的皮质肿瘤（即具有良性影像学表型），可仅重复1次影像学检查。在随访期间如肿瘤的直径增长超过1cm，则建议切除。在生化随诊方面，初始评估时激素检查正常的无功能性腺瘤患者不建议反复进行激素检查，除非出现新的内分泌异常的临床表现或相关并发症（如高血压和2型糖尿病）。

第六节　肾上腺皮质癌

一、流行病学及病因

肾上腺皮质癌（adrenocortical carcinoma，ACC）是一种罕见的高度侵袭性的恶性内分泌肿瘤。其估计发病率为每年 $0.7 \sim 2.0$ 人/百万人，在 $1 \sim 4$ 岁和 $40 \sim 50$ 岁发病率增加，女性患病率较高。预后较差，5年总生存率仅在 $15\% \sim 44\%$。肿瘤分期是ACC的关键预后因素，I期患者的预期5年生存率为 80%，而IV期5年生存率为 13%。约2/3的局部疾病患者复发，需要全身化疗为主的综合治疗。ACC可能为功能性的（指具有激素分泌功能），引起库欣综合征和/或男性化，也可能为无功能性的，表现为上腹部肿块或者仅偶然发现。

ACC患者中最常见的是IGF-2过度表达和Wnt/β连环蛋白通路持续激活。IGF-2过表达与11p15上的表观遗传印迹发生修饰后等位基因复制有关。β连环蛋白的激活和ACC患者的总体生存率下降有关。类固醇生成因子1（steroidogenic factor 1，SF-1）能够促进肾上腺皮质细胞增殖，和不良预后相关。儿童ACC患者中有 $50\% \sim 80\%$ 发生TP53肿瘤抑癌基因胚系突变（R337H），在巴西南部患病率高达 0.27%。Li-Fraumeni综合征的患者最终容易进展成为各种恶性病变，发生TP53突变的肾上腺肿瘤和侵袭性表型相关。有 3.2% 的ACC患者错配修复基因（mismatch repair gene，MMR）发生种系突变，可导致

Lynch综合征。*DL7*、*BUB1* 和 *PINK1* 基因联合检测有助于对ACC进行亚组分型及预后分析。其他可能通路有Notch信号通路及肾上腺皮质microRNA谱发生修饰，血清高浓度的miR4835p可能预后不良。此外，CpG岛甲基化可能会引起抑癌基因表达受抑制，转录基因组的数据聚类分析可以鉴别出不同预后的患者。

二、临床分期

肾上腺皮质癌主要依据欧洲肾上腺肿瘤研究协作组（European Network for the Study of Adrenal Tumours，ENSAT）的肿瘤分期（表10-7）：Ⅰ期：肿瘤最大径 $\leqslant 5cm$；Ⅱ期：肿瘤最大径 $>5cm$；Ⅲ期：肿瘤向周围组织浸润，发生区域淋巴结转移，或者腔静脉/肾静脉有瘤栓形成；Ⅳ期：肿瘤发生远隔部位转移。这种分期能够区分不同患者的预后，5年独立生存率分别为81%、61%、50%和13%。一些分子标志物，如基质金属蛋白酶2、葡萄糖转运体1（glucose transporter 1，GLUT1）、SF1、BUB1和PINK1等可能在将来对于分期有所帮助。

表10-7　肾上腺皮质癌的临床分期

分期	T	N	M
Ⅰ	T_1	N_0	M_0
Ⅱ	T_2	N_0	M_0
Ⅲ	T_{1-2}	N_1	M_0
	T_3	N_0	M_0
Ⅳ	T_3	N_1	M_0
	T_4	N_0	M_0
	任意T	任意N	M_1

三、临床表现

部分肾上腺皮质癌患者起病急骤，有腹部包块，伴发热，性激素过量分泌、女性眉毛浓黑、月经不规律或消失、性器官改变等，有典型的皮质醇增多症表现，如满月脸、水牛背、向心性肥胖、毳毛增多、痤疮、宽大紫纹和皮肤易青肿等（图10-30）。疑似肾上腺皮质癌的患者都应进行仔细评估，包括病史、临床症状和肾上腺相关激素自主过量分泌的体征。

四、诊断

肾上腺皮质癌的诊断除了临床症状、病史

及家族史以外，还要进行详细的激素检查，包括血清皮质醇、促肾上腺皮质激素（ACTH）、尿游离皮质醇、17-羟孕酮、脱氢表雄酮、睾酮、雌二醇的测定及大小剂量地塞米松抑制试验。此外，必须排除嗜铬细胞瘤（有无典型的头晕、心悸、冷汗等临床症状，血尿儿茶酚胺水平和MIBG显像）。另外要进行基因检测，确定有无Lynch综合征、Li-Fraumeni综合征及Beckwith-Wiedemann综合征等。其他基因如 *TP53*、*SF-1*、*IGF-2*、*DL7*、*BUB1* 和 *PINK1*，微卫星不稳定性（microsatellite instability，MSI）、MMR对诊断和治疗也会带来帮助。

除腹盆断层成像（CT或MRI）之外（图10-31），高度怀疑肾上腺皮质癌患者还要做胸部CT，否则会影响治疗决策。怀疑转移性病变须行骨扫描和头颅CT。必要时行PET-CT检查确定性质。建议不要在疑似患者中行肾上腺活检，除非转移性疾病无法进行手术，需要病理学诊断以进行下一步的肿瘤治疗。肾上腺皮质癌的临床诊断流程见图10-32。

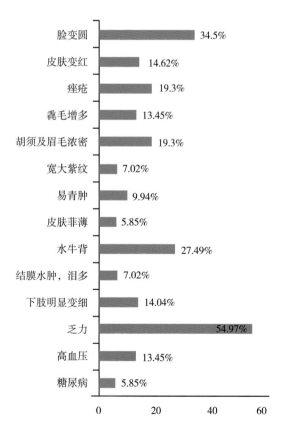

图10-30　PUMCH肾上腺皮质癌临床表现

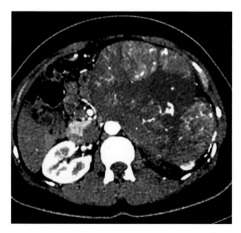

图10-31　巨大肾上腺皮质癌增强CT影像表现

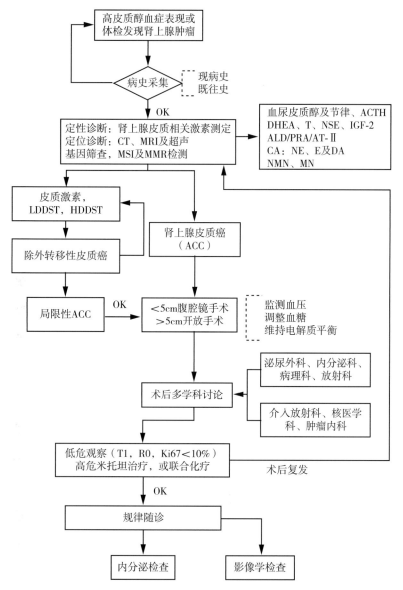

图10-32　肾上腺皮质癌的临床诊断流程

五、治疗

（一）手术治疗

完整的外科切除是治愈ACC的方法之一。对于潜在可切除的Ⅰ、Ⅱ期肿瘤，根据ENSAT分期标准，将完整外科切除作为初始治疗（图10-33）。大多数患者有皮质醇增多症，会出现一定程度的下丘脑-垂体-肾上腺（HPA）轴抑制，需要给予糖皮质激素，以防止术后出现肾上腺皮质

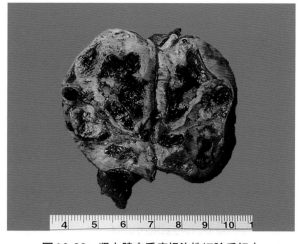

图10-33　肾上腺皮质癌根治性切除后标本

功能减退。当肿瘤已侵犯邻近器官时，往往需要扩大手术，整块切除受累的器官，如肾、肝、脾、胰腺、胃和结肠。血管内侵犯或癌栓不是手术的禁忌证。ACC经常通过淋巴引流途径扩散，应切除可疑的淋巴结。一项来自德国283例ACC患者研究显示，在肾上腺皮质癌根治性切除术中行常规淋巴结清扫术有获益。与没有接受淋巴结清扫术者相比，接受淋巴结清扫术患者的肿瘤复发和疾病相关死亡风险显著下降（HR 0.54，95%CI 0.29～0.99）。如果肿瘤不能完全切除，仍提倡将最大限度减瘤作为提高生存率的一种方法。但治疗决策必须个体化，要充分考虑潜在的肿瘤生物学行为、进展速度及组织学分级。对于晚期的功能性肿瘤，减瘤术可能有助于控制激素分泌过多带来的并发症，并提高治疗的效果。高级别的、不可切除患者的预后差，生存时间常只有3～9个月，采用内科姑息性治疗可延长生存时间。局部晚期肿瘤患者可能获益于以顺铂为基础的新辅助化疗，但该治疗未被作为一种标准方案。目前关于对ACC行腹腔镜切除存在争议，开放手术治疗仍然是Ⅱ期以上的标准方案。一些回顾性研究显示，采用腹腔镜手术处理T_2期以上ACC后，复发更频繁且更早，无病生存期也更短。

（二）米托坦药物治疗

使用米托坦辅助治疗依据肿瘤分期、切除的完整程度及增殖率这3个主要的预后因素。建议对那些复发风险高的患者使用米托坦辅助治疗：组织学上高级别病变（Ki-67＞10%，超过20个核分裂象/50HPF），术中有肿瘤播散或破裂者，低级别但有血管或包膜侵犯的体积较大肿瘤。

米托坦辅助治疗可改善Ⅱ到Ⅳ期ACC术后患者的结局。一项177例患者回顾性研究中，米托坦组和对照组相比无复发生存期更长（42个月 vs 10个月）、ACC病死率也较低（25% vs 55%）、中位总生存期延长（110个月 vs 52个月）。米托坦治疗的耐受性较好，3级胃肠道事件占15%～20%，如恶心、呕吐、血清γ-谷氨酰转肽酶升高和3级神经系统事件（意识模糊、共济失调、眩晕），但这些不良反应主要见于高剂量米托坦治疗的患者；在接受较低剂量治疗的患者中少见。以下情况可密切观查，定期随诊：Ⅰ期或Ⅱ期肿瘤、组织学证实完全（R0）切除，Ki-67指数≤10%，肿瘤大小＜5cm，并且没有血管或肿瘤包膜侵犯的镜下证据。对高危ACC患者持续给予5年的米托坦辅助治疗。对于低危ACC患者，治疗至少2年，中位治疗持续时间为29个月。尽管相对低剂量的米托坦（1～3g/d）辅助治疗有获益，但目前的治疗方案还是基于血清米托坦浓度，需每4～8周测定血浆米托坦水平来进行治疗监测。手术后尽快开始辅助治疗（术后3个月内）。米托坦的起始剂量为一次0.5g，每天2次，如果可以耐受，则在4～12周期间增加到6g/d，同时每2～3周监测1次米托坦血药浓度。使米托坦的血清浓度在14～20µg/ml的目标水平，可在获得治疗反应的同时最大限度减轻不良反应。米托坦血清浓度高于14µg/ml患者的生存时间也显著更长（中位生存期24个月 vs 18个月，死亡的HR 0.52，95%CI 0.28～0.97）。药物代谢酶的遗传多态性或可预测个体对米托坦辅助治疗的反应。当不能监测血清米托坦浓度时，对于高危疾病患者，建议提高米托坦用药剂量（最高可达6g/d），并且根据患者的耐受性进行调整。有些体弱、消瘦、厌食的患者可能无法耐受超过2g/d的剂量。采用从大剂量快速增加的方案给予米托坦（2周内从4g/d快速增加至治疗剂量）。该方案有可能缩短使米托坦血药浓度达到治疗水平的时间，但需要更密切的随访及临床监测和米托坦水平监测，并且不良反应发生率可能更高。在治疗期间，米托坦辅助治疗的疗效要定期评估：监测疾病是否复发的影像学检查应包括胸腹盆腔CT或MRI，起初每3个月1次，持续2年；然后每4～6个月1次，持续5年。虽然FDG-PET用于治疗后监测的作用尚不明确，但在检测局部复发方面比CT更灵敏，而CT在识别肺或腹膜的小转移灶方面更灵敏。对于更晚期疾病，优选PET/CT扫描评估化疗效果，能在CT之前预测治疗反应。

对于局限性、可切除，同时伴肝转移灶或同时肺转移灶的罕见患者，也可考虑手术切除。如果手术能消除大部分肿瘤负荷，或者能减轻其他方法难以控制的严重皮质醇增多症，亦可能适合切除局部复发病灶；然而，术后的恢复可能会比较慢，导致全身性治疗延迟。因此，该方案只用于存在无法控制的有症状的激素过多的特定患者，或者器官侵犯或压迫导致紧迫危险的特定患者。与未接受切除的患者相比，接受手术的患者长期生存率更高：局部复发病灶完全切除与不完全切除患者的5年生存率分别为57%和0。

（三）其他治疗方案

对新辅助化疗的反应可能有助于确定能否从手术干预中获益（图10-34）。对于不能切除且引

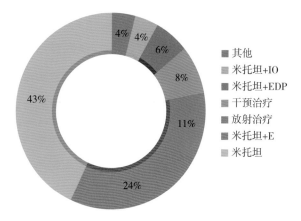

图10-34　PUMCH治疗模式

起局部症状的局部肿瘤，以及有症状的远处转移灶（如骨转移灶），进行放疗有缓解症状的获益。立体定向放射治疗可能对体能状态良好且转移灶局限于脑、肺或肝的患者有益。对不能手术切除的原发性肿瘤，特别是直径＜5cm的肿瘤，经皮射频消融术（radiofrequency ablation，RFA）可提供短期局部控制。其对生存的长期影响尚不清楚。RFA也被用于治疗肝小转移灶。

辅助依托泊苷-多柔比星-顺铂（EDP）化疗联合米托坦治疗，对于部分患者获益明显，也有免疫检查点抑制剂如帕博利珠单抗、尼沃单抗、替雷利珠单抗等治疗有效的报道。美替拉酮治疗ACC患者皮质醇增多症，可在3～7天使皮质醇血液浓度恢复正常。如果美替拉酮未能使皮质醇浓度恢复正常，可以将其与酮康唑和米托坦联合使用。治疗选择受到各个国家可用药物不同所影响。对于ACC患者，建议美替拉酮的初始剂量为1次250mg，每天4次，并可逐渐增加到最多6g/d。如果单用美替拉酮疗效不佳或不能耐受，则加用酮康唑，初始剂量为1次200mg，每天3次，按需每填增加剂量，直至1次400mg，每天3次。

更高的剂量通常不会更有效。初始时通过频繁测定24小时尿皮质醇水平，可以在数天内评估治疗效果。为了充分控制病情，可能需要将这两种药物与米托坦三药联用。在病情严重且不受控制的情况下，加用米非司酮可能是有益的。米非司酮是一种糖皮质激素受体阻滞剂。对于有皮质醇增多症且正在接受美替拉酮治疗的患者，由于盐皮质激素脱氧皮质酮的生成增多，可出现盐潴留和高血压。在这种情况下，我们常规使用盐皮质激素受体阻滞剂（螺内酯或依普利酮）或阿米洛利，必要时加用利尿剂和其他降压药物。当联合使用保钾利尿剂和钾补充剂时，必须密切监测血清钾，因为在皮质醇增多症得到控制或者肾功能受损时，可出现急性高钾血症。充分控制糖尿病和高血压也很重要。尽管在有雄激素过多的良性肾上腺疾病女性患者中，经常使用螺内酯来控制雄激素效应，但是对于血清雄激素浓度非常高的ACC患者，螺内酯往往无效。对于可分泌雌激素的罕见ACC，可以采用任一种抗雌激素疗法（如他莫昔芬）进行治疗。

六、预后及随访

决定ACC预后最重要的临床因素为疾病分期和切除的完全程度。一项法国包含253例患者的研究，Ⅰ期、Ⅱ期、Ⅲ期和Ⅳ期（转移性）患者的5年总体生存率分别为66%、58%、24%和0。不管肿瘤分期如何，不完全切除均与较差的预后相关（中位生存期一般不到1年）。一项来自美国国家癌症数据库的报道阐述了切缘状态对预后的影响，切缘无肿瘤累及、切缘有镜下累及、肉眼可见切缘累及的ACC患者的5年总体生存率分别为46%、21%、10%。除了分期和切除的完全程度，病理学/形态学因素也影响ACC的生物学行为。ACC的组织学表现可从轻度异型性到由畸形巨细胞组成的高度间变性肿瘤。目前广泛应用的Weiss多因素评分系统基于9项组织病理学特征（核分级、核分裂率、不典型核分裂、透明细胞组成、弥漫性结构、肿瘤坏死，静脉结构、窦结构或肿瘤包膜侵犯）；只符合2项或以下标准的肿瘤通常被认为是良性的，这些标准作为预后因素得到了证实。一项纳入124例ACC患者的研究中，疾病进展的重要预测因素包括就诊时已有远处转移，血管、肿瘤包膜或邻近器官肿瘤侵犯，存在肿瘤坏死、较高的核分裂率、不典型核分裂，MDM-2的过表达。一项纳入92例恶性ACC患者的研究探讨了联合运用肿瘤分期和核分裂率来评估预后的效果。识别出了3个风险组：低风险组（分期Ⅰ/Ⅱ期且核分裂率≤9/50HPF）、中风险组（分期Ⅰ/Ⅱ期且核分裂率>9/50HPF，或分期Ⅲ/Ⅳ期且核分裂率≤9/50HPF）、高风险组（分期Ⅲ/Ⅳ期且核分裂率>9/50HPF），这些组的平均无病生存期（分别为62个月、17个月和12个月）和总生存期（研究期间未达到、66个月和26个月）差异有统计学意义。诊断时年龄较大、Ki-67评分>20%，以及皮质醇分泌过多都被认为是复发的高危因素。

一些研究提出TP53突变、β-连环蛋白基因突变、ERCC1、IGF2、SF1、葡萄糖转运体1（GLUT1），以及低SGK1（血清/糖皮质激素调节激酶-1）基因表达作为预后不良的预测指标的潜在价值。

术后肾上腺皮质癌复发比较常见，即使进行了肾上腺皮质癌根治性全切术，及时明确复发时间可以影响后续治疗方案。因此，我们推荐随访每3个月进行一次影像学检查（胸部CT和腹部的CT或者MRI），同时联合检测ACTH、尿、血清皮质醇及脱氢表雄酮水平。经过最初的2年随访后，可以逐渐延长影像学检查的随访间期。不过，仍然建议如果要获取随访患者无病生存的证据，术后至少要随访10年。对于那些病情比较严重的患者，制定个体化方案，根据治疗方案不同确定影像学的随访时间。

第七节　肾上腺其他外科疾病

一、肾上腺髓样脂肪瘤

（一）病因、流行病学及分类

肾上腺髓样脂肪瘤是发生于肾上腺皮质的无功能性良性肿瘤，因肿瘤内含骨髓样成分和脂肪成分而命名。病因不明。可能由于肾上腺内残留的胚胎活性骨髓组织或造血干细胞的栓塞停留所致。也可能是由于坏死、感染、烧伤、肿瘤、贫血或压迫等多种刺激因素，使肾上腺毛细血管网状内皮细胞化生引起的。近来有研究表明，在肾上腺髓样脂肪瘤中存在染色体畸变现象，临床罕见，发生率为0.08%～0.20%，占同期肾上腺原发性肿瘤的2.8%～5.8%。发病年龄16个月至84岁，最常见于50～60岁，女性略多于男性。多数单侧发病，左右侧发病率无差异，双侧发病者极少见。

根据病变组成成分和生长部位，肾上腺髓样脂肪瘤分为4个类型：①单纯性肾上腺髓样脂肪瘤。②肾上腺髓样脂肪瘤合并出血。③肾上腺外髓样脂肪瘤。④与其他性质的肾上腺病灶并存的髓样脂肪瘤，其成分以脂肪组织为主。临床最常见类型为单纯性肾上腺髓样脂肪瘤。

（二）病理

肾上腺髓样脂肪瘤是一种界限清楚的皮质肿瘤，但常无包膜，因脂肪和造血成分的比例不同而呈现从黄色到红色不同颜色改变（图10-35）。肿瘤大小一般为4～6cm，最大直径可达38cm。组织病理学由成熟脂肪细胞和造血组织组成。

（三）临床表现

与肿瘤大小、是否合并出血或坏死有关。单纯性肾上腺髓样脂肪瘤为无功能性肿瘤，多为体检偶然发现。肿瘤体积增大时可出现腹部疼痛或腰背部疼痛，症状随肿瘤的增大而加重，还可表现为腹部肿块、血尿等。当肿瘤自发破裂出血可引起突发腹痛等症状，大量出血可导致休克。肾上腺皮质腺瘤合并肾上腺髓样脂肪瘤者可有内分泌异常相关表现。

（四）影像学表现及诊断

诊断主要依据影像学检查。超声声像图呈现肾上腺部位高回声光团，与脂肪组织有关，若出现低回声则与骨髓组织有关。如瘤体内合并出血、坏死或钙化，则表现为混合回声。CT平扫多表现为肾上腺区类圆形肿块，肿瘤边界清晰，具有包膜（图10-36）。肿物以脂肪成分为主，CT值一般低于−30Hu，常可低于−100Hu；增强扫描可见肿瘤内部脂肪部分不强化，其余软组织部分可呈轻、中度强化（图10-37）。髓样脂肪瘤的脂肪成分和髓样成分比例并不恒定，肿瘤内部脂肪密度的区域对于诊断至关重要。而高脂肪信号特征及增强后无强化是MRI诊断的关键。巨大的肾上腺髓样脂肪瘤需与肾血管平滑肌脂肪瘤鉴别。

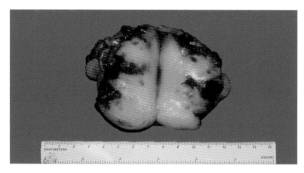

图10-35 肾上腺髓样脂肪瘤大体观

注：肿瘤标本切面红黄相间，切面细腻。周边可见肾上腺组织。

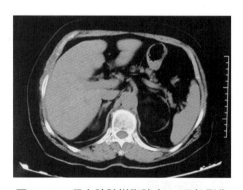

图10-36 肾上腺髓样脂肪瘤CT平扫影像

注：左侧肾上腺类圆形肿块，大小约5.5cm×6.5cm，其内可见脂肪密度和略高密度软组织成分。

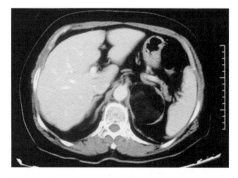

图10-37 肾上腺髓样脂肪瘤增强CT影像

注：增强后软组织部分轻度强化。

（五）治疗及预后

对于有症状髓样脂肪瘤，应行外科手术切除肿瘤；而对于无症状髓样脂肪瘤，选择手术切除还是随诊观察取决于肿瘤的大小，肿瘤直径＜4cm者可定期随访，＞4cm者建议行外科手术。体积大的髓样脂肪瘤可能会发生出血而导致突发的腹痛，甚至休克。另外，脂肪成分少，难以诊断或者鉴别良恶性困难者，也应考虑手术。

肾上腺髓样脂肪瘤预后良好，无恶变报道，亦无术后复发报道。如患者选择保守治疗，应每年复查1次超声或CT。根据变化决定手术与否。

二、肾上腺神经鞘瘤

（一）病因及流行病学

肾上腺神经鞘瘤是腹膜后神经鞘瘤的一种，位于肾上腺，具有神经鞘分化的特点。病因不明，可能来源于肾上腺髓质的交感神经纤维，为无功能性肿瘤；也可能起自腹膜后神经组织的肾上腺髓质支配神经，与肾上腺组织并无关联，称为肾上腺旁神经鞘瘤。临床非常少见，多为良性，恶性神经鞘瘤极为罕见，但恶性程度高。平均发病年龄50岁。女性发病率略高，男女发病率之比为1∶1.8。左右侧发病率没有差别。

（二）病理

肿瘤包膜完整，呈圆形或分叶状实性肿块，剖面浅黄色到灰白色。可伴有囊性变。肿瘤直径一般为0.6～25.0cm。组织病理学上肾上腺神经鞘瘤是起源于神经鞘膜的肿瘤。镜下肿瘤细胞呈长梭形，富于细胞的Antoni A区和细胞疏松、排列无序的Antoni B区交替相间，两种区域的比例变化不定。肿瘤若以致密区为主则称为 Antoni A 型，相反则称为 Antoni B 型。免疫组化检查 S100 蛋白或 SOX10 蛋白弥漫性阳性表达。肿瘤内后壁血管明显，可见轻度淋巴细胞浸润，亦可见退行性改变，如出血、血色素沉积、钙化、纤维化、囊性改变和透明化。

（三）临床表现

大多数患者无症状，少数患者可能有轻微腹部疼痛或不适。肾上腺神经鞘瘤多无内分泌功能，相关激素检测无异常。但也有报道儿茶酚胺水平升高者。

（四）影像学表现及诊断

神经鞘瘤易于黏液变、囊变、坏死、出血，超声可见肾上腺区类圆形低回声包块，边界清楚，内部回声欠均匀，可伴有无回声区。CT 平扫表现为肾上腺区圆形或类圆形肿物，呈均匀低密度，CT 值 20～30Hu，可见斑点状钙化和囊性变，实性部分轻度至中等程度均匀强化。MRI：平扫 T1 加权表现为均匀低信号，T2 加权表现为不均匀高信号，常合并有囊变、坏死。增强后病灶实性成分强化显著者较具特征，为病理上的 Antoni A 型。病灶强化不明显但未见囊变者为病理上的 Antoni B 型。

（五）治疗及预后

手术切除是最有效的治疗方法。恶性神经鞘瘤恶性程度高，需行根治性切除。手术方式可采用开放或腹腔镜手术。肾上腺神经鞘瘤虽然预后较好，但切除后仍有局部复发的可能，恶性神经鞘瘤恶性程度高，即使行根治性切除，术后亦有较高的复发风险，需长期随访。

三、原发性肾上腺淋巴瘤

（一）病因及流行病学

原发性肾上腺淋巴瘤是局限于肾上腺而无其他部位病灶，外周血或骨髓无同型细胞的白血病表现，代谢极度活跃、高度侵袭性的恶性肿瘤。中位发病年龄为 68 岁。男性患者多见，男∶女＝2∶1。单侧和双侧均可发生，双侧约占 75%。

肾上腺内并无淋巴组织，病因和发病机制不明。可能与机体免疫系统功能紊乱、EB 病毒感染、*P53* 和 *C-KIT* 基因缺失等情况有关。

（二）病理

圆形、类圆形实性肿物，体积较大时形态不规则，多无包膜，与肾上腺和周围组织界限不清。剖面呈灰白或暗红色，鱼肉样，质软易碎。镜下可见 B 细胞或者 T 细胞淋巴瘤，但 B 细胞淋巴瘤为主。弥漫性大 B 细胞淋巴瘤是最常见的非霍奇金淋巴瘤，肿瘤组织中间质成分相对较少，常见 *BCL6* 基因重排。T 细胞淋巴瘤包括外周 T 细胞淋巴瘤和结外鼻型 NK/T 细胞淋巴瘤等。

（三）临床表现

多数患者表现为双侧或单侧的单发肿块。多有 B 细胞淋巴瘤症状，无诱因的较长病程的发热、盗汗、腰背部局部疼痛、疲劳、体重下降等。可有皮肤黏膜过度色素沉着、肝脾大、浅表淋巴结肿大等。大约 2/3 的患者，尤其是双侧肿瘤患者，因肾上腺皮质被破坏而常伴有肾上腺功能减退的症状，如疲乏、无力、皮肤色素沉着等。88% 的患者血浆乳酸脱氢酶增高，肾上腺淋巴瘤多无内分泌功能，相关激素检测无异常，双侧病变者，出现肾上腺皮质功能减退，血浆皮质醇水平低、24小时尿皮质醇水平下降、血浆ACTH升高。

（四）影像学表现及诊断

超声为肾上腺区实性均质低或等回声团块。CT平扫时多呈不规则软组织密度肿块、密度均匀。CT值30～40Hu，高于一般的肾上腺皮质腺瘤。可伴有腹膜后淋巴结肿大。CT增强扫描动脉期强化不明显，CT值40～50Hu，延迟期持续强化，CT值60～80Hu。MRI的T1加权上呈稍低信号，低于大多数肾上腺皮质腺瘤，T2加权上表现为稍高不均匀信号，弥散加权成像（diffusion weighted imaging，DWI）为明显高信号（图10-38～图10-41）。^{18}F-FDG PET/CT对于诊断和判断累及情况有帮助。肿瘤呈浸润生长，粘连或包绕区域血管、肾、肝、胰腺、脾等器官而不造成其形态改变，比较有特征性，与肾上腺其他多数肿瘤如嗜铬细胞瘤、肾上腺皮质腺瘤及肾上腺皮质癌的明显占位征象及推移邻近脏器不同，可以作为一个影像学鉴别点。内分泌检查双侧肾上腺淋巴瘤多表现为肾上腺皮质功能减退，是需要警惕和引起重视的。

（五）治疗及预后

治疗方案包括手术治疗、联合化疗、手术后化疗或者放疗、自体骨髓移植等。单纯手术常难以完全切除或达到根治，手术多为探查性质，可明确病理学诊断。对于疑诊原发性肾上腺淋巴瘤者，应考虑行超声或CT引导下细针穿刺活检，可为早期诊断及制订治疗方案提供可靠依据。常用

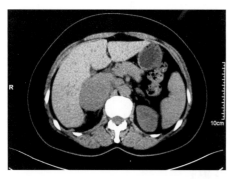

图10-38　肾上腺淋巴瘤CT平扫影像
注：右侧肾上腺椭圆形肿块，密度均匀，边界清楚。

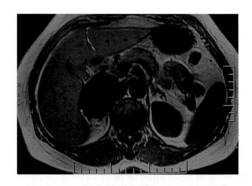

图10-40　肾上腺淋巴瘤MRI T1WI影像
注：右侧肾上腺椭圆形稍低信号肿物（信号低于肌肉）。

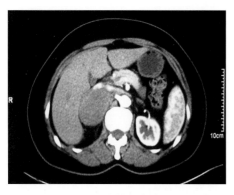

图10-39　肾上腺淋巴瘤增强CT影像
注：肿瘤轻度强化，与下腔静脉分界欠清。

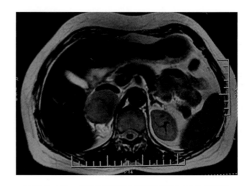

图10-41　肾上腺淋巴瘤MRI T2WI影像
注：右侧肾上腺肿瘤明显高信号信，高于肝，肿瘤与下腔静脉关系密切。

化疗方案为CHOP方案（环磷酰胺、阿霉素、长春新碱和泼尼松），一般为6个周期。单克隆抗体利妥昔（美罗华）联合CHOP（R-CHOP方案）对老年弥漫大B细胞瘤患者的疗效优于CHOP方案。存在肾上腺皮质功能减退者，应及时补充皮质激素。预后取决于血液淋巴肿瘤的恶性程度。预后较差，一般于诊断后10个月内死亡，也有行姑息切除术后辅助放疗生存期达8年的报道。

四、肾上腺浆细胞瘤

（一）病因及流行病学

肾上腺浆细胞瘤是髓外浆细胞瘤的一种，极其罕见，均为个案报道。发病年龄26～77岁，以50～60岁常见，男女性别比为3：1，双侧发病占1/3。

髓外浆细胞瘤是一种罕见的恶性浆细胞肿瘤，约占所有浆细胞恶性肿瘤的3%。80%的髓外浆细胞瘤位于头颈部，尤其是上呼吸道，其次为消化道，其他部位包括膀胱、中枢神经系统、甲状腺、乳腺等。病因和发病机制不明。可能与反复创伤诱发的浆细胞增殖乃至克隆浸润有关。

（二）病理

肿瘤直径3.5～10.0cm不等，表面粗糙，呈黑黄色。镜下可见典型的浆细胞，胞核呈轮辐状，核仁呈偏心性，可见血管浸润。免疫组织化学染色CD45阳性，表达κ光带。

（三）临床表现

临床症状缺乏特异性，可表现为无症状，或间歇性或持续性腹痛、背痛等。血浆免疫球蛋白水平升高，IgM及IgA正常，尿本周蛋白阴性。

（四）影像学表现及诊断

影像学检查无特异性表现，因而无法通过影像学检查确诊。最终确诊须病理学检查。超声提示肾上腺区低回声肿物，圆形或卵圆形，界限清楚。CT提示圆形或卵圆形软组织密度影，增强后无明显强化。MRI可见均匀或不均匀T1、T2加权信号，增强后呈不均匀强化。

如穿刺活检或手术切除肾上腺浆细胞瘤病理诊断明确者，还应该进行全身检查，如血清电泳、尿本周蛋白检测、骨髓穿刺活检，以及骨骼检查等以除外多发骨髓瘤。

（五）治疗及预后

尚无统一治疗方案，病变局限者可完整切除，术后可辅助放疗，化疗不如手术及放疗有效，但可以作为二线治疗手段。手术可采取腹腔镜或开放手术，患侧肾上腺及肿瘤切除，双侧者同法双侧切除。目前有报道最长随访时间6年仍健在者。

五、肾上腺继发性恶性肿瘤（转移癌和直接侵犯）

（一）流行病学及病因

肾上腺是全身恶性肿瘤远处转移的常见侵袭器官。在尸检资料中，因癌死亡的患者中27%发生肾上腺转移。肾上腺继发性恶性肿瘤约占肾上腺恶性肿瘤的0.7%。常见的远处转移癌来源主要包括肺癌（42%）、乳腺癌（58%）、胃癌（16%）、食管癌（10.3%）、结肠癌（14%）和恶性黑色素瘤（50%）等，同时肾癌、肝癌、膀胱癌、淋巴瘤、睾丸癌和骨肉瘤均可转移至肾上腺。

因此,对于考虑肾上腺肿瘤是远处恶性肿瘤转移来源的患者要做好全身筛查,避免因漏诊、误诊造成的遗憾。原发癌引发肾上腺转移癌的机制尚不清楚,其途径主要为血行播散,也可经淋巴转移或直接蔓延。肿瘤转移至肾上腺者,左右侧无明显差异,但在肾癌转移至肾上腺者,左侧多于右侧。双侧转移者约占50%。

(二)病理

与原发性肾上腺皮质肿瘤呈细腻黄色或黄褐色组织不同,转移瘤的大体外观取决于原发病变的肿瘤类型。通常伴有灰白色的坏死区,尤其是较大的转移灶。黑色素瘤多为黑色。组织病理学需与肾上腺皮质肿瘤鉴别,特别是穿刺标本,有时较为困难。免疫组化染色非常有助于区别肾上腺皮质肿瘤和转移癌。

(三)临床表现

在临床工作中,我们很难单纯就肾上腺占位诊断肾上腺外源性转移的恶性肿瘤。临床表现方面,因转移癌多为膨胀性生长,组织侵袭性破坏较弱,所以患者早期多无特异性临床表现,除Addison病或醛固酮减少症等引起内分泌症状的肿瘤外,多为影像学检查偶然发现。当肿瘤体积较大时,可对周围脏器及血管造成压迫或损害,届时患者可能会出现腹、背部疼痛等症状。双侧肾上腺转移癌可能表现出明显Addison病的症状(恶心、呕吐、疲劳、体重减轻等),低钠血症,高血钾症等危及生命。最常引起肾上腺皮质功能减退的肿瘤为转移性肺癌和乳腺癌。

(四)影像学表现及诊断

肾上腺继发性肿瘤的影像学表现并不具有相应特征。超声、CT和MRI检查作为临床的常用检查手段可以作为肾上腺继发性肿瘤的最主要的无创辅助诊断依据。肿瘤可表现为形状或边缘不规则肿物,可以只发生于一侧或双侧肾上腺。当肿瘤直径>3cm时,肿瘤内部可有坏死或出血表现。增强CT多表现为强化后密度不均质改变,CT平扫衰减值可>20Hu。MRI可表现为T1WI与肝组织相等或略低的信号影,T2WI为中等或高信号肿物。

因肾上腺继发性肿瘤无内分泌特点及影像学特点,所以很难与肾上腺良性占位(肾上腺腺瘤、肾上腺出血、肾上腺假性囊肿或炎性改变等)相鉴别。对于一个未发现其潜在恶性程度的肾上腺占位来说,鉴定它的良恶性是诊断上的一个难点。另一方面,如果一个已经确诊为患有其他恶性肿瘤的患者,同时发现肾上腺的占位,那么由于其表现的非特异性,无法确定肾上腺占位的性质,对于确认其他恶性肿瘤的分期也是困难的。有研究表明,肾上腺继发性肿瘤具有以下影像学特点:①肿瘤直径>4cm。②边界不规整。③侵袭周围组织。④CT强化后不均质密度影。肾上腺良性肿瘤主要表现:①肿瘤边缘规则。②肿瘤壁较薄。③CT的密度表现与出血病灶类似。但仍有少部分体积较大的肾上腺良性肿瘤在CT上表现为中间坏死或出血的特点。有报道称,由于肾上腺腺瘤和肾上腺继发性肿瘤存在细胞脂肪密度上的差异,二者在CT或MRI上可表现出不同的密度或信号,但相对灵敏度及特异度都不是很高。肾上腺腺瘤及肾上腺继发性肿瘤的影像学及穿刺活检鉴别要点见表10-8。

表10-8　肾上腺腺瘤与肾上腺继发性肿瘤影像学及
穿刺活检鉴别要点

	肾上腺腺瘤	肾上腺继发性肿瘤
增强CT	"快出"表现	无"快出"表现
CT平扫	CT值＜10Hu	CT值＞20Hu
MRI	化学位移成像（CSI）信号减弱	化学位移成像（CSI）信号无变化
穿刺活检	肾上腺细胞	转移癌细胞

针对上述情况，CT值、MRI的CSI显像及穿刺结果均可以作为辅助检查进一步明确肾上腺占位的诊断。若行CT或MRI仍无法确定肿瘤的性质，PET-CT检查或穿刺活检可能是明确占位性质的最后的手段，既有助于发现原发灶，也有助于排除其他远处转移的病灶，恶性肿瘤转移病灶可表现为高浓聚，其SUV值明显升高。PET-CT主要利用恶性肿瘤细胞更易摄取糖的特性，从而表现出高浓聚显影。CT或超声引导下经皮穿刺活检术是目前明确肿瘤性质的"金标准"。一位有经验的介入医师穿刺成功率能达到100%，准确度能达到80%～100%。相反，穿刺失败可能会导致诊断不明确或其它相关并发症，如气胸、出血等。

（五）治疗及预后

治疗方面，根据原发肿瘤的情况可分为化疗、放疗或外科手术治疗。有研究结果表明，肾上腺继发性肿瘤单纯放疗及化疗远期生存率并不高，而肾上腺全切除被认为可以延长肾上腺继发性肿瘤患者的生存期。近年来，亦有医师应用射频消融对体积较小的肿瘤进行肿瘤细胞减灭，远期效果还有待进一步数据支持。

六、肾上腺神经节细胞瘤

（一）流行病学及病因

肾上腺神经节细胞瘤（adrenal gangliocytoma，AG）占肾上腺肿瘤的0.2%～0.4%。神经节细胞瘤起源于原始交感神经的交感神经系统，是一种具有良性倾向的肿瘤。它可以出现在交感神经组织存在的任何地方，主要集中在颈部、后纵隔、肾上腺、腹膜后和骨盆。其中，肾上腺为神经节细胞瘤的最好发部位，约占所有神经节细胞瘤的30%。

（二）病理

肿瘤具有完整的纤维包膜，表面光滑，呈圆形或类圆形，较大时可呈分叶状，切面呈灰黄半透明状或胶冻状，或灰白鱼肉样，质地均匀，质韧，可见出血及囊性变。

肾上腺神经节细胞瘤由成熟的神经节细胞、施万细胞和神经纤维细胞构成，神经节细胞多数分化良好，细胞呈多角形，神经纤维增生成束，呈编织状或波浪状。包括正在成熟和已成熟的两种亚型。神经节细胞胞质丰富，核仁明显，无核分裂；神经节细胞内有时可见色素沉着。肿瘤细胞排列疏松，间质见大量黏液基质及散在节细胞和施万细胞。

（三）临床表现

肾上腺神经节细胞瘤由于无特异症状，多为体检或偶然发现的。发现时多体积较大，部分患者可因肿瘤体积较大而出现压迫症状。肾上腺神经节细胞瘤右侧多发。部分患者可有局部疼痛、腹胀、体重下降、烦躁、易怒、气短等临床表现。极少部分患者可表现为Horner综合征、眼阵挛-共济失调综合征等。由于科学的进步发展，近50年来对该病的报道逐渐增多。但术前由于缺乏特异的辅助检查及明确的病理学诊断从而导致诊断的困难加大。肾上腺神经节细胞瘤很难与巨大嗜铬细胞瘤、巨大肾上腺腺瘤和巨大肾上腺成神经细胞瘤相鉴别。

（四）影像学表现及诊断

影像学表现对于肾上腺神经节细胞瘤的诊断具有一定的辅助作用。肾上腺神经节细胞瘤在影像学上多表现为边缘规则的肿物。CT平扫中可表现为中等密度影，CT值约为30Hu，比肌肉的CT值稍低（图10-42）。当肿瘤体积较大时还可见肿瘤中间部分出血、坏死等不均质表现。增强CT动脉期可表现为轻度的强化，体积较大肿瘤出血、坏死表现更明显（图10-43）。MRI主要表现为T1WI和T2WI的高信号影。肾上腺神经节细胞瘤从组织结构上还可侵袭椎旁肌肉组织或椎神经孔，但这些表现在MRI上显示得更明显。因此，MRI一般用来评估高度怀疑肾上腺神经节细胞瘤侵袭脊髓的情况，主诊医师也可以根据这个特点，依据肿瘤的位置关系增加术前进一步诊断出肾上腺神经节细胞瘤的可能性。B超主要应用于筛查或评估儿童肾上腺神经节细胞瘤，或应用于评估肿瘤周围血管压迫或侵犯情况，尤其是和下腔静脉、肾静脉、脾血管等主要血管的毗邻关系。

在组织病理学诊断中，肾上腺神经节细胞瘤镜下由成熟的神经节细胞及施万细胞组成。通常，我们不仅能找到神经节细胞和施万细胞，混合着嗜铬细胞的肾上腺神经节细胞瘤也很常见。这些

混有嗜铬细胞的神经节细胞瘤，术前可能因24小时尿儿茶酚胺、血NMN、血MN分泌异常而被误诊为嗜铬细胞瘤。尤其是静息状态的嗜铬细胞瘤患者无高血压症状时误诊率更高，这种认识不足可能会导致诊断的偏倚。

（五）治疗及预后

治疗方面，手术仍为首选治疗方案。由于缺乏术前对肾上腺神经节细胞瘤的特异性检查，大多数肾上腺神经节细胞瘤都是术后经病理学检查确诊。由于腹腔镜手术的进步和发展，体积较小的肿瘤可应用腹腔镜手术治疗。对于体积较大者，可考虑行开放手术，以确保肿瘤切除的完整性和

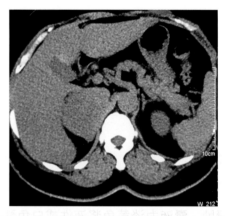

图10-42　肾上腺神经节细胞瘤CT平扫影像
注：右侧肾上腺略不规则中等密度影。

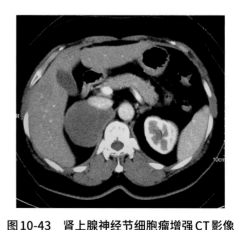

图10-43　肾上腺神经节细胞瘤增强CT影像
注：动脉期轻度强化，肿瘤位于下腔静脉后方并向椎旁延伸。

安全性。侵入脊髓的肾上腺神经鞘瘤,可联合骨科、神经外科等多科室共同评估后再行手术治疗。有研究表明,肾上腺神经节细胞瘤术后的复发率很低,因此有人认为术后不需要行长期随访。

七、肾上腺淋巴管瘤

(一) 流行病学及病因

肾上腺淋巴管瘤属于肾上腺内皮性囊肿的一个亚型,是一种极为罕见的肾上腺良性病变,也有人认为是肿瘤和畸形之间的一种交界性病变。发生率约0.06%,占肾上腺囊肿的16%,多为单发,左右侧无差别,女性多于男性。其发病机制尚不明确,目前主要理论认为是淋巴管的异常发育和/或扩张导致的,或者炎症反应后淋巴组织增生,或者外伤等。

(二) 病理

肾上腺淋巴管瘤分为毛细淋巴管瘤、海绵状淋巴管瘤和囊性淋巴管瘤,具有特征性的内皮细胞覆盖囊壁内层。大体标本表现为单房或多房的薄壁囊肿,囊液为淡黄色浆液性或白色乳糜样。显微镜下表现为被覆单层内皮细胞的纤维囊壁组织组成,管腔形状常不规则。免疫组织化学染色Ⅷ因子相关抗原、CD31和CD34表达阳性。

(三) 临床表现

患者通常无明显临床表现,多为检查或偶然发现。当肿瘤体积较大时可出现周围组织器官、血管压迫而引起疼痛、消化道症状或包块,如囊肿合并出血、破裂或感染时可表现为急腹症。临床上需要与肾上腺皮质肿瘤、嗜铬细胞瘤、转移性囊性肿瘤、出血、肾上腺假性囊肿或局部感染相鉴别。

(四) 影像学表现及诊断

影像学检查主要包括B超、CT和MRI。B超主要表现为边缘规整的无回声肿物,回声均匀,界限清楚,壁薄。CT表现为低密度占位,增强后表现为不明显强化,CT值为20～25Hu。囊壁菲薄,可伴有钙化,囊壁钙化被认为是其典型表现。肾上腺淋巴管瘤在MRI中表现较为典型,T1WI可表现为低信号影,T2WI表现为高信号影。内分泌检查方面多无功能。

(五) 治疗及预后

外科手术是肾上腺淋巴瘤的主要治疗方式。腹腔镜手术可以满足大部分患者的需求。根据肿瘤的实际情况可以行肾上腺部分切除或肾上腺全切。也有医师认为,对于体积较小的肿瘤可以随访18个月,若仍无明确的肿瘤恶性证据则可以行囊液抽吸术减少肿瘤的体积。但当肿瘤直径＞4～6cm时,外科手术仍为最有效的治疗方式。

八、肾上腺血管瘤

(一) 流行病学及病因

肾上腺血管瘤(adrenal hemangiomas, AH)是一种罕见的肾上腺肿瘤,亦称为肾上腺海绵状血管瘤,约占肾上腺肿瘤的0.01%。肾上腺血管瘤来源于肾上腺血管内皮细胞,是一种具有良性倾向的肿瘤。血管瘤主要发生于皮肤或者肝,脊髓、大脑和肾上腺也有相关报道。好发年龄为50～70岁,男女性发病率之比约为1:2。肾上腺血管瘤是由Johnson和Jeppesen于1955年首次报道的。患者多无明显的临床表现,为检查偶然发现。

（二）病理

肿瘤常有梗死、出血、坏死、钙化，大体标本上常为多彩状。肾上腺血管瘤由血管母细胞组成。光镜下海绵状血管瘤可见密集、扩张的血管排列紊乱，部分血管扩张充血呈海绵状，管壁薄，常为单层内皮细胞组成形状、大小不一的血窦，有时管壁可有玻璃样变，部分合并钙化、纤维囊壁形成、坏死、出血、血栓等（图10-44）。蔓状血管瘤镜下表现为肾上腺组织被扩张的动脉与静脉替代。

（三）临床表现

肾上腺血管瘤多为体检时偶然发现，并无特异性临床症状。偶有血管瘤破裂出血而出现血压下降、心率增加等休克症状和腹痛症状。肾上腺血管瘤绝大多数为无功能性肿瘤，但也有报道具有内分泌功能者。

（四）影像学表现及诊断

影像学表现多为单发、体积较大肿瘤，中间可有出血或坏死表现。CT主要表现为低密度肿物，增强后可表现为与嗜铬细胞瘤、肾上腺皮质癌及血管肉瘤不一样的不均匀的坏死密度（图10-45～图10-47）。肾上腺血管瘤在MRI上可表现为T1WI低信号影，T2WI中高信号影。PET-CT主要应用于肾上腺血管瘤与肾上腺恶性肿瘤或肾上腺继发性肿瘤相鉴别。FDG-PET的敏灵敏度为93%～100%，特异度为90%～94%，准确性为92%～96%。

术前诊断的难点在于将肾上腺血管瘤与肾上腺其他良性肿瘤（肾上腺腺瘤、肾上腺髓样脂肪

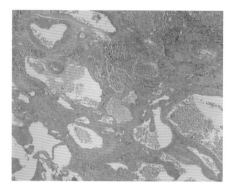

图10-44 肾上腺血管瘤HE染色（50倍）

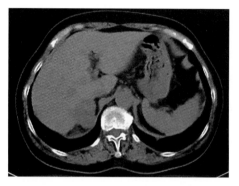

图10-45 肾上腺血管瘤CT平扫

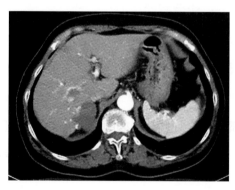

图10-46 肾上腺血管瘤增强CT动脉期

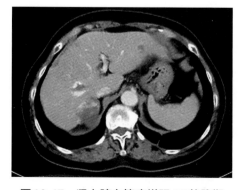

图10-47 肾上腺血管瘤增强CT静脉期

瘤、肾上腺血管平滑肌脂肪瘤、畸胎瘤等）和肾上腺恶性肿瘤（嗜铬细胞瘤、肾上腺皮质癌）相鉴别。内分泌检查也可以作为鉴别诊断的辅助手段，如24小时尿儿茶酚胺、血NMN、血MN的测定可辅助与嗜铬细胞瘤相鉴别。同时，肿瘤体积较大时也要考虑恶性的可能性。可以加做PET-CT或者穿刺活检进一步明确肿瘤的性质，再行进一步的治疗。

（五）治疗

治疗方面，若肿瘤体积较小，可选择定期观察。若肿瘤直径＞4～6cm，则考虑行外科手术切除治疗。近年来，某些药物（米托坦、舒尼替尼等）也被证实对肾上腺血管瘤治疗有效。

九、肾上腺畸胎瘤

（一）流行病学、病因及分类

畸胎瘤是一种常见的生殖细胞肿瘤，多同时含有来自2～3个胚层的组织。畸胎瘤多发生于性腺，包括男性睾丸和女性卵巢，但约有15%的畸胎瘤发生于性腺外，如颅内、纵隔和骶尾区域。其中，肾上腺畸胎瘤较为罕见，仅占肾上腺肿瘤的0.13%。

畸胎瘤可根据分化程度分为成熟性畸胎瘤和未成熟性畸胎瘤。成熟性畸胎瘤多为良性，恶性者仅占1.5%～2.0%，而未成熟性畸胎瘤中恶性者约占26%。

（二）病理

典型的肾上腺成熟性畸胎瘤多为囊性，分化程度高，其内含有具有内胚层、中胚层和外胚层3个胚层的异常分化组织，表面可见光滑

而完整的被膜，多数体积较大，直径一般达6.0～9.0cm，切面为多房性，囊内充满半液态、凝脂或皮脂样物质，其内可见毛发、骨骼、脂肪、牙齿、软骨肌肉、神经组织和奶酪样物质（图10-48）。显微镜下可见囊壁内衬复层鳞状上皮，头节内可见毛发、脂肪细胞、胃肠道及呼吸道上皮等多种成分。未成熟性畸胎瘤多数为实性，分化程度低，组织细胞结构较为原始，包含各种不成熟的神经及软骨等成分。

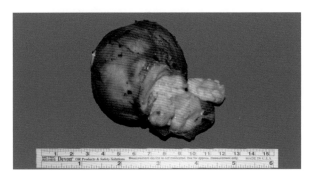

图10-48　右侧肾上腺畸胎瘤大体标本

（三）临床表现

肾上腺畸胎瘤患者通常无特异性临床表现，可因肿瘤增大而产生背部疼痛、腹痛、腹部包块等局部压迫症状，肾上腺内分泌检查及核医学检查通常无明显异常。

（四）影像学表现及诊断

肾上腺畸胎瘤的影像学表现与其他部位的畸胎瘤相似，超声通常表现为混杂回声肿块，包含高回声的脂肪成分和低回声的囊性区域。界限明显，形状规则（图10-49）。其主要CT表现为囊实性肿块，囊壁厚薄不均，密度欠均匀，囊壁边缘光滑，囊内为以脂肪密度为主的混杂密度肿块，可包含发育不全的骨骼及牙齿等高密度影及软组织和液体密度影。软组织部分可存在不同程度的

增强。部分肿瘤内部囊性结构同时含有脂肪和液体，CT表现为上层脂肪、下层液体的脂－液界面，并且界面可随体位变动而改变（图10-50、图10-51）。MRI中肾上腺畸胎瘤通常表现为T1WI等信号，T2WI高信号，界限清楚。

肾上腺畸胎瘤的影像学表现与肾上腺髓样脂

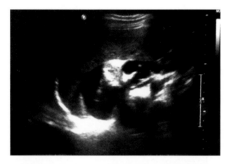

图10-49　肾上腺畸胎瘤的超声影像

注：右侧肾上腺区约8.7cm×6.2cm无回声，其内可见分隔及附壁中等约4.0cm×2.5cm回声。

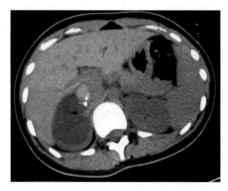

图10-50　肾上腺畸胎瘤的CT平扫影像

注：右侧肾上腺区混杂密度肿瘤，约3.7cm×7.6cm，其内可见脂肪密度及点状钙化。

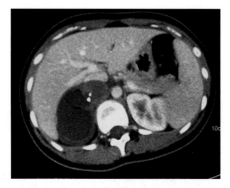

图10-51　肾上腺畸胎瘤的CT增强扫描

注：未见明显强化。

肪瘤、血管平滑肌脂肪瘤、腹膜后脂肪瘤、脂肪肉瘤等包含脂肪成分的肿瘤有一定相似性，应注意鉴别。肾上腺髓样脂肪瘤是常见的无内分泌功能的肾上腺脂肪性肿瘤，其超声表现为高回声肿块，CT表现为界限清楚的以脂肪密度为主的混杂密度肿物。腹膜后脂肪肉瘤是一类来自间叶组织的肿瘤，同样无特异性临床表现。分化良好的脂肪肉瘤CT表现与脂肪成分相似，分化差的脂肪肉瘤CT下为软组织密度，增强CT强化明显。肾上腺血管平滑肌脂肪瘤也是一种罕见的肾上腺肿瘤，同样包含脂肪成分，较大的血管平滑肌脂肪瘤内也可存在点状钙化，增强CT下显著强化。而错构瘤的钙化灶通常呈片状、环状或线状，增强CT下呈轻度增强或无增强。

部分恶性肿瘤的肾上腺转移灶也可包含钙化灶而与肾上腺畸胎瘤存在一定的相似性，这些患者通常具有原发肿瘤病史及多发转移灶。肾上腺转移瘤与肾上腺畸胎瘤的关键区别在于，肾上腺转移瘤通常不含脂肪成分。

（五）治疗及预后

手术切除是肾上腺畸胎瘤的首选治疗手段。由于腹腔镜手术便于肾上腺区域的解剖操作，并且在良性肾上腺肿瘤中局部浸润或血供丰富者罕见，腹腔镜手术优于开放手术。成熟性畸胎瘤恶变概率较低，且对于放化疗不敏感，因此术后一般预后良好，不必行放化疗，只需定期随访；而非成熟性畸胎瘤恶变概率高，术后仍需根据术后病理学检查结果考虑给予放化疗并终生随访。部分非成熟性畸胎瘤常伴有甲胎蛋白（α-fetal protein，AFP）、人绒毛膜促性腺激素（human chorionic gonadotropin，hCG）和癌胚抗原（carcinoembryonic antigen，CEA）的升高，对于术前评估和预后判断具有重要意义。

十、肾上腺原始神经外胚叶肿瘤

（一）流行病学、病因及分类

原始神经外胚叶肿瘤（primitive neuroecto-dermal tumor，PNET）是一类源于神经外胚层的具有高度恶性的小细胞肿瘤。PNET好发于儿童和青少年。PNET可分为中枢性和外周性两大类，起源于中枢神经系统以外的为外周性PNET，多发生于躯干和四肢，尤其是椎旁区、胸壁、肢体和腹膜后，也可见于实质脏器，如肾、肾上腺、胰腺、肺、后纵隔、睾丸、精索、膀胱、前列腺及直肠等部位，发生于肾上腺组织的PNET较罕见，目前国内外仅有二十余例个案报道。

85%～90%的PNET中存在特征性的t（11；22）（q24；q12）染色体易位变异，还可形成*EWS-FLI1*融合基因。*EWS-FLI1*融合基因的蛋白产物是一种异常的转录因子，被认为是该病的潜在致病因素。

（二）病理

肿块实性或囊实性、无包膜、侵袭性生长、可见出血及坏死。光镜下PNET的典型表现为肿瘤细胞呈Homer-Wright菊形团。大量形态一致的原始小圆细胞弥漫分布或呈分叶状结构，胞质少，核深染，核质比高。部分肿瘤可见小灶状或片状坏死。CD99抗原是免疫组织化学检查最主要的标志物。其他神经分化标志物神经元特异性烯醇化酶（neuron specific enolase，NSE）、S-100、神经丝、突触素（synapsin，Syn）、嗜铬粒蛋白A（CgA）、波形蛋白表达阳性。肾上腺PNET确诊的病理学证据是菊形团形成，以及2项以上的神经标志物阳性。

（三）临床表现

肾上腺PNET无特异性的临床表现，可因肿瘤快速增大压迫而产生腰部不适、腰痛、腹胀和腹痛等压迫症状。

（四）影像学表现及诊断

软组织PNET的主要影像学表现为较大不规则或分叶状软组织肿块，边界不清。PNET的CT及MRI表现无特异性，CT平扫肿瘤呈等密度或稍低密度，MRI呈等长或稍长T1、等长或混杂长T2信号，密度或信号不均匀，可伴囊变、坏死、出血及分隔，罕见钙化。增强扫描呈不均匀中重度持续强化（图10-52、图10-53）。

（五）治疗及预后

肾上腺PNET具有容易广泛播散或侵袭的生物学特性，大多数PNET患者就诊时已发生转移，手术切除不易彻底，肿瘤易复发、转移，死亡率高。

由于肾上腺PNET较罕见，缺少大样本队列研究，因此其治疗方案尚存在争议，目前主要采

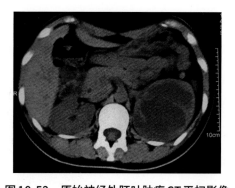

图10-52　原始神经外胚叶肿瘤CT平扫影像

注：左侧肾上腺区囊实性肿瘤，约8.4cm×11.3cm，其内可见分隔，壁厚。

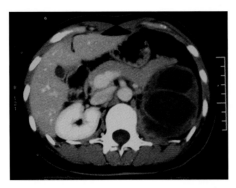

图10-53　原始神经外胚叶肿瘤CT增强影像
注：分隔及不规则囊壁轻度增强，囊性区无强化。

用手术、放疗及化疗综合治疗。对可以手术切除的患者，完全性手术切除是影响预后的重要因素。对肿瘤侵犯范围大或手术切缘阳性的患者可行放疗。化疗方面，目前临床最常用的是CAV（环磷酰胺＋阿霉素＋长春新碱）/IE（异环磷酰胺＋依托泊苷）方案。术后或肿瘤转移后化疗可延缓肿瘤复发、进展，延长患者生存期。通过新辅助化疗使复发肿瘤达到病理完全缓解也有报道。

近年来，靶向治疗的发展为PNET的治疗提供了新的方向，目前的研究主要集中于靶向EWS-FLI1或相关信号通路上。有研究显示，通过特异性siRNA片段抑制EWS-FLI1可抑制癌细胞增殖，促进其凋亡，而靶向血管内皮细胞生长因子（vascular endothelial growth factor，VEGF）、血小板源性生长因子（platelet derived growth factor，PDGF）等也有研究报道，但靶向治疗在肾上腺PNET中的应用仍处于临床前阶段，其有效性和安全性需要进一步临床评估。

十一、肾上腺囊肿

（一）流行病学、病因及分类

肾上腺囊肿是较少见的肾上腺良性疾病。大

多数肾上腺囊肿无明显临床症状，仅有少部分可因囊肿体积增大压迫周围器官出现腰腹部不适，或因具备内分泌功能而导致相应的临床表现。尸检中肾上腺囊肿发病率仅0.064%～0.180%，占所有肾上腺疾病的1%～22%。肾上腺囊肿多为单侧发病，双侧肾上腺囊肿占8%～10%，男女性发病率之比为（2～3）∶1，多见于30～50岁的中年人群。

（二）病理

目前肾上腺囊肿的分类以1966年Foster提出的分类标准为主。该标准主要将肾上腺囊肿分为以下四类。

1. 内皮性囊肿　又称为单纯性囊肿，是肾上腺囊肿最常见的类型。内皮性囊肿直径通常＜2cm，具有特征性的平滑扁平内皮衬里，囊肿内充满透明或乳状液体。内皮性囊肿可进一步分为血管瘤囊肿和淋巴管瘤囊肿。血管瘤囊肿起源于肾上腺中扩张的血窦或静脉瘤，而淋巴管瘤囊肿起源于淋巴管扩张或错构瘤的囊性变。

2. 假性囊肿　假性囊肿多为较大的单室性囊肿，囊壁由致密纤维组织组成，无内皮或上皮覆盖。囊壁厚度多为1～5mm，少数可超过3cm。可有钙化，囊液为血性或棕黑色。假性囊肿多源于正常肾上腺组织出血或肾上腺原发肿瘤囊性变。

3. 上皮性囊肿　又称为真性囊肿，囊壁具有上皮细胞衬里。上皮性囊肿的发生机制包括腺体或潴留囊肿、囊性腺瘤和胚胎源性囊肿。

4. 寄生虫性囊肿　较少见，多见于棘球蚴感染，由其他寄生虫导致的肾上腺囊肿罕见。寄生虫性囊肿囊壁较厚，可伴有或不伴有钙化，可见头节，囊内可见包含寄生虫的子囊和孙囊。

（三）临床表现

肾上腺囊肿多数无特异性的临床表现，可因肿瘤增大压迫而产生腰痛、腹胀和腹痛等压迫症状，少数患者可出现内分泌异常的表现。Neri等总结了286名肾上腺囊肿的临床数据，发现34%的患者无症状，19%的患者存在腹痛，9%的患者伴有高血压，3%的患者存在肾上腺激素分泌紊乱。

（四）影像学表现及诊断

影像学检查是肾上腺囊肿的主要术前诊断手段。CT检查是肾上腺囊肿的首选影像学检查方法。典型的肾上腺囊肿表现为肾上腺区圆形或类圆形水样密度肿块，部分可见钙化灶（图10-54）。增强扫描不强化或周边轻度增强（图10-55）。部分囊肿因存在血性或蛋白性囊液而在CT下密度较

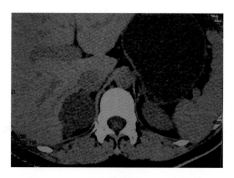

图10-54　肾上腺囊肿CT平扫影像
注：右侧肾上腺区囊性肿物，约3.5cm×4.5cm，水样密度。

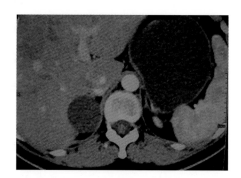

图10-55　肾上腺囊肿CT增强扫描影像
注：无明显强化。

高，可达到20Hu以上。肾上腺囊肿平扫可显示囊壁弧形钙化，又称为蛋壳样钙化，是肾上腺囊肿的特征性CT表现，见于69%的患者。肾上腺寄生虫性囊肿形态多不规则，呈多个囊状病灶聚集，囊壁及分隔亦可见钙化，增强扫描囊内一般无强化。当肾上腺囊肿壁厚＞5mm、增强CT有强化、出现厚边缘或点状中心钙化等表现时，应考虑恶性肿瘤的可能。

超声检查成本低，可检出1cm以上的囊肿，检出率在95%以上，肾上腺囊肿在超声下的典型表现为肾上腺低回声区，边缘光滑，壁薄，部分患者可存在后壁回声增强。出血性囊肿可表现为囊性区回声变化大，内壁不规则。囊内或囊壁钙化可表现为细小回声或囊壁强回声。

MRI检查有助于肾上腺囊肿的鉴别诊断。典型肾上囊肿表现为T1WI低信号，T2WI高信号。囊内出血者在急性期可表现为T1WI等信号，亚急性期间转变为高信号。陈旧性出血在T1WI和T2WI上表现为低信号。

（五）治疗及预后

肾上腺囊肿的治疗存在一定争议，但一般认为应根据肾上腺囊肿的功能状态、恶变的风险、发生并发症的风险综合决定治疗方案。目前的治疗方案取决于囊肿的大小、性质、有无临床症状，以及有无并发症。

1. 随访观察　直径＜3cm、无临床症状、CT下低密度、无明显强化的患者可随访观察，根据复查结果决定是否手术治疗。

2. 穿刺抽液　直径3～5cm的无症状囊肿可在超声或CT引导下穿刺抽液。囊肿穿刺液应

进行细胞学检查以明确性质。若囊液澄清，可注入无水乙醇5～10分钟处理囊壁；若抽出血性囊液、细胞学检查发现肿瘤细胞则应积极手术治疗。可疑嗜铬细胞瘤肿瘤囊性变者、术前无法排除肾上腺肿瘤者，以及多房性囊肿不宜行穿刺治疗。

3. 手术治疗 对于直径＞5cm、囊内出血、有内分泌功能、有明显临床症状或有恶性肿瘤可能的囊肿，可行手术治疗。主要手术方式包括囊肿去顶术、囊肿切除术和肾上腺全切术。对于单纯性囊肿的患者可行囊肿切除术加上部分肾上腺切除。肾上腺囊肿去顶术也可用于单纯性囊肿，但存在囊肿复发的风险，较少应用。临床症状明显且伴内分泌功能异常者、恶性可能者或直径＞5cm者应行肾上腺切除术。

十二、肾上腺结核

（一）流行病学、病因及分类

结核病是由结核杆菌感染引起的慢性传染病，结核杆菌可感染多种内分泌腺体，包括肾上腺、下丘脑、垂体、甲状腺等，但最常见的内分泌腺体结核是肾上腺结核。肾上腺结核通常继发于其他部位的结核，如肺或生殖系统结核。原发性肾上腺结核罕见，仅占肺外结核患者的0.27%。尸检中约有6%的活动性肺结核合并肾上腺结核，但肾上腺结核起病隐匿，活检检出率低，目前肾上腺结核的诊断多见于术后病理或尸检。

肾上腺结核是Addison病的常见病因。在20世纪50年代前，结核是70%～80%的Addison病的发病原因。随着结核发病率的下降和诊治水平的提高，目前在欧美国家，自身免疫性肾上腺炎已成为Addison病的首要病因，而结核相关的Addison病占比已降至20%。在我国，结核仍是引起Addison病的最常见原因。因此，当患者出现Addison病的临床表现时，我们首先应考虑到肾上腺结核存在的可能。

（二）病理

对于明显Addison病伴双侧肾上腺增大，并且有肾上腺外结核感染灶的患者，一般无需行病理学检查。对于诊断困难者可行CT引导下穿刺活检以明确病理学诊断，但穿刺活检的检出率较低，阴性结果无法完全排除肾上腺结核的可能。早期或活跃性肾上腺结核患者中可见干酪样坏死、结核性肉芽肿和朗汉斯巨细胞。一些活跃性肾上腺结核病变组织中缺乏朗汉斯巨细胞，有研究认为这可能是由于肾上腺皮质分泌的糖皮质激素的抑制作用。

（三）临床表现

肾上腺结核通常无特异性临床表现。大多数肾上腺结核患者无临床症状。双侧肾上腺受损严重，破坏达90%以上时，可出现Addison病的典型临床表现。

1. 肾上腺皮质激素不足相关表现 ①由于肾上腺皮质分泌的皮质醇及醛固酮不足，患者可出现乏力、易疲劳、休息后不易恢复等全身症状，其中乏力是Addison病的主要早期症状，可随病情进展逐渐加重。②恶心、呕吐、纳差、腹泻等消化系统症状。③醛固酮分泌不足导致的低血钠、高血钾、低血压、头晕、直立性晕厥等电解质紊乱和循环系统症状。④糖代谢紊乱。⑤肾上腺危象。⑥嗜睡、精神不振、记忆力减退等神经系统症状。⑦性激素分泌不足导致的勃起功能障碍、月经紊乱及闭经等生殖系统症状。

2. ACTH分泌增多相关临床表现 肾上腺皮质激素分泌不足反馈性导致垂体ACTH分泌增多，进而促使促黑素分泌增多，引发全身皮肤黏膜色素沉着。色素沉着一般为全身性，并以面部、手背、掌纹、乳晕等暴露或常受摩擦部位为著。

(四)影像学表现及诊断

肾上腺结核起病隐匿，大多数患者无明显临床症状。仅当双侧肾上腺受损严重时可出现Addison病的临床表现。影像学检查、结核菌素纯蛋白衍生物（purified protein derivative, PPD）试验、感染指标对肾上腺结核的诊断亦有重要意义，详细了解患者结核病史或结核暴露史亦有助于本病的诊断。

1. 影像学检查 CT是肾上腺结核的首选影像学检查手段。早期肾上腺结核CT表现为肾上腺体积增大，增强扫描可见病灶边缘环形强化，但经过积极的抗结核干预后，肾上腺体积可逐渐恢复。病灶边缘不规则，伴或不伴有强化。而晚期肾上腺结核时，肾上腺缩小或完全钙化（图10-56、图10-57）。

肾上腺形态、大小、钙化及密度与结核病程有关。据此可将肾上腺结核分为3期。I期：双侧肾上腺增大，但仍具有正常肾上腺分支结构，钙化出现率低，且较细微，可有局限性低密度灶。此时病程多在1年内。Ⅱ期：双侧肾上腺明显增大，形状相对不规则，常见钙化且较粗糙，钙化灶呈散在分布，无局限性低密度。此时病程多为1～4年。Ⅲ期：肾上腺大小正常或萎缩，失去

正常肾上腺形态，钙化呈致密斑块状，此时病程常在4年以上。

MRI用于肾上腺结核诊断的报道较少，肾上腺结核在MRI中常表现为双侧肾上腺增大，形状不规则，大小不一，信号强度不均。在T1和T2加权像上可见团块状及结节状低信号。肾上腺结核的MRI表现同样与其病程进展有关，早期结核主要表现为肾上腺增大，T1低或等信号，T2低信号。病程继续进展时，由于纤维瘢痕的形成，肾上腺开始缩小，T2WI表现为低或等信号。晚期病变区域完全纤维化或钙化，在MRI下表现为低信号，对比增强T1WI无增强。

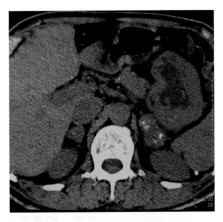

图10-56 CT平扫双侧肾上腺
注：不规则结节，伴多发钙化。

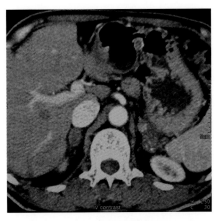

图10-57 CT增强扫描双侧肾上腺
注：肿物轻度强化。

2．实验室检查　实验室检查可发现肾上腺皮质功能减退，是诊断Addison病的主要手段之一。常见异常包括血皮质醇及醛固酮下降，血ACTH升高，尿游离皮质醇下降、ACTH兴奋试验阳性，以及电解质平衡紊乱等。

（五）治疗及预后

肾上腺结核的治疗主要包括结核病灶的治疗和肾上腺皮质功能减退的治疗。

1．抗结核治疗　肾上腺结核治疗也应遵循早期、联合、适量、规律、全程的原则，疗程至少18个月。必要时行终身抗结核治疗。病程小于1年的患者抗结核治疗后肾上腺皮质功能可完全恢复正常。

2．手术治疗　肾上腺结核多累及双侧肾上腺，且手术可能造成结核播散的风险，因此肾上腺结核的手术应谨慎选择手术指征。常见的手术指征如下。

（1）结核未处于活动播散期。

（2）结核球病灶直径＞2cm，干酪样病灶不易愈合者。

（3）难以与其他肾上腺肿瘤鉴别者。

术前需抗结核治疗2周以上，术后仍需抗结核治疗6～12个月，甚至更长。术中、术后应密切观察患者，避免发生肾上腺危象。对于发生肾上腺危象者需及时给予药物干预，最初1～2小时内静滴氢化可的松100～200mg，5～6小时内达到500～600mg。第2～3天给予氢化可的松300mg，然后每天减少100mg；同时积极补液、对症支持治疗。待症状好转后激素逐渐减量，1周后恢复正常替代量。

3．激素治疗　对于已发生Addison病的患者应给予激素替代治疗。为避免激素治疗时结核播散，需先行抗结核治疗半年后再行激素替代治疗。起始时每天给予氢化可的松20～30mg，逐渐减量至15～20mg。具体剂量结合患者临床症状及身高、体重、性别、年龄、活动强度等适当调整。若ACTH控制不理想，皮肤色素沉着无改善，需改用长效激素替代治疗，同时摄入充足的钠盐，每天至少8g。针对血压偏低、头晕、乏力的患者，需加用9α-氟氢可的松。患者治疗期间发生发热、手术、外伤等应激情况，糖皮质激素的使用剂量应增加2～3倍。

参考文献

[1] MULATERO P, STOWASSER M, LOH KC, et al. Increased diagnosis of primary aldosteronism, including surgically correctable forms, in centers from five continents [J]. J Clin Endocrinol Metab, 2004, 89（3）：1045-1050.

[2] ROSSI GP, BERNINI G, CALIUMI C, et al. A prospective study of the prevalence of primary aldosteronism in 1, 125 hypertensive patients [J]. J Am Coll Cardiol, 2006, 48（11）：2293-2300.

[3] BROWN JM, SIDDIQUI M, CALHOUN DA, et al. The Unrecognized Prevalence of Primary Aldosteronism: A Cross-sectional Study [J]. Ann Intern Med, 2020, 173（1）：10-20.

[4] MARKOU A, SERTEDAKI A, KALTSAS G, et al. Stress-induced Aldosterone Hyper-Secretion in a Substantial Subset of Patients With Essential Hypertension [J]. J Clin Endocrinol Metab, 2015, 100 (8): 2857-2864.

[5] XU Z, YANG J, HU J, et al. Primary Aldosteronism in Patients in China With Recently Detected Hypertension [J]. J Am Coll Cardiol, 2020, 75 (16): 1913-1922.

[6] MOSSO L, CARVAJAL C, GONZALEZ A, et al. Primary aldosteronism and hypertensive disease [J]. Hypertension, 2003, 42 (2): 161-165.

[7] CALHOUN DA, NISHIZAKA MK, ZAMAN MA, et al. Hyperaldosteronism among black and white subjects with resistant hypertension[J]. Hypertension, 2002, 40(6): 892-896.

[8] DOUMA S, PETIDIS K, DOUMAS M, et al. Prevalence of primary hyperaldosteronism in resistant hypertension: a retrospective observational study [J]. Lancet, 2008, 371 (9628): 1921-1926.

[9] PARASILITI-CAPRINO M, LOPEZ C, PRENCIPE N, et al. Prevalence of primary aldosteronism and association with cardiovascular complications in patients with resistant and refractory hypertension [J]. J Hypertens, 2020, 38 (9): 1841-1848.

[10] SANG X, JIANG Y, WANG W, et al. Prevalence of and risk factors for primary aldosteronism among patients with resistant hypertension in China [J]. J Hypertens, 2013, 31 (7): 1465-1471; discussion 1471-1462.

[11] WILLIAMS TA, GOMEZ-SANCHEZ CE, RAINEY WE, et al. International Histopathology Consensus for Unilateral Primary Aldosteronism [J]. J Clin Endocrinol Metab, 2021, 106 (1): 42-54.

[12] FUNDER JW, CAREY RM, MANTERO F, et al. The Management of Primary Aldosteronism: Case Detection, Diagnosis, and Treatment: An Endocrine Society Clinical Practice Guideline [J]. J Clin Endocrinol Metab, 2016, 101 (5): 1889-1916.

[13] GERARDS J, HEINRICH DA, ADOLF C, et al. Impaired Glucose Metabolism in Primary Aldosteronism Is Associated With Cortisol Cosecretion [J]. J Clin Endocrinol Metab, 2019, 104 (8): 3192-3202.

[14] ADLER GK, MURRAY GR, TURCU AF, et al. Primary Aldosteronism Decreases Insulin Secretion and Increases Insulin Clearance in Humans [J]. Hypertension, 2020, 75 (5): 1251-1259.

[15] WOLLEY MJ, PIMENTA E, CALHOUN D, et al. Treatment of primary aldosteronism is associated with a reduction in the severity of obstructive sleep apnoea [J]. J

Hum Hypertens, 2017, 31 (9) : 561-567.

[16] TOMASCHITZ A, RITZ E, PIESKE B, et al. Aldosterone and parathyroid hormone interactions as mediators of metabolic and cardiovascular disease [J]. Metabolism, 2014, 63 (1) : 20-31.

[17] WU VC, CHANG CH, WANG CY, et al. Risk of Fracture in Primary Aldosteronism: A Population-Based Cohort Study [J]. J Bone Miner Res, 2017, 32 (4) : 743-752.

[18] STOWASSER M, GORDON RD. Primary Aldosteronism: Changing Definitions and New Concepts of Physiology and Pathophysiology Both Inside and Outside the Kidney [J]. Physiol Rev, 2016, 96 (4): 1327-1384.

[19] BURRELLO J, AMONGERO M, BUFFOLO F, et al. Development of a Prediction Score to Avoid Confirmatory Testing in Patients With Suspected Primary Aldosteronism [J]. J Clin Endocrinol Metab, 2021, 106 (4) : e1708-e1716.

[20] WILLENBERG HS, VONEND O, SCHOTT M, et al. Comparison of the saline infusion test and the fludrocortisone suppression test for the diagnosis of primary aldosteronism [J]. Horm Metab Res, 2012, 44 (7) : 527-532.

[21] BRAVO EL, TARAZI RC, DUSTAN HP, et al. The changing clinical spectrum of primary aldosteronism [J]. Am J Med, 1983, 74 (4) : 641-651.

[22] ROSSI GP, BELFIORE A, BERNINI G, et al. Prospective evaluation of the saline infusion test for excluding primary aldosteronism due to aldosterone-producing adenoma [J]. J Hypertens, 2007, 25 (7) : 1433-1442.

[23] MENG X, LI Y, WANG X, et al. Evaluation of the Saline Infusion Test and the Captopril Challenge Test in Chinese Patients With Primary Aldosteronism [J]. J Clin Endocrinol Metab, 2018, 103 (3) : 853-860.

[24] LUO Y, HE WW, CHENG QF, et al. Re-evaluation of the diagnostic value and optimal cutoff point of captopril challenge test in diagnosis of primary aldosteronism [J]. Zhonghua Nei Ke Za Zhi, 2022, 61 (1): 60-65.

[25] CHEN S, ZENG ZP, SONG AL, et al. The application of captopril challenge test in the diagnosis of primary aldosteronism [J]. Zhonghua Nei Ke Za Zhi, 2017, 56 (6) : 402-408.

[26] ROSSITTO G, AMAR L, AZIZI M, et al. Subtyping of Primary Aldosteronism in the AVIS-2 Study: Assessment of Selectivity and Lateralization [J]. J Clin Endocrinol Metab, 2020, 105 (6) : dgz017..

[27] BURTON TJ, MACKENZIE IS, BALAN K, et al. Evaluation of the sensitivity

and specificity of (11) C-metomidate positron emission tomography (PET) -CT for lateralizing aldosterone secretion by Conn's adenomas [J]. J Clin Endocrinol Metab, 2012, 97 (1) : 100-109.

[28] O'SHEA PM, O'DONOGHUE D, BASHARI W, et al. (11) C-Metomidate PET/CT is a useful adjunct for lateralization of primary aldosteronism in routine clinical practice [J]. Clin Endocrinol (Oxf), 2019, 90 (5): 670-679.

[29] SOINIO M, LUUKKONEN AK, SEPPANEN M, et al. Functional imaging with 11C-metomidate PET for subtype diagnosis in primary aldosteronism [J]. Eur J Endocrinol, 2020, 183 (6) : 539-550.

[30] HEINZE B, FUSS CT, MULATERO P, et al. Targeting CXCR4 (CXC Chemokine Receptor Type 4) for Molecular Imaging of Aldosterone-Producing Adenoma [J]. Hypertension, 2018, 71 (2) : 317-325.

[31] DING J, ZHANG Y, WEN J, et al. Imaging CXCR4 expression in patients with suspected primary hyperaldosteronism [J]. Eur J Nucl Med Mol Imaging, 2020, 47 (11): 2656-2665.

[32] CHEN SF, CHUEH SC, WANG SM, et al. Clinical outcomes in patients undergoing laparoscopic adrenalectomy for unilateral aldosterone producing adenoma: partial vesus total adrenalectomy [J]. Journal of endourology/Endourological Society, 2014, 28 (9) : 1103-1106.

[33] ROSSI E, REGOLISTI G, NEGRO A, et al. High prevalence of primary aldosteronism using postcaptopril plasma aldosterone to renin ratio as a screening test among Italian hypertensives [J]. American journal of hypertension, 2002, 15 (10) : 896-902.

[34] KIM RM, LEE J, SOH EY.. Predictors of resolution of hypertension after adrenalectomy in patients with aldosterone-producing adenoma [J]. J Korean Med Sci, 2010, 25 (7) : 1041-1044.

[35] SYWAK M, PASIEKA J L. Long-term follow-up and cost benefit of adrenalectomy in patients with primary hyperaldosteronism [J]. The British journal of surgery, 2002, 89 (12) : 1587-1593.

[36] 孙传玉, 夏国伟, 徐可, 等. 腹腔镜肾上腺切除术 [J]. 临床泌尿外科杂志, 2009 (24) : 812-816.

[37] GANGULY A. Primary aldosteronism [J]. The New England journal of medicine, 1998, 339 (25) : 1828-1834.

[38] FUNDER JW, CAREY RM, FARDELLA C, et al. Case detection, diagnosis, and treatment of patients with primary aldosteronism: an endocrine society clinical practice guideline [J]. J Clin Endocrinol Metab, 2008, 93 (9) : 3266-3281.

[39] ZARNEGAR R, YOUNG WF JR, LEE J, et al. The aldosteronoma resolution score: predicting complete resolution of hypertension after adrenalectomy for aldosteronoma [J]. Annals of surgery, 2008, 247 (3) : 511-518.

[40] REINCKE M, RUMP LC, QUINKLER M, et al. Risk factors associated with a low glomerular filtration rate in primary aldosteronism [J]. J Clin Endocrinol Metab, 2009, 94 (3) : 869-875.

[41] MATTSSON C, YOUNG WF JR. Primary aldosteronism: diagnostic and treatment strategies [J]. Nat Clin Pract Nephrol, 2006, 2 (4) : 198-208; quiz, 1 p following 230.

[42] FISCHER E, HANSLIK G, PALLAUF A, et al. Prolonged zona glomerulosa insufficiency causing hyperkalemia in primary aldosteronism after adrenalectomy [J]. J Clin Endocrinol Metab, 2012, 97(11): 3965-3973.

[43] YOUNG WF. Primary aldosteronism: renaissance of a syndrome [J]. Clinical endocrinology, 2007, 66 (5) : 607-618.

[44] STOWASSER M, GORDON RD, GUNASEKERA TG, et al. High rate of detection of primary aldosteronism, including surgically treatable forms, after 'non-selective' screening of hypertensive patients [J]. Journal of hypertention, 2003, 21 (11) : 2149-2157.

[45] SAWKA AM, YOUNG WF, THOMPSON GB, et al. Primary aldosteronism: factors associated with normalization of blood pressure after surgery [J]. Ann Intern Med, 2001, 135 (4) : 258-261.

[46] LINDHOLM J, JUUL S, JORGENSEN JO,, et al. Incidence and late prognosis of cushing's syndrome: a population-based study [J]. J Clin Endocrinol Metab, 2001, 86 (1) : 117-123.

[47] BOLLAND MJ, HOLDAWAY IM, BERKELEY JE, et al. Mortality and morbidity in Cushing's syndrome in New Zealand [J]. Clin Endocrinol (Oxf), 2011, 75 (4) : 436-442.

[48] VALASSI E, SANTOS A, YANEVA M, et al. The European Registry on Cushing's syndrome: 2-year experience. Baseline demographic and clinical characteristics [J]. Eur J Endocrinol, 2011, 165 (3) : 383-392.

[49] GEORGITSI M, RAITILA A, KARHU A, et al. Germline CDKN1B/p27Kip1 mutation in multiple endocrine neoplasia [J]. J Clin Endocrinol Metab, 2007, 92 (8) : 3321-3325.

[50] OZAWA A, AGARWAL SK, MATEO CM, et al. The parathyroid/pituitary variant of multiple endocrine neoplasia type 1 usually has causes other than p27Kip1 mutations

［J］. J Clin Endocrinol Metab, 2007, 92（5）: 1948-1951.

［51］ MATSUZAKI LN, CANTO-COSTA MH, HAUACHE OM. Cushing's disease as the first clinical manifestation of multiple endocrine neoplasia type 1（MEN1）associated with an R460X mutation of the MEN1 gene［J］. Clin Endocrinol（Oxf）, 2004, 60（1）: 142-143.

［52］ TICHOMIROWA MA, BARLIER A, DALY AF, JET AL. High prevalence of AIP gene mutations following focused screening in young patients with sporadic pituitary macroadenomas［J］. Eur J Endocrinol, 2011, 165（4）: 509-515.

［53］ BECKERS A, AALTONEN LA, DALY AF, et al. Familial isolated pituitary adenomas（FIPA）and the pituitary adenoma predisposition due to mutations in the aryl hydrocarbon receptor interacting protein（AIP）gene［J］. Endocr Rev, 2013, 34（2）: 239-277.

［54］ PONCIN J, STEVENAERT A, BECKERS A. Somatic MEN1 gene mutation does not contribute significantly to sporadic pituitary tumorigenesis［J］. Eur J Endocrinol, 1999, 140（6）: 573-576.

［55］ SANDRINI F, KIRSCHNER LS, BEI T, et al. PRKAR1A, one of the Carney complex genes, and its locus（17q22-24）are rarely altered in pituitary tumours outside the Carney complex［J］. J Med Genet, 2002, 39（12）: e78.

［56］ LIU NA, JIANG H, BEN-SHLOMO A, et al. Targeting zebrafish and murine pituitary corticotroph tumors with a cyclin-dependent kinase（CDK）inhibitor［J］. Proc Natl Acad Sci U S A, 2011, 108（20）: 8414-8419.

［57］ FUKUOKA H, COOPER O, BEN-SHLOMO A, et al. EGFR as a therapeutic target for human, canine, and mouse ACTH-secreting pituitary adenomas［J］. J Clin Invest, 2011, 121（12）: 4712-4721.

［58］ REINCKE M, SBIERA S, HAYAKAWA A, et al. Mutations in the deubiquitinase gene USP8 cause Cushing's disease［J］. Nat Genet, 2015, 47（1）: 31-38.

［59］ MA ZY, SONG ZJ, CHEN JH, et al. Recurrent gain-of-function USP8 mutations in Cushing's disease［J］. Cell Res, 2015, 25（3）: 306-317.

［60］ GOH G, SCHOLL UI, HEALY JM, et al. Recurrent activating mutation in PRKACA in cortisol-producing adrenal tumors［J］. Nat Genet, 2014, 46（6）: 613-617.

［61］ CAO Y, HE M, GAO Z, et al. Activating hotspot L205R mutation in PRKACA and adrenal Cushing's syndrome［J］. Science, 2014, 344（6186）: 913-917.

［62］ BEUSCHLEIN F, FASSNACHT M, ASSIE G, et al. Constitutive activation of PKA catalytic subunit in adrenal Cushing's syndrome [J]. N Engl J Med, 2014, 370 (11): 1019-1028.

[63] ASSIE G, LIBE R, ESPIARD S, et al. ARMC5 mutations in macronodular adrenal hyperplasia with Cushing's syndrome [J]. N Engl J Med, 2013, 369 (22): 2105-2114.

[64] LOUISET E, DUPARC C, YOUNG J, et al. Intraadrenal corticotropin in bilateral macronodular adrenal hyperplasia [J]. N Engl J Med, 2013, 369 (22): 2115-2125.

[65] BERTHERAT J, HORVATH A, GROUSSIN L, et al. Mutations in regulatory subunit type 1A of cyclic adenosine 5' -monophosphate-dependent protein kinase (PRKAR1A): phenotype analysis in 353 patients and 80 different genotypes [J]. J Clin Endocrinol Metab, 2009, 94 (6): 2085-2091.

[66] HORVATH A, BERTHERAT J, GROUSSIN L, et al. Mutations and polymorphisms in the gene encoding regulatory subunit type 1-alpha of protein kinase A (PRKAR1A): an update [J]. Hum Mutat, 2010, 31 (4): 369-379.

[67] YOUNG WF, JR., DU PLESSIS H, THOMPSON GB, et al. The clinical conundrum of corticotropin-independent autonomous cortisol secretion in patients with bilateral adrenal masses [J]. World J Surg, 2008, 32 (5): 856-862.

[68] MIRCESCU H, JILWAN J, N'DIAYE N, et al. Are ectopic or abnormal membrane hormone receptors frequently present in adrenal Cushing's syndrome? [J]. J Clin Endocrinol Metab, 2000, 85 (10): 3531-3536.

[69] SADOWSKI SM, NEYCHEV V, MILLO C, et al. Prospective Study of 68Ga-DOTATATE Positron Emission Tomography/Computed Tomography for Detecting Gastro-Entero-Pancreatic Neuroendocrine Tumors and Unknown Primary Sites [J]. J Clin Oncol, 2016, 34 (6): 588-596.

[70] SPEISER PW, ARLT W, AUCHUS RJ, et al. Congenital Adrenal Hyperplasia Due to Steroid 21-Hydroxylase Deficiency: An Endocrine Society Clinical Practice Guideline [J]. *J Clin Endocr Metab*, 2018, 103 (11): 4043-4088.

[71] MELIN J, PARRA-GUILLEN ZP, MICHELET R, et al. Pharmacokinetic/Pharmacodynamic Evaluation of Hydrocortisone Therapy in Pediatric Patients with Congenital Adrenal Hyperplasia [J]. *J Clin Endocr Metab*, 2020, 105 (4): dgaa071.

[72] NIMKARN S, LIN-SU K, BERGLIND N, et al. Aldosterone-to-renin ratio as a marker for disease severity in 21-hydroxylase deficiency congenital adrenal hyperplasia [J]. *J Clin Endocr Metab*, 2007, 92 (1): 137-142.

[73] MUTHUSAMY K, ELAMIN MB, SMUSHKIN G, et al. Adult Height in Patients with Congenital Adrenal Hyperplasia: A Systematic Review and Metaanalysis [J]. *J Clin Endocr Metab*, 2010, 95 (9) : 4161-4172.

[74] BONFIG W, ROEHL F, RIEDL S, et al. Sodium Chloride Supplementation Is Not Routinely Performed in the Majority of German and Austrian Infants with Classic Salt-Wasting Congenital Adrenal Hyperplasia and Has No Effect on Linear Growth and Hydrocortisone or Fludrocortisone Dose [J]. *Horm Res Paediat*, 2018; 89 (1) : 7-12.

[75] MOOIJ CF, PARAJES S, PIJNENBURG-KLEIZEN KJ, et al. Influence of 17-Hydroxyprogesterone, Progesterone and Sex Steroids on Mineralocorticoid Receptor Transactivation in Congenital Adrenal Hyperplasia [J]. *Horm Res Paediatr*, 2015. doi: 10. 1159/000374112

[76] FINKIELSTAIN GP, KIM MS, SINAII N, et al. Clinical characteristics of a cohort of 244 patients with congenital adrenal hyperplasia [J]. *J Clin Endocrinol Metab*, 2012, 97 (12) : 4429-4438.

[77] ARLT W, WILLIS DS, WILD SH, et al. Health status of adults with congenital adrenal hyperplasia: a cohort study of 203 patients [J]. *J Clin Endocrinol Metab*,
2010, 95 (11) : 5110-5121.

[78] CLAAHSEN-VAN DER GRINTEN HL, SPEISER PW, AHMED SF, et al. Congenital Adrenal Hyperplasia-Current Insights in Pathophysiology, Diagnostics, and Management [J]. *Endocr Rev*, 2022, 43 (1) : 91-159.

[79] DE WIT R, DE BONO J, STERNBERG CN, et al. Cabazitaxel versus Abiraterone or Enzalutamide in Metastatic Prostate Cancer [J]. *N Engl J Med*, 2019, 381 (26) : 2506-2518.

[80] AUCHUS RJ, BUSCHUR EO, CHANG AY, et al. Abiraterone acetate to lower androgens in women with classic 21-hydroxylase deficiency [J]. *J Clin Endocrinol Metab*, 2014, 99 (8) : 2763-2770.

[81] EL-MAOUCHE D, MERKE DP, VOGIATZI MG, et al. A Phase 2, Multicenter Study of Nevanimibe for the Treatment of Congenital Adrenal Hyperplasia [J]. *J Clin Endocrinol Metab*, 2020, 105 (8) : 2771-2778.

[82] TURCU AF, SPENCER-SEGAL JL, FARBER RH, et al. Single-Dose Study of a Corticotropin-Releasing Factor Receptor-1 Antagonist in Women With 21-Hydroxylase Deficiency [J]. *J Clin Endocrinol Metab*, 2016, 101 (3) : 1174-1180.

[83] AUCHUS RJ, SARAFOGLOU K, FECHNER

PY, et al. Crinecerfont Lowers Elevated Hormone Markers in Adults With 21-Hydroxylase Deficiency Congenital Adrenal Hyperplasia [J]. *J Clin Endocrinol Metab*, 2022, 107 (3): 801-812.

[84] SARAFOGLOU K, BARNES CN, HUANG M, et al. Tildacerfont in Adults With Classic Congenital Adrenal Hyperplasia: Results from Two Phase 2 Studies [J]. *J Clin Endocrinol Metab*, 2021, 106 (11): e4666-e4679. doi: 10. 1210/clinem/dgab438

[85] FELDHAUS AL, ANDERSON K, DUTZAR B, et al. ALD1613, a Novel Long-Acting Monoclonal Antibody to Control ACTH-Driven Pharmacology [J]. *Endocrinology*, 2017, 158 (1): 1-8. doi: 10. 1210/en. 2016-1455

[86] GEHRAND AL, PHILLIPS J, MALOTT K, et al. A Long-Acting Neutralizing Monoclonal ACTH Antibody Blocks Corticosterone and Adrenal Gene Responses in Neonatal Rats [J]. *Endocrinology*, 2019, 160 (7): 1719-1730. doi: 10. 1210/en. 2019-00117

[87] KUSNETZOW AK, HAN S, FOWLER MA, et al. MON-176 Discovery and Identification of Late Stage Selective Nonpeptide ACTH Antagonists for the Treatment of Cushing's Disease, Ectopic ACTH Secreting Tumors, and Congenital Adrenal Hyperplasia [J]. *J Endocr Soc*, 2020, 4 (Suppl 1): MON-176. doi: 10. 1210/jendso/bvaa046. 690

[88] SANDERS K, MOL JA, KOOISTRA HS, et al. Melanocortin 2 receptor antagonists in canine pituitary-dependent hypercortisolism: in vitro studies [J]. *Vet Res Commun*, 2018, 42 (4): 283-288. doi: 10. 1007/s11259-018-9737-x

[89] GOLDENBERG AJ, GEHRAND AL, WAPLES E, et al. Effect of a melanocortin type 2 receptor (MC2R) antagonist on the corticosterone response to hypoxia and ACTH stimulation in the neonatal rat [J]. *Am J Physiol Regul Integr Comp Physiol*, 2018, 315 (1): R128-R133. doi: 10. 1152/ajpregu. 00009. 2018

[90] VANWYK JJ, GUNTHER DF, RITZEN EM, et al. The use of adrenalectomy as a treatment for congenital adrenal hyperplasia [J]. *J Clin Endocr Metab*, 1996, 81 (9): 3180-3182. doi: DOI 10. 1210/jc. 81. 9. 3180

[91] DAGALAKIS U, MALLAPPA A, ELMAN M, et al. Positive fertility outcomes in a female with classic congenital adrenal hyperplasia following bilateral adrenalectomy [J]. *Int J Pediatr Endocrinol*, 2016, 2016: 10. doi: 10. 1186/s13633-016-0028-4

[92] OGILVIE CM, RUMSBY G, KURZAWINSKI T, et al. Outcome of bilateral adrenalectomy in congenital adrenal

hyperplasia: one unit's experience [J]. *Eur J Endocrinol*, 2006, 154 (3) : 405-408. doi: 10. 1530/eje. 1. 02096

[93] MACKAY D, NORDENSTROM A, FALHAMMAR H. Bilateral Adrenalectomy in Congenital Adrenal Hyperplasia: A Systematic Review and Meta-Analysis [J]. *J Clin Endocrinol Metab*, 2018, 103 (5) : 1767-1778. doi: 10. 1210/jc. 2018-00217

[94] VAN WYK JJ, RITZEN EM. The role of bilateral adrenalectomy in the treatment of congenital adrenal hyperplasia [J]. *J Clin Endocrinol Metab*, 2003, 88 (7) : 2993-2998. doi: 10. 1210/jc. 2002-022026

[95] BURMAN P, FALHAMMAR H, WALDENSTROM E, et al. 11C-Metomidate PET/CT Detected Multiple Ectopic Adrenal Rest Tumors in a Woman With Congenital Adrenal Hyperplasia [J]. *J Clin Endocrinol Metab*, 2021, 106 (2) : e675-e679. doi: 10. 1210/clinem/dgaa870

[96] KISELJAK-VASSILIADES K, BANCOS I, HAMRAHIAN A, et al. American Association of Clinical Endocrinology Disease State Clinical Review on the Evaluation and Management of Adrenocortical Carcinoma in an Adult: a Practical Approach [J]. *Endocr Pract*, 2020, 26 (11) : 1366-1383. doi: 10. 4158/DSCR-2020-0567

[97] WASZUT U, SZYSZKA P, DWORAKOWSKA D. Understanding mitotane mode of action [J]. *J Physiol Pharmacol*, 2017, 68 (1) : 13-26.

[98] BRY-GAUILLARD H, CARTES A, YOUNG J. Mitotane for 21-hydroxylase deficiency in an infertile man [J]. *N Engl J Med*, 2014, 371 (21) : 2042-2044.

[99] BACHELOT A, LAPOIRIE M, DULON J, et al. Effects of mitotane on testicular adrenal rest tumors in congenital adrenal hyperplasia due to 21-hydroxylase deficiency: a retrospective series of five patients[J]. *Eur J Endocrinol*, 2021, 184(3): 365-371. doi: 10. 1530/EJE-20-0787

[100] RUIZ-BABOT G, BALYURA M, HADJIDEMETRIOU I, et al. Modeling Congenital Adrenal Hyperplasia and Testing Interventions for Adrenal Insufficiency Using Donor-Specific Reprogrammed Cells [J]. *Cell Rep*, 2018, 22 (5) : 1236-1249. doi: 10. 1016/j. celrep. 2018. 01. 003

[101] BORNSTEIN SR, MALYUKOV M, HELLER C, et al. New Horizons: Novel Adrenal Regenerative Therapies [J]. *J Clin Endocr Metab*, 2020, 105 (9) : 3103-3107. doi: 10. 1210/clinem/dgaa438

[102] BALYURA M, GELFGAT E, EHRHART-BORNSTEIN M, et al. Transplantation of bovine adrenocortical cells encapsulated in alginate [J]. *P Natl Acad Sci USA*, 2015, 112 (8) : 2527-2532. doi: 10. 1073/

pnas. 1500242112

[103] TAJIMA T, OKADA T, MA XM, et al. Restoration of adrenal steroidogenesis by adenovirus-mediated transfer of human cytochrome P450 21-hydroxylase into the adrenal gland of 21-hydroxylase-deficient mice [J]. *Gene Ther*, 1999, 6 (11): 1898-1903. doi: DOI 10. 1038/sj. gt. 3301018

[104] PERDOMINI M, DOS SANTOS C, GOUMEAUX C, et al. An AAVrh10-CAG-CYP21-HA vector allows persistent correction of 21-hydroxylase deficiency in a Cyp21 (-/-) mouse model [J]. *Gene Ther*, 2017, 24 (5): 275-281. doi: 10. 1038/gt. 2017. 10

[105] MARKMANN S, DE BP, REID J, et al. Biology of the Adrenal Gland Cortex Obviates Effective Use of Adeno-Associated Virus Vectors to Treat Hereditary Adrenal Disorders [J]. *Hum Gene Ther*, 2018, 29 (4): 403-412. doi: 10. 1089/hum. 2017. 203

[106] NAIKI Y, MIYADO M, HORIKAWA R, et al. Extra-adrenal induction of Cyp21a1 ameliorates systemic steroid metabolism in a mouse model of congenital adrenal hyperplasia [J]. *Endocr J*, 2016, 63 (10): 897-904. doi: DOI 10. 1507/endocrj. EJ16-0112

[107] ECLOV RJ, LEWIS TEW, KAPANDIA M, et al. Durable CYP21A2 gene therapy in non-human primates for treatment of congenital adrenal hyperplasia [J]. *Hum Gene Ther*, 2019, 30 (11): A146-A146.

[108] ANLI TONG, JUN JIANG, XUEYAN WU, et al. PURE ANDROGEN-PRODUCING ADRENAL TUMOR: CLINICAL FEATURES AND PATHOGENESIS [J]. *Endocr Pract*, 2017, 23 (4): 399-407.

[109] CORDERA F, GRANT C, HEERDEN JV, et al. Androgen-secreting adrenal tumors [J]. *Surgery*, 2003, 134 (6): 874-880.

[110] MORENO S, MONTOYA G, ARMSTRONG J, et al. Profile and outcome of pure androgen-secreting adrenal tumors in women: experience of 21 cases [J]. *Surgery*, 2004, 136 (6): 1192-1198.

[111] 中国医师协会泌尿外科分会. 肾上腺皮质癌诊治专家共识 [J]. 现代泌尿外科杂志, 2021, 26 (11): 902-908.

[112] NEUMANN H P H, YOUNG W F JR., ENG C. Pheochromocytoma and Paraganglioma [J]. N Engl J Med, 2019, 381 (6): 552-565.

[113] GRUBER L M, HARTMAN R P, THOMPSON G B, et al. Pheochromocytoma Characteristics and Behavior Differ Depending on Method of Discovery [J]. Journal of Clinical Endocrinology & Metabolism, 2019, 104 (5): 1386-1393.

[114] 中华医学会内分泌学分会. 嗜铬细胞瘤和副神

经节瘤诊断治疗专家共识（2020版）[J]. 中华内分泌代谢杂志, 2020, 36（09）: 737-750.

[115] 文进, 李汉忠, 纪志刚, 等. 3D腹腔镜手术治疗肾上腺嗜铬细胞瘤/副神经节瘤的临床研究 [J]. 中华泌尿外科杂志, 2015, 36（07）: 511-513.

[116] AMODRU V, GUERIN C, DELCOURT S, et al. Quantitative F-18-DOPA PET/CT in pheochromocytoma: the relationship between tumor secretion and its biochemical phenotype [J]. European Journal of Nuclear Medicine and Molecular Imaging, 2018, 45（2）: 278-282.

[117] 文进, 张玉石, 严维刚. 嗜铬细胞瘤/副神经节瘤外科诊疗策略 [M]. 北京: 中国协和医科大学出版社, 2021.

[118] MANNELLI M, CANU L, ERCOLINO T, et al. DIAGNOSIS of ENDOCRINE DISEASE: SDHx mutations: beyond pheochromocytomas and paragangliomas [J]. European Journal of Endocrinology, 2018, 178（1）: R11-R17.

[119] NEUMANN H P, YOUNG W F, KRAUSS T, et al. 65 YEARS OF THE DOUBLE HELIX Genetics informs precision practice in the diagnosis and management of pheochromocytoma [J]. Endocrine-Related Cancer, 2018, 25（8）: T201-T219.

[120] 李汉忠, 邓建华. 复杂嗜铬细胞瘤临床诊治的关键问题 [J]. 中华泌尿外科杂志, 2018, 39（05）: 325-328.

[121] CANU L, VAN HEMERT J A W, KERSTENS M N, et al. CT Characteristics of Pheochromocytoma: Relevance for the Evaluation of Adrenal Incidentaloma [J]. Journal of Clinical Endocrinology & Metabolism, 2019, 104（2）: 312-318.

[122] CASTINETTI F, WAGUESPACK S G, MACHENS A, et al. Natural history, treatment, and long-term follow up of patients with multiple endocrine neoplasia type 2B: an international, multicentre, retrospective study [J]. Lancet Diabetes & Endocrinology, 2019, 7（3）: 213-220.

[123] HAN S, SUH C H, WOO S, et al. Performance of Ga-68-DOTA-Conjugated Somatostatin Receptor-Targeting Peptide PET in Detection of Pheochromocytoma and Paraganglioma: A Systematic Review and Metaanalysis [J]. Journal of Nuclear Medicine, 2019, 60（3）: 369-376.

[124] PRYMA D A, CHIN B B, NOTO R B, et al. Efficacy and Safety of High-Specific-Activity I-131-MIBG Therapy in Patients with Advanced Pheochromocytoma or Paraganglioma [J]. Journal of Nuclear Medicine, 2019, 60（5）: 623-630.

[125] CARRASQUILLO J A, CHEN C C, JHA A, et al. Imaging of Pheochromocytoma and

Paraganglioma [J]. J Nucl Med, 2021, 62 (8) : 1033-1042.

[126] TAIEB D, HICKS R J, HINDIE E, et al. European Association of Nuclear Medicine Practice Guideline/Society of Nuclear Medicine and Molecular Imaging Procedure Standard 2019 for radionuclide imaging of phaeochromocytoma and paraganglioma [J]. European Journal of Nuclear Medicine and Molecular Imaging, 2019, 46 (10) : 2112-2137.

[127] CAWOOD TJ, HUNT PJ, O'SHEA D, et al. Recommended evaluation of adrenal incidentalomas is costly, has high false-positive rates and confers a risk of fatal cancer that is similar to the risk of the adrenal lesion becoming malignant; time for a rethink? [J]. Eur J Endocrinol, 2009, 161 (4) : 513-527.

[128] BOVIO S, CATALDI A, REIMONDO G, et al. Prevalence of adrenal incidentaloma in a contemporary computerized tomography series [J]. J Endocrinol Invest, 2006, 29 (4) : 298-302.

[129] GRUMBACH MM, BILLER BMK, BRAUNSTEIN GD, et al. Management of the clinically inapparent adrenal mass ("incidentaloma") [J]. Ann Intern Med, 2003, 138 (5) : 424–429.

[130] KAMILARIS CDC, STRATAKIS CA. An update on adrenal endocrinology: significant discoveries in the last 10 years and where the field is heading in the next decade [J]. Hormones (Athens), 2018, 17 (4) : 479-490.

[131] BONNET S, GAUJOUX S, LAUNAY P, et al. Wnt/β-catenin pathway activation in adrenocortical adenomas is frequently due to somatic CTNNB1-activating mutations, which are associated with larger and nonsecreting tumors: a study in cortisol-secreting and -nonsecreting tumors [J]. J Clin Endocrinol Metab, 2011, 96 (2) : E419-26.

[132] GHAYEE HK, REGE J, WATUMULL LM, et al. Clinical, biochemical, and molecular characterization of macronodular adrenocortical hyperplasia of the zona reticularis: a new syndrome [J]. J Clin Endocrinol Metab, 2011, 96 (2) : E243-250.

[133] PATÓCS A, TÓTH M, BARTA C, et al. Hormonal evaluation and mutation screening for steroid 21-hydroxylase deficiency in patients with unilateral and bilateral adrenal incidentalomas [J]. Eur J Endocrinol, 2002, 147 (3) : 349–355.

[134] NIEMAN LK. Approach to the patient with an adrenal incidentaloma [J]. J Clin Endocrinol Metab, 2010, 95 (9) : 4106-4113.

[135] SZOLAR DH, KOROBKIN M, REITTNER

P, et al. Adrenocortical carcinomas and adrenal pheochromocytomas: mass and enhancement loss evaluation at delayed contrast-enhanced CT [J]. Radiology, 2005, 234 (2): 479-485.

[136] FASSNACHT M, ARLT W, BANCOS I, et al. Management of adrenal incidentalomas: European Society of Endocrinology Clinical Practice Guideline in collaboration with the European Network for the Study of Adrenal Tumors [J]. Eur J Endocrinol, 2016, 175 (2): G1-G34.

[137] DONCKIER JE, MICHEL L. Phaeochromocytoma: State-of-the-art [J]. Acta Chir Belg, 2010, 110 (2): 140-148.

[138] MANTERO F, TERZOLO M, ARNALDI G, et al. A survey on adrenal incidentaloma in Italy. Study Group on Adrenal Tumors of the Italian Society of Endocrinology [J]. J Clin Endocrinol Metab, 2000, 85 (2): 637-644.

[139] KERKHOFS TM, VERHOEVEN RH, VAN DER ZWAN JM, et al. Adrenocortical carcinoma: a population based study on incidence and survival in the Netherlands since 1993[J]. Eur J Cancer, 2013, 49(11): 2579-2586.

[140] ELSE T, KIM AC, SABOLCH A, et al. Adrenocortical carcinoma [J]. Endocr Rev, 2014, 35 (2): 282-326.

[141] ICARD P, GOUDET P, CHARPENAY C, et al. Adrenocortical carcinomas: surgical trends and results of a 253-patient series from the French Association of Endocrine Surgeons study group [J]. World J Surg, 2001, 25 (7): 891-897.

[142] POMMIER RF, BRENNAN MF. An eleven-year experience with adrenocortical carcinoma [J]. Surgery, 1992, 112 (6): 963-970.

[143] SCHULICK RD, BRENNAN MF. Long-term survival after complete resection and repeat resection in patients with adrenocortical carcinoma [J]. Ann Surg Oncol, 1999, 6 (8): 719-726.

[144] FASSNACHT M, JOHANSSEN S, QUINKLER M. et al. Limited prognostic value of the 2004 International Union Against Cancer staging classification for adrenocortical carcinoma: proposal for a Revised TNM Classification [J]. Cancer, 2009, 115 (2): 243-250.

[145] AYALA-RAMIREZ M, JASIM S, FENG L. et al. Adrenocortical carcinoma: clinical outcomes and prognosis of 330 patients at a tertiary care center [J]. Eur J Endocrinol, 2013, 169 (6): 891-899.

[146] ILVESMAKI V, KAHRI AI, MIETTINEN PJ, et al. Insulin-like growth factors(IGFs) and their receptors in adrenal tumors: high IGF-II expression in functional

327

adrenocortical carcinomas [J]. J Clin Endocrinol Metab, 1993, 77 (3) : 852-858.

[147] LI FP, FRAUMENI JF JR. Soft-tissue sarcomas, breast cancer, and other neoplasms. A familial syndrome [J]. Ann Intern Med, 1969, 71 (4) : 747-752.

[148] DIGIAMMARINO EL, LEE AS, CADWELL C, et al. A novel mechanism of tumorigenesis involving pH-dependent destabilization of a mutant p53 tetramer [J]. Nat Struct Biol, 2002, 9 (1) : 12-16.

[149] GICQUEL C, RAFFIN-SANSON ML, GASTON V, et al. Structural and functional abnormalities at 11p15 are associated with the malignant phenotype in sporadic adrenocortical tumors: study on a series of 82 tumors [J]. J Clin Endocrinol Metab, 1997, 82 (8) : 2559-2565.

[150] REINCKE M, MORA P, BEUSCHLEIN F, et al. Deletion of the adrenocorticotropin receptor gene in human adrenocortical tumors: implications for tumorigenesis [J]. J Clin Endocrinol Metab, 1997, 82 (9) : 3054-3058.

[151] WIEDEMANN HR. Frequency of Wiedemann-Beckwith syndrome in Germany; rate of hemihyperplasia and of tumours in affected children [J]. Eur J Pediatr, 1997, 156 (3) : 251.

[152] LIBE R, FRATTICCI A, BERTHERAT J. Adrenocortical cancer: pathophysiology and clinical management [J]. Endocr Relat Cancer, 2007, 14 (1) : 13-28.

[153] ROMAN S. Adrenocortical carcinoma [J]. Curr Opin Oncol, 2006, 18 (1) : 36-42.

[154] DACKIW AP, LEE JE, GAGEL RF, et al. Adrenal cortical carcinoma [J]. World J Surg, 2001, 25 (7) : 914-926.

[155] FASSNACHT M, KENN W, ALLOLIO B. Adrenal tumors: how to establish malignancy [J]. J Endocrinol Invest, 2004, 27 (4) : 387-399.

[156] RIBEIRO RC, FIGUEIREDO B. Childhood adrenocortical tumours [J]. Eur J Cancer, 2004, 40 (8) : 1117-1126.

[157] RIBEIRO RC, MICHALKIEWICZ EL, FIGUEIREDO BC, et al. Adrenocortical tumors in children [J]. Braz J Med Biol Res, 2000, 33 (10) : 1225-1234.

[158] MENDONCA BB, LUCON AM, MENEZES CA, et al. Clinical, hormonal and pathological findings in a comparative study of adrenocortical neoplasms in childhood and adulthood [J]. J Urol, 1995, 154 (6) : 2004-2009.

[159] POMMIER RF, BRENNAN MF. An eleven-year experience with adrenocortical carcinoma [J]. Surgery, 1992, 112 (6) : 963-970; discussion 970-971.

[160] DELELLIS RA, LLOYD RV, HEITZ

PU, et al. World Health Organization classification of tumors [M]. Pathology and genetics of tumours of endocrine organs: Lyon, France: IARC Press, 2004.

[161] ASARE EA, WANG TS, WINCHESTER DP, et al. A novel staging system for adrenocortical carcinoma better predicts survival in patients with stage I/II disease [J]. Surgery, 2014, 156 (6): 1378-1385.

[162] SCHTEINGART DE, DOHERTY GM, GAUGER PG, et al. Management of patients with adrenal cancer: recommendations of an international consensus conference [J]. Endocr Relat Cancer, 2005, 12 (3): 667-680.

[163] CRUCITTI F, BELLANTONE R, FERRANTE A, et al. The Italian Registry for Adrenal Cortical Carcinoma: analysis of a multiinstitutional series of 129 patients. The ACC Italian Registry Study Group [J]. Surgery, 1996, 119 (2): 161-170.

[164] WÄNGBERG B, KHORRAM-MANESH A, JANSSON S, et al. The long-term survival in adrenocortical carcinoma with active surgical management and use of monitored mitotane [J]. Endocr Relat Cancer, 2010, 17 (1): 265-272.

[165] FASSNACHT M, KROISS M, ALLOLIO B. Update in adrenocortical carcinoma [J]. J Clin Endocrinol Metab, 2013, 98 (12): 4551-4564.

[166] LOMBARDI CP, RAFFAELLI M, DE CREA C, et al. Role of laparoscopy in the management of adrenal malignancies [J]. J Surg Oncol, 2006, 94 (2): 128-131.

[167] MILLER BS, AMMORI JB, GAUGER PG, et al. Laparoscopic resection is inappropriate in patients with known or suspected adrenocortical carcinoma [J]. World J Surg, 2010, 34 (6): 1380-1385.

[168] MORIMOTO R, SATOH F, MURAKAMI O, et al. Immunohistochemistry of a proliferation marker Ki67/MIB1 in adrenocortical carcinomas: Ki67/MIB1 labeling index is a predictor for recurrence of adrenocortical carcinomas [J]. Endocr J, 2008, 55 (1): 49-55.

[169] GIORDANO TJ. The argument for mitotic rate-based grading for the prognostication of adrenocortical carcinoma [J]. Am J Surg Pathol, 2011, 35 (4): 471-473.

[170] ASSIÉ G, ANTONI G, TISSIER F, et al. Prognostic parameters of metastatic adrenocortical carcinoma [J]. J Clin Endocrinol Metab, 2007, 92 (1): 148-154.

[171] TERZOLO M, ANGELI A, FASSNACHT M, et al. Adjuvant mitotane treatment for adrenocortical carcinoma [J]. N Engl J Med, 2007, 356 (23): 2372-2380.

[172] ELSE T, WILLIAMS AR, SABOLCH A, et al. Adjuvant therapies and patient

and tumor characteristics associated with survival of adult patients with adrenocortical carcinoma [J]. J Clin Endocrinol Metab, 2014, 99 (2) : 455-461.

[173] KHORRAM-MANESH A, AHLMAN H, JANSSON S, et al. Adrenocortical carcinoma: surgery and mitotane for treatment and steroid profiles for follow-up [J]. World J Surg, 1998, 22 (6) : 605-611.

[174] ELSE T, WILLIAMS AR, SABOLCH A, et al. Adjuvant therapies and patient and tumor characteristics associated with survival of adult patients with adrenocortical carcinoma [J]. J Clin Endocrinol Metab, 2014, 99 (2) : 455-461.

[175] FASSNACHT M, LIBÉ R, KROISS M, et al. Adrenocortical carcinoma: a clinician's update [J]. Nat Rev Endocrinol, 2011, 7 (6) : 323-335.

[176] MAUCLÈRE-DENOST S, LEBOULLEUX S, BORGET I, et al. High-dose mitotane strategy in adrenocortical carcinoma: prospective analysis of plasma mitotane measurement during the first 3 months of follow-up [J]. Eur J Endocrinol, 2012, 166 (2) : 261-268.

[177] DAFFARA F, DE FRANCIA S, REIMONDO G, et al. Prospective evaluation of mitotane toxicity in adrenocortical cancer patients treated adjuvantly [J]. Endocr Relat Cancer, 2008, 15 (4) : 1043-1053.

[178] TERZOLO M, BAUDIN AE, ARDITO A, et al. Mitotane levels predict the outcome of patients with adrenocortical carcinoma treated adjuvantly following radical resection [J]. Eur J Endocrinol, 2013, 169 (3) : 263-270.

[179] TERZOLO M, PIA A, BERRUTI A, et al. Low-dose monitored mitotane treatment achieves the therapeutic range with manageable side effects in patients with adrenocortical cancer [J]. J Clin Endocrinol Metab, 2000, 85 (6) : 2234-2238.

[180] RONCHI CL, SBIERA S, VOLANTE M, et al. CYP2W1 is highly expressed in adrenal glands and is positively associated with the response to mitotane in adrenocortical carcinoma [J]. PLoS One, 2014, 9 (8) : e105855.

[181] VAN SETERS AP, MOOLENAAR AJ. Mitotane increases the blood levels of hormone-binding proteins [J]. Acta Endocrinol (Copenh), 1991, 124 (5) : 526-533.

[182] ARLT W, BIEHL M, TAYLOR AE, et al. Urine steroid metabolomics as a biomarker tool for detecting malignancy in adrenal tumors [J]. J Clin Endocrinol

Metab, 2011, 96 (12): 3775-3784.

[183] DE LEÓN DD, LANGE BJ, WALTERHOUSE D, et al. Long-term (15 years) outcome in an infant with metastatic adrenocortical carcinoma [J]. J Clin Endocrinol Metab, 2002, 87 (10): 4452-4456.

[184] ROBINSON BG, HALES IB, HENNIKER AJ, et al. The effect of o, p'-DDD on adrenal steroid replacement therapy requirements [J]. Clin Endocrinol (Oxf), 1987, 27 (4): 437-444.

[185] DY BM, STRAJINA V, CAYO AK, et al. Surgical resection of synchronously metastatic adrenocortical cancer [J]. Ann Surg Oncol, 2015, 22 (1): 146-151.

[186] KEMP CD, RIPLEY RT, MATHUR A, et al. Pulmonary resection for metastatic adrenocortical carcinoma: the National Cancer Institute experience [J]. Ann Thorac Surg, 2011, 92 (4): 1195-1200.

[187] GAUJOUX S, AL-AHMADIE H, ALLEN PJ, et al. Resection of adrenocortical carcinoma liver metastasis: is it justified? [J]. Ann Surg Oncol, 2012, 19 (8): 2643-2651.

[188] ADAM R, CHICHE L, ALOIA T, et al. Hepatic resection for noncolorectal nonendocrine liver metastases: analysis of 1, 452 patients and development of a prognostic model [J]. Ann Surg, 2006, 244 (4): 524-535.

[189] DATRICE NM, LANGAN RC, RIPLEY RT, et al. Operative management for recurrent and metastatic adrenocortical carcinoma [J]. J Surg Oncol, 2012, 105 (7): 709-713.

[190] SABOLCH A, FENG M, GRIFFITH K, et al. Adjuvant and definitive radiotherapy for adrenocortical carcinoma [J]. Int J Radiat Oncol Biol Phys, 2011, 80 (5): 1477-1484.

[191] WOOD BJ, ABRAHAM J, HVIZDA JL, et al. Radiofrequency ablation of adrenal tumors and adrenocortical carcinoma metastases [J]. Cancer, 2003, 97 (3): 554-560.

[192] HE C, YANG Y, YANG Y, et al. Teratoma of the adrenal gland: clinical experience and literature review [J]. Gland surgery, 2020, 9 (4): 1056-1064.

[193] ZHONG W, MA R, CHENG S, et al. Clinical Characteristics and Surgical Management of Adult Adrenal Teratoma: A 15-year Experience and Systematic Review of the Literature [J]. Urology, 2020, 135: 71-7.

[194] 杨过，孟庆军，田雨冬，等. 13例肾上腺畸胎瘤临床诊疗分析并文献复习 [J]. 河南外科学杂志，2021，27 (1): 20-24.

[195] LI S, LI H, JI Z, et al. Primary adrenal teratoma: Clinical characteristics and retroperitoneal laparoscopic resection in

five adults [J]. Oncology letters, 2015, 10 (5): 2865-2870.

[196] 张玉石，李汉忠，刘广华，等. 肾上腺原始神经外胚层肿瘤临床及病理分析 [J]. 中华泌尿外科杂志，2010, 31 (5): 293-295.

[197] 罗显丽，杨晓荣，金开元，等. 外周原始神经外胚层肿瘤的CT、MRI表现及其病理基础 [J]. 实用放射学杂志，2021, 37 (1): 107-111.

[198] PIRANI JF, WOOLUMS CS, DISHOP MK, et al. Primitive neuroectodermal tumor of the adrenal gland [J]. The Journal of urology, 2000, 163 (6): 1855-1856.

[199] ZHANG L, YAO M, HISAOKA M, et al. Primary Ewing sarcoma/primitive neuroectodermal tumor in the adrenal gland [J]. APMIS: acta pathologica, microbiologica, et immunologica Scandinavica, 2016, 124 (7): 624-629.

[200] PHUKAN C, NIRMAL TJ, KUMAR RM , et al. Peripheral primitive neuroectodermal tumor of the adrenal gland: A rare entity [J]. Indian J Urol, 2013, 29 (4): 357-359.

[201] GOUDARZIPOUR K, FARAHMANDI F, MOHAMMADI A , et al. Ewing Sarcoma/ Peripheral Primitive Neuroectodermal Tumor in the Adrenal Gland of a Child [J]. Iran J Kidney Dis, 2018, 12 (3): 190-192.

[202] YOON JH, KIM H, LEE JW, et al. Ewing sarcoma/peripheral primitive neuroectodermal tumor in the adrenal gland of an adolescent: a case report and review of the literature [J]. Journal of pediatric hematology/oncology, 2014, 36 (7): e456- e459.

[203] KOMATSU S, WATANABE R, NAITO M, et al. Primitive neuroectodermal tumor of the adrenal gland [J]. Int J Urol, 2006, 13 (5): 606-607.

[204] 彭华，李硕丰，温儒民. 肾上腺原始神经外胚层肿瘤1例报告 [J]. 现代泌尿外科杂志，2019, 24 (5): 419-420.

[205] 吴阶平. 吴阶平泌尿外科学 [M]. 济南：山东科学技术出版社，2017.

[206] 夏青，余秋月，黎斌，等. 肾上腺囊肿的CT诊断及误诊分析 [J]. 实用放射学杂志，2020, 36 (4): 611-613.

[207] 王栋，李汉忠，石冰冰. 肾上腺囊肿155例临床分析 [J]. 基础医学与临床，2012, 32 (2): 7-11.

[208] 刁龙，常宏，孙允冀，等. 肾上腺结核诊疗现状 [J]. 国际泌尿杂志，2017, 37 (3): 477-480.

[209] GUPTA S, ANSARI MAM, GUPTA AK, et al. Current Approach for Diagnosis and Treatment of Adrenal Tuberculosis-Our Experience and Review of Literature [J]. Surgery journal, 2022, 8 (1): e92-e97.

[210] 周祥福. 肾上腺结核合并Addison's病诊断与治疗的现状 [J]. 中华腔镜泌尿外科杂志，2012, 6 (3): 164-167.